HULI LINCHUANG SIWEI YU HULI GUANLI

护理临床思维与护理管理

主编 杨宝媛 王 娜 王思滢 王 娇
王秀芹 李伟伟 郑盼盼 钮艳芳

上海科学技术文献出版社
Shanghai Scientific and Technological Literature Press

图书在版编目（CIP）数据

护理临床思维与护理管理 / 杨宝媛等主编 .-- 上海：上海科学技术文献出版社,2023

ISBN 978-7-5439-8913-9

Ⅰ. ①护… Ⅱ. ①杨… Ⅲ. ①护理学– 管理学 Ⅳ. ① R47

中国国家版本馆CIP数据核字（2023）第155439号

组稿编辑：张　树
责任编辑：苏密娅
封面设计：宗　宁

护理临床思维与护理管理

HULI LINCHUANG SIWEI YU HULI GUANLI

主　　编：杨宝媛　王　娜　王思滢　王　娇　王秀芹　李伟伟　郑盼盼　钮艳芳
出版发行：上海科学技术文献出版社
地　　址：上海市长乐路746号
邮政编码：200040
经　　销：全国新华书店
印　　刷：山东麦德森文化传媒有限公司
开　　本：787mm×1092mm　1/16
印　　张：24.25
字　　数：621 千字
版　　次：2023年8月第1版　2023年8月第1次印刷
书　　号：ISBN 978-7-5439-8913-9
定　　价：198.00 元

主　编

杨宝媛　王　娜　王思滢　王　娇

王秀芹　李伟伟　郑盼盼　钮艳芳

副主编

高淑娟　郑燕青　张　斐　张静娟

刘　艳　刘雅静

编　委（按姓氏笔画排序）

王　娇（山东省济宁市第二人民医院）

王　娜（山东省宁津县人民医院）

王秀芹（山东省烟台毓璜顶医院）

王思滢（山东省枣庄市山亭区水泉镇卫生院）

刘　艳（山东省枣庄市立医院）

刘雅静（武汉大学人民医院）

李伟伟（山东省济宁市第二人民医院）

杨宝媛（山东省济宁市兖州区人民医院）

张　斐（广东省江门市江海区人民医院）

张静娟（江苏省常州市武进中医医院）

郑盼盼（山东省第二人民医院）

郑燕青（广东省中山市东升医院）

钮艳芳（中国中医科学院望京医院）

徐　滢（浙江省江山市人民医院）

高淑娟（山东中医药大学第二附属医院）

前言
Foreword

护理学是以自然科学和社会科学理论为基础，研究关于人类健康的护理理论知识、技能及其发展规律的综合性应用科学。医学的高速发展，推动着护理事业以前所未有的速度向前迈进。护理已由过去单纯的疾病护理模式转变为以人为中心、以护理程序为框架的责任制整体护理模式，且护理工作内容划分也越来越精细。在临床护理工作中，护理人员掌握临床护理评估技能的重要性日益凸显，正确运用护理评估技能，全面收集、整理和分析服务对象的健康资料是执行护理程序的关键环节。因此，我们组织了一批临床护理实践经验丰富的专家们编写了《护理临床思维与护理管理》一书。

本书系统总结了近年来护理领域发展的最新成果，涵盖了护理学的各个方面，旨在为广大护理工作者提供更加规范的疾病护理标准。本书首先介绍了护理学概论、常用护理操作、护理管理的内容；然后重点介绍了神经内科疾病护理、心内科疾病护理、呼吸内科疾病护理等临床各科室常见疾病的护理要点，针对疾病的病因病理、临床表现、护理问题、相应的护理措施、健康教育进行了详细阐述。本书以指导性、实用性、可操作性为编写原则，注重理论联系实际，表述简明扼要、浅显易懂却又涵盖丰富，既可以作为临床护理人员的参考用书，也可作为医学院在校医学生的学习资料。

本书在编写过程中，由于各位编者的水平有限，且护理学发展日新月异，其中难免有不足和疏漏之处，敬请广大读者批评指正。

《护理临床思维与护理管理》编委会

2023年4月

目录
Contents

第一章　护理学概论

第一节　护理学的概念

护理学是一门以自然科学和社会科学为理论基础的综合性应用科学，它从出现到发展成为一个独立学科走过了一百多年的历程，也就是英国人弗洛伦斯·南丁格尔创建护理教育、开办护理事业以来的历史过程。在这较长的历史进程中，随着医学科学与相关科学的发展和在某个特定时期人们对健康定义的认识和需求的不断提高，护理概念的演变大致经历了以疾病护理为中心、以患者护理为中心、以人的健康护理为中心的三个历史阶段。这些理论认识的进步，是在护理实践的积累和对护理学总体研究的基础上发展形成的。

一、以疾病护理为中心阶段

这个阶段的初期护理，仅作为一种劳务为患者提供一些生活、卫生处置方面的服务。随着护理教育的开展，护理人员能将简单的护理知识与技术应用于临床，如为患者进行口腔护理、皮肤护理等。在人们心目中，护理只是一种操作或一种技艺，是医疗工作中的辅助性劳动。随着自然科学的不断发展及各种科学学说的创立，医学科学理论和临床实践逐渐摆脱了宗教和神学的束缚，人们开始用生物医学模式的观点来解释疾病，即疾病是由细菌感染或外来因素袭击导致的损伤和/或脏器与组织功能障碍，此阶段，人们仅以机体是否有损伤作为健康与不健康的界定标准。在这种健康概念的指导下，医疗行为着眼于对躯体或患病部位疾病的诊断和治疗，从而形成了以疾病为中心的指导思想。在这种思想的影响下，人们认为护理是依附于医疗的，因此，护士扮演着医嘱执行人的角色，把协助医师对疾病进行检查、诊断、治疗看成是护理工作的主要内容；把认真执行医疗计划、协助医师除去患者躯体上的“病灶”和修复脏器、组织功能作为护理工作的根本任务、目标和职责。护理工作处在附属、被动的地位，这在相当程度上影响了护理学的理论发展，护理学没有自己完整的理论体系，护理学教程基本上是套用医疗专业基础医学、临床医学理论外加疾病护理常规和技术操作规程的内容。因此，以疾病护理为中心的护理模式，决定了护理人员是医师助手的附属地位，造成了护理人员被动执行医嘱的局面。

事物都是在不断实践中发展，又在发展中加以验证的。以疾病为中心的护理模式是护理学发展过程的第一个历史阶段，这一时期的护理实践及其发挥的作用具有以下特点：①护理工作虽处于从属地位，但与医疗工作分工比较明确，责任界定比较清楚，护理工作在整个生命科学中占有重要的地位；②在一个较长时期的护理实践中，经过前辈们的努力，总结、建立了一整套护理制度、疾病护理常规、技术操作规程等，为护理学的发展提供了理论依据和实践基础；③以基础医学、临床医学、疾病护理为主的课程的开办，为完善现代护理学科的理论体系奠定了良好的基础；④以疾病为中心的护理，因对疾病的发生、发展、转归与患者的心理、情绪、精神，以及社会等因素的关系不了解，使护理过程只局限在患者躯体、局部病灶上，而忽略了对患者心理及其他因素的护理。这个阶段延续到了20世纪60年代。

二、以患者护理为中心阶段

一般认为，以患者护理为中心的理论来源于美国籍奥地利理论生物学家贝塔朗菲的系统论，玛莎·罗杰斯的护理概念理论、美国心理学家马斯洛的需求层次论、生态学家纽曼的人和环境的相互关系的学说等。这些学说的研究和确立，为人们提供了重新认识健康与心理、情绪、精神、社会环境几者关系的理论依据。例如，马斯洛认为，对人合理的基本需要的满足可以预防疾病，不能满足需要就孕育着疾病，而恢复这些需要可以治疗疾病。也就是根据人体的整体系统性和需要层次性来对患者进行身心护理，就能更好地帮助患者提高健康水平。1948年，世界卫生组织(WHO)对人的健康作出了新的定义，“健康不仅仅是没有躯体上的疾病和缺陷，还要有完整的心理和社会适应状态”，这一健康观念的更新，使护理内容、护理范畴得到了充实和延伸，为护理学的研究开辟了新领域。1955年，美国的莉迪亚·霍尔提出在护理工作中应用护理程序这一概念。程序是事物向一定目标进行的系列活动，护理程序则是以恢复或促进人的健康为目标，进行的一系列前后连贯、相互影响的护理活动。护理程序的提出，是第一次将系统的、科学的方法具体用于护理实践，使护理工作有了转折性的发展。随着高等教育的设立及一些护理理论的相继问世，护理专业跨入了一个新的高度。

20世纪60年代，美国护士玛莎·罗杰斯首次提出：“应重视人是一个整体，除生物因素外，心理、精神、社会、经济等方面的因素都会影响人的健康状态和康复程度。”70年代，美国罗彻斯特大学医学家恩格尔提出了生物、心理社会这一新的模式，引起了健康科学领域认识观的根本改变，在护理学领域产生了深刻的影响。这一模式强化了身心是一元的，形神是合一的，两者是不可分割的整体，身心疾病和心身疾病是交互的，既可“因病致郁”又可“因郁致病”，只不过主次、先后转化不同而已，进一步阐明了人是一个整体的概念。在这种新要领的指导下，护理工作由对疾病护理为中心转向了以患者护理为中心的护理方式。应用护理程序全面收集患者生理、心理、社会等方面的资料，制订相应的护理计划，实施身心整体护理。新的医学模式给护理学注入了新的活力，使护理理论、护理内容、活动领域拓宽到了心理、行为、社会、环境、伦理等范畴。护理概念、护理研究任务和研究内容、学科知识体系等发生了根本性变化，并肩负起了特定的任务和目标，护理学得到了充实和发展。这一阶段是护理学开始形成独立的、较完整的理论体系和实践内容的重要历史时期，对未来护理事业的发展产生了深远的影响，给现实护理工作带来了诸多变化。

(一)护理内容、护理范畴的转化和延伸

(1)从单纯的医院内床边护理转向医院外为社区、家庭提供多种服务。

(2)从单纯的治疗疾病护理转向对一个完整的人的护理，也就是根据人的整体系统性和需要层次性来满足患者各种合理的需要，并进行健康咨询、保健指导。

(3)护士由单纯执行医嘱、实施医疗措施转向卫生宣教、心理护理、改变环境条件等，独立完

成诸多促进、维护患者康复、战胜病痛、减轻痛苦的护理工作。

(二)护患关系由主动和被动向指导合作及共同参与的方向转化

以疾病护理为中心阶段，由于生物医学模式观念的影响，护士主动做的是协助医师解决患者躯体上的病，而不是护理患病的人，在这种情况下，患者也只能被动地接受治疗和护理。其心理、精神、情绪、家庭等方面的问题，得不到护理人员的帮助和照顾，更不可能参与疾病治疗、护理方案的决策。由于护患之间缺乏交流和沟通，导致彼此关系冷漠，患者无法起到在恢复健康、预防疾病方面的主观能动作用。在以患者护理为中心阶段，由于健康概念的更新，医护人员认识到患者是一个系统的整体，故在护理过程中除完成一般诊疗护理计划，更多的是对患者进行心理疏导、康复教育，以及满足患者的需求。在制订医疗护理计划时，重视对患者的意见和要求的采纳，这样可以提高患者的参与意识，取得更好的治疗效果。

(三)护理人员的知识结构发生了根本性变化

随着医学模式的转变、健康定义的更新和护理学的自成体系，护理人员所掌握的知识内容必须发生相应的变化，否则就不能适应新的护理模式的要求。如护理学教育的课程设置由原来单纯以疾病为中心的医学知识，转向以医学知识为基础，增加了一些自然科学、心理学、人际关系学、行为学、伦理学、美学、管理学等知识，开始建立起以人的健康为中心的护理学教育模式，并为护理学的进一步发展奠定了理论基础。

(四)护理管理指导思想的转变

以疾病护理为中心阶段，护理管理尤其病房管理多以方便护理工作为出发点。因此，规章制度限制患者这样、那样活动的内容占有一定的比重，给患者带来诸多不便；而在以患者护理为中心阶段制定的护理制度、护理措施是以把患者看成一个统一的整体为出发点，处处以患者需要为准则，重视患者的个体差异，因人施护。在病房管理工作中，积极争取患者的参与并尊重他(她)们的意见。对护理人员工作质量的评价中，除了需要具有娴熟的专业知识和技术，还要考查其对患者的服务是否具有系统性和全面性。

(五)护理学的研究方向、研究范围、研究内容发生了很大变化

随着医学模式的转变、健康定义的更新，护理学的功能面临新的挑战，为完成新时期的护理任务，促进护理学科的发展，除需对基础护理、专科护理、新业务、新技术的理论进行研究，还要开展对人整体系统性的研究，如人的心理、精神、情绪、社会状况与健康的关系；医院环境对患者康复的影响，以及护理过程中人际关系的研究，如医师与护士、护士与患者之间的关系，这是护理过程中基本的人际关系；未来社会人们的健康状况及对护理学的要求，疾病谱的变化给护理学带来的影响等。

三、以人的健康护理为中心阶段

随着健康定义的更新，人们的保健意识也发生了相应的变化，健康保健已成为每个公民的迫切需求。在以疾病护理为中心阶段，人们在患病后才感到健康受到损害并寻求治疗，在局部病灶治愈后则认为自己完全恢复了健康。在这种观念的影响下，医疗保健的重点是面向急、危、重症的少数患者。另外，随着医学科学的进步和新药物的问世，传统的疾病谱发生了很大的变化，由细菌所致的疾病得到了很好的控制，但与心理、情绪、行为、环境等因素有关的疾病却大为增加，如心脑血管病、恶性肿瘤、糖尿病等，这再次说明了疾病具有整体性。

1978 年，世界卫生组织正式公布了在人类健康保健方面的战略目标，即“2000 年人人享有卫

生保健”。这一目标的提出，促使世界各国政府不得不重新考虑本国的卫生工作方向，以及将财政开支、人力资源转移至农村、社区、家庭的问题。1980年，美国护士协会（AMA）根据护理学的发展和人类对健康保健的需求，对护理实践的性质、任务和范畴下了一个科学性的定义，即“护理是诊断和治疗人类对现存的和潜在的健康问题的反应”，这一定义再次反映了护理的整体概念。从定义中可以看出护理的着重点是人类对健康问题的“反应”，而不是健康问题和疾病本身，这就限定了护理是为人类健康服务的专业，也是与医疗专业相区别之处。

定义指出，护理是诊断和治疗人类对健康问题反应的活动过程。“诊断”是找出问题或确定问题的过程；“治疗”是解决问题的过程；“反应”是多方面的，如生理的、病理的、心理的、行为的反应等，这些反应均发生在整体的人身上。因此，护理的对象是整体的人，而不是单纯某局部的病，定义还提到护理对象是有“现存的和潜存的健康问题”的人，“健康问题”是指与人类健康有关的各种问题，也就是对维持或恢复人类健康状态有损害作用的各种因素，这些因素或问题现存于或潜在于人们的机体、生理、心理、自然环境及社会环境中。这就意味着，护理对象不仅是已经生病的患者，还包括尚未生病但有潜在致病因素或存在健康问题的人。定义中指出的“人类对健康问题的反应”，是针对健康问题的，即患者在康复过程中也会存在影响健康的问题，这就不难看出“问题”和“疾病”是两个不同的概念。因此，护士比医师需要解决的问题更多。定义中的“健康问题”及“人类对健康问题的反应”，适应了新的健康定义和医学模式的转变，护理学开始涉及人类学、哲学、心理学、自然科学等学科领域。这不仅有助于护理学成为一门专业，延伸了护理学的活动范畴，提高了护理实践的深度，还在理论上使护理人员获得了前所未有的自主决策权。护理学在理论和实践的发展中又进入了一个新的历史时期。这一时期的护理任务是促进健康、预防疾病、帮助康复、减轻痛苦，提高全人类的健康水平。为此，要加强护理学教育，调整护理学教育，调整护理人员的知识结构，提高护理队伍的整体素质，使护理人员能更好地完成时代赋予的护理任务。

AMA对护理的定义对护理工作的影响是广泛的、深刻的，它使护理学成了现代科学体系中的一门综合自然科学，为人类健康服务的应用科学；使护理工作任务由原来对患者的护理，拓宽了到从人类健康至疾病护理的全过程；使工作范畴从医院延伸到了社区、家庭，从个体延伸到了群体。护理的工作方法是通过收集资料、制定护理方案、落实护理计划、评价护理效果。进行护理诊断和治疗是一个自主性、独立性很强的活动过程，与传统的被动执行医嘱形成了明显的反差。这种护理模式解决了以往传统护理中被忽略却又客观存在的大量健康问题，使护理成为人类健康有力的科学保证。

（杨宝媛）

第二节　护理学的性质、任务与范畴

一、护理学的性质

护理学是一种什么性质的科学，不同的护理概念会有不同的解释。随着护理概念的更新，护理学有了新的内涵。我国著名研究者周培源认为，“护理学是社会科学、自然科学理论指导下的一门综合性的应用科学”，“护理学是医学科学中分出来的一个独立学科，它不仅有自己完整的理论体系，而且在应用新技术方面有许多新的发展。护理学在医学中越来越占有重要地位”。我国护理专家林菊英认为，“护理学是一门新兴的独立学科”，“护理理论逐渐自成体系，有其独立的学说与理论，有明确的为人民保健服务的职责”。顾英奇曾说过，“护理学是一门独立的学科，它在整个生命科学中占有重要的地位”。著名护理专家安之璧也曾对护理的性质下过定义，“护理学是医学科学领域中的一项专门的学科，是医学科学的重要组成部分，又是临床医学的一个重要方面(因为它属于医学领域中的一门学科，涉及临床医学内容较多，但又不完全属于临床医学的内容)。正因为它与其他科学有一定的横向联系，因此，它又是社会科学、自然科学相互渗透的一门综合性的应用科学”。

国外护理界一些知名人士对护理学的性质也有各种各样的见解。伊莫金・金认为，“护理是行动、反应、相互作用和处理的过程，护士帮助各种年龄和社会经济地位的人在日常生活中满足他们的基本需要，并在生命的某些特殊时期应付健康和疾病的问题”。美国《Journal of Aduanced Nursing》的一篇《关于四种护理理论的提法的比较》，认为护理是一门科学，它可帮助人们达到最完善的健康状态。英国人弗洛伦斯・南丁格尔对护理学虽未予以明确定义，但她认为，“人是各种各样的，由于社会、职业、地位、民族、信仰、生活习惯、文化程度的不同，所得的疾病和病情也不同，要使千差万别的人都能达到治疗和康复所需要的最佳身心状态，本身就是一项最精细的艺术”。

虽然国内外研究者对护理学的性质看法不一，概括词句和角度不尽相同，但均涉及关于护理学性质的三个问题：护理学是不是一门科学？护理学是不是一门独立的学科？护理学是不是一门自然科学、社会科学的综合性应用科学？

(一)护理学是一门科学

在说明护理学是一门科学之前，首先要明确什么是科学。概括地讲，科学是自然、社会和思维的知识体系，它是通过人们的生产、社会实践发展起来的。科学的任务是揭示事物发展的规律，是对实践经验的总结和升华，是实践经验的结晶。每一门科学都只是研究客观世界发展过程中的某一阶段或某种运动方式。这就说明科学有经验科学与理论科学的区别，科学与科学理论有密切的联系，有内涵的重叠。护理学是一个实践性、技术性很强的专业，是以一定的科学原理为依据，又在活动中不断总结经验，促进理论升华的。如以疾病护理为中心、以患者护理为中心、以整体人的健康保健为中心的护理模式的演变，是在新的护理理论指导下完成，又在实践中不断总结经验，不断完善的。这就是说明在护理学的整体活动中，既要有理论科学又要有经验科学，才能完成护理任务。

鉴于以上客观现实和理论，护理学就是一门科学。但由于护理学尚属一门新兴科学，它的兴起与发展只经历了一百余年的历史，前八九十年的发展比较缓慢，后四五十年发展虽较快，但它的理论才刚刚形成，学科建设还在起步中，大量的护理实践还未能被更好地总结，护理模式尚需要进一步验证。尽管如此，护理学是一门科学的信念是不可动摇的。只有树立护理学是一门科学的观念，才能振奋护理人员的精神，推动护理事业的发展。

(二)护理学是一门独立学科

在论证护理学是一门科学的同时，还应讨论护理学是不是一门独立学科，这对确定护理学的性质是至关重要的。护理学是不是一门独立学科，不同的研究者持有不同的理论和观点。有人认为护理学既不完全依赖其他学科，也不是完全独立的学科；有人则认定根据护理学的知识体系、服务对象和任务,可以说护理学是一门独立的学科。人们通常认为后一种说法是有道理的。论证护理学是不是独立学科,首先要对“独立”有个正确的概念。所谓“独立”,其含义只能是相对的,而不是绝对的。在新发明、新发现并应用到实际工作中去的周期日益缩短,科学知识急剧增加的今天,学科相互渗透是必然的。不与其他学科不发生任何关系、不借用其他学科的成就来充实自己的情况是不存在的。把护理学理解为如此的“独立”是不恰当的,对任何一个独立学科采取如此的看法,也是不符合客观现实的。

那么为什么有的人对护理学是不是一门独立学科会产生疑问呢,原因首先是将“独立”理解得太绝对,没有认真地分析“独立”的含义;其次是因为临床护理和预防保健工作的理论支持多以医学的若干学科为基础。因此,有人认为护理学既然运用的是医学理论,就应该是附属于医学的,而不是独立的。诚然,护理工作中的基础护理、专业护理等,这是根据基础医学和有关临床医学的理论延伸、发展而来的,但在运用过程中不是简单的重复,而是在护理学领域中通过实践形成了自身的特定内容、目标和任务,旨在为治疗患者的身心疾病、减轻患者的痛苦、满足患者的需要、促进人类的健康创造优良的环境和条件。由此看来,护理学要完成本学科的既定任务,除了需要医学理论外还要借助自然科学、社会科学、行为科学及心理学等理论的支持,这些理论既丰富了护理学的知识体系,又构成了护理学的特定内容体系。这就说明,护理学有自己的理论与观点,有自己的活动领域与活动范围,有自己的研究任务与研究内容,因此护理学已自成体系,完全有理由认定护理学是一门独立学科。

在论证护理学是一门独立学科的同时,还应明确其属性问题,这对确定护理学的性质是有意义的。要认识护理学的属性,必须对其承担的任务和达到目标所采取的手段进行分析。前面已经讲过“护理是诊断和治疗人类对现存的和潜在的健康问题的反应”,这是护理与医疗专业相区别之处。但是在完成本学科任务时,除了需要借助社会学、心理学、行为学等理论外,在很大程度上还要以医学理论和方法为基础,来满足患者恢复健康和帮助健康人提高健康水平的各种需求。另外,为做好上述工作,护理人员须为患者创造良好的心理环境和周围环境,也就是说护理任务的完成不仅需要运用医学知识提供的手段,而且需要运用心理学、社会学和行为学方面的知识提供的手段。再有,从“人是一个整体”这一观念出发,护理的对象不仅是生病的人,还包括尚未生病但有潜在致病因素或存在健康问题的人。这就说明健康不仅意味着人体生物学变量的偏离被纠正,而且也包括建立心理和社会状态的平衡。综上所述,护理学是自然科学、社会科学理论指导下的综合性应用科学,它具有自然科学和社会科学的双重性。

二、护理学的任务和范畴

(一)护理学的任务

随着护理事业的发展,护理概念的更新,护理的任务和职能正经历着深刻的变化。如美国研究者卡伦·克瑞桑·索伦森和茹安·拉克曼合著的《基础护理》一书,在“护士作用的变化”一节中提到:“早在1948年,护士埃丝特·露西尔·布朗(Esther Lncille Brown)就告诉护士们要把她们的作用看成是变化的,是朝气蓬勃的,而不是固定不变的。当代护理正处在变化和适应时期,对扩大或护士作用扩大这种词正开展着讨论”。国内外研究者对护理学的任务给予了充分的关注,纷纷阐述了各自的看法和观点。1965年,德国法兰克福会议上讨论修订的《护士伦理学国际法》规定,护理学任务是“护士护理患者,担负着建立有助康复的、物理的、社会的和精神的环境,并着重用教授和示范的方法预防疾病,促进健康。他们为个人、家庭和居民提供保健服务,并与其他行业合作”。1978 年，世界卫生组织在德国斯图加特召开的关于护理服务、提高护理学理论水准的专题讨论会上议定：“护士作为护理学这门学科的专业工作者的唯一任务就是帮助患者恢复健康，并帮助健康人提高健康水平”。1980 年，美国护士协会提出了现代护理学定义，“护理是诊断和治疗人类对现存的和潜在的健康问题的反应”。1986 年，我国在南京召开的全国首届护理工作会议上，原卫生部副部长顾英奇在讲话中指出，“护理工作除配合医疗执行医嘱外，更多更主要的是对患者的全面照顾，促进其身心恢复健康……护理学就是要研究社会条件、环境变化、情绪影响与疾病发生、发展的关系，对每个患者的具体情况进行具体分析，寻求正确的护理方式，消除各种不利的社会、家庭、环境、心理等因素，以促进患者康复……随着科学技术的进步，社会的发展，人民生活水平的提高，护士将逐步由医院走向社会，更多地参与防病保健。因此护理学有其明确的研究目标和领域，在卫生保健事业中与医疗有着同等重要的地位”。

以上这些论述表明，随着时代的进步和在某个特定时期人们对健康定义的认识和对保健需求的提高，护理学的任务、功能、作用和服务对象发生了很大的变化。这些变化是传统护理学向现代护理学过渡的重要标志，是护理概念更新的重要依据。主要变化有以下几个方面：①护理不再是一项附属于医疗的、技术性的职业，而是独立、平等地与医师共同为人类健康服务的专业。美国研究者卡伦・克瑞桑・索伦森和茹安・拉克曼认为：“护士的独特作用是帮助患者或健康人进行有益于健康的活动或使之恢复健康”。②新的护理的任务，已经不只是对患者的护理，而是扩展到了对人的保健服务。护理人员除了需要完成对疾病的护理，还担负着心理、社会方面的治疗任务。护理的目标除了谋求纠正患者局部或脏器功能变异外，还要致力于保证患者心理的平衡。这就说明护理对象既包括在生理方面有疾病的人，也包括未患疾病但有健康问题的人或既有现存的也有潜在的健康问题的人。这就使得护理任务由对患者的护理扩展到了从健康到疾病的全过程。③由于护理学是为人类健康服务的专业，就要设法消除各种不利健康的社会、家庭、心理等因素，创造一个使人愉快和有利于治疗疾病及恢复健康的环境。这就说明，护理工作的场所不再限定在医院床边，而要拓宽至社会、家庭和所有有人群的地方，开展卫生教育，进行健康咨询和防病治病。

(二)护理学的范畴

随着护理观念的更新，护理任务及作用的改变，护理学的研究方向、研究任务、研究内容也发生了相应的转变。在以疾病护理为中心阶段，护理学的研究主要围绕疾病护理和技术护理开展，因此，在疾病专科护理、常规护理、技术操作方面积累了较丰富的经验，形成了较系统的内容，为现代护理学研究奠定了理论和实践的基础。随着健康定义的更新，为更好地实现人类健康这一总目标，护理任务、活动领域、服务对象都在发生着相应的变化。因此，护理学的研究方向、研究内容必须发生改变，人们需要用科学的理论、实践适应和促进护理学的发展。护理学研究应充实以下主要方面。

(1)更新传统的研究内容。疾病护理、护理技术等方面的研究，过去有较好的基础，现今面临的任务是进一步总结、创新、引进各种先进的经验和方法，使之更加科学、严谨和规范，引导护理技术现代化。不断发现各新病种的护理理论和护理技术并应用于临床，特别是与心理、行为、精神、环境密切相关的疾病，如心脑血管病、恶性肿瘤、糖尿病及老年病等，应加强研究，攻克护理中的难点。

(2)充实关于人的研究。人是生理、心理、精神、文化的统一体，是动态的，又是独特的。随着健康观念的更新，如何开展人的心理(包括患者心理)、精神、社会状况、医院环境(包括护患关系)

对疾病发生、发展、转归，以及对健康影响的研究，是现代护理学研究的核心问题。只有对这些问题进行深入的研究，才能引导护理人员全面地为整体的动态的健康人、有潜在健康问题的人和患者提供高质量的护理。

(3)新的护理定义决定了护理学是为人的健康服务的专业。因此，以患者护理为中心必须向以整体人健康护理为中心的方向转化。这就要求护理人员在工作中既要重视人类现存的健康问题，还要顾及潜在的影响健康的因素，更要做好预防保健和卫生宣教工作。这就不难看出，护理工作的对象不仅是患者，还有存在致病因素的人和健康的人；护理工作的活动领域从医院延伸至社区、家庭和有人群的地方。这就很自然地改变了传统的工作程序、内容和模式。为使护理工作适应变化的情况，面对新问题提出的挑战，护理人员必须履行新的职责，进行新的研究和探索。①成立什么样的管理机构，组织协调财政开支、转移人力资源，使护理人员从医院走向社区、家庭和有人群的地方；用什么方法激励护理人员自身的积极性，培养其责任心，使其能主动开展卫生教育，做好健康咨询和防病治病工作；根据人群的文化素养、生活条件、地理条件和周围环境的不同应制订些什么计划和措施，怎样组织实施。②要使护理人员适应变化的工作环境和内容，更好地承担起为人类健康服务的职责，必须进行专业培训或护理学继续教育。对于采取什么方式和进行哪些教育，应进行研究和探索。在这方面不仅需要理论研究，还要在实践中不断探索，尽快总结出一套符合中国国情的护理模式。③对一些特殊领域的人群，如长时间位于水下和地层深处作业、宇航人员等，健康保健怎样开展；由于环境特殊，对护理提出哪些新的要求。这些都是需要研究的新领域、新课题。

(4)新的护理定义反映了护理的整体观念。在实施中遇到的具体问题，如医疗诊断与护理诊断是一种什么关系、护理诊断与护理问题是一个什么概念、护理程序与护理过程有什么区别、整体护理与心身疾病护理有什么差异，这些均属概念性问题。只有概念明确了，才能做好工作。因此，必须进行理论和实践方面的研究，求得正确的答案。

(5)护理学是医学领域里的一门独立学科，已被社会所承认，其任务和服务范围在不断向纵深延伸，传统的知识体系(学科群)不再适应新形势的要求，因此，必须加以充实、补充和调整。从我国护理教育现状来看，虽然一些护理专家努力进行了探索和改革的尝试，护理学发生了一些可喜的变化，但仍未完全摆脱传统的知识体系模式。设置一个什么样的学科群才能适应现代护理学的要求，是值得大家思考的问题。著名护理专家林菊英认为："在各类护士学校的课程内，既有加强护士基本素质的人文科学，如文学、美学、音乐、伦理学科，也有社会科学，如社会学、行为科学等，还有为护理学提供基础的医学基础课。但这些课的安排不是按医学生需要的内容和学时，而是按护理学的要求，从人的生老病死全过程讲起。同时结合社会保健组织中护士的作用、对不同人群所需的护理保健知识，其中包括对患者的护理技术"。正确认识这些问题并解决这些问题，对建设护理学科、开拓护理事业、培养护理人才是十分重要的。

(李伟伟)

第三节 护理人员的职业道德

一、护理职业道德的概念

道德是一种社会意识形态，属上层建筑的范畴。它是依靠社会舆论、内心信念和传统习惯力量，来调整人们相互之间关系的行为规范的总和，作为一种精神力量，调动着人们生产或工作的积极性，影响着人们之间的关系。

职业道德是从事一定职业的人，在特定的工作或劳动中的行为规范，是一般社会道德在职业生活中的特殊表现。职业道德主要包括对职业价值的认识、职业情感的培养、敬业精神的树立、职业意志的锻炼，以及良好职业行为的形成。职业道德是促进人们自我修养、自我完善的重要保证，它可影响从事这一职业的人的道德理想、道德行为和职业的发展方向，影响和促进整个社会道德的进步。我国广泛开展的精神文明建设，实际上就是对各行各业的工作者或劳动者进行的职业道德教育。职业道德可影响和决定本职业对社会的作用。

职业道德是人类社会所特有的道德现象，这种现象包括两方面的内容，即职业道德意识和职业道德行为。职业道德意识是职业道德的主要方面，包括职业道德的观念、态度、情感、信念、意志、理想及善恶概念等。职业道德行为是在道德意识指导下进行的职业活动。护理人员的职业道德是一种特殊的意识，是护理人员在履行自己职责的过程中，调整个人与他人、个人与社会之间关系的行为准则和规范的总和。在护理实践中，这些行为标准和规范又可作为对护理人员及其行为进行评价的一种标准存在，影响着护理人员的心理意识，形成护理人员独特的、与职业相关的内心信念，从而构成护理人员的个人品质和职业道德境界。因此，也可以说，护理职业道德是护理人员在实施护理工作中，以好坏进行评价的原则规范、心理意识和行为活动的总和。

随着医学模式的转变，护理概念和健康定义的更新，以及护理学作为独立学科的确立(原为附属专业)，规定了护理学是为人的健康服务的专业。护理工作任务和目标发生了根本性转变，由单纯以疾病护理、以患者护理为中心，转变为以整体人的健康护理为中心。护理对象既包括有心理又有生理问题的人，还有未患疾病但有潜在健康问题的人。护理工作范畴由单纯的医院内护理，拓宽至社区、家庭和有人群地方的防病治病和卫生保健。为更好地适应这些转变，完成护理任务，护理人员的职业道德也应从调整个体人际关系，扩大到包括调整护理事业与社会关系在内的更广阔的领域。因此，护理人员职业道德的内涵和外延，正在向着更深入更广泛的范畴发展。

强调护理人员的职业道德是事业的需要，是促进人类健康的需要。其意义体现在预防和治疗患者的疾病，以及促进人类健康。根据“护理是诊断和治疗人类对现存的和潜在的健康问题的反应”的定义，不难看出现代护理学的根本任务有着新的内涵和外延，由此，也决定了新的护理内容和方法。基于这种情况，护理已不再是一种单纯的应用性操作技术，而是一门完整独立的科学体系。护理也绝非生物医学护理与心理医学护理的简单相加，而是要做到心身是一元的、形神是合一的，两者必须有机结合形成系统的整体护理，因此，护理必须具有更高的要求和囊括更丰富的内容。为此，护理人员必须有独特的角色、责任和任务，而这角色、责任的体现和任务的完成，直接取决于护理人员的专业能力和道德水平。也就要求护理人员既要有高深的专业知识和技术，又要有高度的责任心、同情心、事业心和使命感，才能不断提高护理质量，满足患者不同层次的需求。为促进人类健康提供专科护理、健康咨询、膳食营养，以及安全舒适环境等，这些工作的完成质量都与护理人员的道德水准有关，而道德水准差、对人类健康事业漠不关心、缺乏敬业精神和责任感、工作马虎、作风懒散的护理人员，护理质量自然下降，甚至会因为工作失误给患者造成严重后果。衡量护理人员职业道德水准的标准，就是护理质量和效果，就是在护理全过程中能否尽职尽责地履行职业道德责任，达到保护生命、减轻痛苦、促进人类健康的目的。

二、护理人员的职业道德要求

护理工作的服务对象是人，包括患者、有潜在健康问题的人和健康人。要最大限度地满足这些人的卫生保健需要，主要限制因素是护理人员的专业理论、专业技术和道德水平，这些因素是相互促进、相互转化的。其中护士的道德理想、道德信念和道德品行，影响和决定着护士对待服务对象的根本态度，促进着护士的护理行为。通过护理人员的自觉意识，并借助社会舆论的支持，促进护士业务技能的发挥和对服务对象的同情心和责任感，使护理工作得以正常进行并能保持优良的质量。另外，护理工作的全过程充分体现着科学性和服务性的特点，科学性表现在护理学已形成了理论体系和新概念，每项专业护理、基础护理、技术操作均有理论依据，每项措施均有严格的时间性、连续性、准确性，而且有规范的工作程序和标准要求。服务性表现在对服务对象全面的照顾，包括提供理想的生活、治疗、休养环境、膳食营养、防病治病知识、临终关怀等。在完成上述任务的过程中，往往会发生患者病情危重、昏迷和无人监督的情况，因此，只有靠护理人员高尚的职业良心，牢固树立社会主义的人道主义思想，遵循全心全意为人类健康服务的宗旨，才能做好护理工作。

（一）热爱护理事业

热爱护理事业要求护士有敬业精神，具有一生献身护理事业的愿望和情感，树立在护理岗位上全心全意为促进人类健康贡献毕生的决心。热爱护理事业来源于对护理工作正确与深刻的认识，来源于对护理工作价值与作用的体验。护理是促进人类健康的专业，保护劳动力重要因素的医学科学的组成部分，通过保护生命、减轻痛苦、预防疾病、促进健康的间接形式促进社会的发展，护士是不可缺少的社会角色。在我们国家，在现实生活中，人人都是被服务对象，人人又都为他人服务，而且每个人只有在为他人、为社会服务中才能实现个人的价值，才能取得生存的物质基础。护理工作虽然具体而又繁忙，但正是这种平凡的工作在为社会做贡献，为人类谋幸福。在中外护理史上有不少护理工作者，由于热爱护理事业，在自己的工作岗位上留下了可歌可泣的事迹，受到了人们的颂扬和爱戴。

（二）热爱服务对象

护理服务对象是有生理功能、思维能力和情感的人。不仅有健康人，更有躯体上、精神上、心理上受疾病折磨的人，甚至有在死亡线上挣扎的人。这些人寄希望于医护人员，护士的职业行为直接关系到人们的生老病死，关系到千家万户的悲欢离合。因此，护理人员一定要满腔热忱地关心患者的疾苦，爱护患者，把患者利益放在第一位。要做到这一点，必须树立高度的同情心和责任感。同情心、责任感是护理人员的一种道德感情，是心灵的表露，是护理人员必须具备的道德品行。对患者深切的同情和认真负责的精神是一切高尚行为的基础，同情患者就要设身处地体察患者的痛苦，帮助患者；同情患者就不能对患者的痛苦麻木不仁，司空见惯，习以为常；同情患者就应该以患者为中心，就应该认真负责地做好患者的整体护理。

热爱服务对象，就应该与服务对象心心相印，对他们不能待答不理，不能嫌烦怕乱，更不能不尊重他们，应做到有问必答，有事必帮，尊重他们维护健康的权利，采纳他们的建议，欢迎他们积极参与防病治病和卫生宣教工作，以提高全民族的健康水平，这些都是护理人员应遵守的职业道德规范。

（三）严格遵守护理制度

护理制度是护理人员在长期的护理实践中，根据护理工作的性质、任务、特点、工作程序、技术标准、信息传递，以及与这些内容有关的人力、物力、设备、人际关系等的管理，经过反复实践与验证制定出来的确保患者安全和护理质量的有关规定，经卫生行政部门按照组织程序确定下来的制度。

由此可见，护理制度是护理工作规律的客观反映，是各项护理工作的保证。因为护理工作除了具有分工细、内容多、范围广、人际接触广的特点，全程护理工作还要严格遵循科学性、技术性、服务性的要求。如何使护理工作正常运转，做到护理人员坚守岗位、忠于职守，确保医疗、护理计划准确，保证患者在接受治疗、检查、护理过程中的安全，以及更好地为患者提供生活、心理、休养环境和膳食营养护理等，必须有一套完整、系统、科学、有效的制度作保证。例如，交接班制度、查对制度、分级护理制度、岗位责任制度、预防院内感染制度、差错事故管理制度、膳食管理制度，以及物品管理制度等。有了护理制度才能保证护理教学、护理科研和继续护理学教育等的贯彻执行。因此，护理人员必须严格遵守各项护理制度，这不仅是护士的基本职业要求，也是制约护理人员履行职责的重要保证。

1.严密细致地观察患者病情变化

观察患者病情变化是护理人员的一项重要职责，是护理人员必须具备的道德要求。护理人员必须以高度的责任感，耐心细致地观察病情，及时准确地捕捉每一个瞬息变化。观察病情及时准确对患者的康复是至关重要的，可根据病情制定有针对性的医疗、护理计划，可为危重患者赢得抢救时间，挽救生命，还可发现和预防并发症的发生。观察病情时，夜班护理人员更要加强责任心，因为病情变化发生在夜间的机会相对较多，但夜班人员少，工作忙，容易忽略病情变化，再加上夜间缺乏监督，思想容易松懈，护理人员如不保持警惕，可能会忽略患者的病情变化，在这种情况下，道德责任、道德信念、道德良心就会起着主导作用。

2.严格遵守操作规程

护理工作是为人类健康服务的，要求护理人员对每项操作都持审慎的态度。“审”，即详细、周密、明查；“慎”，即小心、谨慎、精确。“审慎”就是要求护理人员对操作认真负责，一丝不苟，严查细对，并以这种严肃认真的负责态度，给患者以安全感，保证操作质量，取得患者的信任。“审慎”是护士责任的一个重要心理素质，也是高尚道德的一种表现。哲学家伊壁鸠鲁认为：“最大的善乃是审慎，一切美德乃由它产生”。这就说明，一个人对待工作持审慎态度是重要的，护理工作更是如此。在医院里，绝大部分的医疗、护理措施都要护理人员执行，如口服给药、肌内给药、静脉给药、灌肠、导尿、气管插管、人工呼吸、心外按压、呼吸机应用、正压给氧、心脏电击复律等，这些操作均有严格的规程要求。护理工作中出现的打错针、服错药、输错血、灌错肠、插错胃管等，无一不是违反操作规程造成的。就查对程序来说，操作中如不按程序查对，或不按要求全部查对，或不认真查对，就可能发生差错事故，给患者造成痛苦、残疾甚至死亡，这方面的教训是极其深刻的。因此，护理人员在进行工作时必须严格执行操作规程，实行医疗、护理措施时，必须做到严禁工作马虎、草率从事，对患者要有高度的同情心、责任心、细心和耐心，才能做到一丝不苟地遵守操作规程，这也是职业道德的要求。

（四）努力钻研专业理论和技术，提高自身专业水平

一个职业道德良好的护理人员，不仅要有热爱护理事业、忠于患者利益、自觉遵守各项护理制度的优秀品质，还必须具有扎实的护理医学理论基础、精湛的护理技术水平和解决护理疑难问题的能力，才能很好地完成工作任务。现代科学技术发展迅速，不断出现新学科、新理论、新技术、新领域。据有关资料介绍，近年来科学技术的新发明、新发现比过去两千多年的总和还要多，而且科学技术的发明、发现被应用至实际工作中的周期日趋缩短。有人分析医学知识量大约每10年翻一番，这样，知识更新的周期必然缩短。18世纪，科学技术更新的周期约为80年，而现代只有5～10年，自然，知识废旧率相应提高。一个人一生的工龄为30～40年，在这漫长的时间里，仅靠在学校学习的知识，不进行知识更新、不钻研专业知识显然跟不上科学技术发展的步伐，适应不了工作的需要。有人统计，一个人在工作岗位上获得的知识占全部知识的80%～90%，这就说明护理人员在职钻研业务知识对提高自身素质是何等重要。随着护理观念的更新、独立学科的建立、服务领域的拓宽，以及健康教育的开展等，不提高自身的专业水平，就不可能更好地完成保护生命、减轻痛苦、促进健康的任务。

（五）认真做好心理护理

随着医学模式的转变，人们逐渐认识到疾病和健康不仅与先天因素、理化因素及生物因素有关，与社会环境、地理因素、工作条件、人际关系、心境状态有密切关系。因此，不仅通过药物和医疗手段能治病，健康的情绪和良好的心境更有利于健康和疾病的康复。有些疾病需要心理和药物治疗同时进行才能痊愈，甚至在某些情况下心理治疗可起到药物治疗所起不到的作用。因此，护理人员要从"人是一元的""形神是合一的"观念出发，认真、细致地做好心理护理。弗洛伦斯·南丁格尔认为："护理工作的对象不是冷冰冰的石块、木头和纸片，而是有热血和生命的人类。"因此，护理人员在进行心理护理时，必须以高度的同情心、责任感，从心理学的角度了解、分析患者的综合情况，在制订心理护理计划时应掌握以下原则。

1.对患者的心理需求要有预见性

这就是要求护理人员全面了解患者所受社会、心理、生理因素的相互影响，以敏锐的观察力发现患者情绪的波动、语言语调的变化、饭量的增减、睡眠的好坏，预测每个患者可能出现的心理问题和心理需求，以便及时、准确地为患者解除痛苦，满足需求。

2.心理护理要体现个体差异

由于服务对象的年龄、性格特征、文化修养、民族习惯、社会地位、经济状况、所患疾病种类等的不同，所产生的心理问题或心理需求亦不一样，故在进行心理护理时一定要有针对性，充分体现个体差异，对患者进行区别对待，才能获得好的效果。

3.心理护理要着眼于消除患者的消极情绪和有碍健康的心境

通过对患者进行心理疏导、安慰、解释、鼓励、启发、劝解，以及努力创造良好的治疗、休养环境（柔和充足的光线、适宜的温度和湿度、清新的空气、和谐的色彩、悦耳的音响等）和膳食条件，提高患者生活质量、树立其信心，使其主动配合治疗。临床实践证明，情绪能影响机体的免疫功能，恐惧、紧张、抑郁、悲观等情绪可使机体免疫功能低下，而欢快、乐观等情绪可提高机体的免疫功能，起到防病治病的作用。进行心理护理，就是使患者能够保持最佳心理状态，起到保持健康、预防疾病和治疗疾病的目的。

4.心理护理需要良好的语言修养

语言不仅是表达思维、表达感情的工具,也是交流思想、传递意志的工具。语言疏导是护理人员做好心理护理的重要手段,护理人员必须加强语言修养,亲切的语言可给服务对象以安慰、鼓舞和信任;能调动患者战胜自身疾病的勇气和信心;能给同事间以协调、合作、和谐的感受,增强友善、团结和理解。职业语言应有以下原则和要求。

(1)说话要文明礼貌。说话文明礼貌能给服务对象以信任感和安全感。询问病情、解答问题、卫生宣教、指导自我护理及进行某些检查时,说话要耐心、诚恳、准确,且忌粗犷。对患者要有称呼,如同志、大爷、大娘、先生、小姐等,患者配合检查、治疗后应道声谢谢。

(2)说话语调要温和,避免生硬。护理艺术也和其他艺术一样,有情才能感人。护理人员对服务对象要有高度的同情心,说话自然就会有感情,就能做到说话亲切、语调温和,患者愿意与之交流。一个好的护理人员应该通过语言激励患者振奋精神,坚定其与病魔做斗争的信心,切忌生硬的刺激性语言,任何缺乏感情的语言都会使患者感到伤心、不安和丧失战胜疾病的信心。

(3)要注意保守秘密。患者是带着痛苦和期望来医院就诊的,为了解除身心的痛苦,因为信任医护人员,会把不给父母、亲人说的话或隐私都给医护人员倾吐,如生理上的缺陷、心理上的痛苦等。医护人员应怀着高度的同情心和责任感,帮助患者解除身心的痛苦,不应任意传播,对一些预后不良的患者,应根据其心理承受能力,与医师共同协商如何对其做恰如其分的解释,必要时需保守秘密。

(4)说话要看对象,不能千篇一律。患者来自四面八方,他们所受的教育、文化素养、社会地位、民族习惯、经济状况、性格特征、病情轻重,均有一定差异。因此,为使心理护理能有针对性,说话方式和分寸不能千篇一律,用什么词、什么口气说话需要斟酌。对性格豁达、开朗的患者就可以随便一点,甚至幽默一点;对性格内向的人,说话就要谨慎,避免发生误会;对农民或文化水平低的患者,特别是老年人,说话要通俗易懂或用方言;对病情重或预后不好的患者,视具体情况而定。

总之,护理人员在运用语言进行护理时,要坚持保护性、科学性、艺术性、灵活性相统一的原则,根据不同对象和具体情况灵活运用语言,表达意志要清楚贴切,防止恶性、刺激性语言,以获得理想的心理护理效果。

(六)团结友善通力合作

护理工作任务重、内容多、分工细,活动领域宽,独立性小,适应性大。在对服务对象实施医疗、护理计划,进行系统性整体护理时,不是孤立、封闭的,而是要与多方面相互联系、相互制约、相互支持才能完成。特别是在当今社会,医院由传统的管理转入经济核算,所提供的服务和应用的卫生材料,均向着以质论价或以价论质的方向进行转变,这本身就增加了护理工作的复杂性,而且在完成护理任务的全过程中,要与医疗、医技、总务后勤、器械设备、行政、财会等部门发生联系,需要得到他们的帮助和支持。为做好护理工作,最大限度地满足患者身心的需求,应主动与有关部门联系,调节关系,形成团结协作、相互理解、共同促进的工作气氛,使得大家都能心情舒畅地完成各自的任务,这也是职业道德的重要标志。

(李伟伟)

第四节　护理工作模式

护理工作模式是指为了满足患者的护理要求，提高护理工作的质量和效率，根据护理人员的数量和工作能力，设计出各种结构的工作分配方式。同时，应根据不同的工作环境、工作条件、工作量等因素来选择适合本院、本地区，符合国情的护理工作制度。随着时代的变迁、人类文明程度的提高，以及医学科学的发展，医学经历了由神灵医学模式、自然哲学医学模式、生物医学模式，到 20 世纪 70 年代以来的生物-心理-社会医学模式的漫长发展历程。而在这个漫长的过程中，对医学科学影响较大的模式为生物医学模式和生物-心理-社会医学模式，护理学科深受其影响，相应出现了个案护理、功能制护理、责任制护理和现代的系统化整体护理等一系列工作模式。

一、护理模式与护理工作模式

(一)模式、护理模式与护理工作模式

模式是一组关于陈述概念之间关系的语言，说明各概念间的关联性，初步提出如何应用这些内容解释、预测和评价各种不同行为的后果；模式被认为是理论的雏形，因此，护理学中有关的“护理模式”是指用一组概念或假设来阐述与护理活动有关的现象，以及护理的目标和工作范围。而“护理工作模式”是指为了满足患者的护理要求，提高护理工作的质量和效率，根据护理人员的数量和工作能力，设计出的各种结构的工作分配方式。

模式有两种含义：一种是作为抽象的概念，指对事物简化与抽象的描述，对一类事物总的看法，具有对这类事物的指导作用，是一种思想，如自理模式、系统模式及人际关系模式等都属于此类；另一种含义是指某种事物的标准形式或样式，如模板病房、试点病房。在一个时期一般只有一种指导思想，而其形式可以有许多种，例如，功能制护理不是理论，也不是指导思想，只是一种临床护理工作的组织形式，而整体护理是一种理论，是一种指导思想。因此，功能制护理就属于护理工作模式，与它处于同一水平的概念还有责任制护理、小组制护理等。明确护理工作模式这一概念利于护理学的发展。

(二)护理模式与护理工作模式间的关系

护理模式与护理工作模式间存在的关系：护理模式是护理工作模式的核心，是护理理论，对护理工作模式起指导作用；护理工作模式是为实现护理模式所采取的一种组织管理形式，是方法论，只有通过一定的护理工作模式，护理模式才能得以实现，且护理工作模式能直接影响护理模式的实现程度。合理、适当的护理工作模式可以使护理模式得以有效地实现，反之则会阻碍它的完成。

护理工作模式的提出与应用不仅可以解释在护理学中存在的关于护理模式的一些模糊认识，而且有利于临床整体护理的实施。护理模式属于纯理论研究范畴，是院校护理教育人员研究的重点；而护理工作模式则属于方法论，当新的护理模式理论出现后，临床就应该有相应的护理工作模式与之相对应，这是临床护理管理者研究的重点。这样既澄清了概念又丰富了护理学理论，同时也利于消除目前临床工作中出现的形式主义导向，使临床护理管理者能更加有的放矢地开展工作。

二、护理工作模式转变的背景

护理工作模式的转变主要受护理人员护理观的影响。护理观是护理人员在护理实践中应确立的指导思想、价值观和信念。保护患者的合法权益已成为护理人员帮助他们维护生命的重要内容。自第二次世界大战以来,随着医学模式的转变,护理学科受到了来自各方面的冲击,逐步形成了当代的护理观,即以患者为中心的护理理念,由此带来了护理工作模式的一系列改革。

(一)护士角色的转变

无论是融资、支付、医疗技术、住院时间、老年慢性疾病的发病率,还是卫生保健等各方面正经历着急剧的变化,由此所导致的健康保健管理和实施系统也经历了一系列的改革。卫生专业委员会指出"在过去的50年中,护士在卫生保健实施系统中,已逐渐从一个支持性群体转变了一个承担许多独立、复杂责任的角色"。由于卫生保健人员(包括护士)的不足、医疗资源的短缺及对医疗护理质量的关注,使得护士的角色转变更加复杂。的确,经济的发展驱使着医疗护理的改变,比如,由以往的"健康照护"转变为现今的"健康管理",护理人员的工作实践内容大大增加,然而患者对于护理服务及安全的需求才是医疗护理改革的关键。

(二)护理价值的转变

健康保健领域的领导者们越发觉得真正的改革应加强患者的安全。2006年,亨里克森(Henricksen)等人将卫生保健方面的改革定义为组成或完善一个组织或工作单元的过程,并根据外界环境的改变不断改变自身,使之成为更完善的整体。可以发现,一些新的技术和设备都要求临床护士能熟练掌握其使用方法,另外还包括临床护理质量的持续改进,护士们需要参与患者护理计划的制订与实施等,这些已变得日益重要。以往,医院提供的医疗照护通常是为了方便自己的员工,每位员工都有不同的分工,实施功能制的照护,比如,门诊和住院部是合并在一起的,如果一位患者需要到门诊看病,必须走过许多个住院病房。为了满足患者不断变化的需求、护士自身及医院对护理事业的要求,护理经历了极大的改变,其中,护士角色的重新定义是针对护士短缺、其他医疗专业改革及护理人员薪金所制定的最普遍的措施。

(三)以患者为中心的理念

根据以患者为中心的理念,护理工作的计划和实施应以患者的需求为主要出发点,实施健康照护。作为健康照护者,护士和其他医务人员认为有必要制订一个照护系统,并保证这一系统以患者、家庭和社区为中心运作。护理人员可以针对每一位患者制订一个跨学科的护理计划,并与患者共同探讨计划的合理性和可行性,最后根据此计划实施护理措施,使患者满意。护理过程中,以患者为中心、安全和质量三者达到了空前的一致。

(四)不同护理工作模式的产生

20世纪50年代以后的短短几十年中,一批护理理论家们通过积极尝试和不断探索,相继建立了许多护理模式/理论,如奥瑞姆的自理理论、罗伊的适应模式、纽曼的健康系统模式、华生的关怀照护理论、金的达标理论、佩皮劳的人际关系模式、莱宁格的多元文化护理模式等。随着护理概念由以疾病护理为中心向以人的健康为中心演变,以上护理理论/模式也不断完善,以人为中心的护理,由这些理论/模式指导的护理工作模式的发展也经历了同样的变化,即由功能制护理过渡至小组制护理,并进一步向责任制护理及整体护理过渡,并依次出现了个案护理、功能制护理、小组制护理、责任制护理、"按职称上岗-责任制-学分制"三位一体的护理综合护理模式,以及适应整体护理为指导思想的各种护理工作模式等。

(杨宝媛)

第二章 常用护理操作

第一节 生命体征监测技术

一、体温、脉搏、呼吸测量

（一）目的

通过观察体温、脉搏、呼吸变化，了解疾病发生和发展的规律，协助医师做出正确诊断，为治疗和护理提供依据。

（二）操作前准备

1.告知患者或家属

将操作目的、方法、注意事项、配合方法告知患者或家属。

2.评估患者

（1）年龄、病情、意识状态、自理能力、治疗情况、合作程度、心理状态。

（2）测量部位肢体及皮肤状况。

（3）影响测量准确性的相关因素。

3.操作护士

操作护士需着装整洁、修剪指甲、洗手、戴口罩。

4.物品准备

准备治疗盘、弯盘、体温计、手表、快速手消毒剂；集体测量时准备治疗车、记录单、笔。

5.环境

室温适宜、光线充足、环境安静。

（三）操作过程

（1）携带用物至患者床旁，核对腕带及床头卡。

（2）测量体温：根据患者病情选择合适的体温测量方式（腋下、口腔、直肠），协助患者取舒适卧位。①腋下测温：需擦干腋窝，将体温计水银端放于腋窝深处并紧贴皮肤，10 分钟后取出读数。②口腔测温：将体温表水银端放置于患者舌下，让患者紧闭口唇，切勿用牙咬，用鼻呼吸，3 分钟后取出读数。③直肠测温：患者取侧卧或屈膝仰卧位露出臀部，润滑肛表水银端，轻轻插入肛门 3～4 cm，婴儿 1.25 cm、幼儿 2.5 cm，3 分钟后取出读数。

(3)测量脉搏:①将患者手臂放于舒适位置。②用示指、中指、无名指指腹按于桡动脉处或其他浅表大动脉处。③计数 30 秒,将测得的脉率乘 2。④脉搏异常,危重患者需测量 1 分钟。⑤脉搏短绌时需 2 人同时分别测量心率和脉率 1 分钟,以分数方式记录,即心率/脉率。

(4)测量呼吸:①以诊脉状,观察胸腹起伏,计数 30 秒。②危重患者呼吸不易观察时,用少许棉絮置于患者鼻孔前,记录 1 分钟棉絮被吹动的次数。

(5)协助患者取舒适卧位。

(6)消毒体温计。

(7)洗手、记录、确认医嘱。

(四)注意事项

(1)婴幼儿、意识不清或不合作患者测温时,护士不宜离开。

(2)婴幼儿、精神异常、昏迷、有口腔疾病、不合作、口鼻手术或呼吸困难患者,禁忌测量口温。

(3)进食、吸烟、面颊部冷/热敷患者应推迟 30 分钟后测口腔温度。

(4)腋下有创伤、手术、炎症,腋下出汗较多、极度消瘦的患者,不宜采取腋下测温;沐浴后需等待 20 分钟后再测腋下温度。

(5)腹泻、直肠或肛门手术、心肌梗死患者不宜采用直肠测量法。

(6)体温和病情不相符合时重复测温,必要时可同时采取两种不同的测量方式作为对照。

(7)异常脉搏应测量 1 分钟,当脉搏细弱难以触诊时,可用听诊器听诊心率 1 分钟代替。

(8)偏瘫患者选择健侧肢体测量脉搏。

(9)除桡动脉外,可测颞动脉、肱动脉、颈动脉、股动脉、腘动脉、足背动脉等。

(10)测量呼吸时宜取仰卧位。

(11)不可用拇指诊脉。

(五)评价标准

(1)患者或家属能够知晓护士告知的事项,对服务满意。

(2)遵循查对制度,符合标准预防、安全原则。

(3)护士操作规范、准确。

二、血压测量

(一)目的

测量血压值,观察血压的动态变化,目的在于协助诊断,为预防、治疗、康复、护理提供依据。

(二)操作前准备

1.告知患者

将操作目的、方法、注意事项、配合方法告知患者。

2.评估患者

(1)年龄、病情、意识状态、治疗情况、心理反应、合作程度。

(2)测量部位肢体及皮肤状况。

(3)影响测量准确性的相关因素。

3.操作护士

操作护士应着装整洁、修剪指甲、洗手、戴口罩。

4.物品准备

准备血压计、听诊器、快速手消毒剂，集体测量时准备治疗车、记录单。

5.环境

室温适宜、光线充足、环境安静。

(三)操作过程

肱动脉测量方法如下。

(1)携带用物至患者床旁，核对腕带及床头卡。

(2)患者取舒适卧位，协助其露出手臂，手掌向上，肘部伸直，排尽袖带内空气，袖带缠于上臂中部，下缘距肘窝 2～3 cm，松紧以可放进一指为宜。

(3)使水银柱“0”点与肱动脉、心脏处于同一水平，将听诊器胸件放在肱动脉搏动最强处固定，充气至动脉搏动音消失，再加压使压力升高 2.6～4.0 kPa(20～30 mmHg)，缓慢放气。

(4)告知患者血压数值。

(5)取下袖带，排尽空气，血压计向右倾斜 45°，关闭水银槽开关。

(6)整理床单位，协助患者采取舒适卧位。

(7)消毒血压计、听诊器。

(8)洗手、记录、确认医嘱。

(四)注意事项

(1)对需要长期密切观察血压的患者，应遵循四定的原则：定时间、定体位、定部位、定血压计。

(2)测量肢体的肱动脉与心脏处于同一水平位置，卧位时平腋中线，坐位时平第 4 肋。

(3)偏瘫患者选择健侧上臂测量。

(4)测量前需检查血压计的有效性，定期监测、校对血压计。

(5)如发现血压听不清或异常，应重测：先驱净袖带内空气，使汞柱降至“0”，稍休息片刻再行测量，必要时做对照复查。

(五)评价标准

(1)患者或家属能够知晓护士告知的事项，对服务满意。

(2)遵循查对制度，符合标准预防、安全原则。

(3)测量方法正确，测量结果准确。

三、心电监测

(一)目的

遵医嘱正确监测患者心率、心律、呼吸、血压、血氧饱和度，动态评价病情变化，为临床治疗提供依据。

(二)操作前准备

1.告知患者或家属

将操作目的、方法、注意事项、配合方法告知患者或家属。

2.评估患者

(1)病情、年龄、意识状态、合作程度、心理反应。

(2)胸部皮肤情况。

3.操作护士

操作护士应着装整洁、修剪指甲、洗手、戴口罩。

4.物品准备

准备治疗车、监护仪、导联线、一次性电极片、酒精或盐水棉签数根、污物桶、快速手消毒剂。

5.环境

保持环境整洁、安静。

(三)操作过程

(1)携带用物至患者床旁,核对腕带及床头卡。

(2)协助患者取平卧位,暴露胸部皮肤。

(3)连接监护仪电源,将电极片连接于导联线上。

(4)用酒精棉签擦净皮肤,将电极片贴于患者胸部正确位置。

(5)连接血氧饱和度(SpO_2)、血压袖带。

(6)打开监护仪开关,设置监测指标的报警界限。

(7)整理用物及床单位,按医疗垃圾分类处理用物。

(8)擦拭治疗车。

(9)洗手、记录、确认医嘱。

(四)注意事项

(1)放置电极片时,应避开伤口、瘢痕、中心静脉插管、起搏器及电除颤时电极板的放置部位。

(2)密切监测患者异常心电波形,排除各种干扰和电极脱落,及时通知医师处理;对于带有起搏器的患者,要区别其正常心律与起搏心律。

(3)定期更换电极片及其粘贴位置。

(4)心电监护不具有诊断意义,如需更详细了解心电图变化,需做常规导联心电图。

(5)对躁动患者,应当固定好电极和导线,避免电极脱位及导线缠绕。

(五)评价标准

(1)患者或家属能够知晓护士告知的事项,对服务满意。

(2)护士操作过程规范、准确。

(3)遵循查对制度,符合标准预防及安全原则。

(4)注意观察患者病情变化,出现异常情况及时处理。

四、血糖监测

(一)目的

遵医嘱准确测量患者血糖,为诊断和治疗提供依据。

(二)操作前准备

1.告知患者

将操作目的、方法、注意事项、配合方法告知患者。

2.评估患者

(1)病情、意识状态、治疗情况、合作程度。

(2)末梢循环、皮肤情况、进食时间。

(3)评估血糖仪的工作状态,检查试纸有效期。

3.操作护士

操作护士应着装整洁、修剪指甲、洗手、戴口罩。

4.物品准备

准备治疗车、治疗盘、75%乙醇、棉签、血糖仪、血糖试纸、一次性采血针、快速手消毒剂、利器盒、污物桶。

5.环境

保持环境整洁、安静。

(三)操作过程

(1)携带用物至患者床边,核对腕带及床头卡。

(2)清洁患者双手,协助患者取适当体位。

(3)按照说明书使用血糖仪。

(4)用75%乙醇消毒指端皮肤,待干。

(5)采血宜选用指血自然流出法,采血后用干棉签按压。

(6)读取血糖值,告知患者。

(7)整理床单位,协助患者取舒适卧位。

(8)按医疗垃圾分类法处理用物。

(9)擦拭治疗车、血糖仪。

(10)洗手、记录、确认医嘱。

(四)注意事项

(1)测血糖前,确认血糖仪上的号码与试纸号码一致。

(2)测血糖时应轮换采血部位。

(3)避免试纸受潮、污染。

(4)血糖仪应按生产商使用要求定期进行标准液校正。

(五)评价标准

(1)患者能够知晓护士告知的事项,对服务满意。

(2)遵循查对制度,符合标准预防、安全原则。

(3)操作过程规范,动作娴熟。

五、血氧饱和度监测

(一)目的

监测患者血氧饱和度,动态评价病情变化,为临床治疗提供依据。

(二)操作前准备

1.告知患者或家属

将操作目的、方法、注意事项、配合方法、影响监测效果的因素告知患者或家属。

2.评估患者

(1)意识状态、吸氧浓度、自理能力、合作程度。

(2)指(趾)端循环、皮肤完整性、指(趾)甲及肢体活动情况。

3.操作护士

操作护士应着装整洁、修剪指甲、洗手、戴口罩。

4.物品准备

准备治疗车、血氧饱和度监测仪、酒精或盐水棉签、快速手消毒剂、污物桶。

5.环境

保持环境安静、整洁、光线适宜。

(三)操作步骤

(1)携带用物至患者床旁,核对腕带及床头卡。

(2)协助患者取舒适体位,暴露测量部位。

(3)连接血氧饱和度监测仪电源。

(4)清洁患者局部皮肤及指(趾)甲。

(5)安放传感器。

(6)开机,设置报警界限,读取数值并告知患者。

(7)整理床单位,安抚患者。

(8)整理用物,按医疗垃圾分类处理用物。

(9)擦拭治疗车。

(10)洗手、记录、确认医嘱。

(四)注意事项

(1)SpO_2监测报警低限设置为90%,发现异常及时通知医师。

(2)注意休克、体温过低、低血压、使用血管收缩药物、贫血、偏瘫、指甲过长、同侧手臂测量血压、周围环境光照太强、电磁干扰及涂抹指甲油等对监测结果的影响。

(3)注意更换传感器的位置,以免皮肤受损或血液循环受阻。

(4)怀疑CO中毒的患者不宜选用脉搏血氧监测仪。

(5)对躁动患者,应当固定好导线,避免传感器脱位及导线缠绕。

(五)评价标准

(1)患者或家属能够知晓护士告知的事项,对服务满意。

(2)传感器安放正确,接触良好,松紧度适宜。

(3)操作过程规范、安全,动作熟练。

六、中心静脉压监测

(一)目的

监测中心静脉压的目的是了解循环血量,判断心功能及周围循环阻力,指导临床补液,评估治疗效果。

(二)操作前准备

1.告知患者或家属

将操作目的、方法、注意事项、配合方法告知患者或家属。

2.评估患者

(1)病情、意识状态、合作程度。

(2)中心静脉置管及周围皮肤情况。

(3)体位及凝血状况。

3.操作护士

操作护士应着装整洁,修剪指甲,洗手,戴口罩。

4.物品准备

准备治疗车、监护仪、压力套装(导联线、压力传感器、加压袋、0.9%氯化钠 250 mL)、穿刺盘、污物桶、快速手消毒剂。

5.环境

保持环境整洁、安静、私密。

(三)操作步骤

(1)携带用物至患者床旁,核对腕带及床头卡。

(2)连接电源,打开监护仪开关。

(3)协助患者取平卧位,暴露置管部位。

(4)将压力套装挂在输液架上,加压袋充气加压至 40.0 kPa(300 mmHg),排气。

(5)拧下置管上的肝素帽,消毒,连接压力传感器,冲管。

(6)将监护仪调至中心静脉压(CVP)的模块,设置参数。

(7)将传感器置于腋中线第 4 肋间(右心房水平),校正零点,测压,读数。

(8)测量完毕。

(9)协助患者取安全、舒适卧位。

(10)整理用物,按医疗垃圾分类处理用物。

(11)擦拭治疗车。

(12)洗手、记录、确认医嘱。

(四)注意事项

(1)严格无菌操作。

(2)避免管道扭曲,保持测压管道的通畅。

(3)每天检查穿刺部位皮肤有无红肿、脓性分泌物,定期更换敷料、管路、压力套装和冲洗液。

(4)选择标准的测压零点,传感器置于腋中线第 4 肋间与右心房同一水平,每次测压前均应校正压力传感器零点。

(5)中心静脉测压通路应避免输注血管活性药物,以防引起血压波动。

(6)注意影响中心静脉压数值的因素,如患者的体位、机械通气、腹内压等。

(7)观察有无心律失常、出血、血肿、气胸、血管损伤等并发症的发生,股静脉插管时,注意观察置管侧下肢有无肿胀、静脉回流受阻等下肢静脉栓塞的表现。

(五)评价标准

(1)患者或家属能够知晓护士告知的事项,对服务满意。

(2)遵循无菌操作原则、符合消毒隔离制度。

(3)操作过程规范、安全,动作娴熟。

七、斯旺-甘茨(Swan-Ganz)导管监测

(一)目的

(1)监测目的在于评估左右心室功能,反映左心室前负荷和右心室后负荷。

(2)指导治疗,为扩容补液,应用强心药物、血管收缩药物和血管扩张药物治疗提供依据,同

时还可以判断治疗效果和预后。

(二)操作前准备

1.告知患者

告知患者操作目的、方法、注意事项、配合方法。

2.评估患者

(1)病情、体位及合作程度。

(2)置管及穿刺处周围皮肤情况。

3.操作护士

操作护士应着装整洁、修剪指甲、洗手、戴口罩。

4.物品准备

准备测压装置、监护仪、注射器、快速手消毒剂等。

5.环境

保持环境安静、整洁。

(三)操作过程

(1)携带用物至患者床旁,核对腕带及床头卡。

(2)暴露置管部位。测量导管插入长度。

(3)连接测压装置,加压袋充气加压至 40.0 kPa(300 mmHg)左右,注意排尽管道内气体。

(4)测压前需调整零点,压力换能器需与患者右心房在同一水平。

(5)测量肺动脉楔压时,应将气囊缓慢充气(充气量<1.5 mL),待出现嵌顿压图形后,记录数字并放掉气囊内气体。

(6)非测量肺动脉楔压时,抽尽气囊内气体并锁住气囊注射器。

(7)记录测量数据。

(8)整理床单位,协助患者取舒适卧位。

(9)整理用物,按医疗垃圾分类处理用物。

(10)洗手、签字、确认医嘱。

(四)注意事项

(1)每次测量各项指标之前需调定零点。

(2)穿刺伤口定期换药,若渗出液较多应及时换药。

(3)保证测压装置严密畅通。

(4)及时了解影响压力测定的因素,观察有无相关并发症的发生。

(5)保持管道通畅,每小时用肝素生理盐水 3~5 mL 冲洗测压导管及 Swan-Ganz 导管。

(6)拔除导管时,应在监测心率、心律的条件下进行,拔管后,穿刺的局部应压迫止血。

(五)评价标准

(1)患者或家属能够知晓护士告知的事项,对服务满意。

(2)遵循查对制度,符合无菌技术、标准预防原则。

(3)操作过程规范、安全,动作轻柔。

(王思滢)

第二节 铺 床 法

病床是病室的主要设备，是患者睡眠与休息的必须用具。患者，尤其是卧床患者与病床朝夕相伴，因此，床铺的清洁、平整和舒适，可使患者心情舒畅，增强治愈疾病的自信心，并可预防并发症的发生。

铺床总的要求为舒适、平整、安全、实用、节时、节力。常用的病床有3种。①钢丝床：有的可通过支起床头、床尾（二截或三截摇床）而调节体位，有的床脚下装有小轮，便于移动。②木板床：为骨科患者所用。③电动控制多功能床：患者可自己控制升降或改变体位。

病床及被服类规格要求具体为以下几点。①一般病床：高60 cm，长200 cm，宽90 cm。②床垫：长宽与床规格同，厚9 cm。以棕丝制作垫芯为好，也可用橡胶泡沫、塑料泡沫制作垫芯；垫面选帆布制作。③床褥：长宽同床垫，一般以棉花制作褥芯，棉布制作褥面。④棉胎：长210 cm，宽160 cm。⑤大单：长250 cm，宽180 cm。⑥被套：长230 cm，宽170 cm，尾端开口缝四对带。⑦枕芯：长60 cm，宽40 cm，内装木棉或高弹棉、锦纶丝绵，以棉布制作枕面。⑧枕套：长65 cm，宽45 cm。⑨橡胶单：长85 cm，宽65 cm，两端各加白布40 cm。⑩中单：长85 cm，宽170 cm。以上各类被服均以棉布制作。

一、备用床

（一）目的

铺备用床为准备接受新患者和保持病室整洁美观。

（二）用物准备

床、床垫、床褥、枕芯、棉胎或毛毯、大单、被套或衬单及罩单、枕套。

（三）操作方法

1.被套法

（1）将上述物品置于护理车上，推至床前。

（2）移开床旁桌，距床20 cm，并移开床旁椅置床尾正中，距床15 cm。

（3）将用物按铺床操作的顺序放于椅上。

（4）翻床垫，自床尾翻向床头或反之，上缘紧靠床头。床褥铺于床垫上。

（5）铺大单，取折叠好的大单放于床褥上，使中线与床的中线对齐，并展开拉平，先铺床头后铺床尾。①铺床头：一手托起床头的床垫，一手伸过床的中线将大单塞于床垫下，将大单边缘向上提起呈等边三角形，下半三角平整塞于床垫下，再将上半三角翻下塞于床垫下。②铺床尾：至床尾拉紧大单，一手托起床垫，一手握住大单，同法铺好床角。③铺中段：沿床沿边拉紧大单中部边沿，然后，双手掌心向上，将大单塞于床垫下。④至对侧：同法铺大单。

（6）套被套。①S形式套被套法（图2-1）：被套正面向外使被套中线与床中线对齐，平铺于床上，开口端的被套上层倒转向上约1/3。棉胎或毛毯竖向三折，再按S形横向三折。将折好的棉胎置于被套开口处，底边与被套开口边平齐。拉棉胎上边至被套封口处，并将竖折的棉胎两边展开与被套平齐（先近侧后对侧）。盖被上缘距床头15 cm，至床尾逐层拉平盖被，系好带子。边缘向内折叠与床沿平齐，尾端掖于床垫下。同上法将另一侧盖被理好。②卷筒式套被套法（图 2-2）：被套正面向内平铺于床上，开口端向床尾，棉胎或毛毯平铺在被套上，上缘与被套封口边齐，将棉胎与被套上层一并由床尾卷至床头（也可由床头卷向床尾），自开口处翻转，拉平各层，系带，余同 S 形式。

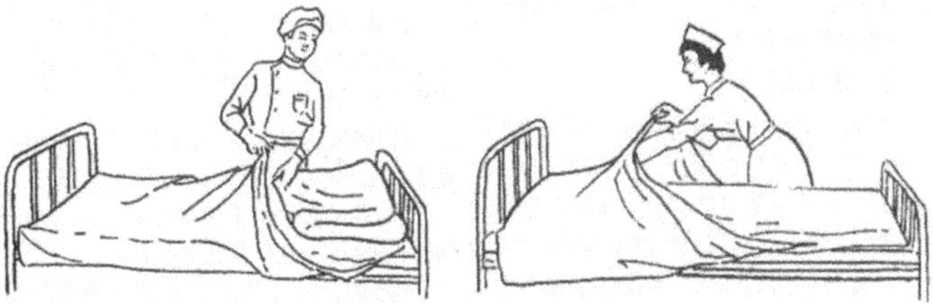

图 2-1　S 形式套被套法

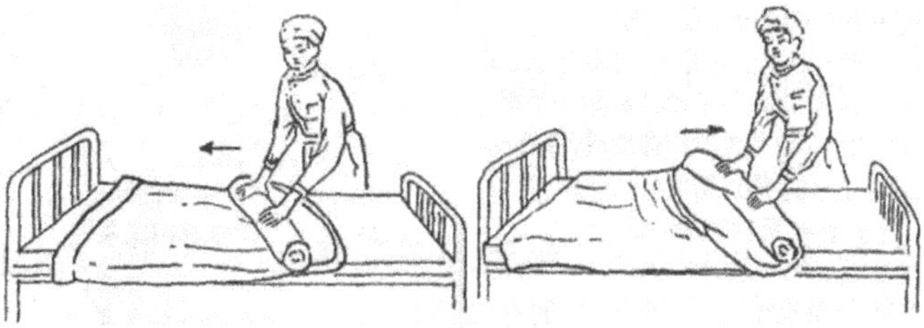

图 2-2　卷筒式套被套法

(7)套枕套，于椅上套枕套，使四角充实，系带子，平放于床头，开口背门。

(8)移回桌椅，检查床单，保持整洁。

2.被单法

(1)移开床旁桌、椅，翻转床垫、铺大单，同被套法。

(2)将反折的大单（衬单）铺于床上，上端反折 10 cm，与床头齐，床尾按铺大单法铺好。

(3)棉胎或毛毯平铺于衬单上，上端距床头 15 cm，将床头衬单反折于棉胎或毛毯上，床尾同大单铺法。

(4)铺罩单，正面向上对准床中线，上端与床头齐，床尾处则折成斜 45°，沿床边垂下。转至对侧，先后将衬单、棉胎及罩单同上法铺好。

(5)余同被套法。

（四）注意事项

(1)铺床前先了解病室情况，若患者进餐或做无菌治疗时暂不铺床。

(2)铺床前要检查床各部分有无损坏，若有则修理后再用。

(3)操作中要使身体靠近床边，上身保持直立，两腿前后分开稍屈膝以扩大支持面增加身体稳定性，既省力又能适应不同方向操作。同时手和臂的动作要协调配合，尽量用连续动作，以节省体力消耗，并缩短铺床时间。

(4)铺床后应整理床单及周围环境，以保持病室整齐。

二、暂空床

（一）目的

铺暂空床供新入院的患者或暂离床活动的患者使用，保持病室整洁美观。

(二)用物准备

同备用床,必要时备橡胶中单、中单。

(三)操作方法

(1)将备用床的盖被四折叠于床尾。若被单式,在床头将罩单向下包过棉胎上端,再翻上衬单做 25 cm 的反折,包在棉胎及罩单外面。然后将罩单、棉胎、衬单一并四折,叠于床尾。

(2)根据病情需要铺橡胶中单、中单。中单上缘距床头 50 cm,中线与床中线对齐,床沿的下垂部分一并塞床垫下。至对侧同上法铺好。

三、麻醉床

(一)目的

(1)铺麻醉床便于接受和护理手术后患者。

(2)使患者安全、舒适和预防并发症。

(3)防止被褥被污染,并便于更换。

(二)用物准备

1.被服类

同备用床,另加橡胶中单、中单两条。弯盘、纱布数块、血压计、听诊器、护理记录单、笔。根据手术情况备麻醉护理盘或急救车上备麻醉护理用物。

2.麻醉护理盘用物

治疗巾内置张口器、压舌板、舌钳、牙垫、通气导管、治疗碗、镊子、输氧导管、吸痰导管、纱布数块。治疗巾外放电筒、胶布等。必要时备输液架、吸痰器、氧气筒、胃肠减压器等。天冷时无空调设备应备热水袋及布套各 2 只、毯子。

(三)操作方法

(1)拆去原有枕套、被套、大单等。

(2)按使用顺序备齐用物至床边,放于床尾。

(3)移开床旁桌椅等同备用床。

(4)同暂空床。铺好一侧大单、中段橡胶中单、中单及上段橡胶中单、中单,上段中单与床头齐。转至对侧,按上法铺大单、橡胶中单、中单。

(5)铺盖被。①被套式:盖被头端两侧同备用床,尾端系带后向内或向上折叠与床尾齐,将向门口一侧的盖被三折叠于对侧床边。②被单式:头端铺法同暂空床,下端向上反折和床尾齐,两侧边缘向上反折同床沿齐,然后将盖被折叠于一侧床边。

(6)套枕套后将枕头横立于床头,以防患者躁动时头部碰撞床栏而受伤(图 2-3)。

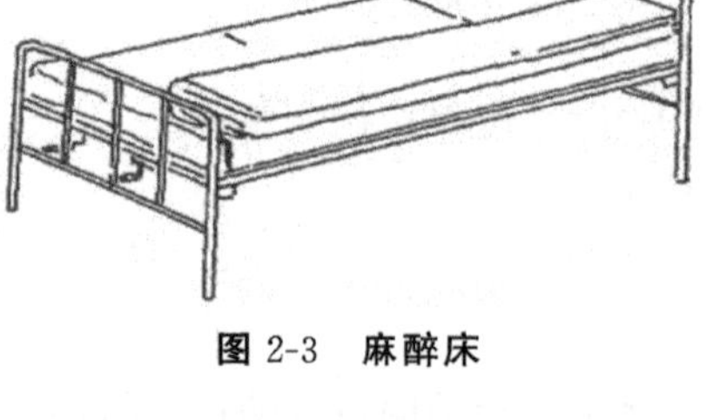

图 2-3　麻醉床

(7)移回床旁桌,椅子放于接受患者对侧床尾。

(8)麻醉护理盘置于床旁桌上,其他用物放于妥善处。

(四)注意事项

(1)铺麻醉床时,必须更换各类清洁被服。

(2)床头一块橡胶中单、中单可根据病情和手术部位需要铺于床头或床尾。若下肢手术者将床单铺于床尾,头胸部手术者铺于床头。全麻手术者为防止呕吐物污染床单则铺于床头。一般手术者,只铺床中部中单即可。

(3)患者的盖被根据医院条件增减。冬季必要时可置热水袋两只加布套,分别放于床中部及床尾的盖被内。

(4)输液架、胃肠减压器等物放于妥善处。

四、卧有患者床

(一)扫床法

1.目的

(1)使病床平整无皱褶,患者睡卧舒适,保持病室整洁美观。

(2)随扫床操作协助患者变换卧位,又可预防压疮及坠积性肺炎。

2.用物准备

护理车上置浸有消毒液的半湿扫床巾的盆,扫床巾每床一块。

3.操作方法

(1)备齐用物,推护理车至患者床旁,向患者解释,以取得合作。

(2)移开床旁桌椅,半卧位患者,若病情许可,暂将床头、床尾支架放平,以便操作。若床垫已下滑,须上移与床头齐。

(3)松开床尾盖被,助患者翻身侧卧背向护士,枕头随患者翻身移向对侧。松开近侧各层被单,取扫床巾分别扫净中单、橡胶中单后搭在患者身上。然后自床头至床尾扫净大单上碎屑,注意枕下及患者身下部分各层应彻底扫净,最后将各单逐层拉平铺好。

(4)助患者翻身侧卧于扫净一侧,枕头也随之移向近侧。转至对侧,以上法逐层扫净拉平铺好。

(5)助患者平卧,整理盖被,将棉胎与被套拉平,掖成被筒,为患者盖好。

(6)取出枕头,揉松,放于患者头下,支起床上支架。

(7)移回床旁桌椅,整理床单位,保持病室整洁美观,向患者致谢意。

(8)清理用物,归回原处。

(二)更换床单法

1.目的

(1)使病床平整无皱褶,患者睡卧舒适,保持病室整洁美观。

(2)随扫床操作协助患者变换卧位,又可预防压疮及坠积性肺炎。

2.用物准备

清洁的大单、中单、被套、枕套,需要时备患者衣裤。护理车上置浸有消毒液的半湿扫床巾的盆,扫床巾每床一块。

3.操作方法

(1)适用于卧床不起,病情允许翻身的患者(图 2-4)。①备齐用物推护理车至患者床旁,向患者解释,以取得合作。移开床旁桌椅,半卧位患者,若病情许可,暂将床头、床尾支架放平,以便操作。若床垫已下滑,须上移与床头齐。清洁的被服按更换顺序放于床尾椅上。②松开床尾盖被,助患者侧卧,背向护士,枕头随之移向对侧。③松开近侧各单,将中单卷入患者身下,用扫床巾扫净橡胶中单上的碎屑,搭在患者身上再将大单卷入患者身下,扫净床上碎屑。④取清洁大单,使中线与床中线对齐。将对侧半幅卷紧塞于患者身近侧,半幅自床头、床尾、中部先后展平拉紧铺好,放下橡胶中单,铺上中单(另一半卷紧塞于患者身下),两层一并塞入床垫下铺平。移枕头并助患者翻身面向护士。转至对侧,松开各单,将中单卷至床尾大单上,扫净橡胶中单上的碎屑后搭于患者身上,然后将污大单从床头卷至床尾与污中单一并丢入护理车污衣袋或护理车下层。⑤扫净床上碎屑,依次将清洁大单、橡胶中单、中单逐层拉平,同上法铺好。助患者平卧。⑥解开污被套尾端带子,取出棉胎盖在污被套上,并展平。将清洁被套铺于棉胎上(反面在外),两手伸入清洁被套内,抓住棉胎上端两角,翻转清洁被套,整理床头棉被,一手抓棉被下端,一手将清洁被套往下拉平,同时顺手将污棉套撤出放入护理车污衣袋或护理车下层。棉被上端可压在枕下或请患者抓住,然后至床尾逐层拉平后系好带子,掖成被筒为患者盖好。⑦一手托起头颈部,一手迅速取出枕头,更换枕套,助患者枕好枕头。⑧清理用物,归回原处。

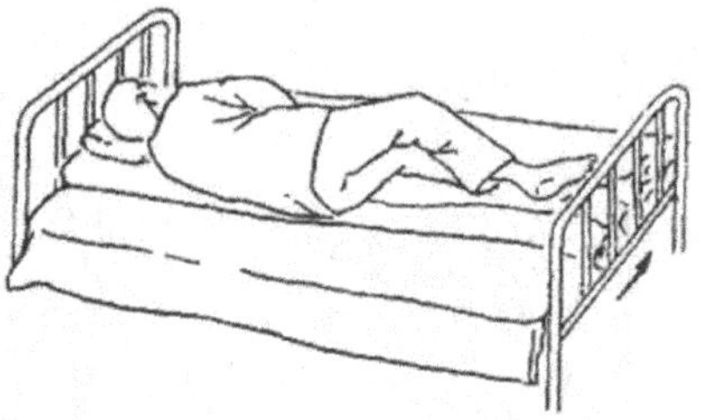

图 2-4　卧有允许翻身的患者床更换床单法

(2)适用于病情不允许翻身的患者(图 2-5)。①备齐用物推护理车至患者床旁,向患者解释,以取得合作。移开床旁桌椅,半卧位患者,若病情许可,暂将床头、床尾支架放平,以便操作。若床垫已下滑,需上移与床头齐。清洁的被服按更换顺序放于床尾椅上。②2 人操作。一人一手托起患者头颈部,另一人一手迅速取出枕头,放于床尾椅上。松开床尾盖被,大单、中单及橡胶中单。从床头将大单横卷成筒式至肩部。③将清洁大单横卷成筒式铺于床头,大单中线与床中线对齐,铺好床头大单。一人抬起患者上半身(骨科患者可利用牵引架上拉手,自己抬起身躯),将污大单、橡胶中单、中单一起从床头卷至患者臀下,同时另一人将清洁大单也随着污单拉至臀部。④放下上半身,一人托起臀部,一人迅速撤出污单,同时将清洁大单拉至床尾,橡胶中单放在床尾椅背上,污单丢入护理车污衣袋或护理车下层,展平大单铺好。⑤一人套枕套为患者枕好。一人备橡胶中单、中单,并先铺好一侧,余半幅塞患者身下至对侧,另一人展平铺好。⑥更换被套、枕套同方法一,两人合作更换。

(3)盖被为被单式更换衬单和罩单的方法:①将床头污衬单反折部分翻至被下,取下污罩单丢入污衣袋或护理车下层。②铺大单(衬单)于棉胎上,反面向上,上端反折 10 cm,与床头齐。③将棉胎在衬单下由床尾退出,铺于衬单上,上端距床头 15 cm。④铺罩单,正面向上,对准中线,上端和床头齐。⑤在床头将罩单向下包过棉胎上端,再翻上衬单做 25 cm 的反折,包在棉胎和罩单的外面。⑥盖被上缘压于枕下或请患者抓住，在床尾撤出衬单，并逐层拉平铺好床尾，注意松紧，以防压迫足趾。

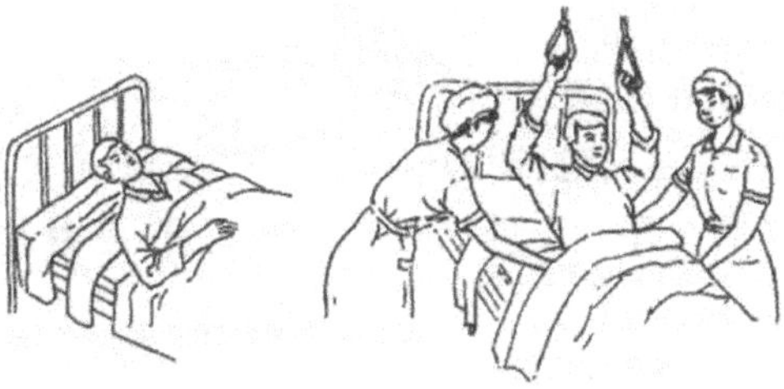

图 2-5 卧有不允许翻身的患者床更换床单法

4.注意事项

(1)更换床单或扫床前，应先评估患者及病室环境是否适宜操作。需要时应关闭门窗。

(2)更换床单时注意保暖，动作敏捷，勿过多翻动和暴露患者，以免患者过劳和受凉。

(3)操作时要随时注意观察病情。

(4)患者若有输液管或引流管，更换床单时可从无管一侧开始，操作较为方便。

(5)撤下的污单切勿丢在地上或他人床上。

(杨宝媛)

第三节 床上擦浴

一、目的

去除皮肤污垢，消除令人不快的身体异味，保持皮肤清洁，促进患者机体放松，增进患者舒适及活动度，防止肌肉挛缩和关节僵硬等并发症，刺激皮肤的血液循环，增加皮肤的排泄功能，防御皮肤感染和压疮的发生。适用于病情较重、长期卧床或使用石膏、牵引、卧床、生活不能自理及无法自行沐浴的患者，应给予床上擦浴适当刺激皮肤的血液循环，增加皮肤的排泄功能，防御皮肤感染和压疮的发生。皮肤覆盖于人体表面，是身体最大的器官。完整的皮肤还具有保护机体、调节体温、吸收、分泌、排泄及感觉等功能，是抵御外界有害物质入侵的第一道屏障。皮肤的新陈代谢迅速，其代谢产物如皮脂、汗液及表皮碎屑等能与外界细菌及尘埃结合成污垢，黏附于皮肤表面，如不及时清除，可刺激皮肤，降低皮肤的抵抗力，以致破坏其屏障作用，成为细菌入侵的门户，造成各种感染。因此，皮肤的清洁与护理有助于维持机体的完整性，给机体带来舒适感，可预防感染发生，防止压疮及其他并发症。

二、准备

(一)物品准备

治疗盘内：浴巾、毛巾各 2 条、沐浴液或浴皂、小剪刀、梳子、50％乙醇、护肤用品(爽身粉、润肤剂)、一次性油布一条、手套。

治疗盘外：面盆 2 个、水桶 2 个（一桶内盛 50～52 ℃的温水，并按年龄、季节和生活习惯调节水温；另一桶接盛污水用）、清洁衣裤和被服、另备便盆、便盆巾和屏风。

（二）患者、操作人员及环境准备

患者了解床上擦浴目的、方法、注意事项及配合要点，根据需要协助患者使用便器排便，避免温水擦洗中引起患者的排尿和排便反射，调整情绪，指导或协助患者取舒适体位。操作人员应衣帽整齐，修剪指甲，洗手，戴口罩。环境安静、整洁、关闭门窗，室温控制在 22～26 ℃，必要时备屏风。

三、评估

（1）评估病情、治疗情况、意识、心理状态、卫生习惯及合作度。

（2）患者皮肤情况，有无感染、破损及并发症、肢体活动度、自理能力。

（3）向患者解释床上擦浴的目的、方法、注意事项及配合要点。

四、操作步骤

（1）根据医嘱，确认患者，了解病情。

（2）向患者解释说明目的、过程及方法。解除患者紧张情绪，使患者有安全感，取得合作。

（3）拉布幔或屏风遮挡患者，预防受凉并保护患者隐私，使患者身心放松。

（4）面盆内倒入 50～52 ℃温水约 2/3 处或根据患者的习性调节水温。

（5）根据病情摇平床头及床尾支架，松开床尾盖被，放平靠近操作者的床挡，将患者身体移向床缘，尽量靠近操作者，确保患者舒适，利用人体力学的原理，减少操作过程中机体的伸展和肌肉紧张及疲劳度。

（6）戴手套，托起头颈部，将浴巾铺在枕头上，另一浴巾放在患者胸前（每擦一处均应在其下面铺浴巾，保护床单位，并用浴毯遮盖好擦洗周围的暴露部位），防止枕头和被褥弄湿。

（7）毛巾放入温水中浸透，拧至半干叠成手套状，包在操作者手上，用毛巾不同面，先擦患者眼部按由内眦到外眦依次擦干眼部，再用较干的毛巾擦洗一遍。毛巾折叠能提高擦洗效果，同时保持毛巾的温度。

（8）操作者一手轻轻固定患者头部，用洗面乳或香皂（根据患者习惯选择），依次擦洗患者额部、鼻翼、颊部、耳郭、耳后直至额下、颈部，再用清水擦洗，然后再用较干毛巾擦洗一遍。褶皱部应重复擦洗如额下、颈部位、耳郭、耳后。

（9）协助患者脱下上衣，置治疗车下层。按先近侧后对侧，先擦洗双上肢（上肢由远心端向近侧擦洗，避免静脉回流），再擦洗胸腹部顺序（腹部以脐为中心，从右向左顺结肠走向擦洗，乳房处环形擦洗）。先用涂浴皂的湿毛巾擦洗，再用湿毛巾擦净皂液，清洗拧干毛巾后再擦洗干，最后用大浴巾边按摩边擦干。根据需要随时调节更换水温。擦洗过程中注意观察患者病情及皮肤情况，患者出现寒战、面色苍白时，应立即停止擦洗，给予适当处理。

（10）协助患者侧卧，背向操作者，浴巾一底一盖置患者擦洗部下及暴露部，依次进行擦洗后颈、背、臀部。背部及受压部位可用 50％乙醇做皮肤按摩，促进血液循环，防止并发症发生。根据季节扑爽身粉。

（11）协助患者更换清洁上衣，一般先穿远侧上肢，再穿近侧、患侧，再穿健侧，可减少关节活动，避免引起患者的疼痛不适。及时用棉被盖好胸、腹部，避免受凉。

(12)更换水、盆、毛巾,擦洗患者下肢、足部背侧,患者平卧,脱下裤子后侧卧,脱下衣物置治疗车下层,将浴巾纵向垫在下肢,浴巾盖于会阴部及下肢前侧,依次从踝部向膝关节、大腿背侧顺序擦洗。

(13)协助患者平卧,擦洗两下肢、膝关节处、大腿前侧部位。

(14)更换温水、盆、毛巾,擦洗会阴部、肛门处(注意肛门部皮肤的褶皱处擦洗干净,避免分泌物滞留,细菌滋生),撤去浴巾,为患者换上干净裤子。

(15)更换温水、盆、毛巾,协助患者移向近侧床边,盆移置足下,盆下铺一次性油布或将盆放于床旁椅上,托起患者小腿部屈膝,将患者双脚同时或先后浸泡于盆内,浸泡片刻软化角质层,洗清双足,擦干足部。

(16)根据需要修剪指甲,足部干裂者涂护肤品,防止足部干燥和粗糙。

(17)为患者梳头,维护患者个人形象,整理床单位,必要时更换床单。

(18)协助患者取舒适体位后,开窗换气。

(19)整理用物,进行清洁消毒处理,避免致病菌的传播。

(20)洗手、记录。

五、注意事项

(1)按擦浴顺序、步骤和方法进行。

(2)擦洗眼部时,尽量避免浴皂,防止对眼部刺激。

(3)操作过程中注意观察患者的病情变化,保持与患者沟通,询问患者感受。

(4)擦洗动作要轻柔、利索,尽量注意少搬动、少暴露患者,注意保暖。

(5)擦洗时注意褶皱处如额下、颈部、耳郭、耳后、腋窝、指间、乳房下褶皱处、脐部、腹股沟、肛周等要擦洗干净。

(6)肢体有损伤者,应先脱健侧衣裤后脱患侧,穿时应先穿患侧后穿健侧,避免患者关节的过度活动,引起疼痛和损伤。

(郑盼盼)

第四节　休息与睡眠护理

休息与睡眠是人类最基本的生理需要。良好的休息和睡眠如同充分的营养和适度的运动一样,对保持和促进健康起着重要作用。作为护士,必须了解睡眠的分期、影响睡眠的因素及患者的睡眠习惯,切实解决患者的睡眠问题,帮助患者达到可能的最佳睡眠状态。

一、休息

休息是指在一段时间内,通过相对地减少机体活动,使身心放松,处于一种没有紧张和焦虑的松弛状态。休息包括身体和心理两方面的放松,通过休息,可以减轻疲劳和缓解精神紧张。

(一)休息的意义和方式

1.休息的意义

对健康人来说,充足的休息是维持机体身心健康的必要条件;对患者来说,充足的休息是促进疾病康复的重要措施。休息对维护健康具有重要的意义,具体表现为:①休息可以减轻或消除疲劳,缓解精神紧张和压力;②休息可以维持机体生理调节的规律性;③休息可以促进机体正常的生长发育;④休息可以减少能量的消耗;⑤休息可以促进蛋白质的合成及组织修复。

2.休息的方式

休息的方式是因人而异的,取决于个体的年龄、健康状况、工作性质和生活方式等因素。对不同的人而言,休息有着不同的含义。例如,对从事脑力劳动的人而言,其休息方式可以是散步、打球、游泳等;而对于从事这些活动的运动员来讲,其休息方式反而是读书、看报、听音乐。无论采取何种方式,只要达到缓解疲劳、减轻压力、促进身心舒适和精力恢复的目的,就是有效的休息。在休息的各种形式中,睡眠是最常见也是最重要的一种。

(二)休息的条件

要想得到充足的休息,应满足以下 3 个条件,即充足的睡眠、生理上的舒适和心理上的放松。

1.充足的睡眠

休息的最基本的先决条件是充足的睡眠。充足的睡眠可以促进个体精力和体力的恢复。虽然每个人所需要的睡眠时间有较大的区别,但都有最低限度的睡眠时数,满足了一定的睡眠时数,才能得到充足的休息。护理人员要尽量使患者有足够的睡眠时间和建立良好的睡眠习惯。

2.生理上的舒适

生理上的舒适也就是身体放松,是保证有效休息的前提。因此,在休息之前必须将患者身体上的不适降至最低程度。护理人员应为患者提供各种舒适服务,包括祛除或控制疼痛、提供舒适的体位或姿势、协助患者搞好个人卫生、保持适宜的温湿度、调节睡眠时所需要的光线等。

3.心理上的放松

要得到良好的休息,必须有效地控制和减少紧张和焦虑,心理上才能得到放松。由于生病、住院时个体无法满足社会上、职业上或个人角色在义务上的需要,加之住院时对医院环境及医护人员感到陌生,对自身疾病的担忧等,患者常常会出现紧张和焦虑。因此,护理人员应耐心与患者沟通,恰当地运用知识和技能,提供及时、准确的服务,尽量满足患者的各种需要,才能帮助患者减少紧张和焦虑。

二、睡眠

睡眠是各种休息中最自然、最重要的方式。人的一生中有 1/3 的时间要用在睡眠上。任何人都需要睡眠,通过睡眠可以使人的精力和体力得到恢复,可以保持良好的觉醒状态,这样人才能精力充沛地从事劳动或其他活动。睡眠对于维持人的健康,尤其是促进疾病的康复,具有重要的意义。

(一)睡眠的定义

现代医学界普遍认为睡眠是一种主动过程,是一种知觉的特殊状态。睡眠时,人脑并没有停止工作,只是换了模式,虽然对周围环境的反应能力降低,但并未完全消失。通过睡眠,人的精力和体力得到恢复,睡眠后可保持良好的觉醒状态。

由此,可将睡眠定义为周期性发生的持续一定时间的知觉的特殊状态,具有不同的时相,睡眠时可相对地不做出反应。

(二)睡眠原理

睡眠是与较长时间的觉醒交替循环的生理过程。目前认为,睡眠由睡眠中枢控制。睡眠中枢位于脑干尾端,它向上传导冲动,作用于大脑皮质(也称上行抑制系统),与控制觉醒状态的脑干网状结构上行激动系统的作用相拮抗,引起睡眠和脑电波同步化,从而调节睡眠与觉醒的相互转化。

(三)睡眠分期

通过脑电图测量大脑皮质的电活动,眼电图测量眼睛的运动,肌电图测量肌肉的状况,发现睡眠的不同阶段,脑、眼睛、肌肉的活动处于不同的水平。正常的睡眠周期可分为两个相互交替的不同时相状态,即慢波睡眠和快波睡眠。成人进入睡眠后,首先是慢波睡眠,持续 80~120 分钟,之后转入快波睡眠,再维持 20~30 分钟,之后又转入慢波睡眠。整个睡眠过程中有 4 次或 5 次交替,越近睡眠的后期,快波睡眠持续时间越长。两种睡眠时相状态均可直接转为觉醒状态,但在觉醒状态下,一般只能进入慢波睡眠,而不能进入快波睡眠。

1.慢波睡眠

脑电波呈现同步化慢波时相,伴有慢眼球运动,肌肉松弛但仍有一定张力,亦称正相睡眠或非快速眼球运动睡眠。在这段睡眠期间,大脑的活动下降到最低,使得人体能够得到完全的舒缓。此阶段又可分为四期。

(1)第Ⅰ期:为入睡期,是所有睡眠时相中睡得最浅的一期,常被认为是清醒与睡眠的过渡阶段,仅维持几分钟,很容易被唤醒。此期眼球有着缓慢的运动,生理活动开始减少,同时生命体征和新陈代谢逐渐减缓,在此阶段的人们仍然认为自己是清醒的。

(2)第Ⅱ期:为浅睡期。此期的人们已经进入无意识阶段,不过仍可听到声音,仍然容易被唤醒。此期持续 10~20 分钟,眼球不再运动,机体功能继续变慢,肌肉逐渐放松,脑电图偶尔会产生较快的宽大的梭状波。

(3)第Ⅲ期:为中度睡眠期,持续 15~30 分钟。此期肌肉完全放松,心搏缓慢,血压下降,但仍保持正常,难以唤醒并且身体很少移动,脑电图显示梭状波与 δ 波(大而低频的慢波)交替出现。

(4)第Ⅳ期:为深度睡眠期,持续 15~30 分钟。此期全身松弛,无任何活动,极难唤醒,生命体征比觉醒时明显下降,体内生长激素大量分泌,人体组织愈合加快,遗尿和梦游可能发生,脑电波为慢而高的 δ 波。

2.快波睡眠

快波睡眠亦称异相睡眠或快速眼球运动睡眠。此期的睡眠特点是眼球转动很快,脑电波活跃,与觉醒时很难区分。其表现与慢波睡眠相比,各种感觉功能进一步减退,唤醒阈值提高,极难唤醒,同时骨骼肌张力消失,肌肉几乎完全松弛。此外,这一阶段还会有间断的阵发性表现,如眼球快速运动、部分躯体抽动,同时有心排血量增加、血压上升、心率加快、呼吸加快而不规则等交感神经兴奋的表现。多数在醒来后能够回忆的生动、逼真的梦境都是在此期发生的。

睡眠中的一些时相对人体具有特殊的意义,如在非快速眼球运动睡眠第Ⅳ期的睡眠中,机体会释放大量的生长激素来修复和更新上皮细胞和某些特殊细胞,如脑细胞,故慢波睡眠有利于促进生长和体力的恢复。而快速眼球运动睡眠则对于学习记忆和精力恢复似乎很重要。因为在快波睡眠中，脑耗氧量增加，脑血流量增多，且脑内蛋白质合成加快，有利于建立新的突触联系，可加快幼儿神经系统成熟。同时快波睡眠对保持精神和情绪上的平衡最为重要。因为这一时期的梦境都是生动的、充满感情色彩的，此梦境可减轻、缓解精神压力，使人将忧虑的事情从记忆中消除。非快速眼球运动睡眠与快速眼球运动睡眠的比较见表 2-1。

(四)睡眠周期

对大多数成人而言，睡眠是每 24 小时循环一次的周期性程序。一旦入睡，成人平均每晚经历4～6 个完整的睡眠周期，每个睡眠周期由不同的睡眠时相构成，分别是非快速眼球运动睡眠的4 个时相和快速眼球运动睡眠，持续 60～120 分钟不等，平均为 90 分钟。睡眠周期各时相按一定的顺序重复出现。这一模式总是从非快速眼球运动睡眠第Ⅰ期开始，依次经过第Ⅱ期、第Ⅲ期、第Ⅳ期之后，返回非快速眼球运动睡眠的第Ⅲ期然后到第Ⅱ期，再进入快速眼球运动睡眠期，当快速眼球运动睡眠期完成后，再回到 N 快速眼球运动睡眠的第Ⅱ期(图 2-6)，如此周而复始。在睡眠时相周期的任一阶段醒而复睡时，都需要从头开始依次经过各期。

表 2-1　非快速眼球运动睡眠与快速眼球运动睡眠的比较

项目	非快速眼球运动睡眠	快速眼球运动睡眠
脑电图	第Ⅰ期：低电压 α 节律 8～12 次/秒 第Ⅱ期：宽大的梭状波 14～16 次/秒 第Ⅲ期：梭状波与 δ 波交替 第Ⅳ期：慢而高的 δ 波 1～2 次/秒	去同步化快波
眼球运动	慢的眼球转动或没有	阵发性的眼球快速运动
生理变化	呼吸、心率减慢且规则 血压、体温下降 肌肉逐渐松弛 感觉功能减退	感觉功能进一步减退 肌张力进一步减弱 有间断的阵发性表现：心排血量增加，血压升高，呼吸加快且不规则，心率加快
合成代谢	人体组织愈合加快	脑内蛋白质合成加快
生长激素	分泌增加	分泌减少
其他	第Ⅳ期发生夜尿和梦游	做梦且为充满感情色彩、稀奇古怪的梦
作用	有利于个体体力的恢复	有利于个体精力的恢复

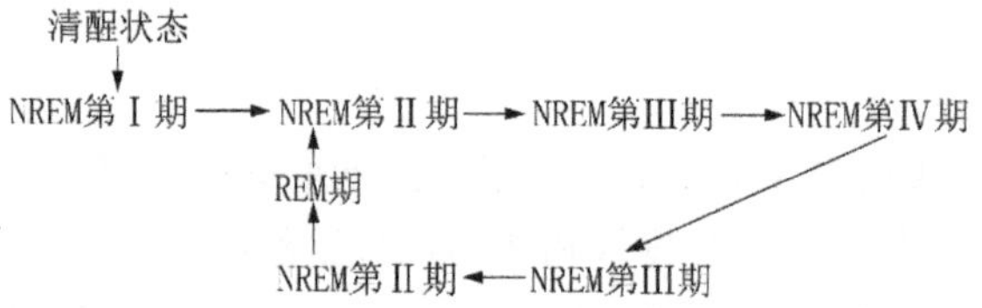

图 2-6　睡眠周期

在睡眠周期中，每一时相所占的时间比例随睡眠的进行而有所改变。一般刚入睡时，个体进入睡眠周期约 90 分钟后才进入快速眼球运动睡眠，随睡眠周期的进展，非快速眼球运动睡眠第Ⅲ、Ⅳ时相缩短，快速眼球运动睡眠阶段时间延长。在最后一个睡眠周期中，快速眼球运动睡眠可达到 60 分钟。因此，大部分非快速眼球运动睡眠发生在上半夜，快速眼球运动睡眠则多在下半夜。

(五)影响睡眠的因素

1.生理因素

(1)年龄:通常人睡眠的需要量与其年龄成反比,但有个体差异。新生儿期每天睡眠时间最长,可达16~20小时,成人7~8小时。

(2)疲劳:适度的疲劳,有助于入睡,但过度的精力耗竭反而会使入睡发生困难。

(3)昼夜节律:“睡眠-觉醒”周期具有生物钟式的节律性,如果长时间频繁地夜间工作或航空时差,就会造成该节律失调,从而影响入睡及睡眠质量。

(4)内分泌变化:女性月经前期和月经期常出现嗜睡现象,绝经期女性常失眠,与内分泌变化有关。

(5)寝前习惯:睡前的一些行为习惯,如看报纸杂志、听音乐、喝牛奶、洗热水澡或泡脚等,当这些习惯突然改变或被阻碍进行时,可能使睡眠发生障碍。

(6)食物因素:含有较多*L*-色氨酸的食物,如肉类、乳制品和豆类都能促进入睡,缩短入睡时间,是天然的催眠剂;少量饮酒能促进放松和睡眠,但大量饮酒会干扰睡眠,使睡眠变浅;含有咖啡因的浓茶、咖啡及可乐饮用后使人兴奋,即使入睡也容易中途醒来,且总睡眠时间缩短。

2.病理因素

(1)疾病影响:几乎所有疾病都会影响睡眠。例如,各种原因引起的疼痛未能及时缓解时严重影响睡眠,精神分裂症、强迫性神经症等患者常处于过度觉醒状态。生病的人需要更多时间的睡眠来促进机体康复,却往往因为多种症状困扰或特殊的治疗限制而无法获得正常的睡眠。

(2)身体不适:身体的舒适是获得休息与安睡的先决条件,饥饿、腹胀、呼吸困难、憋闷、身体不洁、皮肤瘙痒、体位不适等都是常见的影响睡眠的原因。

3.环境因素

睡眠环境影响睡眠状况,适宜的温湿度、安静、整洁、舒适、空气清新的环境常可增进睡眠,反之则会对睡眠产生干扰。

4.心理因素

焦虑不安、强烈的情绪反应(如恐惧、悲哀、激动、喜悦)、家庭或人际关系紧张等常常影响患者的睡眠。

5.其他

食物摄入多少、体育锻炼情况、某些药物等也会影响睡眠形态。

(六)促进睡眠的护理措施

1.增进舒适

人们在感觉舒适和放松时才能入睡。为了使患者放松,对于一些遭受病痛折磨的患者采用有效镇痛的方法;做好就寝前的晚间护理,如协助患者洗漱、排便;帮助患者处于正确的睡眠姿势,妥善安置身体各部位的导管、引流管及牵引、固定等特殊治疗措施。

2.环境控制

人们睡眠时需要的环境条件包括适宜的室温和通风、最低限度的声音、舒适的床和适当的照明。一般冬季室温18℃~22℃、夏季25℃左右、湿度以50%~60%为宜;根据患者需要,睡前开窗通风,清除病房内异味,使空气清新;保持病区尽可能地安静,尽量减少晚间交谈;提供清洁、干燥的卧具和舒适的枕头、被服;夜间调节住院单元的灯光。

3.重视心理护理

多与患者沟通交流,找出影响患者休息与睡眠的心理社会因素,通过鼓励倾诉、正确指导,消除患者紧张和焦虑情绪,恢复平静、稳定的状态,提高休息和睡眠质量。

4.建立休息和睡眠周期

针对患者的不同情况,帮助患者建立适宜的休息和睡眠周期。患者入院后,原有的休息和睡眠规律被打乱,护士应在患者醒时进行评估、治疗和常规护理工作,避免因一些非必要任务而唤醒患者,同时鼓励患者合理安排日间活动,适当锻炼。

5.尊重患者的睡眠习惯

病情允许的情况下,护理人员应尽可能根据患者就寝前的一些个人习惯,选择如提供温热饮料,允许短时间地阅读、听音乐,协助沐浴或泡脚等方式促进睡眠。

6.健康教育

使患者了解睡眠对健康与康复的重要作用,心、身放松的重要意义和一些促进睡眠的常用技巧。与患者一起讨论有关休息和睡眠的知识,分析困扰患者睡眠的因素,针对具体情况给予相应指导,帮助患者建立有规律的生活方式,养成良好的睡眠习惯。

(王思滢)

第五节 清洁护理

清洁是患者的基本需求之一,是维持和获得健康的重要保证。清洁可以清除微生物及污垢,防止细菌繁殖,促进血液循环,有利于体内废物排泄,同时清洁会使人感到愉快、舒适。

一、口腔护理

口腔护理的目的有以下几方面。

(1)保持口腔的清洁、湿润,使患者舒适,预防口腔感染等并发症。

(2)防止口臭、口垢,促进食欲,保持口腔的正常功能。

(3)观察口腔黏膜和舌苔的变化、特殊的口腔气味,可提供病情的动态信息,如肝功能不全患者出现肝臭,常是肝昏迷的先兆。

常用的漱口液有生理盐水、朵贝尔溶液(复方硼酸溶液)、1%～3%过氧化氢溶液、2%～3%硼酸溶液、1%～4%碳酸氢钠溶液、0.02%呋喃西林溶液、0.1%醋酸溶液。

(一)协助口腔冲洗

1.目的

协助口腔手术后使用固定器,或对有口腔病变的患者清洁口腔。

2.用物准备

治疗碗、治疗巾、弯盘、生理盐水、朵贝尔溶液、口镜、抽吸设备、压舌板、手电筒、20 mL 空针及冲洗针头。

3.操作步骤

(1)洗手。

(2)准备用物携至患者床旁。

(3)向患者解释。协助患者采取半坐位式,并于胸前铺治疗巾及放置弯盘。①装生理盐水及朵贝尔溶液于溶液盘内，并接上，用 20 mL 注射器抽吸并连接针头。②协助医师冲洗。③冲洗完毕，擦干患者嘴巴。④整理用物后洗手。⑤记录。

4.注意事项

为了避免冲洗中弄湿患者，必要时给予手电筒照光，冲洗时须特别注意齿缝、前庭外，若有舌苔，可用压舌板外包纱布予以机械性刮除，冲洗中予以持续性的低压抽吸，必要时协助更换湿衣服。

(二)特殊口腔冲洗

1.用物准备

(1)治疗盘：治疗碗(内盛含有漱口液的棉球 12～16 个，棉球湿度以不能挤出液体为宜；弯血管钳、镊子)、压舌板、弯盘、吸水管、杯子、治疗巾、手电筒，需要时备张口器。

(2)外用药：按需准备，如液状石蜡、冰硼散、西瓜霜、金霉素甘油、制霉菌素甘油等，酌情使用。

2.操作步骤

(1)将用物携至床旁，向患者解释以取得合作。

(2)协助患者侧卧，面向护士，取治疗巾，围于颌下，置弯盘于口角边。

(3)先湿润口唇、口角，观察口腔黏膜有无出血、溃疡等现象。对长期应用抗生素、激素者应注意观察有无真菌感染。有活动义齿者，应取下，一般先取上面义齿，后取下面义齿，并放置容器内，用冷开水冲洗刷净，待患者漱口后戴上或浸入清水中备用(昏迷患者的义齿应浸于清水中保存)。浸义齿的清水应每天更换。义齿不可浸在乙醇或热水中，以免变色、变形和老化。

(4)协助患者用温开水漱口后，嘱患者咬合上下齿，用压舌板轻轻撑开一侧颊部，以弯血管钳夹有漱口液的棉球由内向门齿纵向擦洗。同法擦洗对侧。

(5)嘱患者张口，依次擦洗一侧牙齿内侧面、上颌面、下内侧面、下颌面，再弧形擦洗一侧颊部。同法擦洗另一侧。洗舌面及硬腭部(勿触及咽部，以免引起恶心)。

(6)擦洗完毕，帮助患者用洗水管以漱口水漱口，漱口后用治疗巾拭去患者口角处水。

(7)口腔黏膜如有溃疡，酌情涂药于溃疡处。口唇干裂可涂擦液状石蜡。

(8)撤去治疗巾，清理用物，整理床单。

3.注意事项

(1)擦洗时动作要轻，特别是对凝血功能差的患者要防止碰伤黏膜及牙龈。

(2)昏迷患者禁忌漱口，需用张口器时，应从臼齿放入(牙关紧闭者不可用暴力张口)，擦洗时须用血管钳夹紧棉球，每次一个，防止棉球遗留在口腔内，棉球蘸漱口水不可过湿，以防患者将溶液吸入呼吸道。

(3)传染病患者的用物按隔离消毒原则处理。

二、头发护理

(一)床上梳发

1.目的

梳发、按摩头皮，可促进血液循环，除去污垢和脱落的头发、头屑，使患者清洁舒适和美观。

2.用物准备

治疗巾、梳子、30％乙醇溶液、纸袋(放脱落头发)。

3.操作步骤

(1)铺治疗巾于枕头上,协助患者把头转向一侧。

(2)将头发从中间梳向两边,左手握住一股头发,由发梢逐渐梳到发根。长发或遇有打结时,可将头发绕在示指上慢慢梳理。避免强行梳拉,造成患者疼痛。如头发纠结成团,可用30%乙醇湿润后,再小心梳理,同法梳理另一边。

(3)长发酌情编辫或扎成束,发型尽可能符合患者所好。

(4)将脱落头发置于纸袋中,撤下治疗巾。

(5)整理床单,清理用物。

(二)床上洗发(橡胶马蹄形垫法)

1.目的

同床上梳发、预防头虱及头皮感染。

2.用物准备

治疗车上备一只橡胶马蹄形垫,治疗盘内放小橡胶单,大、中毛巾各一条,眼罩或纱布,别针,棉球两只(以不吸水棉花为宜),纸袋,洗发液或肥皂,梳子,小镜子,护肤霜,水壶内盛40～45 ℃热水,水桶(接污水)。必要时备电吹风。

3.操作步骤

(1)备齐用物携至床旁,向患者解释,以取得合作,根据季节关窗或开窗,室温以24 ℃为宜。按需要给予便盆。移开床旁桌椅。

(2)垫小橡胶单及大毛巾于枕上,松开患者衣领向内反折,将中毛巾围于颈部,以别针固定。

(3)协助患者斜角仰卧,移枕于肩下,患者屈膝,可垫膝枕于两膝下,使患者体位安全舒适。

(4)置马蹄形垫垫于患者后颈部,使患者颈部枕于突起处,头在槽中,槽形下部接污水桶。

(5)用棉球塞两耳,用眼罩或纱布遮盖双眼或嘱患者闭上眼。

(6)洗发时先用两手掬少许水于患者头部试温,询问患者感觉,以确定水温是否合适;然后用水壶倒热水充分湿润头发,倒洗发液于手掌上,涂遍头发,用指尖揉搓头皮和头发。用力要适中,揉搓方向由发际向头顶部,使用梳子除去落发,置于纸袋中,用热水冲洗头发,直到冲净为止。观察患者的一般情况,注意保暖,洗发完毕,解下颈部毛巾,包住头发,一手托头,一手撤去橡胶马蹄垫。除去耳内棉球及眼罩,用患者自备的毛巾擦干脸部,酌情使用护肤霜。

(7)帮助患者卧于床正中,将枕、橡胶单、浴巾一起自肩下移至头部,用包头的毛巾揉搓头发,再用大毛巾擦干或电吹风吹干。梳理成患者习惯的发型,撤去上述用物。

(8)整理床单,清理用物。

4.注意事项

(1)要随时观察患者的病情变化,如脉搏、呼吸、血压有异常时应立即停止操作。

(2)注意室温和水温,及时擦干头发,防止患者受凉。

(3)防止水流入眼及耳内,避免沾湿衣服和床单。

(4)衰弱患者不宜洗发。

三、皮肤清洁与护理

(一)床上擦浴

1.用物准备

治疗车上备:面盆两只、水桶两只(一桶盛热水,水温在50～52 ℃,并按年龄、季节、习惯,增减水温,另一桶接污水)、治疗盘(内置小毛巾两条、大毛巾、浴皂、梳子、小剪刀、50%乙醇、爽身粉)、清洁衣裤、被服。另备便盆、便盆布和屏风。

2.操作步骤

(1)推治疗车至床边,向患者解释,以取得合作。

(2)将用物放在便于操作处,关好门窗调节室温,用屏风或拉布遮挡患者,按需给予便盆。

(3)将脸盆放于床边桌上,倒入热水 2/3 满,测试水温。根据病情放平床头及床尾支架,松开床尾盖被。

(4)将微湿小毛巾包在右手上,为患者洗脸及颈部,左手扶患者头顶部,先擦眼,然后像写"3"字样,依次擦洗一侧额部、颊部、鼻翼部、人中、耳后下颌,直至颈部。另一侧同法。用较干毛巾依次擦洗一遍,注意擦净耳郭、耳后及颈部皮肤。

(5)为患者脱下衣服,在擦洗部位下面铺上浴巾,按顺序擦洗两上肢、胸腹部。协助患者侧卧,背向护士依次擦洗后颈部、背臀部,为患者换上清洁裤子。擦洗中,根据情况更换热水,注意擦净腋窝及腹股沟等处。

(6)擦洗的方法为先用涂肥皂的小毛巾擦洗,再用湿毛巾擦去皂液,清洗毛巾后再擦洗,最后用浴巾边按摩边擦干。动作要敏捷,为取得按摩效果,可适当用力。

(7)擦洗过程中,如患者出现寒战、面色苍白等病情变化时,应立即停止擦浴,给予适当的处理,同时注意观察皮肤有无异常。擦洗完毕,可在骨突处用 50%乙醇做按摩,扑上爽身粉。

(8)整理床单,必要时梳发、剪指甲及更换床单。

(9)如有特殊情况,需做记录。

3.注意事项

护士操作时,要站在擦浴的一边,擦洗完一边后再转至另一边。站立时两脚要分开,重心应在身体中央或稍低处,拿水盆时,水盆要靠近身边,减少体力消耗。操作时要体贴患者,保护患者自尊,动作要敏捷、轻柔,减少翻动和暴露,防止受凉。

(二)压疮的预防及护理

压疮是指机体局部组织由于长期受压,血液循环障碍,造成组织缺氧、缺血、营养不良而致的溃烂和坏死。导致活动受限的因素一般都会增加压疮的发生。常见的因素有压力、剪力、摩擦力、潮湿等。好发部位为枕部、耳郭、肩胛部、肘部、骶尾部、髋部、膝关节内外侧、外踝、足跟。

1.预防措施

预防压疮在于消除其发生的原因。因此,要求做到勤翻身、勤按摩、勤整理、勤更换。交班时要严格细致地交接局部皮肤情况及护理措施。

(1)避免局部长期受压:①鼓励和协助卧床患者经常更换卧位,使骨骼突出部位交替地受压,翻身间隔时间应根据病情及局部受压情况而定。一般 2 小时翻身 1 次,必要时 1 小时翻身 1 次,建立床头翻身记录卡。②保护骨隆突处和支持身体空隙处,将患者体位安置妥当后,可在身体空隙处垫软枕、海绵垫。需要时可垫海绵垫、气垫褥、水褥等,使支持体重的面积宽而均匀,使作用于患者身上的正压及作用力分布在一个较大的面积上,从而降低在隆突部位皮肤上所受的压强。③对使用石膏、夹板、牵引的患者,衬垫应平整、松软适度,尤其要注意骨骼突起部位的衬垫,要仔细观察局部皮肤和肢端皮肤颜色改变的情况,认真听取患者反映,适当给予调节,如发现石膏绷带凹凸不平,应立即报告医师,及时纠正。

(2)避免潮湿、摩擦及排泄物的刺激:①保持皮肤清洁、干燥。大小便失禁、出汗及分泌物多的患者应及时擦干，以保护皮肤免受刺激，床铺要经常保持清洁、干燥、平整无碎屑，被服污染要随时更换。不可让患者直接卧于橡胶单上。小儿要勤换尿布；②不可使用破损的便盆，以防擦伤皮肤。

(3)增进局部血液循环：对易发生压疮的患者，要常检查，用温水擦澡、擦背或用湿毛巾行局部按摩。

手法按摩。①全背按摩：协助患者俯卧或侧卧，露出背部，先以热水进行擦洗，再以两手或一手沾上少许50%乙醇按摩。按摩者斜站在患者右侧，左腿弯曲在前，右腿伸直在后，从患者骶尾部开始，沿脊柱两侧边缘向上按摩(力量要能够刺激肌肉组织)至肩部时用环状动作。按摩后，手再轻轻滑至尾骨处。此时，左腿伸直，右腿弯曲，如此有节奏地按摩数次，再用拇指指腹由骶尾部开始沿脊柱按摩至第7颈椎。②受压处局部按摩：沾少许50%乙醇，以手掌大、小鱼际紧贴皮肤，压力均匀向心方向按摩，由轻至重，由重至轻，每次3～5分钟。

电动按摩器按摩：电动按摩器是依靠电磁作用，引导治疗器头震动，以代替各种手法按摩。操作者持按摩器根据不同部位选择合适的按摩头，紧贴皮肤，进行按摩。

(4)增进营养的摄入：营养不良是导致压疮的内因之一，又可影响压疮的愈合。蛋白质是身体修补组织所必需的物质，维生素也可促进伤口愈合，因此在病情允许时可给予高蛋白、高维生素膳食，以增进机体抵抗力和组织修复能力。此外，适当补充矿物质，可促进慢性溃疡的愈合。

2.压疮的分期及护理

(1)淤血红润期：为压疮初期，局部皮肤受压或受到潮湿刺激后，开始出现红、肿、热、麻木或有触痛。此期要及时除去致病原因，加强预防措施，如增加翻身次数以及防止局部继续受压、受潮。

(2)炎性浸润期：红肿部位如果继续受压，血液循环仍得不到改善，静脉回流受阻，局部静脉淤血，受压表面呈紫红色，皮下产生硬结，表面有水疱形成。对未破小水泡要减少摩擦，防破裂感染，让其自行吸收，大水疱用无菌注射器抽出泡内液体，涂以消毒液，用无菌敷料包扎。

(3)溃疡期：静脉血液回流受到严重障碍，局部淤血致血栓形成，组织缺血缺氧。轻者，浅层组织感染，脓液流出，溃疡形成；重者，坏死组织发黑，脓性分泌物增多，有臭味，感染向周围及深部扩展，可达骨骼，甚至可引起败血症。

四、会阴部清洁卫生的实施

(一)目的

保持清洁，清除异味，预防或减轻感染、增进舒适、促进伤口愈合。

(二)用物准备

便盆、屏风、橡胶单、中单、清洁棉球、大量杯、镊子、浴巾、毛巾、水壶(内盛50～52 ℃的温水)、清洁剂或呋喃西林棉球。

(三)操作方法

1.男患者会阴的护理

(1)携用物至患者床旁，核对后解释。

(2)患者取仰卧位，为遮挡患者可将浴巾折成扇形盖在患者的会阴部及腿部。

(3)带上清洁手套，一手提起阴茎，一手取毛巾或用呋喃西林棉球擦洗阴茎头部、下部和阴囊。擦洗肛门时，患者可取侧卧位，护士一手将臀部分开，一手用浴巾将肛门擦洗干净。

(4)为患者穿好衣裤，根据情况更换衣、裤、床单。整理床单，患者取舒适卧位。

(5)整理用物,清洁整齐,记录。

2.女患者会阴部护理

(1)携用物至患者床旁,核对后解释。

(2)患者取仰卧位,为遮挡患者可将浴巾折成扇形盖在患者的会阴部及腿部。

(3)先将橡胶单及中单置于患者臀下,再置便盆于患者臀下。

(4)护士一手持装有温水的大量杯,一手持夹有棉球的大镊子,边冲水边用棉球擦洗。

(5)冲洗后擦干各部位。撤去便盆及橡胶单和中单。

(6)为患者穿好衣裤,根据情况更换衣、裤、床单。整理床单,患者取舒适卧位。

(7)整理用物,清洁整齐,记录。

(四)注意事项

(1)操作前应向患者说明目的,以取得患者的合作。

(2)在执行操作的原则上,尽可能尊重患者习惯。

(3)注意遮挡患者,保护患者隐私。

(4)冲洗时从上至下。

(5)操作完毕应及时记录所观察到的情况。

(王 娜)

第六节 排 痰 法

一、有效排痰法

(一)目的

对不能有效咳痰的患者进行叩背,协助其排出肺部分泌物,保持呼吸道通畅。

(二)操作前准备

1.告知患者

告知患者操作目的、方法、注意事项、配合方法。

2.评估患者

(1)病情、意识状态、咳痰能力、影响咳痰的因素、合作能力。

(2)痰液的颜色、性质、量、气味。

(3)肺部呼吸音情况。

3.操作护士

操作护士应着装整洁、修剪指甲、洗手、戴口罩。

4.物品准备

准备听诊器、隔离衣、快速手消毒剂,必要时备雾化面罩、雾化液。

5.环境

保持环境整洁、安静。

(三)操作步骤

(1)穿隔离衣,核对腕带及床头卡。

(2)协助患者取侧卧位或坐位。

(3)手指合拢,呈杯状由肺底自下而上、自外向内叩击患者胸背部。

(4)拍背后,嘱患者缓慢深呼吸,用力咳出痰液。

(5)听诊肺部呼吸音。

(6)协助患者清洁口腔。

(7)整理床单位,协助患者取舒适卧位。

(8)整理用物,脱隔离衣。

(9)洗手、记录,确认医嘱。

(四)注意事项

(1)注意保护胸、腹部伤口,合并气胸、肋骨骨折时禁忌叩击。

(2)根据患者体型、营养状况、耐受能力,合理选择叩击方式、时间和频率。

(3)操作过程中密切观察患者意识及生命体征变化。

(五)评价标准

(1)患者能够知晓护士告知的事项,对服务满意。

(2)操作过程规范、安全,动作娴熟。

二、经鼻/口腔吸痰

(一)目的

充分吸出痰液,保持患者呼吸道通畅,确保患者安全。

(二)操作前准备

1.告知患者或家属

告知患者或家属操作目的、方法、注意事项、配合方法。

2.评估患者

(1)病情、意识状态、生命体征、承受能力、合作程度。

(2)双肺呼吸音、痰鸣音、氧疗情况、血氧饱和度、咳嗽能力。

(3)痰液的性状。

(4)义齿、口腔及鼻腔状况。

3.操作护士

操作护士应着装整洁、修剪指甲、态度和蔼、洗手、戴口罩。

4.物品准备

准备治疗车、治疗盘、吸痰包、一次性吸痰管、灭菌注射用水、负压吸引装置、隔离衣、快速手消毒剂、污物桶、消毒桶;必要时备压舌板、开口器、舌钳、口咽通气道、听诊器。

5.环境

保持环境整洁、安静。

(三)操作过程

(1)穿隔离衣,携带用物至患者床旁,核对腕带及床头卡。

(2)协助患者取适宜卧位,取下活动义齿。

(3)连接电源,打开吸引器,调节负压吸引压力至 20.0～26.7 kPa(150～200 mmHg)。

(4)戴一次性无菌手套,连接吸痰管。

(5)吸痰管经口或鼻插入气道(进管时阻断负压),边旋转边向上提拉,每次吸痰时间不超过15 秒。

(6)吸痰过程中密切观察患者生命体征、血氧饱和度及痰液情况,听诊呼吸音。

(7)吸痰结束,用手上的一次性手套包裹吸痰管,丢入污物桶。

(8)冲洗管路。

(9)整理床单位,协助患者取安全、舒适体位。

(10)整理用物,按医疗垃圾分类处理用物,消毒仪器及管路。

(11)脱隔离衣,擦拭治疗车。

(12)洗手、记录、确认医嘱。

(四)注意事项

(1)观察患者生命体征、血氧饱和度变化及痰液情况,并准确记录。

(2)遵循无菌原则,插管动作轻柔。吸痰管到达适宜深度前避免负压吸引,逐渐退出的过程中提供负压。

(3)选择粗细、长短、质地适宜的吸痰管。

(4)按需吸痰,每次吸痰时均须更换吸痰管。

(5)患者痰液黏稠时可以配合翻身叩背、雾化吸入,患者发生缺氧症状,如发绀、心率下降时应停止吸痰,休息后再吸。

(6)吸痰过程中,鼓励并指导清醒患者深呼吸,进行有效咳痰。

(五)评价标准

(1)患者或家属能够知晓护士告知的事项,并能配合操作。

(2)遵循无菌原则、消毒隔离制度。

(3)操作过程规范、安全、有效,动作轻柔。

三、气管插管吸痰

(一)目的

充分吸出痰液,保持患者呼吸道通畅。

(二)操作前准备

1.告知患者或家属

告知患者或家属操作目的、方法、注意事项、配合方法。

2.评估患者

(1)病情、意识状态、合作程度。

(2)心电监护及管路状况。

3.操作护士

操作护士应着装整洁、修剪指甲、洗手、戴口罩。

4.物品准备

准备治疗车、负压吸引装置、一次性吸痰管、无菌生理盐水、隔离衣、快速手消毒剂、污物桶、消毒桶。

5.环境

保持环境安静、整洁。

(三)操作过程

(1)穿隔离衣,携带用物至患者床边,核对患者腕带及床头卡。

(2)协助患者取仰卧位,头偏向操作者。

(3)吸痰前给予 2 分钟纯氧吸入。

(4)连接电源,打开吸引器,调节负压吸引压力至 20.0～26.7 kPa(150～200 mmHg)。

(5)戴一次性无菌手套,连接吸痰管。

(6)正确开放气道,迅速将吸痰管插入至适宜深度,边旋转边向上提拉,每次吸痰时间不超过 15 秒。

(7)观察患者生命体征,血氧饱和度变化,痰液的性状、量及颜色,听诊呼吸音。

(8)吸痰结束后再给予纯氧吸入 2 分钟。

(9)用手上的一次性手套包裹吸痰管,丢入污物桶。

(10)冲洗管路并妥善放置。

(11)整理床单位,协助患者取安全、舒适体位。

(12)整理用物,按医疗垃圾分类处理用物。

(13)脱隔离衣,擦拭治疗车。

(14)洗手、记录、确认医嘱。

(四)注意事项

(1)观察患者生命体征及呼吸机参数变化,如呼吸道被痰液堵塞或患者窒息,应立即吸痰。

(2)遵循无菌原则,每次吸痰时均须更换吸痰管,应先吸气管内,再吸口鼻处。

(3)吸痰前整理呼吸机管路,倾倒冷凝水。

(4)掌握适宜的吸痰时间。呼吸道管路每周更换消毒一次,若发现污染严重,应随时更换。

(5)注意吸痰管插入是否顺利,遇有阻力时,应分析原因,不得粗暴操作。

(6)选择型号适宜的吸痰管,吸痰管外径应小于等于气管插管内径的 1/2。

(7)吸痰过程中,鼓励并指导清醒患者深呼吸,进行有效咳痰。

(五)评价标准

(1)患者或家属能够知晓护士告知的事项,并能配合操作。

(2)遵循无菌技术、标准预防、消毒隔离原则。

(3)护士操作过程规范、安全、有效。

四、排痰机使用

(一)目的

应用排痰机的目的是协助排除肺部痰液,预防、减轻肺部感染。

(二)操作前准备

1.告知患者

告知患者操作目的、方法、注意事项、配合方法。

2.评估患者

(1)病情、意识状态、耐受能力、心理反应、合作程度。

(2)胸部皮肤情况及肺部痰液分布情况。

3.操作护士

操作护士应着装整洁、修剪指甲、洗手、戴口罩。

4.物品准备

准备振动排痰机、叩击头套、快速手消毒剂。

5.环境

保持环境整洁、安静、私密。

(三)操作步骤

(1)携带用物至患者床旁,核对腕带及床头卡。

(2)协助患者取适宜体位。

(3)连接振动排痰机电源,开机。

(4)调节强度、频率。

(5)选择排痰模式(自动或手动),定时。

(6)安装适宜的叩击头及叩击套。

(7)叩击头振动后,方可放于胸部背部及前后两侧,并给予患者适当的压力治疗。

(8)治疗结束,撤除叩击头套。

(9)整理床单位,协助患者取安全、舒适卧位。

(10)整理用物,按医疗垃圾分类处理用物。

(11)洗手、记录、确认医嘱。

(四)注意事项

(1)皮肤感染、胸部肿瘤、心内附壁血栓、严重心房颤动、心室颤动、急性心肌梗死、不能耐受震动的患者禁忌使用。

(2)密切监测患者病情变化,如患者感到不适,应及时停止治疗。

(3)应将叩击头置于叩击部位不动,持续数秒,再更换叩击部位,或叩击头缓慢在身体表面移动,要避免快速移动,以免影响治疗效果。

(4)根据患者情况选择治疗时间,一般为5～10分钟。

(五)评价标准

(1)患者或家属能够知晓护士告知的事项,对服务满意。

(2)注意观察患者肺部情况。

(3)护士操作过程规范、准确。

(高淑娟)

第七节 鼻 饲 法

一、目的

对病情危重、昏迷、不能经口或不愿正常摄食的患者,通过胃管供给患者所需的营养、水分和药物，维持机体代谢平衡，保证蛋白质和热量的供给需求，维持和改善患者的营养状况。

二、准备

（一）物品准备

治疗盘内：一次性无菌鼻饲包1套（硅胶胃管1根、弯盘1个、压舌板1个、50 mL注射器1具、润滑剂、镊子2把、治疗巾1条，纱布5块）、治疗碗2个、弯血管钳1把、棉签适量、听诊器1副、鼻饲流质液（38～40 ℃）200 mL、温开水适量、手电筒1个、调节夹1个（夹管用）、松节油、漱口液、毛巾。慢性支气管炎的患者视情况备镇静剂、氧气。

治疗盘外：安全别针1个、夹子或橡皮圈1个、卫生纸适量。

（二）患者、护理人员及环境准备

患者了解鼻饲目的、方法、注意事项及配合要点。调整情绪，指导或协助患者摆好体位。护理人员应衣帽整齐，修剪指甲，洗手，戴口罩。环境安静、整洁、光线、温湿度适宜。

三、评估

（1）评估患者病情、治疗情况、意识、心理状态及合作度。

（2）评估患者鼻腔状况，有无鼻中隔偏曲、息肉，鼻黏膜有无水肿、炎症等。

（3）向患者解释鼻饲的目的、方法、注意事项及配合要点。

四、操作步骤

（1）确认患者并了解病情，向患者解释鼻饲目的，过程及方法。

（2）备齐用物，携至床旁核对床头卡、医嘱、饮食卡，核对流质饮食：种类、量、性质、温度、质量。

（3）患者如有义齿、眼镜应协助取下，妥善存放。防止义齿脱落误吞吐食管或落入气管引起窒息。插管时由于刺激可致流泪，取下眼镜便于擦除。

（4）取半坐位或坐位，可减轻胃管通过咽喉部时引起的咽反射，利于胃管插入。无法坐起者取右侧卧位，昏迷患者取去枕平卧位，头向后仰可避免胃管误入气管。

（5）将治疗巾围于患者颌下，保护患者衣服和床单，弯盘、毛巾放置于方便易取处。

（6）观察鼻孔是否通畅，黏膜有无破损，清洁鼻腔，选择通畅一侧便于插管。

（7）准备胃管测量胃管插入的长度，成人插入长度为45～55 cm，一般取发际至胸骨剑突处或鼻尖经耳垂至胸骨剑突处，并做标记，倒润滑剂于纱布上少许，润滑胃管前段10～20 cm处，减少插管时的摩擦阻力。

（8）左手持纱布托住胃管，右手持镊子夹住胃管前端，沿选定侧鼻孔缓缓插入，插管时动作轻柔，镊子前端勿触及鼻黏膜，以防损伤，当胃管插入10～15 cm通过咽喉部时，如为清醒患者指导其做吞咽动作及深呼吸，随患者做吞咽动作及深呼吸时顺势将胃管向前推进胃管，直至标记处。如为昏迷患者，将患者头部托起，使下颌靠近胸骨柄，可增大咽喉部通道的弧度，便于胃管顺利通过，再缓缓插入胃管至标记处。若插管时患者恶心、呕吐感持续，用手电筒、压舌板检查口腔咽喉部有无胃管盘曲卡住。如患者有呛咳、发绀、喘息、呼吸困难等误入气管现象，应立即拔管。休息后再插。

（9）确认胃管在胃内，用胶布交叉胃管固定于鼻翼和面颊部。验证胃管在胃内的三种方法：

①打开胃管末端胶塞连接注射器于胃管末端抽吸，抽出胃液即可证实胃管在胃内。②置听诊器于患者胃区，快速经胃管向胃内注入 10 mL 空气，同时在胃部听到气过水声，即表示已插入胃内。③将胃管末端置于盛水的治疗碗内，无气泡溢出。

（10）灌食：连接注射器于胃管末端，先回抽见有胃液，再注入少量温开水，可润滑管壁，防止喂食溶液黏附于管壁，然后缓慢灌注鼻饲液或药液等。鼻饲液温度为 38～40 ℃，每次鼻饲量不应超过 200 mL，间隔时间不少于 2 小时，新鲜果汁，应与奶液分别灌入，防止凝块产生。鼻饲结束后，再次注入温开水 20～30 mL 冲洗胃管，避免鼻饲液积存于管腔中而变质，造成胃肠炎或堵塞管腔。鼻饲过程中，避免注入空气，以防造成腹胀。

（11）胃管末端胶塞：塞上如无胶塞可反折胃管末端，用纱布包好，橡皮圈系紧，用别针将胃管固定于大单，枕旁或患者衣领处防止灌入的食物反流和胃管脱落。

（12）协助患者清洁口腔，鼻孔，整理床单位，嘱患者维持原卧位 20～30 分钟，防止发生呕吐，促进食物消化、吸收。长期鼻饲者应每天进行口腔护理。

（13）整理用物，并清洁，消毒，备用。鼻饲用物应每天更换消毒，协助患者擦净面部，取舒适卧位。

（14）洗手，记录。记录插管时间、鼻饲液种类、量及患者反应等。

五、拔管

停止鼻饲或长期鼻饲需要更换胃管时进行拔管。

（1）携用物至床前，说明拔管的原因，并选择末次鼻饲结束时拔管。

（2）置弯盘于患者颌下，夹紧胃管末端放于弯盘内，防止拔管时液体反流，胃管内残留液体滴入气管。揭去固定胶布用松节油擦去胶布痕迹，再用清水擦洗。

（3）嘱患者深呼吸，在患者缓缓呼气时稍快拔管，到咽喉处快速拔出。

（4）将胃管放入弯盘中，移出患者视线，避免患者产生不舒服的感觉。

（5）清洁患者面部、口腔及鼻腔，帮助患者漱口，取舒适卧位。

（6）整理床单位，清理用物。

（7）洗手，记录拔管时间和患者反应。

六、注意事项

（1）注入药片时应充分研碎，全部溶解方可灌注。多种药物灌注时，应将药物分开灌注，每种药物之间用少量温开水冲洗一次，注意药物配伍禁忌。

（2）插胃管时护士与患者进行有效沟通，缓解紧张度。

（3）插管动作要轻稳，尤其是通过食管三个狭窄部位时（环状软骨水平处，平气管分叉处，食管通过膈肌处）以免损伤食管黏膜。

（4）每次鼻饲前应检查胃管是否在胃内及是否通畅，并用少量温开水冲管后方可进行喂食，鼻饲完毕后再次注入少量温开水，防止鼻饲液凝结。注入鼻饲液的速度要缓慢，以免引起患者不适。

（5）鼻饲液应现配现用，已配制好的暂不用时，应放在 4 ℃以下的冰箱内保存，保证 24 小时内用完，防止长时间放置变质。

（6）长期鼻饲者应每天进行两次口腔护理，并定期更换胃管，普通胃管每周更换一次，硅胶胃管每月更换一次，聚氨酯胃管留置时间 2 个月更换一次。更换胃管时应于当晚最后一次喂食后拔出，翌日晨从另一侧鼻孔插入胃管。

(7)每次灌注前或间隔 4～8 小时应抽胃内容物，检查胃内残留物的量。如残留物的量大于灌注量的 50%，说明胃排空延长，应告知医师采取措施。

（张静娟）

第八节　氧　疗　法

一、鼻导管/面罩吸氧

（一）目的

鼻导管/面罩吸氧可以纠正各种原因造成的缺氧状态，提高患者血氧含量及动脉血氧饱和度。

（二）操作前准备

1.告知患者

告知患者操作目的、方法、注意事项、配合方法。

2.评估患者

(1)病情、意识、呼吸状态、缺氧程度、心理反应、合作程度。

(2)鼻腔状况：有无鼻息肉、鼻中隔偏曲或分泌物阻塞等。

3.操作护士

操作护士应着装整洁、修剪指甲、洗手、戴口罩。

4.物品准备

准备治疗车、一次性吸氧管或吸氧面罩、湿化瓶、蒸馏水、氧流量表、水杯、棉签、吸氧卡、笔、快速手消毒剂、污物桶、消毒桶。

5.环境

保持环境安全、安静、整洁。

（三）操作过程

(1)携带用物至患者床旁，核对腕带及床头卡。

(2)协助患者取适宜体位。

(3)清洁双侧鼻腔。

(4)正确安装氧气装置，管路或面罩连接紧密，确定氧气流出通畅。

(5)根据病情调节氧流量。

(6)固定吸氧管或面罩。

(7)填写吸氧卡。

(8)用氧过程中密切观察患者呼吸、神志、氧饱和度及缺氧程度改善情况等。

(9)整理床单位，协助患者取舒适卧位。

(10)整理用物，按医疗垃圾分类处理用物。

(11)擦拭治疗车。

(12)洗手、记录、确认医嘱。

(四)注意事项

(1)保持呼吸道通畅,注意气道湿化。

(2)保持吸氧管路通畅,无打折,分泌物堵塞或扭曲。

(3)面罩吸氧时,检查面部、耳郭皮肤受压情况。

(4)吸氧时先调节好氧流量再与患者连接,停氧时先取下鼻导管或面罩,再关闭氧流量表。

(5)注意用氧安全,尤其是使用氧气筒给氧时注意防火、防油、防热、防震。

(6)长期吸氧患者,每天更换一次湿化瓶内蒸馏水,每周浸泡消毒一次湿化瓶,每次 30 分钟,然后洗净、待干、备用。

(7)新生儿吸氧应严格控制用氧浓度和用氧时间。

(五)评价标准

(1)患者能够知晓护士告知的事项,对服务满意。

(2)操作过程规范、安全,动作娴熟。

二、一次性使用吸氧管

(一)目的

一次性使用吸氧管可以纠正各种原因造成的缺氧状态,提高患者血氧含量及动脉血氧饱和度。

(二)操作前准备

1.告知患者或家属

告知患者或家属操作目的、方法、注意事项、配合方法。

2.评估患者

(1)病情、意识、缺氧程度、呼吸、自理能力、合作程度。

(2)鼻腔状况。

3.操作护士

操作护士应着装整洁、修剪指甲、洗手、戴口罩。

4.物品准备

准备治疗车、氧流量表、人工肺、水杯、棉签、快速手消毒剂、吸氧卡、笔,必要时备吸氧面罩。

5.环境

保持环境安静、整洁。

(三)操作过程

(1)携带用物至患者床旁,核对腕带及床头卡。

(2)协助患者取舒适卧位。

(3)正确安装氧气装置。

(4)清洁鼻腔。

(5)根据病情调节氧流量。

(6)吸氧并固定吸氧管或面罩。

(7)观察患者缺氧改善情况。

(8)整理床单位,协助患者取舒适、安全卧位。

(9)整理用物,按医疗垃圾分类处理用物。

(10)擦拭治疗车。

(11)洗手、签字、确认医嘱。

(四)注意事项

(1)保持呼吸道通畅,注意气道湿化。

(2)保持吸氧管路通畅,无打折、分泌物堵塞或扭曲。

(3)面罩吸氧时,检查面部、耳郭皮肤受压情况。

(4)吸氧时先调节好氧流量再与患者连接,停氧时先取下鼻导管或面罩,再关闭氧流量表。

(5)注意用氧安全,尤其是使用氧气筒给氧时注意防火、防油、防热、防震。

(6)新生儿吸氧应严格控制用氧浓度和用氧时间。

(五)评价标准

(1)患者或家属能够知晓护士告知的事项,并能配合,对服务满意。

(2)操作过程规范、安全,动作娴熟。

(高淑娟)

第九节 导 尿 术

一、目的

(1)为尿潴留患者解除痛苦;使尿失禁患者保持会阴清洁、干燥。

(2)收集无菌尿标本,做细菌培养。

(3)避免盆腔手术时误伤膀胱,为危重、休克患者正确记录尿量,测尿比重提供依据。

(4)检查膀胱功能,测膀胱容量、压力及残余尿量。

(5)鉴别尿闭和尿潴留,以明确肾功能不全或排尿功能障碍。

(6)诊断及治疗膀胱和尿道的疾病,如进行膀胱造影或对膀胱肿瘤患者进行化学治疗(简称化疗)等。

二、准备

(一)物品准备

治疗盘内:橡皮圈 1 个,别针 1 枚,备皮用物 1 套,一次性无菌导尿包 1 套(治疗碗 2 个、弯盘、双腔气囊导尿管根据年龄选不同型号尿管、弯血管钳 1 把、镊子 1 把、小药杯内置棉球若干个、液状石蜡棉球瓶 1 个、洞巾 1 块),弯盘 1 个,一次性手套 1 双,治疗碗 1 个(内盛棉球若干个),弯血管钳 1 把、镊子 2 把、无菌手套 1 双,常用消毒溶液如 0.1%苯扎溴铵(新洁尔灭),0.1%氯己定等,无菌持物钳及容器 1 套。

治疗盘外:小橡胶单和治疗巾 1 套(或一次性治疗巾),便盆及便盆巾。

(二)患者、护理人员及环境准备

使患者了解导尿的目的、方法、注意事项及配合要点。取仰卧屈膝位,调整情绪,指导或协助患者清洗外阴，备便盆。护理人员应衣帽整齐，修剪指甲，洗手，戴口罩。环境安静、整洁，光线、温度、湿度适宜，关闭门窗，备屏风或隔帘。

三、评估

(1)评估患者病情、治疗情况、意识、心理状态及合作程度。

(2)评估患者排尿功能异常的程度，膀胱充盈度及会阴部皮肤、黏膜的完整性。

(3)向患者解释导尿的目的、方法、注意事项及配合要点。

四、操作步骤

(1)操作者位于患者右侧，帮助患者取仰卧屈膝位，脱去对侧裤腿，盖在近侧腿上，对侧下肢和上身用盖被盖好，两腿略外展，暴露外阴部。

(2)将一次性橡胶单和治疗巾垫于患者臀下，弯盘放于患者臀部，治疗碗内盛棉球若干个。

(3)左手戴手套，右手持血管钳夹取消毒棉球做外阴初步消毒，按由外向内，自上而下，依次消毒阴阜、两侧大阴唇。

(4)左手分开大阴唇，换另一把镊子按顺序消毒大小阴唇之间—小阴唇—尿道口—自尿道口至肛门，减少逆行感染的机会。污棉球置于弯盘内，消毒完毕，脱下手套置于治疗碗内，污物放置治疗车下层。

(5)在患者两腿间打开无菌导尿包，用持物钳夹浸消毒液的棉球于药杯内。

(6)戴无菌手套，铺洞巾，使洞巾与包布内面形成无菌区域。嘱患者勿移动肢体保持体位，以免污染无菌区。

(7)按操作顺序排列好用物，用镊子取液状石蜡棉球，润滑导尿管前端。

(8)左手拇指、示指分开并固定小阴唇，右手持弯持物钳夹取消毒棉球，按由内向外，自上而下顺序消毒尿道口、两侧小阴唇、尿道口，尿道口处要重复消毒一次，污棉球及弯血管钳置于弯盘内，右手将弯盘移至靠近床尾无菌区域边沿，便于操作。

(9)右手将无菌治疗碗移至洞巾旁，嘱患者张口呼吸，用另一只弯血管钳夹持导尿管对准导尿口轻轻插入尿道 4～6 cm，见尿液后再插入 1～2 cm。

(10)左手松开小阴唇，下移固定导尿管，将尿液引入治疗碗。注意询问患者的感觉，观察患者的反应。

(11)导尿毕，夹住导管末端，轻轻拔出导尿管，避免损伤尿道黏膜。撤下洞巾，擦净外阴，脱去手套置弯盘内，撤出臀部一次性橡胶单和治疗巾置治疗车下层。协助患者穿好裤子，整理床单位。

(12)整理用物。

(13)洗手，记录。

五、注意事项

(1)向患者及其家属解释留置导尿管的目的和护理方法，使其认识到预防泌尿道感染的重要性，并主动参与护理。

(2)保持引流通畅，避免导尿管扭曲堵塞，造成引流不畅。

(3)防止泌尿系统逆行感染。

(4)患者每天摄入足够的液体,每天尿量维持在 2 000 mL 以上,达到自然冲洗尿路的目的,以减少尿路感染和结石的发生。

(5)保持尿道口清洁,女患者用消毒棉球擦拭外阴及尿道口,如分泌物过多,可用0.02%高锰酸钾溶液冲洗,再用消毒棉球擦拭外阴及尿道口。

(6)每周定时更换集尿袋 1 次,定时排空集尿袋,并记录尿量。

(7)每月定时更换导尿管 1 次。

(8)采用间歇性夹管方式,训练膀胱反射功能。关闭导尿管,每 4 小时开放 1 次,使膀胱定时充盈和排空,促进膀胱功能的回复。

(9)离床活动时,应用胶布将导尿管远端固定在大腿上,集尿袋不得超过膀胱高度,防止尿液逆流。

(10)协助患者更换体位,倾听患者主诉,并观察尿液性状、颜色和量,尿常规每周检查一次,若发现尿液浑浊、沉淀、有结晶,应做膀胱冲洗。

(杨宝媛)

第十节　膀胱冲洗术

一、目的

(1)对留置导尿管的患者,保持其尿液引流通畅。

(2)清除膀胱内的血凝块、黏液、细菌等异物,预防感染的发生。

(3)治疗某些膀胱疾病,如膀胱炎、膀胱肿瘤。

二、准备

(一)用物准备

治疗盘(消毒物品)1 套、无菌膀胱冲洗装置 1 套、冲洗液按医嘱备、弯血管钳 1 把、输液调节器 1 个、必要时备启瓶器、输液架各 1 个。

(二)患者、护理人员及环境准备

患者了解膀胱冲洗目的、方法、注意事项及配合要点。护理人员应衣帽整齐,修剪指甲,洗手,戴口罩。环境安静、整洁、光线、温湿度适宜,关闭门窗。

三、操作步骤

(1)准备物品和冲洗溶液(生理盐水、0.02%呋喃西林溶液、3%硼酸溶液、0.2%氯己定溶液、0.1%新霉素溶液、0.1%雷夫奴尔溶液、2.5%醋酸等),仔细检查冲洗液有无浑浊、沉淀或絮状物;备齐用物,携至患者床边。

(2)核对患者床号、姓名,向患者解释操作目的和过程。

(3)按医嘱取冲洗液,冬季冲洗液应加温至 38～40 ℃,以防低温刺激膀胱,常规消毒瓶塞,打开膀胱冲洗装置,将冲洗导管针头插入瓶塞,严格执行无菌操作技术,将冲洗液瓶倒挂于输液架

上，瓶内液面距床面 60 cm，以便产生一定的压力使液体能够顺利滴入膀胱，排气后用弯血管钳夹导管。

(4)打开引流管夹子，排空膀胱，降低膀胱内压，便于冲洗液顺利滴入膀胱。

(5)夹毕引流管，开放冲洗管，使溶液滴入膀胱，调节滴速，滴速一般为 60～80 滴/分，以免患者尿意强烈，膀胱收缩，迫使冲洗液从导尿管侧溢出尿道外。

(6)待患者有尿意或滴入溶液 200～300 mL 后，夹毕冲洗管，放开引流管，将冲洗液全部引流出来后，再夹毕引流管。

(7)按需要量，如此反复冲洗，一般每天冲洗 2 次，每次 500～1 000 mL，冲洗过程中，经常询问患者感受，观察患者反应及引流液性状。

(8)冲洗完毕，取下冲洗管，清洁外阴部，固定好导尿管。

(9)协助患者取舒适卧位，整理床单位，清理物品。

(10)洗手记录冲洗液名称、冲洗量、引流量、引流液性质，冲洗过程中患者的反应。

四、注意事项

(1)严格遵医嘱并根据病情准备冲洗液。

(2)根据膀胱冲洗“微温、低压、少量、多次”的原则进行冲洗。

(3)保持冲洗管及引流管的无菌，冲洗过程中注意无菌原则。

(4)冲洗过程若患者出现不适或有出血情况，应立即停止冲洗，并与医师联系。

(5)如滴入治疗用药，须在膀胱内保留 30 分钟后再引流出体外，有利于药液与膀胱内液充分接触，并保持有效浓度。

(6)冲洗时不宜按压膀胱。

(杨宝媛)

第十一节　灌　肠　术

一、目的

(1)刺激肠蠕动，软化和清除粪便，排出肠内积气，减轻腹胀。

(2)清洁肠道，为手术、检查和分娩做准备。

(3)稀释和清除肠道内有害物质，减轻中毒。

(4)为高热患者降温。

根据灌肠的目的不同分为保留灌肠和不保留灌肠。不保留灌肠按灌入液体量不同，分大量不保留灌肠和小量不保留灌肠(小量不保留灌肠适用于危重患者、老年体弱、小儿、孕妇等)。

二、准备

(一)物品准备

治疗盘内备：通便剂按医嘱备、一次性手套一双、剪刀(用开塞露时)1 把、弯盘一个、卫生纸、纱布 1 块。

治疗盘外备:温开水(用肥皂栓时)适量、屏风、便盆、便盆布 1 个。

(二)患者、护理人员及环境准备

患者了解通便目的、方法、注意事项及配合要点。取侧卧屈膝位,调整情绪,指导或协助患者清洗肛周,备便盆。护理人员应衣帽整齐,修剪指甲,洗手,戴口罩。环境安静、整洁、光线、温湿度适宜,关闭门窗,备屏风或隔帘,保护患者隐私,消除紧张、恐惧心理,取得合作。

三、评估

(1)评估患者病情、治疗情况、意识、心理状态及合作度。

(2)评估患者的腹胀情况、肛周皮肤、黏膜的完整性。

四、操作步骤

(1)关闭门窗,用屏风遮挡患者,保护患者隐私。

(2)条件许可患者可帮助其取左侧卧位,双腿屈曲,背向操作者,暴露肛门,便于操作。

(3)患者臀部移至床沿,臀下铺一次性尿垫,保持床单位清洁,便器放置在床旁。

(4)将弯盘置于臀部旁,用血管钳关闭灌肠筒胶管倒灌肠液于筒内,悬挂灌肠筒于输液架上,灌肠筒内液面与肛门距离不超过 30 cm。

(5)将玻璃接头一头连接肛管,另一头连接灌肠筒胶管。

(6)戴一次性手套,一手分开肛门,暴露肛门口,嘱患者张口呼吸,使患者放松便于插管,另一手将肛管轻轻旋转插入肛门,沿着直肠壁进入直肠 7～10 cm。

(7)固定肛管,打开血管钳,缓缓注入灌肠液,速度不可过快过猛,以防刺激肠黏膜,出现排便。

(8)用血管钳关闭灌肠筒胶管,一手持卫生纸紧贴肛周下沿,防止灌肠液流出,另一手将肛管轻轻拔出,置弯盘内。

(9)擦净肛周,协助患者取舒适卧位,灌肠液在体内保留 10～20 分钟后再排便。充分软化粪便,提高灌肠效果。

(10)清理用物。

(11)协助患者排便,整理床单位。洗手、记录。

五、注意事项

(1)灌肠液温度控制在 38 ℃,温度过高损伤肠黏膜,温度过低可引起肠痉挛。

(2)灌肠如遇患者有便意、腹胀时,嘱患者做深呼吸,让灌肠液在体内尽量保留 10 分钟后再排便。

(3)消化道出血、急腹症、妊娠、严重心血管疾病患者禁忌灌肠。

六、相关护理方法

(一)人工取便术

(1)条件许可患者可帮助其取左侧卧位,双腿屈曲,背向操作者,暴露肛门,便于操作。

(2)患者臀下铺一次性尿垫保持床单位清洁,便器放置在床旁。

(3)戴一次性手套,在右手示指端倒1～2 mL的2%利多卡因,插入肛门停留5分钟,利多卡因对肛管和直肠起麻醉作用,能减少刺激,减轻疼痛。

(4)嘱患者张口呼吸,轻轻旋转插入肛门,沿着直肠壁进入直肠。

(5)手指轻轻摩擦,松弛粪块,取出粪块,放入便器,重复数次,直至取净,动作轻柔,避免损伤肠黏膜或引起肛周水肿。

(6)取便过程中注意观察患者的生命体征和反应,如发现面色苍白、出汗、疲惫等表现,应暂停,休息片刻,若患者心率明显改变,应立即停止操作。

(7)操作结束,清洗肛门和臀部并擦干,病情许可时可行热水坐浴,促进局部血液循环,减轻疼痛防止病原微生物传播。

(8)整理消毒用物,洗手并做记录。

(9)注意事项:有肛门黏膜溃疡、肛裂及肛门剧烈疼痛者禁用此法。

(二)便秘的护理

(1)正确引导,安排合理膳食结构。

(2)协助患者适当增加运动量。

(3)养成良好的排便习惯。

(4)腹部进行环形按摩,通过按摩腹部,刺激肠蠕动,促进排便。方法:用右手或双手叠压稍微按压腹部,自右下腹盲肠部开始,依结肠蠕动方向,经升结肠、横结肠、降结肠、乙状结肠做环形按摩,或在乙状结肠部,由近心端向远心端做环形按摩,每次5～10分钟,每天2次。可由护士操作或指导患者自己进行。

(5)遵医嘱给予口服缓泻药物,禁忌长期使用,产生依赖性而失去正常的排便功能。

(6)简便通便术包括通便剂通便术和人工取便术。是患者及家属经过护士指导,可自行完成的一种简单易行、经济有效的护理技术。常用剂通便剂有开塞露(由50%的甘油或少量山梨醇制成,装于塑料胶壳内一种溶剂)、甘油栓(由甘油和硬脂酸制成,为无色透明或半透明栓剂,呈圆锥形,密封于塑料袋内一种溶剂,需冷藏储存)、肥皂栓(将普通肥皂削成底部直径1 cm,长3～4 cm圆锥形栓剂)。具有吸收水分、软化粪便、润滑肠壁刺激肠蠕动的作用。人工取便术是用手指插入直肠,破碎并取出嵌顿粪便的方法。常用于粪便嵌塞的患者采用灌肠等通便术无效时,以解除患者痛苦的方法。

(杨宝媛)

第十二节 阴道冲洗与给药

一、目的

清洁阴道、妇科手术和阴道手术术前准备。

二、评估

(一)评估患者

(1)双人核对医嘱。

(2)核对床号、姓名、病历号和腕带(请患者自己说出床号和姓名)。

(3)评估患者是否有同房史。

(4)评估患者病情和年龄、意识状态和合作程度。

(5)告知患者阴道冲洗的目的和方法,取得患者的配合。

(6)评估患者外阴情况,阴道分泌物、性状、气味等。

(二)评估环境

安静整洁,宽敞明亮,关门窗或隔帘遮挡,温度适宜,30 分钟内无打扫。

三、操作前准备

(一)人员准备

仪表整洁,符合要求。洗手,戴口罩。

(二)物品准备

治疗车上层放置窥器 1 个、手套 1 副、检查垫 1 个、无菌冲洗桶(内装 0.5‰碘伏溶液,水温 39~41 ℃)、无菌冲洗盘(内装弯盘 2 个、长镊子 2 把、大纱球 2 个)、甲硝唑 0.2 g、肥皂水、快速手消毒剂。以上物品符合要求,均在有效期内。治疗车下层放置医疗废物桶、生活垃圾桶。

四、操作程序

(1)双人核对药物浓度、剂量和用法。

(2)核对患者床号、姓名、病历号和腕带(请患者自己说出床号和姓名)。

(3)协助患者移至检查室,将检查垫铺于检查床上。

(4)协助患者至检查床上,嘱患者脱去一侧裤腿,取膀胱截石位,嘱患者臀部尽量靠近检查床的外缘,暴露外阴。

(5)将装有 0.5‰碘伏溶液的冲洗桶挂在架子上(高于检查床平面 1 m 以上的距离)。

(6)拉开检查床下的污物桶。

(7)快速手消毒剂消毒双手。

(8)打开无菌冲洗盘,将弯盘打开,1 个弯盘内倒入肥皂水,另一弯盘内放置 2 把长镊子和 2 个大纱球。

(9)戴手套,左手将窥器轻轻放入阴道(嘱患者放松),暴露宫颈,将窥器固定,右手用长镊子夹大纱球蘸肥皂水擦洗阴道壁、宫颈穹隆,边擦洗边转动窥器,确保阴道壁各个方向均擦拭到,直至干净,将纱球弃至医疗废物桶内(视患者情况必要时可更换纱球再次擦洗)。

(10)镊子置于治疗车下层。

(11)右手持冲洗桶下端的冲洗管用 0.5‰碘伏溶液冲洗阴道、阴道壁的各个方向,同时转动窥器,直至冲洗干净。

(12)轻压窥器外端,使阴道积液流出,持第 2 把镊子夹取干纱球擦干阴道积液。

(13)用镊子夹取甲硝唑 0.2 g,放置阴道后穹隆处,松开窥器,将镊子与窥器一同轻轻取出,投入医疗废物桶。

(14)协助患者擦干外阴,穿好衣裤,再次核对。

(15)向患者交代注意事项。

(16)整理用物,洗手,脱口罩。

五、注意事项

(1)充分暴露宫颈,冲洗要彻底。

(2)护患之间进行有效的沟通,可以减轻阴道冲洗给患者带来的心理压力。冲洗过程中应注意观察患者情况,如有问题及时通知医师。

(3)操作时动作轻柔,避免或减轻患者的不适。

(4)注意保暖,为患者做好遮挡,保护隐私。

(5)严格无菌操作。

(6)冲洗时避免浸湿患者的衣服。

(7)月经未净者避免治疗。

(王　娜)

第十三节　口服给药

口服是一种最常用的给药方法。它既方便又经济且较安全,药物经口服后,通过胃肠黏膜吸收进入血液循环,起到局部或全身的治疗作用。口服法的缺点:吸收慢而不规则;有些药物到达全身循环前要经过肝脏,使药效受到破坏;有的药物在肠内不吸收或具有刺激性而不能口服。病危、昏迷或呕吐不止的患者不宜应用口服法。因此,护士应根据病情、用药目的及药物吸收的快慢,掌握用药的时间。

一、摆药

(一)病区摆药

1.用物

药柜(内有各种药物、量杯、滴管、乳体、药匙、纱布或小毛巾),发药盘或发药车,药杯,小药牌,服药单(本),小水壶内备温开水。

2.操作方法

(1)操作前应洗手、戴口罩,打开药柜将用物备齐。

(2)按服药时间挑选小药牌,核对小药牌及服药单,无误后依床号顺序将小药牌插入发药盘内配药,注意用药的起止时间,先配固体药,后配水剂及油剂。

(3)摆固体药片、药粉、胶囊时应用药匙分发,同一患者的数种药片可放入同一个杯内,药粉或含化药须用纸包。

(4)摆水剂用量杯计量,左手持量杯,拇指置于所需刻度,右手持药瓶先将药液摇匀,标签朝上,举量杯使所需刻度与视线平行,缓缓倒入所需药量(图 2-7),倒毕,以湿纱布擦净瓶口放回原处。同时服用几种水剂时，须分别倒入几个杯内。更换药液品种应洗净量杯。

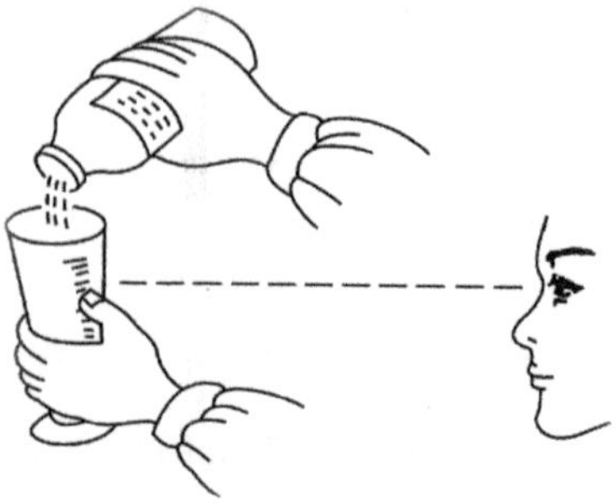

图 2-7 倒药液法

(5)药液不足 1 mL，须用滴管测量，1 mL=15 滴，滴时须稍倾斜。为使患者得到准确的药量，避免药液蘸在杯内，应滴入已盛好冷开水的药杯。

(6)药摆毕，应将药物、小药牌与服药单全部核对一遍；发药前由别人再查对一次，无误后方可发药。

(二)中心药站

有的医院设有中心药站，为住院患者集中摆药。中心药站具有全院宏观调控药品的作用，避免积压浪费，减少病区摆药、取药、退药、保管等烦琐工作。

病区护士每天查房后，将药盘及小药牌一起送到中心药站，由药站专人负责摆药、核对。摆药一次备一天的量(三次用量)，之后由病区护士核对取回，按时发给患者。

各病区可另设一小药柜，存放少量的常用药、抢救药、针剂和极少量毒、麻、限制药品等，以备夜间及临时急用。

二、发药

(1)备好温开水，携带发药车或发药盘，服药单进病室。

(2)按规定时间送药至床前，核对床号、姓名，并呼唤患者无误后再发药物，待患者服下后方可离开。

(3)对危重患者护士应予喂服，鼻饲患者应由胃管注入。若患者不在或因故不能当时服药者，将药品带回保管。换药或停药应及时告诉患者，如患者提出疑问，应耐心解释。

(4)抗生素及磺胺类药物需在血液内保持有效浓度，必须准时给药。

三、注意事项

(1)某些刺激食欲的健胃药宜在饭前服，因为刺激舌的味觉感受器，使胃液大量分泌。

(2)某些磺胺类药物经肾脏排出，尿少时即析出结晶引起肾小管堵塞，服药后指导患者多饮水，而对呼吸道黏膜起保护性作用的止咳合剂，服后则不宜立即饮水，以免冲淡药物降低药效。

(3)服用强心苷类药物如洋地黄、地高辛等，应先测脉率、心率，并注意其节律变化，脉率低于 60 次/分钟或节律不齐时则不可继续服用。

(4)某些药物对牙齿有腐蚀作用或使牙齿染色的药物如酸类或铁剂，服用时避免与牙齿接触，可将药液由饮水管吸入，服后再漱口。

四、发药后处理

药杯用肥皂水和清水洗净,消毒擦干后,放回原处备用。油剂药杯应先用纸擦净后清洗再消毒,同时清洁药盘或发药车。

(王思滢)

第十四节 肌内注射

肌内注射法是将一定量药液注入肌肉组织内的方法。自肌内注射的药物可通过毛细血管壁到达血液内,吸收较完全而生效迅速。

一、目的

(1)不宜或不能做静脉注射,要求比皮下注射更迅速发生疗效时采用。

(2)用于注射刺激性较强或药量较大的药物。

二、准备

(一)操作者准备

穿戴整齐,修剪指甲,洗手,戴口罩。

(二)用物准备

皮肤消毒液、无菌棉签、2 mL 或 5 mL 注射器、按医嘱准备的药物、弯盘、医嘱本、手消毒液等。

(三)患者准备

了解注射的目的、方法及注意事项,能主动配合。

(四)环境准备

清洁、安静、光线适宜或有足够的照明。

三、操作程序

(1)查对,并向患者解释操作的目的和过程。

(2)协助患者取合适的体位,确定注射部位。如选用臀大肌内注射射,用“十字法”或“连线法”定位。①“十字法”:从臀裂顶点向左或向右划一水平线,再从髂嵴最高点作一垂直线,将一侧臀部分为四个象限,外上象限避开内角为注射部位;②“连线法”:髂前上棘与尾骨连线的外上1/3处为注射部位。

(3)取出无菌棉签,蘸取消毒液。

(4)常规分别消毒安瓿和注射部位皮肤。

(5)用无菌纱布包住安瓿的瓶颈及以上部分,折断安瓿。

(6)检查注射器包装,取出注射器,吸取药液,排尽空气,二次查对。

(7)左手的拇指和示指绷紧皮肤,右手持注射器并固定针栓,针头与皮肤垂直,用手臂带动腕部的力量，快速刺入肌肉(切勿将针头全部刺入)，左手放松绷紧的皮肤，抽动活塞观察无回血后，固定针栓并缓慢推注药物。

(8)注射完毕，用无菌棉签轻压进针处，快速拔出针头，按压片刻。

(9)再次核对，观察患者有无不良反应。

(10)整理床单位，协助患者躺卧舒适。

(11)清理用物，洗手，记录。

四、注意事项

(1)严格执行查对制度和无菌操作原则。

(2)两种药物同时注射时，应注意配伍禁忌。

(3)对 2 岁以下婴幼儿不宜选用臀大肌内注射射，因其臀大肌尚未发育好，注射时有损伤坐骨神经的危险，最好选择臀中肌和臀小肌内注射射。

(4)对需长期注射者，应交替更换注射部位，并选用细长针头，以避免或减少硬结的发生。

(5)注意职业防护，用后的针头及时放入锐器盒。

(杨宝媛)

第十五节　皮下注射

皮下注射法是将少量药液或生物制剂注入皮下组织的方法。常用的部位有上臂三角肌下缘、前臂外侧、腹部、后背和大腿外侧方。

一、目的

(1)注入小剂量药物，用于不宜口服给药而需在一定时间内发生药效时。

(2)局部麻醉用药。

(3)预防接种。

二、准备

(一)操作者准备

穿戴整齐，修剪指甲，洗手，戴口罩。

(二)用物准备

皮肤消毒液、无菌棉签、2 mL 注射器、按医嘱准备药液、医嘱本、弯盘、手消毒液等。

(三)患者准备

了解注射的目的、方法及注意事项，能主动配合。

(四)环境准备

清洁、安静、光线适宜或有足够的照明。

三、操作程序

(1)查对无误后，解释操作的目的和过程，选择注射部位。

(2)将安瓿尖端的药液弹至体部。

(3)按无菌操作法取出棉签,蘸取消毒液,常规消毒安瓿。

(4)常规消毒注射部位皮肤,待干。

(5)用无菌纱布包住安瓿瓶颈及以上部分,折断安瓿。

(6)检查注射器,取出并接好针头。

(7)抽吸药液,排尽空气,二次查对。

(8)左手绷紧注射部位皮肤,右手持注射器,示指固定针栓,使针头与皮肤呈 30°～40°角,迅速将针梗 1/2～2/3 刺入皮下。

(9)固定针栓,左手抽吸活塞,如无回血即可缓慢推药。

(10)注射完毕,用棉签轻压在针刺处,迅速拔针,再次查对。

(11)处理用物,洗手、记录。

四、注意事项

(1)严格执行查对制度和无菌操作原则。

(2)对皮肤有刺激的药物一般不做皮下注射。

(3)对过度消瘦者,可捏起局部组织,适当减少穿刺角度。

(4)进针角度不宜超过 45°,以免刺入肌层。

(5)注意职业防护,用后的针头及时放入锐器盒。

(钮艳芳)

第十六节 皮内注射

皮内注射法是将少量药液注入表皮和真皮之间的方法。

一、目的

(1)药物的皮肤敏感试验。

(2)预防接种。

(3)局部麻醉的起始步骤。

二、准备

(一)操作者准备

穿戴整齐,修剪指甲,洗手,戴口罩。

(二)用物准备

消毒溶液、无菌棉签、1 mL 注射器、弯盘、注射用药液(过敏试验时需备急救药物和注射器)、医嘱本等。

(三)患者准备

了解注射的目的、方法及注意事项。

(四)环境准备

清洁、安静、光线适宜或有足够的照明。

三、操作程序

(1)严格执行查对制度和无菌操作原则,按医嘱抽吸药液。

(2)备齐用物,携至患者床旁,仔细查对患者的姓名、床号、药名、浓度、剂量、方法、时间并解释。如做药物过敏试验,应先询问患者有无过敏史。

(3)选择注射部位,药物过敏试验一般为前臂掌侧下段。

(4)用 75%乙醇常规消毒皮肤,待干。

(5)二次查对,排尽注射器内空气。

(6)针尖斜面向上与皮肤呈 5°角刺入皮内,推注药液 0.1 mL,局部隆起呈皮丘,皮丘变白并显露毛孔,随即拔出针头。再次查对。

(7)若为药物过敏试验,应告知患者勿离开病室(或注射室),若有不适应立即告知医师。在 20 分钟后观察试验结果。

(8)帮助患者取舒适体位,清理用物。

(9)洗手,记录。

四、注意事项

(1)严格执行查对制度和无菌操作原则。

(2)药物过敏试验前,应询问患者的用药史、过敏史及家族史,如患者对需要注射的药物有过敏史,应及时与医师联系,更换其他药物。

(3)药物过敏试验消毒皮肤时忌用碘伏,以免影响对局部反应的观察。

(4)在药物过敏试验前,皮试液应现配现用,剂量准确,同时应备好急救药品,以防发生意外。

(5)进针角度为针尖斜面全部进入皮内为宜,进针角度过大易将药液注入皮下,影响结果的观察和判断。

(6)药物过敏试验结果为阳性,应告知医师、患者和家属,并记录在病历上。

(郑燕青)

第十七节　静脉输液

一、准备

(一)仪表

着装整洁,佩戴胸牌,洗手,戴口罩。

(二)用物

注射盘内放干棉球缸、一次性输液器、网套、止血带、橡皮小枕及一次性垫巾、弯盘、0.75%碘伏、棉签、胶布、启盖器、药液瓶外贴输液标签(上写患者姓名、床号、输液药品、剂量、用法、日期、时间、输液架）。

二、操作步骤

（1）根据医嘱备齐用物，携至床旁查对床号、姓名、剂量、用法、时间、药液瓶和面貌，并摇动药瓶对光检查。

（2）做好解释工作，询问大小便，备胶布。

（3）开启铝盖中心部分（如备物时加完药可省去）套网套，消毒瓶塞中心及瓶颈，挂于输液架上，检查输液器并打开，插入瓶塞至针头根部。

（4）排气，排液 3～5 mL 至弯盘内。

（5）选择血管、置小枕及垫巾，扎止血带、消毒皮肤，待干。

（6）再次查对床号、姓名、剂量、用法、时间、药液瓶。

（7）再次检查空气是否排尽，夹紧，穿刺时左手绷紧皮肤并用拇指固定静脉，见回血，松止血带及螺旋夹。

（8）胶布固定，干棉球遮盖针眼，调节滴速，开始 15 分钟应慢，无异常可调节至正常速度。

（9）交代注意事项，整理床及用物。

（10）爱护体贴患者，协助卧舒适体位。

（11）洗手、消毒用物。

三、临床应用

（一）静脉输液注意事项

（1）严格执行无菌操作和查对制度。

（2）根据病情需要，有计划地安排轮流顺序，如需加入药物，应合理安排，以尽快达到输液目的，注意配伍禁忌。

（3）需长期输液者，要注意保护和合理使用静脉，一般从远端小静脉开始。

（4）输液前应排尽输液管及针头内空气，药液滴尽前要按需及时更换溶液瓶或拔针，严防造成空气栓塞。

（5）输液过程中应加强巡视，耐心听取患者的主诉，严密观察注射部位皮肤有无肿胀，针头有无脱出，阻塞或移位，针头和输液器衔接是否紧密，输液管有无扭曲受压，输液滴速是否适宜及输液瓶内溶液量等，及时记录在输液卡或护理记录单上。

（6）需 24 小时连续输液者，应每天更换输液器。

（7）颈外静脉穿刺置管，如硅胶管内有回血，须及时用稀释肝素溶液冲注，以免硅胶管被血块堵塞；如遇输液不畅，须注意是否存在硅胶管弯曲或滑出血管外等情况。

（二）常见输液反应及防治

1.发热反应

（1）减慢滴注速度或停止输液，及时与医师联系。

（2）对症处理，寒战时适当增加盖被或用热水袋保暖，高热时给予物理降温。

（3）按医嘱给抗过敏药物或激素治疗。

（4）保留余液和输液器，必要时送检验室做细菌培养。

（5）严格检查药液质量、输液用具的包装及灭菌有效期等，防止致热物质进入体内。

2.循环负荷过重(肺水肿)

(1)立即停止输液,及时与医师联系,积极配合抢救,安慰患者,使患者有安全感和信任感。

(2)为患者安置端坐位,使其两腿下垂,以减少静脉回流,减轻心脏负担。

(3)加压给氧,可使肺泡内压力升高,减少肺泡内毛细血管渗出液的产生,同时给予20%～30%乙醇湿化吸氧。因乙醇能降低肺泡内泡沫的表面张力,使泡沫破裂消散,从而改善肺部气体交换,迅速缓解缺氧症状。

(4)按医嘱给用镇静剂、扩血管药物和强心剂如洋地黄等。

(5)必要时进行四肢轮流结扎,即用止血带或血压计袖带做适当加压,以阻断静脉血流,但动脉血流仍通畅。每隔5～10分钟轮流放松一侧肢体的止血带,可有效地减少静脉回心血量,待症状缓解后,逐步解除止血带。

(6)严格控制输液滴速和输液量,对心、肺疾病患者及老年人、儿童尤应慎重。

3.静脉炎

(1)严格执行无菌操作,对血管壁有刺激性的药物应充分稀释后应用,并防止药物溢出血管外。同时,要有计划地更换注射部位,以保护静脉。

(2)患肢抬高并制动,局部用95%乙醇或50%硫酸镁行热湿敷。

(3)理疗。

(4)如合并感染,根据医嘱给予抗生素治疗。

4.空气栓塞

(1)立即停止输液,及时通知医师,积极配合抢救,安慰患者,以减轻恐惧感。

(2)立即为患者置左侧卧位(可使肺的位置低于右心室,气泡侧向上漂移到右心室,避开肺动脉口)和头低足高位(在吸气时可增加胸腔内压力,以减少空气进入静脉。由于心脏搏动将空气混成泡沫,分次小量进入肺动脉内)。

(3)氧气吸入。

(4)输液前排尽输液管内空气,输液过程中密切观察,加压输液或输血时应专人守护,以防止空气栓塞发生。

(张　斐)

第十八节　静脉输血

静脉输血是将全血或成分血如血浆、红细胞、白细胞或血小板等通过静脉输入体内的方法。静脉输血有直接输血法和间接输血法两种。直接输血法是将供血者的血液抽出后立即输给患者的方法,适用于无库存血而患者又急需输血及婴幼儿的少量输血时。间接输血法是将抽出的血液按静脉输液法输给患者的方法。

一、适应证

(1)各种原因引起的大出血。

(2)贫血或低蛋白血症。

(3)严重感染。

(4)凝血功能障碍。

二、禁忌证

(1)急性肺水肿、肺栓塞、恶性高血压。

(2)充血性心力衰竭、肾功能极度衰竭。

(3)真性红细胞增多症。

(4)对输血有变态反应者。

三、输血原则

(1)输血前必须做血型鉴定及交叉配血试验。

(2)无论是输全血还是输成分血,均应选用同型血液输注。

(3)如需再次输血者,必须重新做交叉配血试验,以排除机体已产生抗体的情况。

四、血液制品种类

(一)全血

全血主要包括新鲜血和库存血。

(二)成分血

成分血主要包括红细胞(浓缩红细胞、洗涤红细胞、红细胞悬液)、白细胞浓缩悬液、血小板浓缩悬液、血浆(新鲜血浆、保存血浆、冰冻血浆、干燥血浆)和其他血液制品(清蛋白液、纤维蛋白原、抗血友病球蛋白浓缩剂)。

五、操作方法

以间接输血法为例。

(一)操作前准备

(1)向患者及家属解释静脉输血的目的、方法、注意事项及配合要点。签署知情同意书。

(2)评估患者病情、治疗情况、血型、输血史及过敏史、心理状态及对输血相关知识的了解程度、穿刺部位皮肤、血管状况。

(3)用物准备血液制品(根据医嘱准备)、生理盐水、无菌手套、输血卡、一次性输血器,其他用物同成人静脉留置针输液法。

(二)操作步骤

(1)根据医嘱两人核对血液制品,严格执行三查八对制度。三查:血液的有效期、血液的质量及血液的包装是否完好。八对:核对患者床号、姓名、住院号、血袋(瓶)号(储血号)、血型、交叉配血试验的结果、血液的种类、血量。

(2)按静脉输液法建立静脉通道,输入少量生理盐水,冲洗输血器管道。

(3)将储血袋内的血液轻轻摇匀。避免血液的剧烈震荡,防止红细胞破坏。

(4)戴无菌手套,打开储血袋封口,常规消毒开口处塑料管,将输血器针头从生理盐水瓶上拔出,插入储血袋的输血接口,缓慢将储血袋倒挂于输液架上。

(5)调节滴速,开始时输入的速度宜慢,一般每分钟不超过 20 滴。观察15 分钟左右,无不良反应后再根据病情及年龄调节滴速，成人一般每分钟40～60 滴。

(6)操作后查对。

(7)撤去穿刺用物，整理床单位，协助患者取舒适体位；将呼叫器放于患者易取处，告知患者如有不适及时用呼叫器通知；整理用物；消毒双手，记录输血开始时间、滴速、患者全身及局部状况等。

(8)输血完毕后的处理：①换输少量生理盐水，待输血器内血液全部输入体内再拔针，以保证输血量准确；②用干棉签轻压穿刺点上方，快速拔针，局部按压 1～2 分钟(至无出血为止)，协助患者取舒适体位，整理床单位；③用剪刀将输血器针头剪下放入锐器收集盒中，将输血器放入医疗垃圾桶中，将储血袋送至输血科保留 24 小时；④消毒双手，记录输血时间、种类、血量、血型、血袋号(储血号)、有无输液反应等。

六、注意事项

(1)严格执行查对制度和无菌技术操作原则。输血前，由两名医务人员再次进行查对，避免差错事故的发生。

(2)输血前后和两袋血之间需要滴注少量生理盐水，以防发生不良反应。

(3)储血袋内不可加入其他药品，如钙剂、酸性及碱性药品、高渗或低渗液体，以防血液凝集或溶解。

(4)输血过程中加强巡视，观察有无输血反应，并询问患者有无任何不适。一旦出现输血反应，应立即停止输血，并进行处理。常见的输血反应包括发热反应、变态反应、溶血反应、循环负荷过重、有出血倾向、枸橼酸钠中毒反应等。

(5)严格掌握输血速度，对年老体弱、严重贫血、心力衰竭患者应谨慎，滴速宜慢。

(6)储血袋送至输血科保留 24 小时，以备患者在输血后发生输血反应时分析原因。

(刘雅静)

第十九节　静脉采血技术

一、静脉采血的准备

在样本采集前，应根据使用要求决定采血方法、所需血量及抗凝剂。静脉穿刺是一项复杂的操作，需要同时具备专业知识和技巧。目前推荐使用真空采血法，真空采血器由真空采血管、采血针(包括直针和蝶翼针)、持针器三个部分组成。真空采血管是其主要组成部分，主要用于血液的采集和保存，在生产过程上预置了一定量的负压，当采血针穿刺进入血管后，由于采血管内的负压作用，血液自动流入采血管内；同时采血管内预置了各种添加剂，完全能够满足临床的多项综合的血液检测，安全、封闭、转运方便。

在采集血液样本时，专业人员要完成以下特定步骤。

(一)核对医师的检验申请并登记信息

(1)患者身份唯一性标识姓名、性别、年龄(或出生日期)、住院号(或门诊号)。

(2)申请科室、床号、申请的项目,标本类型。

(3)实验室的名称、标本采集的时间、标本的种类。

(4)最后一次月经时间(妇产科)及其他相关临床信息。

(5)医师或经依法授权提出检验申请者的姓名。

(二)与患者建立沟通

耐心解释以消除疑虑和恐惧心理,建立沟通并获得其信任,向患者或其陪伴者解释将要进行的操作取得患者对于操作的知情同意。

(三)确认患者

采血人员在输入患者信息时必须向患者或家属核对信息,或与申请单、腕带上的信息进行核对加以核实。发现不符,及时纠正。

二、静脉采血的一般流程

抽血室护士应严格执行无菌操作技术规程,业务熟练。抽血前,护士要洗手,戴口罩、帽子、乳胶手套。

(一)相关用品及患者准备

1.物品准备

采血器具必须符合国家的安全规范,检查各种可能出现的失效情况和有效期。

(1)穿刺托盘准备:内容包括所有采血用具(真空采血管、无菌采血针、持针器、压脉带、手套、消毒液、棉签、纱布等)。检查穿刺针头是否锐利平滑,有否空气和水分,采血管头盖是否有松动、裂缝。准备好锐器盒、污盆、医用垃圾桶等。

(2)采血系统:采血人员必须选择正确的种类和规格的采血管,采用颜色编码和标识有助于简化步骤和操作。如果采血系统各组件来自不同的生产厂家,应进行检查以保证其相容性。

(3)采血管准备:仔细阅读受试者申请单并在采血管上贴上标签或条码,包括患者姓名、项目名称、采集日期、门诊号或住院号,决定采血量。准备每个试验所需的采血管,并按一定顺序排列。

2.患者准备

原则上,患者应在平静、休息状态下采集样本,患者在接受采血前24小时内应避免运动和饮酒,不宜改变饮食习惯和睡眠习惯。一般主张在进食12小时后空腹取血,门诊患者提倡静坐15分钟后再采血。同时要注意采血时间、体位、生活方式、情绪、输液、生理周期等因素的影响。

(二)患者体位

协助患者取舒适自主体位,应舒适地坐在椅子上或平躺后采血。

(三)绑扎压脉带以及采血部位的选择

采血前要求受试者坐在采血台前,将前臂放在实验台上,掌心向上,并在肘下放一枕垫,卧床受检者要求前臂伸展,暴露穿刺部位。将压脉带绕手臂一圈打一活结,压脉带末端向上。要求患者紧握和放松拳头几次,使静脉隆起。压脉带应能减缓远端静脉血液回流,但又不能紧到压迫动脉血流。

仔细选择受检者血管,多采用位于体表的浅静脉,通常采用肘部静脉(图2-8),因其粗大容易辨认。常用肘窝部贵要静脉、肘正中静脉、头静脉及前臂内侧静脉,或内踝静脉或股静脉,小儿可采颈外静脉血液。

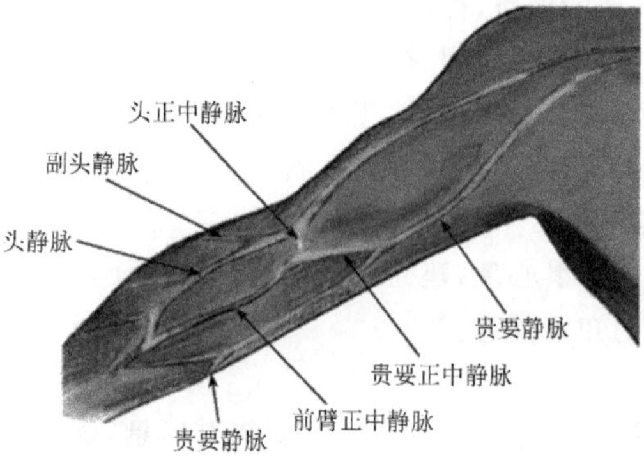

图 2-8 上肢静脉

(四)确定静脉位置及穿刺部位

1.选择静脉

适用于采血的部位为手臂肘前区,位于手臂前侧略低于肘弯的区域,这个区域内皮下浅表处有多条较大的静脉,这些血管通常接近皮肤表面,位置更加稳定,进针时痛感较小。

2.确定穿刺部位

典型的方式是利用压脉带帮助选择静脉穿刺部位,静脉粗大且容易触及时并非必须使用压脉带,触及静脉一般用示指。采血人员拇指上有脉搏,因此不应用于触及静脉。当无法在肘前区的静脉进行采血时,从手背的静脉采血也可以(图 2-9)。要尽量避免在静脉给药的同一手背上采血。

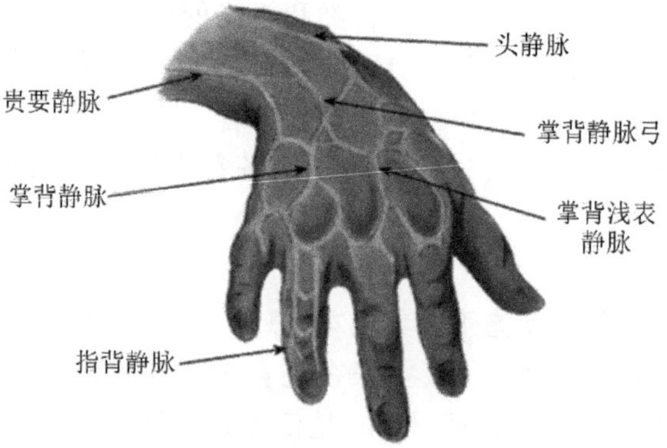

图 2-9 手背静脉

一般在受试者穿刺位以上 7.5～10 cm 处绑扎压脉带,但不能太紧以致受试者不舒服,压脉带的捆绑时间不应超过 1 分钟,当轻压或轻拍时能感觉其回弹的静脉即为合适血管。如果压脉带在一个位置使用超过 1 分钟,应松开压脉带,等待 2 分钟后重新绑扎。

三、佩戴手套、消毒穿刺部位

佩戴手套(图 2-10、图 2-11),以进针点为中心,先用 30 g/L 碘酊棉签自所选静脉穿刺处从内向外顺时针消毒皮肤,范围大于 5 cm。待碘酊挥发后,再用 75%乙醇棉签以同样方法拭去碘迹。

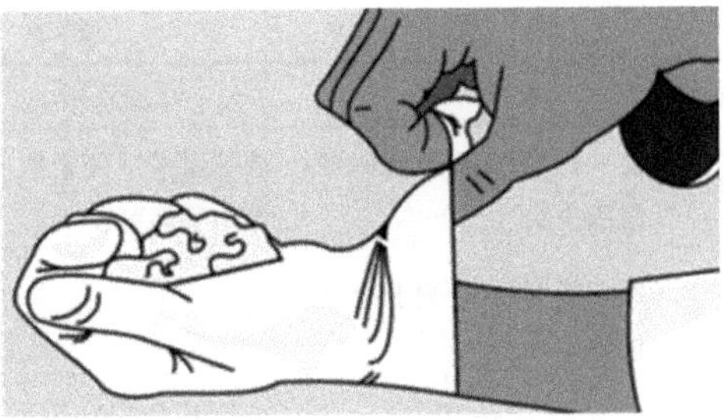

图 2-10 佩戴手套

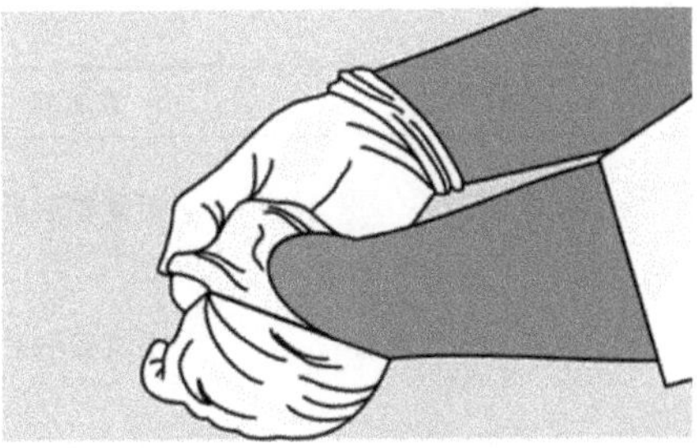

图 2-11 佩戴手套

四、静脉穿刺

(1)静脉穿刺前,按规章将采血针与持针器进行组合。

嘱受检者握紧拳头,使静脉充盈显露。在即将进行静脉采血的部位下方握住患者手臂,以左手拇指固定静脉穿刺部位下方 2.5～5.0 cm,右手拇指持穿刺针,穿刺针头斜面向上,呈 15°～30°角穿刺入皮肤,然后以 5°角向前穿刺静脉壁进入静脉腔。见回血后,将针头顺势探入少许,以免采血时针头滑出,但不可用力深刺,以免造成血肿,见少量回血后,松开压脉带。真空采血管插入持针器采血管端,因采血管内负压作用,血液自动流入采血管,在血液停止流动即真空负压耗尽时,从采血针/持针器上拔出/分离采血管,将下一支采血管推入/连接到采血针/持针器上,重复上述采血过程直至最后一支采血管。

(2)混匀采血后每支含有添加剂的采血管应立即轻柔且充分混匀,颠倒混匀次数应按照生产厂商说明书的要求。不要剧烈混匀和搅拌以避免出现溶血。

五、采血顺序

按照正确的采血顺序进行采血,以免试管间的添加剂交叉污染。根据 WHO 采血指南推荐,任何时候都应遵循表 2-2 中列出的顺序进行采血。

采血后即刻按需颠倒混匀采血管,垂直放入试管架。

表 2-2 静脉采血顺序表

使用的序号	试管类型	添加剂	推荐色标	作用方式	适用范围
1	血培养瓶	肉汤混合剂		保持微生物活性	微生物学-需氧菌、厌氧菌、真菌
2	无添加剂的试管				
3	凝血管	枸橼酸钠	浅蓝色	形成钙盐以去除钙离子	血凝检测(促凝时间和凝血酶原时间),需要满管采集
4	血沉管	枸橼酸钠	黑色		血沉
5	促凝管	血凝活化剂	红色	血液凝集,离心分离血清	生化、免疫学和血清学、血库(交叉配血)
6	血清分离管	分离胶和促凝剂	金色	底部凝胶离心分离出血清	生化、免疫学和血清学

续表

使用的序号	试管类型	添加剂	推荐色标	作用方式	适用范围
7	肝素管	肝素钠或肝素锂	绿色	使凝血酶和促凝血酶原激酶失活	测锂水平用肝素钠,测氨水平都可以
8	血浆分离肝素管	分离胶和肝素锂	浅绿色	肝素锂抗凝,分离胶分离血浆	化学检测
9	乙二胺四乙酸(EDTA)管	乙二胺四乙酸(EDTA)管	浅绿色	形成钙盐以去除钙离子	血液学、血库(交叉配型)需要满管采血
10	氟化钠/草酸钾或氟化钠/EDTA抗凝管	氟化钠/草酸钾或氟化钠/EDTA	灰色	氟化钠抑制糖酵解,草酸钾/EDTA抗凝	血糖

六、按压止血,拔出和废弃针头

嘱受检者松拳,以医用棉签轻压在静脉穿刺部位上。

按照器械生产厂家的使用说明拔出针头并开启安全装置。将采血器具安全投入锐器盒中,锐器盒应符合现行规章要求。针头不应重新戴上保护鞘、弯曲、折断或剪断,也不应在废弃前从所在注射器上卸下。

七、给患者止血固定(必要时绑扎绷带)

(一)正常情况

嘱受检者中等力度按压针孔3～5分钟,不应让患者弯曲手臂以增加额外的压力,勿揉搓针孔处,以免穿刺部位瘀血。检查止血情况、观察血肿并在静脉穿刺部位上粘贴创可贴或包扎绷带。

(二)止血困难

采血人员应观察是否有出血较多的情况,如果出现血肿或出血持续时间超过5分钟,应告知护士以便接诊医师了解情况。在采血部位覆盖纱布块并保持按压直到血流停止,在手臂上绑紧纱布绷带保持纱布块的位置,并告知患者原位保留15分钟以上。

八、核对并登记信息,及时送检

再次核对,并登记信息,不同标本应在规定的时间内及时送检。脱手套,整理用物。

若一次穿刺失败,重新穿刺需更换部位。

(郑盼盼)

第二十节　无菌技术

无菌技术是医疗护理操作中防止发生感染和交叉感染的一项重要的基本操作,执行无菌技术可以减少甚至杜绝患者因诊断、治疗和护理所引起的意外感染。因此,医务人员必须加强无菌操作的观念,正确熟练地掌握无菌技术,严密遵守操作规程,以保证患者的安全,防止医源性感染。

一、相关概念

(一)无菌技术

无菌技术是指在医疗、护理操作过程中防止一切微生物侵入人体和防止无菌物品、无菌区域被污染的操作技术。

(二)无菌物品

无菌物品是指经过物理或化学方法灭菌后保持无菌状态的物品。

(三)非无菌区

非无菌区是指未经过灭菌处理或虽经过灭菌处理但又被污染的区域。

二、无菌技术操作原则

(一)环境清洁

操作区域要宽敞,无菌操作前 30 分钟通风,停止清扫工作,减少走动,防止尘埃飞扬。

(二)工作人员准备

修剪指甲,洗手,戴好帽子、口罩(4~8 小时更换,一次性的少于 4 小时更换),必要时穿无菌衣,戴无菌手套。

(三)物品妥善保管

(1)无菌物品与非无菌物品应分别放置。

(2)无菌物品须存放在无菌容器或无菌包内。

(3)无菌包外注明物名、时间,按有效期先后安放。

(4)未被污染下保存期 7~14 天。

(5)过期或受潮均应重新灭菌。

(四)取无菌物注意事项

(1)面向无菌区域,用无菌钳钳取,手臂须保持在腰部水平以上,注意不可跨越无菌区。

(2)无菌物品一经取出,即使未使用,也不可放回。

(3)未经消毒的用物不可触及无菌物品。

(五)操作时要保持无菌

不可面对无菌区讲话、咳嗽、打喷嚏,疑有无菌物品被污染,不可使用。

(六)一人一物

一套无菌物品,仅供一人使用,防止交叉感染。

三、无菌技术基本操作

无菌技术及操作规程是根据科学原则制定的,任何一个环节都不可违反,每个医务人员都必须遵守,以保证患者的安全。

(一)取用无菌物持钳法

使用无菌物持钳取用和传递无菌物品,以维持无菌物品及无菌区的无菌状态。

1.类别

(1)三叉钳:夹取较重物品,如盆、盒、瓶、罐等,不能夹取细的物品。

(2)卵圆钳:夹取镊、剪、刀、治疗碗及盘等,不能夹取较重物品。

(3)镊子:夹取棉球、棉签、针、注射器等。

2.无菌持物钳(镊)的使用法

(1)无菌持物钳(镊)应浸泡在盛有消毒溶液的无菌广口容器内,液面需超过轴节以上 2~3 cm或镊子 1/2 处。容器底部应垫无菌纱布,容器口上加盖。每个容器内只能放一把无菌持物钳(镊)(图 2-12)。

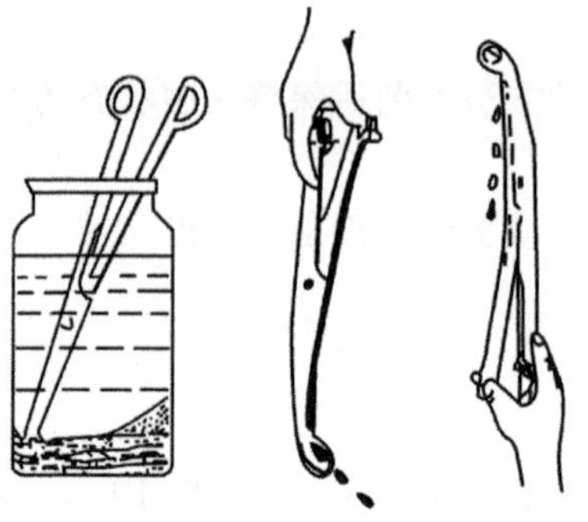

图 2-12 无菌持物钳(镊)的使用

(2)取放无菌持物钳(镊)时,尖端闭合,不可触及容器口缘及溶液面以上的容器内壁。手指不可触摸浸泡部位。使用时保持尖端向下,不可倒转向上,以免消毒液倒流污染尖端。用后立即放回容器内,并将轴节打开。如取远处无菌物品时,无菌持物钳(镊)应连同容器移至无菌物品旁使用。

(3)无菌持物钳(镊)不能触碰未经灭菌的物品,也不可用于换药或消毒皮肤。如被污染或可疑污染时,应重新消毒灭菌。

(4)无菌持物钳(镊)及其浸泡容器,每周消毒灭菌 1 次,并更换消毒溶液及纱布。外科病室每周 2 次,手术室、门诊换药室或其他使用较多的部门,应每天灭菌 1 次。

(5)不能用无菌持物钳夹取油纱布,因黏于钳端的油污可形成保护层,影响消毒液渗透而降低消毒效果。

(二)无菌容器的使用法

无菌容器用以保存无菌物品,使其处于无菌状态以备使用(图 2-13)。

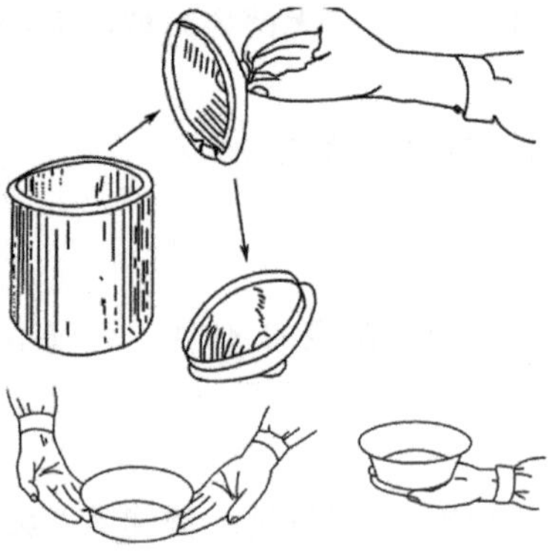

图 2-13 无菌容器使用

(1)取无菌容器内的物品,打开时将盖内面(无菌面)向上置于稳妥处或内面向下拿在手中,手不可触及容器壁的内面,取后即将容器盖盖严,避免容器内无菌物品在空气中暴露过久。

(2)取无菌容器应托住容器底部,手指不可触及容器边缘及内面。

(三)取用无菌溶液法

目的是维持无菌溶液在无菌状态下使用。

1.核对

药名、剂量、浓度、有效期。

2.检查

有无裂缝、瓶盖有无松动、溶液的澄清度、质量。

3.倒用密封瓶溶液法

擦净瓶外灰尘,用启瓶器撬开铝盖,用双手拇指将橡胶塞边缘向上翻起,再用示指和中指套住橡胶塞拉出,先倒出少量溶液冲洗瓶口,倒液时标签朝上,倒后立即将橡胶塞塞好,常规消毒后将塞翻下,记录开瓶日期、时间,有效期 24 小时,不可将无菌物品或非无菌物品伸入无菌溶液内蘸取或直接接触瓶口倒液,以免污染瓶内的溶液,已倒出的溶液不可再倒回瓶内(图 2-14)。

4.倒用烧瓶液法

先检查后解系带,倒液同密封法。

(四)无菌包使用法

目的是保持无菌包内无菌物品处于无菌状态,以备使用。

1.包扎法

将物品放在包布中央,最后一角折盖后用化学指示胶带粘贴,封包胶带上可书写记录,或用带包扎"+"。

2.开包法

(1)三查:名称、日期、化学指示胶带。

(2)撕开粘贴或解开系带,系带卷放在包布边下,先外角再两角,后内角,注意手不可触及内面,放在事先备好的无菌区域内,将包布按原折痕包起,将带以"一"字形包扎,记录,24 小时有效(图 2-15)。

3.小包打开法

托在手上打开,另一手将包布四角抓住,稳妥地将包内物品放入无菌区域内。

4.一次性无菌物品

注射器或输液条,敷料或导管。

(五)铺无菌盘法

目的是维持无菌物品处于无菌状态,以备使用。

将无菌治疗巾铺在清洁、干燥的治疗盘内,使其内面为无菌区,可放置无菌物品,以供治疗和护理操作使用。有效期限不超过 4 小时。

(1)无菌治疗巾的折叠法:将双层棉布治疗巾横折 2 次,再向内对折,将开口边分别向外翻折对齐。

(2)无菌治疗巾的铺法:手持治疗巾两开口外角呈双层展开,由远端向近端铺于治疗盘内。两手捏住治疗巾上层下边两外角向上呈扇形折叠三层,内面向外。

(3)取所需无菌物品放入无菌区内,覆盖上层无菌巾,使上、下层边缘对齐,多余部分向上反折。

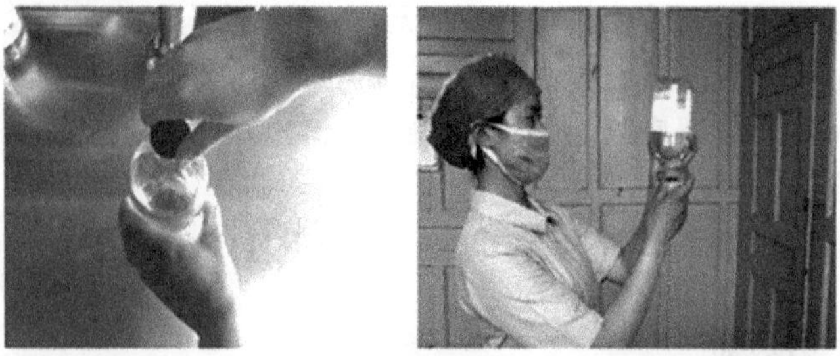

A.核对、检查

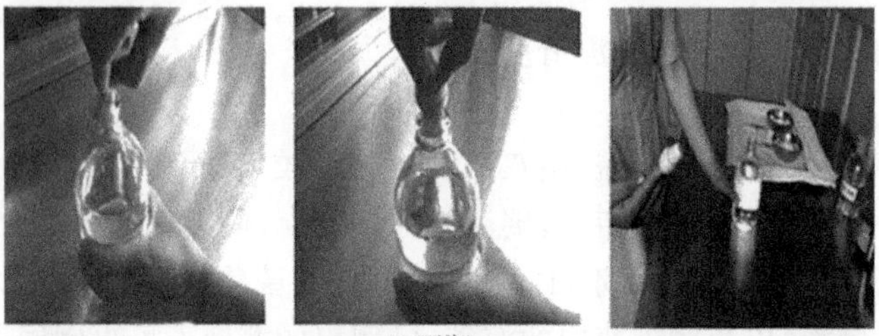

B.开瓶

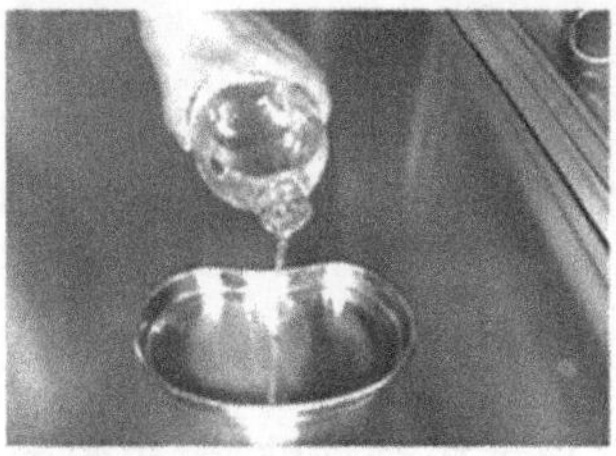

C.冲洗瓶口

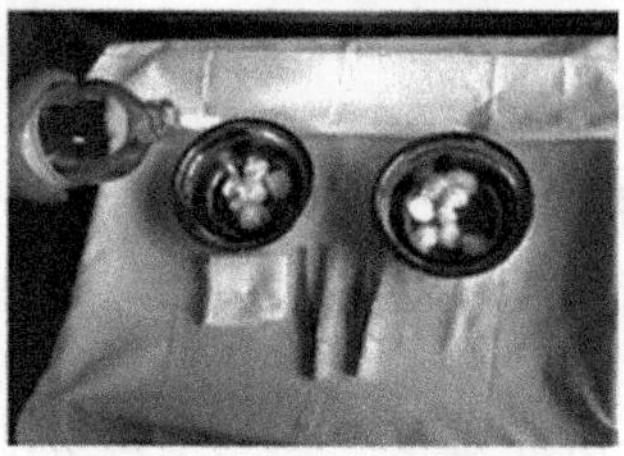

D.手持标签倒液

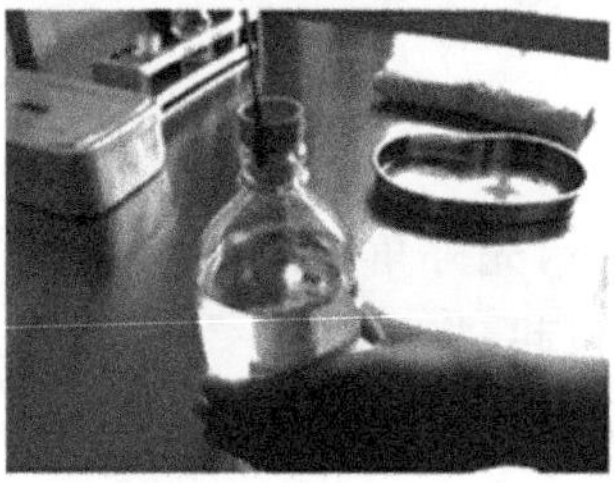

E.消毒瓶口

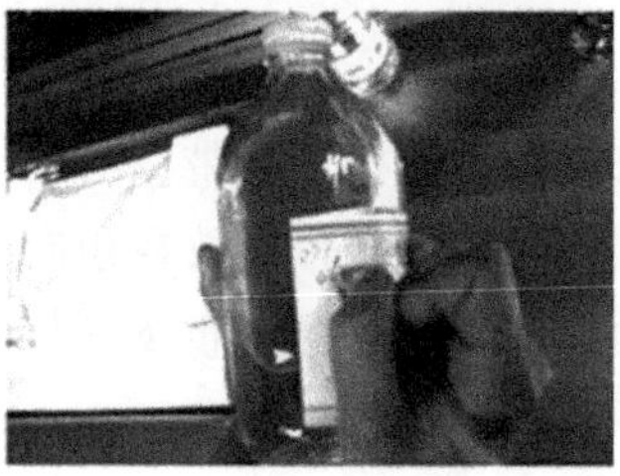

F.注明开瓶时间

图 2-14 无菌溶液的取用

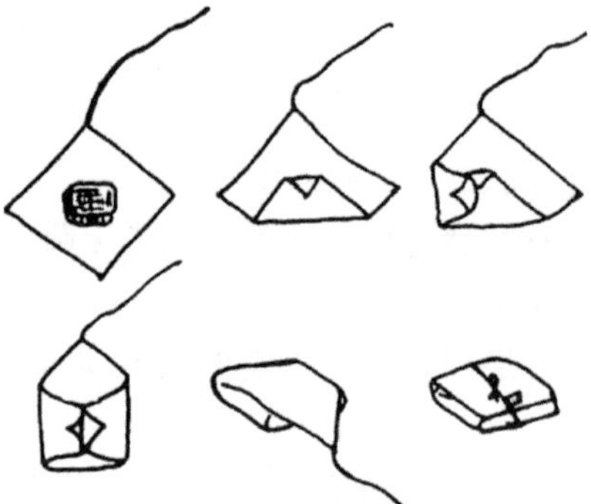

图 2-15 无菌包的使用

(六)戴、脱无菌手套法

目的是防止患者在手术与治疗过程中受到感染,处理无菌物品过程中确保物品无菌(图 2-16)。

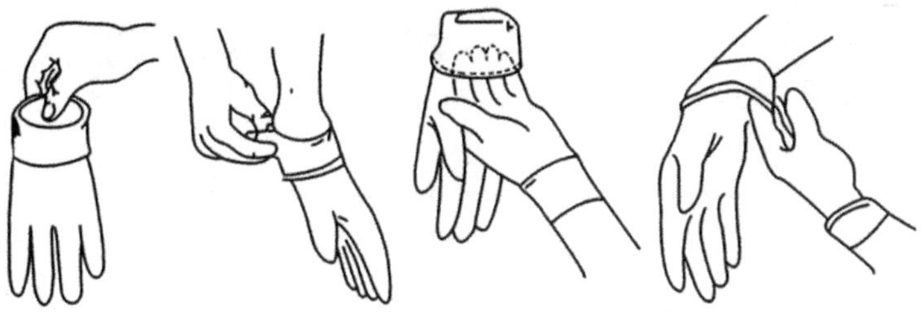

图 2-16 戴脱无菌手套

(1)洗净擦干双手,核对号码及日期。

(2)打开手套袋,取出滑石粉擦双手。

(3)掀起手套袋开口处,取出手套,对准戴上。

(4)双手调手套位置,扣套在工作衣袖外面。

(5)脱手套,外面翻转脱下。

(6)注意:①未戴手套的手不可触及手套的外面;②已戴手套的手不可触及未戴手套的手或另一手套内面;③发现手套有破洞立即更换。

(七)取用消毒棉签法

目的是保持无菌棉签处于无菌状态下使用。

1.无菌棉签使用法

(1)检查棉签有效作用期及包装的完整程度,有破损时不能使用。

(2)左手握棉签棍端,右手捏住塑料包装袋上部,依靠棉棍的支撑向后稍用力撕开前面的包装袋。

(3)将包装袋抽后折盖左手示指,以中指压住。

(4)右手拇指顶出所用棉签并取出。

2.复合碘医用消毒棉签使用法

(1)取复合碘医用消毒棉签 1 包,检查有效期,注明开启时间。

(2)将包内消毒棉签推至包的右下端,并分离 1 根留置包内左侧。

(3)左手拇、示指持复合碘医用消毒棉签包的窗口缘,右手拇指、示指捏住窗翼,揭开窗口。

(4)将窗翼拉向右下方,以左手拇指按压窗翼,固定窗盖。

(5)右手从包的后方将包左上角向后反折,夹于左手示指与中指之间,露出棉签手柄部。

(6)以右手取出棉签。

(7)松开左手拇指和中指,拇指顺势将窗口封好,放回盘内备用。

(王思滢)

第三章　护理管理

第一节　护理服务质量管理

一、优质护理服务管理

优质护理服务即深化“以患者为中心”的服务理念，紧紧围绕“改革护理模式、实施岗位管理、履行护理职责、提供优质护理服务、提高护理水平”的工作宗旨，充分调动临床广大护理工作者的积极性，以贴近患者、贴近临床、贴近社会为重点，进一步加强护理专业内涵建设，为人民群众提供全程、全面、优质的护理服务，保证医疗安全，改善患者就医体验，促进医患和谐，达到患者满意、社会满意、护士满意、政府满意。

（一）加强护理工作领导，加大支持保障力度

（1）医院要充分认识改善护理服务对于提高医疗服务质量和医院运行效率、促进医院健康可持续发展的重要意义。

（2）要切实加强对护理工作的领导，实行在护理副院长领导下的护理部主任-科护士长-护士长三级垂直管理体系，建立并落实岗位责任制。

（3）要建立人事、财务、医务、护理、后勤、药学等多部门联动机制，采取有效措施提高护士福利待遇，改善护士工作条件。建立医护合作机制，规范临床用药行为。

（二）加强护理人力配备，满足临床护理服务需求

（1）医院要高度重视护士人力资源的配备，优先保证临床护理岗位护士数量，并根据科室疾病特点和护理工作量，合理配置护士。

（2）医院可以聘用并合理配备一定数量、经过规范培训并取得相应资质的护理员，在责任护士的指导和监督下，对患者提供简单生活护理等。要求医院对护理员实施规范管理，严禁护理员代替护士从事治疗性护理专业技术工作，保证护理质量和医疗安全。

（三）加强护士规范培训，提升护理服务能力

医院要加强护士岗位规范化培训，完善以岗位需求为导向、以岗位胜任力为核心的护士规范培训机制，结合责任制整体护理要求，制订有针对性的培训内容，提高护士对患者的评估、病情观察、康复指导和护患沟通等能力。

（四）加强护理科学管理，充分调动护士工作积极性

（1）医院要按照开展护士岗位管理的有关要求，结合实际情况，科学设置护理岗位，明确护理岗位任职条件和工作职责。

（2）责任护士分管患者的原则：①在实施责任制整体护理的基础上，根据患者病情、护理难度和技术要求等要素，对责任护士进行合理分工，分层管理，体现能级对应、分层不分等。危重患者护理由年资高、专业能力强的高级责任护士担任，病情稳定的患者可由低年资护士负责。②责任护士分管患者应相对固定，每名责任护士分管患者数量平均为6～8人，在此基础上可根据患者病情及护士能力做适当调整。③责任护士在全面评估分管患者病情及自理能力基础上，侧重危重及自理能力缺陷患者的护理，兼顾其他患者，保证按需服务及患者安全。④兼顾临床需要和护士的意愿实施合理排班，减少交接班次数，以利于责任护士对患者提供全程、连续的护理服务。

（3）护理部应根据护理人员的工作数量、质量、患者满意度，结合护理岗位的护理难度、技术要求等要素，建立绩效考核制度及考核方案，并将考核结果与护理人员评优、晋升、奖金分配等结合，实现优劳优酬、多劳多得，调动护理人员的积极性。

（五）深化优质护理、改善护理服务

1.明确门（急）诊护理服务职责，创新服务形式

（1）医院要建立门（急）诊护理岗位责任制，明确并落实护理服务职责。

（2）优先安排临床护理经验丰富、专业能力强的护士承担分诊工作，做好分诊、咨询、解释和答疑。

（3）对急、危重症患者要实行优先诊治及护送入院。

（4）对候诊、就诊患者要加强巡视，密切观察患者病情变化，给予及时、有效处置。

（5）要采取各种措施加强候诊、输液、换药、留观等期间的患者健康教育。

2.规范病房患者入、出院护理流程，改善服务面貌

（1）责任护士应当按照要求为患者提供入、出院护理服务，不得交由进修护士和实习护生代替完成。

（2）有条件的医院，应当明确专（兼）职人员为出院患者提供有针对性的延续性护理服务，保证护理服务连续性，满足患者需求。

3.落实病房责任制整体护理，规范护理行为

（1）强化病房落实责任制整体护理，根据患者的疾病特点，生理、心理和社会需求，规范提供身心整体护理。责任护士全面履行护理职责，为患者提供医学照顾。协助医师实施诊疗计划，密切观察患者病情，及时与医师沟通。对患者开展健康教育、康复指导，提供心理支持。采用评判性的思维方法提高护理质量及水平。责任护士根据重症患者需求制定护理计划或护理重点，护理措施落实到位。

（2）要严格落实护理分级制度，按照病情对患者实施全面评估，并予以必要的专业照护。

（3）根据患者病情及护理级别要求定时巡视患者，及时观察病情变化、用药及治疗后反应，发现问题及时与医师沟通，并采取有效措施。

（4）临床护理服务充分体现专科特色，丰富服务内涵，将基础护理与专科护理有机结合，保障患者安全，体现人文关怀。

（5）要求责任护士在具有专业能力的基础上，对患者实施科学、有效的个性化健康教育，注重用药、检查、手术前后注意事项及疾病相关知识等指导。

（6）中医类医院要广泛应用中医特色护理技术，优化中医护理方案，创新中医护理服务模式，增强中医护理服务能力，充分体现中医护理特色优势。

4.强化人文关怀意识,加强护患沟通

(1)护士要增强主动服务和人文关怀意识,深化"以患者为中心"的理念,尊重和保护患者隐私,给予患者悉心照护、关爱、心理支持和人文关怀。

(2)要加强与患者的沟通交流,关注患者的不适和诉求,并及时帮助解决。

(3)树立良好的护理服务形象,持续改善护理服务态度,杜绝态度不热情、解释没耐心、服务不到位等现象,防止护理纠纷的发生。

二、基础护理及危重护理质量管理

(一)基础护理质量管理要求

基础护理是指满足患者生理、心理和治疗需要的基本护理技能,是护理工作中最常用的,也是提高护理质量的重要保证。基础护理包括对床单位、皮肤、口腔、头发、各种导管、出入院等护理内容,其标准是患者达到清洁、整齐、舒适、安全。

(1)患者在住院期间,医护人员根据患者病情和生活自理能力进行综合评定,确定并实施不同级别的护理。分级护理与医嘱、病情、患者生活自理能力相符,标识明确。护理人员根据患者病情,正确实施基础护理和专科护理,如口腔护理、压疮护理、气道护理及管路护理等,操作过程注意保护患者隐私。

(2)病室环境:保持病室环境清洁、整齐、安静、舒适、安全。室内温度保持在18～22 ℃,相对湿度保持在50%～60%为宜。病室定时通风,保证室内空气新鲜。保持床单位清洁、干燥、平整、美观、舒适,患者均穿患者服装。病室物品摆放整齐,床旁桌清洁,床上床下无杂物,患者通行安全。

(3)患者清洁与皮肤护理:做好患者生活护理,晨晚间护理质量合格,保证患者"三短",即患者指(趾)甲、头发、胡须短,甲端光洁;"四无",即床上无臭味、褥垫无潮湿、床单位无皱褶,皮肤无压疮;"六洁",即患者面部、口腔、皮肤、手、足、会阴清洁。长期卧床患者,根据病情适时温水擦浴,头发每周清洗,如有异味或不适随时清洗,并梳理整齐。对于压疮高危患者采用定时翻身、垫软枕、体位垫、减压床垫、减压贴等方法做好压疮预防。

(4)卧位护理:根据病情取舒适体位,协助患者翻身、坐起或床上移动,进行有效咳嗽,有伤口时注意伤口保护,特殊患者根据病情需要保持功能位。

(5)管路护理:管路标识清晰,妥善固定,防止滑脱、扭曲、打折和受压,保持引流通畅,严密观察引流液颜色、性质及量,预防管路滑脱的发生。

(6)饮食护理:指导患者合理饮食,切实落实治疗饮食。保持进餐环境清洁,根据患者的需要协助患者进食、进水。

(7)排泄护理:协助卧床患者床上使用便器,注意会阴部皮肤清洁,有失禁的患者采取相应措施,如留置尿管或男患者采用尿套。尿管及尿袋妥善固定,定期更换,及时观察尿液颜色、性状及量,及时倾倒尿液。

(8)睡眠护理:夜间拉好窗帘,定时熄灯,为患者创造良好的睡眠环境。

(9)巡视病房:护士根据护理级别巡视病房,严密观察患者病情、输液情况、有无输液反应等,了解患者需求,如有特殊情况及时给予相应处理。

(二)危重患者护理质量管理

危重患者是指病情严重,随时可能发生生命危险的患者。危重患者的护理是指用现代监测、护理手段解决危及患者生命和健康的各种问题。面对病情复杂的危重患者，高质量的护理是保证患者生命和健康的前提，也是反映医院护理水平的重要指标。危重患者护理质量在达到基础护理质量标准的同时，还应达到以下要求。

1.保证患者安全

(1)危重患者应进行各项高危评估，包括压疮、跌倒坠床、管道滑脱等评估并实施相应预防措施。

(2)危重或昏迷患者加床栏，防止坠床。

(3)抽搐患者使用牙垫。

(4)双眼不能闭合的患者，应采用生理盐水潮湿纱布遮盖。

(5)危重患者避免佩戴首饰，贵重物品应交与家属保存。

2.病情观察

(1)护士掌握患者姓名、诊断、病情、治疗、护理、饮食、职业、心理状态、家庭情况、社会关系等，汇报病例应层次清楚、简洁、重点突出。

(2)能运用护理程序密切观察患者病情变化，护理措施具体。准确记录生命体征，详细记录病情变化，即症状、与疾病相关的阴性及阳性体征、特殊检查、治疗性医嘱、出入量等。

(3)静脉输液通畅，根据患者病情、年龄及药物性质合理调整滴速，密切观察用药后反应，及时准确做好记录。

(4)管路标识清晰，妥善固定，防止滑脱、扭曲、打折和受压，保持引流通畅，严密观察引流液颜色、性质及量，预防管路滑脱的发生。

(5)保证患者呼吸道通畅，协助患者排痰，吸痰方法正确，符合操作规程。

(6)严格执行交接班制度和查对制度，对病情变化、抢救经过、用药情况等要做好详细交班并及时、准确记录危重症患者护理记录。

(张　斐)

第二节　护理病区管理

一、病区的设置和布局

每个病区设有病室、危重病室、抢救室、治疗室、护士办公室、医师办公室、配膳室、盥洗室、浴室、库房、洗涤间、厕所及医护休息室和示教室等。有条件时应设置学习室、娱乐室、会客室和健身室。

二、病区的环境管理

医院的物理环境有以下几方面。

(一)空间

为了保证患者有适当的活动空间，以及方便治疗和护理，病床之间的距离不得少于1 m。床与床之间应有围帘，必要时进行遮挡，保护患者隐私。

（二）室温

一般来说，保持 18～20 ℃的室温较为适宜。新生儿及老年人，维持室温在 22～24 ℃为宜。

（三）湿度

湿度为空气中含水分的程度，一般指相对湿度。病室相对湿度一般以 50%～60%为宜。湿度过高或过低时，均对患者不利。

（四）光线

病室采光分为自然光源及人工光源两种。充足的光线有利于观察患者、进行诊疗和护理工作。普通病室除有吊灯外，还应有床头灯、地灯装置，既能保证患者自用和夜间巡视时进行工作，又不影响患者的睡眠。此外，还应备有一定数量的鹅颈灯，以适应不同角度的照明，为特殊诊疗提供方便。

（五）音响

音响是指声音存在的情况。根据世界卫生组织（WHO）规定噪声的标准，白天医院较为理想的噪声强度应维持在 35～45 dB。护理人员在说话、行走和工作时尽量做到"四轻"，同时要向患者及家属宣传保持病室安静的重要性，共同为患者创造一个良好的休养环境。在杜绝噪声的同时，也应避免绝对的寂静。

（六）通风

通风换气可使室内空气与外界空气交换，增加氧含量，降低二氧化碳在空气中的浓度，以保持室内空气新鲜，通风还能调节室内的温度和相对湿度，刺激皮肤血液循环，促进汗液的蒸发和热的散失，增加患者的舒适感。一般情况下，开窗通风 30 分钟即可达到置换室内空气的目的。通风时注意保护遮挡患者，避免直接吹风导致感冒，冬季通风时要注意保暖。

（七）装饰

病室布置应以简洁美观为主，有条件的医院可以根据各病室的不同需求来设计和配备不同颜色，并应用各式图画、各种颜色的窗帘、被单等来布置病室，这样不仅使人感觉身心舒适，还可产生特殊的治疗效果。一般病室上方墙壁可涂白色，下方可涂浅蓝色。病室的走廊可适当摆放一些绿色植物、花卉盆景等以美化病室环境，增添生机。

医院是社会的一个组成部分，也是就诊患者集中的场所。患者住院后对接触的人员、院规、陈设、声音及气味等会感到陌生和不习惯，以致产生一些不良的心理反应。所以，认真评估患者心理、社会方面的需求并予以满足，帮助患者建立和维持良好的人际关系，消除其不良的心理反应，使其尽快适应医院的社会文化环境是护士的基本职责之一。

医院常见不安全因素包括物理性损伤、化学性损伤、生物性损伤、心理性损伤、医源性损伤等，护士需随时对威胁患者安全的环境保持警觉，并及时给予妥善处理。

（张　斐）

第四章 神经内科疾病护理

第一节 癫 痫

癫痫是多种原因导致的脑部神经元高度同步化异常放电所引起的临床综合征，临床表现具有发作性、短暂性、重复性和刻板性的特点。临床上每次发作或每种发作的过程称为痫性发作。

一、病因与发病机制

(一)病因

癫痫不是独立的疾病，而是一组疾病或综合征。引起癫痫的病因非常复杂，根据病因学不同，癫痫可分为三大类。

1.症状性癫痫

由各种明确的中枢神经系统结构损伤和功能异常引起，如脑肿瘤、脑外伤、脑血管病、中枢神经系统感染、寄生虫、遗传代谢性疾病、神经系统变性疾病等。

2.特发性癫痫

病因不明，未发现脑部有足以引起癫痫发作的结构性损伤或功能异常，可能与遗传因素密切相关。

3.隐源性癫痫

病因不明，但临床表现提示为症状性癫痫，现有的检查手段不能发现明确的病因。其占全部癫痫的 60％～70％。

(二)发病机制

癫痫的发病机制非常复杂，至今尚未能完全了解其全部机制，但发病的一些重要环节已被探知。

1.痫性放电的起始

神经元异常放电是癫痫发病的电生理基础。

2.痫性放电的传播

异常高频放电反复通过突触联系和强化后的易化作用诱发周边及远处的神经元的同步放电，从而引起异常电位的连续传播。

3.痫性放电的终止

目前机制尚未完全明了。

二、临床表现

(一)痫性发作

1.部分性发作

部分性发作包括以下几种。①单纯部分性发作:常以发作性一侧肢体、局部肌肉节律性抽动或感觉障碍为特征,发作时程短;②复杂部分性发作:表现为意识障碍,多有精神症状和自动症;③部分性发作继发全面性发作:上述部分性发作后出现全身性发作。

2.全面性发作

这类发作起源于双侧脑部,发作初期即有意识丧失,根据其临床表现的不同,可分为以下几种。

(1)全面强直-阵挛发作:以意识丧失、全身抽搐为主要临床特征。早期出现意识丧失、跌倒,随后的发作过程分为3期:强直期、阵挛期和发作后期。发作过程可有喉部痉挛、尖叫、心率增快、血压升高、瞳孔散大、呼吸暂停等症状,发作后各项体征逐渐恢复正常。

(2)失神发作:典型表现为正常活动中突然发生短暂的意识丧失,两眼凝视且呼之不应,发作停止后立即清醒,继续原来的活动,对发作没有丝毫记忆。

(3)强直性发作:多在睡眠中发作,表现为全身骨骼肌强直性阵挛,常伴有面色潮红或苍白、瞳孔散大等症状。

(4)阵挛性发作:表现为全身骨骼肌阵挛伴意识丧失,见于婴幼儿。

(5)肌阵挛发作:表现为短暂、快速、触电样肌肉收缩,一般无意识障碍。

(6)失张力发作:表现为全身或部分肌肉张力突然下降,造成张口、垂颈、肢体下垂甚至跌倒。

3.癫痫持续状态

癫痫持续状态指一次癫痫发作持续30分钟以上,或连续多次发作致发作间期意识或神经功能未恢复至通常水平。可见于各种类型的癫痫,但通常是指全面强直-阵挛发作持续状态。可因不适当地停用抗癫痫药物或治疗不规范、感染、精神刺激、过度劳累、饮酒等诱发。

(二)癫痫综合征

特定病因引发的由特定症状和体征组成的癫痫。

三、辅助检查

(1)脑电图检查:脑电图检查是诊断癫痫最有价值的辅助检查方法,典型表现是尖波、棘波、棘-慢或尖-慢复合波。

(2)血液检查:通过血糖、血常规、血寄生虫等检查,可了解有无低血糖、贫血、寄生虫病。

(3)影像学检查:应用数字减影血管造影、CT、MRI等检查可发现脑部器质性病变,为癫痫的诊断提供依据。

四、治疗要点

目前癫痫治疗仍以药物治疗为主,药物治疗应达到3个目的:①控制发作或最大限度地减少发作次数;②长期治疗无明显变态反应;③使患者保持或恢复其原有的生理、心理和社会功能状态。

(一)病因治疗

祛除病因,避免诱因。如全身代谢性疾病导致癫痫的应先纠正代谢紊乱,睡眠不足诱发癫痫的要保证充足的睡眠,对于颅内占位性病变引起者首先考虑手术治疗,对于脑寄生虫病行驱虫治疗。

(二)发作时治疗

立即让患者就地平卧,保持呼吸道通畅,及时给氧;防止外伤,预防并发症;应用药物预防再次发作,如地西泮、苯妥英钠等。

(三)发作间歇期治疗

合理应用抗癫痫药物,常用的抗癫痫药物有地西泮、氯硝西泮、卡马西平、丙戊酸、苯妥英钠、苯巴比妥、扑痫酮、拉莫三嗪、奥卡西平、左乙拉西坦、加巴喷丁等。强直性发作、部分性发作和部分性发作继发全面性发作首选卡马西平;全面强直-阵挛发作、典型失神、肌阵挛发作、阵挛性发作首选丙戊酸。

(四)癫痫持续状态的治疗

保持稳定的生命体征和进行性心肺功能支持;终止呈持续状态的癫痫发作,减少癫痫发作对脑部神经元的损害;寻找并尽可能根除病因及诱因;处理并发症。可依次选用地西泮、异戊巴比妥钠、苯妥英钠和水合氯醛等药物。及时纠正血酸碱度和电解质失衡,发生脑水肿时给予甘露醇和呋塞米注射,注意预防和控制感染。

(五)其他治疗

对于药物难治性、有确定癫痫灶的癫痫可采用手术治疗,中医学针灸治疗对某些癫痫也有一定疗效。

五、护理措施

(一)一般护理

(1)饮食:为患者提供充足的营养,癫痫持续状态的患者可给予鼻饲,嘱发作间歇期的患者进食清淡、无刺激、富于营养的食物。

(2)休息与运动:癫痫发作后宜卧床休息,平时应劳逸结合,保证充足的睡眠,生活规律,避免不良刺激。

(3)纠正水、电解质及酸碱平衡紊乱,预防并发症。

(二)病情观察

密切观察生命体征、意识状态、瞳孔变化、大小便等情况;观察并记录发作的类型、频率和持续时间;观察发作停止后意识恢复的时间,有无疲乏、头痛及行为异常。

(三)安全护理

告知患者有发作先兆时立即平卧。活动中发作时,立即将患者置于平卧位,避免摔伤。摘下眼镜、手表、义齿等硬物,用软垫保护患者关节及头部,必要时用约束带适当约束,避免外伤。用牙垫或厚纱布置于患者口腔一侧上下磨牙间,防止口、舌咬伤。发作间歇期,应为患者创造安静、安全的休养环境,避免或减少诱因,防止意外的发生。

(四)保持呼吸道通畅

发作时立即解开患者领扣、腰带以减少呼吸道受压,及时清除口腔内食物、呕吐物和分泌物,防止呼吸道阻塞。让患者平卧、头偏向一侧，必要时用舌钳拉出舌头，避免舌后坠阻塞呼吸道。必要时可行床旁吸引和气管切开。

（五）用药护理

有效的抗癫痫药物治疗可使80%的患者发作得到控制。告诉患者抗癫痫药物治疗的原则，以及药物疗效与变态反应的观察，指导患者遵医嘱坚持长期正确服药。

1.服药注意事项

服药注意事项：①根据发作类型选择药物；②药物一般从小剂量开始，逐渐加量，以尽可能控制发作、又不致引起毒性反应的最小有效剂量为宜；③坚持长期有规律服药，完全不发作后还需根据发作类型、频率，再继续服药2～3年，然后逐渐减量至停药，切忌服药控制发作后就自行停药；④间断不规则服药不利于癫痫控制，易导致癫痫持续状态发生。

2.常用抗癫痫药物变态反应

每种抗癫痫药物均有多种变态反应。变态反应轻者一般不需停药，从小剂量开始逐渐加量或与食物同服可以减轻，严重反应时应减量或停药、换药。服药前应做血、尿常规和肝、肾功能检查，服药期间定期监测血药浓度，复查血常规和生化检查。

（六）避免促发因素

1.癫痫的诱因

疲劳、饥饿、缺睡、便秘、经期、饮酒、感情冲动、一过性代谢紊乱和变态反应。过度换气对于失神发作、过度饮水对于强直性阵挛发作、闪光对于肌阵挛发作也有诱发作用。有些反射性癫痫还应避免如声光刺激、惊吓、心算、阅读、书写、下棋、玩牌、刷牙、起步、外耳道刺激等特定因素。

2.癫痫持续状态的诱发因素

癫痫持续状态的诱发因素常为突然停药、减药、漏服药及换药不当；其次为发热、感冒、劳累、饮酒、妊娠与分娩；使用异烟肼、利多卡因、氨茶碱或抗抑郁药亦可诱发。

（七）手术的护理

对于手术治疗癫痫的患者，术前应做好心理护理以减少恐惧和紧张。密切观察意识、瞳孔、肢体活动和生命体征等情况，并按医嘱做好术前检查和准备；术后麻醉清醒后应采取头高脚低位，以减轻脑水肿的发生。严密监测病情，做好术后常规护理、用药护理和安全护理。

（八）心理护理

病情反复发作、长期服药常会给患者带来沉重的精神负担，易产生焦虑、恐惧、抑郁等不良心理状态。护士应多关心患者，随时关注其心理状态并给予安慰和疏导，缓解患者的心理负担，使其更好地配合治疗。

（九）健康指导

（1）向患者及家属介绍疾病治疗和预防的相关知识，教会其癫痫的基本护理方法，安静的环境、规律的生活、合理的饮食、充足的睡眠、远离不良刺激等均有利于患者的康复。

（2）告知患者及家属遵医嘱长期、规律用药，不可突然减药甚至停药，定期复查，病情变化立即就诊。

（3）应尽量避免患者单独外出，不参与蹦极、游泳等可能危及生命的活动，避免紧张、劳累。

（4）特发性癫痫且有家族史的女性患者，婚后不宜生育，双方均有癫痫，或一方患病，另一方有家族史者不宜婚配。

（郑盼盼）

第二节 面神经炎

一、疾病概述

(一)概念和特点

面神经炎是由茎乳孔内面神经非特异性炎症所致的周围性面瘫，又称为特发性面神经麻痹，或称贝尔麻痹，是一种最常见的面神经瘫痪疾病。

(二)相关病理生理

其早期病理改变主要为神经水肿和脱髓鞘，严重者可出现轴突变性，以茎乳孔和面神经管内部分尤为显著。

(三)病因与诱因

面神经炎的病因尚未完全阐明。受凉、感染、中耳炎、茎乳孔周围水肿及面神经在面神经管出口处受压、缺血、水肿等均可引起发病。

(四)临床表现

(1)本病任何年龄、任何季节均可发病，男性比女性略多。一般为急性发病，常于数小时或1～3天症状达到高峰。

(2)主要表现为一侧面部表情肌瘫痪，额纹消失，不能皱额蹙眉；眼裂闭合不能或闭合不完全；病侧鼻唇沟变浅，口角歪向健侧(露齿时更明显)；吹口哨及鼓腮不能等。

(3)病初可有侧耳后麻痹或下颌角后疼痛。少数人可有茎乳孔附近及乳突压痛。面神经病变在中耳鼓室段者可出现说话时回响过度和病侧舌前2/3味觉缺失。影响膝状神经节者，除上述表现外，还出现病侧乳突部疼痛，耳郭与外耳道感觉减退，外耳道或鼓膜出现疱疹，称为Hunt综合征。

(五)辅助检查

面神经传导检查对早期(起病5～7天)完全瘫痪者的预后判断是一项有用的检查方法，EMG检查表现为病侧诱发的肌电动作电位M波波幅明显减低，如为对侧正常的30%或以上者，则可望在2个月内完全恢复。如为10%～29%者则需要2～8个月才能恢复，且有一定程度的并发症；如仅为10%以下者则需要6～12个月才有可能恢复，并常伴有并发症(面肌痉挛等)；如病后10天内出现失神经电位，恢复时间将延长。

(六)治疗原则

改善局部血液循环，减轻面部神经水肿，促使功能恢复。治疗要点如下。

(1)急性期应尽早使用糖皮质激素，可用泼尼松30 mg口服，1次/天，或地塞米松静脉滴注10 mg/d，疗程1周左右，并用大剂量维生素B_1、维生素B_{12}肌内注射，还可以采用红外线照射或超短波透热疗法。若为带状疱疹引起者，可口服阿昔洛韦7～10天。眼裂不能闭合，可根据情况使用眼膏、眼罩，或缝合眼睑以保护角膜。

(2)恢复期可进行面肌的被动或主动运动训练，也可采用碘离子透入理疗、针灸、高压氧等治疗。

(3)2个月后,对自愈较差的高危患者可行面神经减压手术,以争取恢复的机会。发病后1年以上仍未恢复者,可考虑整容手术或面-舌下神经或面-副神经吻合术。

二、护理评估

(一)一般评估

1.生命体征

一般无特殊。体温升高常见于感染。

2.患者的主诉

(1)诱因:发病前有无受凉、感染、中耳炎。

(2)发作症状:发作时有无侧耳后麻痹或下颌角后疼痛,一侧面部表情肌瘫痪,额纹消失,不能皱额蹙眉;眼裂闭合不能或闭合不完全;病侧鼻唇沟变浅,口角歪向健侧(露齿时更明显);不能吹口哨及鼓腮。

(3)发病形式:是否急性发病,持续时间,症状的部位、范围、性质、严重程度等。

(4)既往检查、治疗经过及效果,是否有遵医嘱治疗。目前情况包括使用药物的名称、剂量、用法和有无变态反应。

3.其他

体重与身高、体位、皮肤黏膜、饮食状况及排便情况的评估和/或记录结果。口腔卫生评估:评估患者的口腔卫生清洁程度,患侧脸颊是否留有食物残渣。疼痛的评估:使用口诉言词评分法、数字等级评定量表、面部表情测量图对疼痛程度、疼痛控制及疼痛不良作用的评估。

(二)身体评估

1.头颈部

(1)外观评估:患侧额皱纹是否浅,眼裂是否增宽。鼻唇沟是否浅,口角是否低,口是否向健侧㖞斜。

(2)运动评估:让患者做皱额、闭眼、吹哨、露齿、鼓气动作,比较两侧是否相等。

(3)味觉评估:让患者伸舌,检查者以棉签或毛笔蘸少许试液(醋、盐、糖等),轻擦于舌之前部,如有味觉可以手指预定符号表示之,不能伸舌和讲话。先试可疑一侧再试健侧。每种味觉试验完毕时,需用温水漱口,一般舌尖对甜、咸味最敏感,舌后边对酸味最敏感。

2.胸部

无特殊。

3.腹部

无特殊。

4.四肢

无特殊。

(三)心理-社会评估

(1)了解患者对疾病知识特别是预后的了解。

(2)观察患者有无心理异常的表现,患者面部肌肉出现瘫痪,自身形象改变,容易导致其焦虑和急躁的情绪。

(3)了解其患者家庭经济状况,家属及社会支持程度。

(四)辅助检查结果的评估

1.常规检查

一般无特殊，注意监测体温、血常规有无异常。

2.面神经传导检查

有无异常。

(五)常用药物治疗效果的评估

主要是糖皮质激素。

(1)服用药物的具体情况：是否餐后服用，主要剂型、剂量与持续用药时间。

(2)胃肠道反应评估：这是口服糖皮质激素最常见的变态反应，主要表现为上腹痛、恶心及呕吐等。

(3)出血评估：糖皮质激素可致诱发或加剧胃十二指肠溃疡的发生，严重时引起出血甚至穿孔。患者服药期间，应定期检测血常规和异常出血的情况。

(4)体温变化及其相关感染灶的表现：皮质激素对机体免疫反应有多个环节的抑制作用，削弱机体的抵抗力。容易诱发各种感染的发生有关，尤其是上呼吸道、泌尿道、皮肤(含肛周)的感染。

(5)神经精神症状的评估：小剂量皮质激素可引起精神欣快感，而大剂量则出现兴奋、多语、烦躁不安、失眠、注意力不集中和易激动等精神症状，少数尚可出现幻觉、幻想谵妄、昏睡等症状，也有企图自杀者，这种精神失常可迅速恶化。

三、主要护理诊断/问题

(一)身体意象紊乱

身体意象紊乱与面神经麻痹所致口角㖞斜等有关。

(二)疼颌角或乳突部疼痛

颌角或乳突部疼痛与面神经病变累及膝状神经节有关。

四、护理措施

(一)心理护理

患者突然出现面部肌肉瘫痪，自身形象改变，害怕遇见熟人，不敢出现在公共场所。容易导致焦虑、急躁情绪。应观察有无心理异常的表现，鼓励患者表达对面部形象改变后的心理感受和对疾病预后担心的真实想法；告诉患者本病大多预后良好，并介绍治愈患者，指导克服焦躁情绪和害羞心理，正确对待疾病，积极配合治疗；同时护士在与患者谈话时应语言柔和、态度和蔼亲切，避免任何伤害患者自尊的言行。

(二)休息与修饰指导

急性期注意休息，防风、防寒，尤其患侧耳后茎乳孔周围应予保护，预防诱发。外出时可戴口罩，系围巾，或使用其他改善自身形象的恰当修饰。

(三)饮食护理

选择清淡饮食，避免粗糙、干硬、辛辣食物，有味觉障碍的患者应注意食物的冷热度，以防烫伤口腔黏膜；指导患者饭后及时漱口，清除口腔患侧滞留食物，保持口腔清洁，预防口腔感染。

（四）预防眼部并发症

眼睑不能闭合或闭合不全者予以眼罩、眼镜遮挡及点眼药等保护，防止角膜炎、溃疡。

（五）功能训练

指导患者尽早开始面肌的主动与被动运动。只要患侧面部能运动，就应进行面肌功能训练，可对着镜子做皱眉、抬额、闭眼、露齿、鼓腮和吹口哨等运动，每天数次，每次5～15分钟，并辅以面肌按摩，以促进早日康复。

（六）就诊指标

受凉、感染、中耳炎后出现一侧面部表情肌瘫痪，额纹消失，不能皱额蹙眉；眼裂闭合不能或闭合不完全；病侧鼻唇沟变浅，口角歪向健侧（露齿时更明显）；不能吹口哨及鼓腮，以及侧耳后麻痹或下颌角后疼痛，及时就医。

五、护理效果评价

（1）患者能够正确对待疾病，积极配合治疗。

（2）患者能够掌握相关疾病知识，做好外出的自我防护。

（3）患者口腔清洁舒适，无口腔异物、异味及口臭，无烫伤。

（4）患者无角膜炎、溃疡的发生。

（5）患者积极参与康复锻炼，坚持自我面肌功能训练。

（6）患者对治疗效果满意。

（郑盼盼）

第三节　三叉神经痛

一、疾病概述

（一）概念和特点

三叉神经痛是一种原因未明的三叉神经分布区内闪电样反复发作的剧痛，不伴三叉神经功能破坏的症状，又称为原发性三叉神经痛。

（二）相关病理生理

三叉神经感觉根切断术活检可见神经节细胞消失、炎症细胞浸润，神经鞘膜不规则增厚、髓鞘瓦解，轴索节段性蜕变、裸露、扭曲、变形等。

（三）病因与诱因

原发性三叉神经痛病因尚未完全明了，周围学说认为病变位于半月神经节到脑桥间部分，是由于多种原因引起的压迫所致；中枢学说认为三叉神经痛为一种感觉性癫痫样发作，异常放电部位可能在三叉神经脊束核或脑干。

发病机制迄今仍在探讨之中。较多学者认为是各种原因引起三叉神经局部脱髓鞘产生异位冲动，相邻轴索纤维假突触形成或产生短路，轻微痛觉刺激通过短路传入中枢，中枢传出冲动亦通过短路传入，如此叠加造成三叉神经痛发作。

(四)临床表现

(1)70%～80%的患者发生在40岁以上,女性稍多于男性,多为一侧发病。

(2)以面部三叉神经分布区内突发的剧痛为特点,似触电、刀割、火烫样疼痛,以面颊部、上下颌或舌疼痛最明显;口角、鼻翼、颊部和舌等处最敏感,轻触、轻叩即可诱发,故有"触发点"或"扳机点"之称。严重者洗牙、刷牙、谈话、咀嚼都可以诱发,以致不敢做这些动作。发作时患者常常双手紧握拳或握物或用力按压痛部,或用手擦痛部,以减轻疼痛。因此,患者多出现面部皮肤粗糙,色素沉着、眉毛脱落等现象。

(3)每次发作从数秒至2分钟。其发作来去突然,间歇期完全正常。

(4)疼痛可固定累及三叉神经的某一分支,尤以第二、三支多见,也可以同时累及两支,同时三支受累者少见。

(5)病程可呈周期性,开始发作次数较少,间歇期长,随着病程进展使发作逐渐频繁,间歇期缩短,甚至整日疼痛不止。本病可以缓解,但极少自愈。

(6)原发性三叉神经痛者神经系统检查无阳性体征。继发性三叉神经疼痛,多伴有其他脑神经及脑干受损的症状及体征。

(五)辅助检查

1.螺旋CT检查

螺旋CT检查能更好地显示颅底三孔区正常和病理的颅脑组织结构和骨质结构。对于发现和鉴别继发性三叉神经痛的原因及病变范围尤为有效。

2.MRI综合成像

快速梯度回波加时间飞跃法即TOF法技术。它可以同时兼得三叉神经和其周围血管的影像,已作为MRI对于三叉神经痛诊断和鉴别诊断的首选检查。

(六)治疗原则

1.药物治疗

卡马西平首选,开始为0.1 g,2次/天,以后每天增加0.1 g,最大剂量不超过1.0 g/d。直到疼痛消失,然后再逐渐减量,最小有效维持剂量常为0.6～0.8 g/d。如卡马西平无效可考虑苯妥英钠0.1 g口服3次/天。如两药无效时可试用氯硝西泮6～8 mg/d口服。40%～50%患者可有效控制发作,25%疼痛明显缓解。可同时服用大剂量维生素B_{12},1 000～2 000 μg,肌内注射,2～3次/周,4～8周为1个疗程,部分患者可缓解疼痛。

2.经皮半月神经节射频电凝治疗法

采用射频电凝治疗对大多数患者有效,可缓解疼痛数月至数年。但可致面部感觉异常、角膜炎、复视、咀嚼无力等并发症。

3.封闭治疗

药物治疗无效者可行三叉神经纯乙醇或甘油封闭治疗。

4.手术治疗

以上治疗长达数年无效且又能耐受开颅手术者可考虑三叉神经终末支或半月神经节内感觉支切断术,或行微血管减压术。手术治疗虽然止痛疗效良好,但也有可能失败,或产生严重的并发症,术后复发,甚至有生命危险等。因此,只有经过上述几种治疗后仍无效且剧痛难忍者才考虑手术治疗。

二、护理评估

(一)一般评估

1.生命体征

一般无特殊。

2.患者的主诉

有无三叉神经痛的临床表现。

3.相关记录

患者神志、年龄、性别、体重、体位、饮食、睡眠、皮肤等记录结果。尤其疼痛的评估:包括对疼痛程度、疼痛控制及疼痛不良作用的评估。主要包括以下3个方面。

(1)疼痛强度的单维测量。

(2)疼痛分成感觉强度和不愉快两个维度来测量。

(3)对疼痛经历的感觉、情感及认知评估方面的多维评估。

(二)身体评估

1.头颈部

(1)角膜反射:患者向一侧注视,用捻成细束的棉絮由外向内轻触角膜,反射动作为双侧直接和间接的闭眼活动。角膜反射可以受多种病变的影响。如一侧三叉神经受损造成角膜麻木时,刺激患侧角膜则双侧均无反应,而在做健侧角膜反射时,仍可引起双侧反应。

(2)腭反射:用探针或棉签轻刺软腭弓、咽腭弓边缘,正常时可引起腭帆上提,伴恶心或呕吐反应。当一侧反射消失,表明检查侧三叉神经、舌咽神经和迷走神经损害。

(3)眉间反射:用叩诊锤轻轻叩击两眉之间的部位,可出现两眼轮匝肌收缩和两眼睑闭合。一侧三叉神经及面神经损害,均可使该侧眉间反射减弱或消失。

(4)运动功能的评估:检查时,首先应注意观察患者两侧颞部及颌部是否对称,有无肌萎缩,然后让患者用力反复咬住磨牙,检查时双手掌按压两侧咬肌和颞肌,如肌肉无收缩,或一侧有明显肌收缩减弱,即有判断价值。另外可嘱患者张大口,观察下颌骨是否有偏斜,如有偏斜证明三叉神经运动支受损。

(5)感觉功能的评估:检查时,可用探针轻划(测触感)与轻刺(测痛感)患侧的三叉神经各分布区的皮肤与黏膜,并与健侧相比较。如果痛觉丧失时,需再做温度觉检查,以试管盛冷热水试之。可用两支玻璃管分盛0～10 ℃的冷水和40～50 ℃温水交替地接触患者的皮肤,请其报出“冷”和“热”。

2.胸部

无特殊。

3.腹部

无特殊。

4.四肢

无特殊。

(三)心理-社会评估

1.疾病知识

患者对疾病的性质、过程、防治及预后知识的了解程度。

2.心理状况

了解疾病对其日常生活、学习和工作的影响，患者能否面对现实、适应角色转变，有无人格改变、反应迟钝、记忆力及计算力下降或丧失等精神症状。

3.社会支持系统

了解家庭的组成、经济状况、文化教育背景；家属对患者的关心、支持，以及对患者所患疾病的认识程度；了解患者的工作单位或医疗保险机构所能承担的帮助和支持情况；患者出院后的继续就医条件，居住地的社区保健资源或继续康复治疗的可能性。

（四）辅助检查结果的评估

1.常规检查

一般无特殊，注意监测肝、肾功能有无异常。

2.头颅 CT

颅底三孔区的颅脑组织结构和骨质结构有无异常。

3.MRI 综合成像

三叉神经和其周围血管的影像有无异常。

（五）常用药物治疗效果的评估

1.卡马西平

(1)用药剂量、时间、方法的评估与记录。

(2)变态反应的评估：头晕、嗜睡、口干、恶心、消化不良等，多可消失。出现皮疹、共济失调、昏迷、肝功能受损、心绞痛、精神症状时需立即停药。

(3)血液系统毒性反应的评估：本药最严重的变态反应，但较少见，可产生持续性白细胞计数减少、单纯血小板计数减少及再生障碍性贫血。

2.苯妥英钠

(1)服用药物的具体情况：是否餐后服用，主要剂型、剂量与持续用药时间。

(2)变态反应的评估：本品变态反应小，长期服药后常见眩晕、嗜睡、头晕、恶心、呕吐、厌食、失眠、便秘、皮疹等反应，亦可有变态反应。有时有牙龈增生（儿童多见，并用钙盐可减轻），偶有共济失调、白细胞计数减少、巨细胞贫血、神经性震颤；严重时有视力障碍及精神错乱、紫癜等。长期服用可引起骨质疏松，孕妇服用有可能致胎儿畸形。

3.氯硝西泮

(1)服用药物的具体情况：是否按时服用，主要剂型、剂量与持续用药时间。

(2)变态反应的评估：最常见的变态反应为嗜睡和步态不稳及行为紊乱，老年患者偶见短暂性精神错乱，停药后消失。偶有一过性头晕、全身瘙痒、复视等变态反应。对孕妇及闭角性青光眼患者禁用。对肝肾功能有一定的损害，故对肝肾功能不全者应慎用或禁用。

三、主要的护理诊断/问题

（一）疼痛

面颊、上下颌及舌疼痛与三叉神经受损（发作性放电）有关。

（二）焦虑

焦虑与疼痛反复、频繁发作有关。

四、护理措施

(一)避免发作诱因

由于本病为突然、反复发作的阵发性剧痛，患者非常痛苦，加之咀嚼、打哈欠和讲话均可能诱发，患者常不敢洗脸、刷牙、进食和大声说话等，故表现为面色憔悴、精神抑郁和情绪低落，应指导患者保持心情愉快，生活有规律、合理休息、适度娱乐；选择清淡、无刺激的饮食，严重者可进食流质；帮助患者尽可能减少刺激因素，如保持周围环境安静、室内光线柔和，避免因周围环境刺激而产生焦虑情绪，以致诱发或加重疼痛。

(二)疼痛护理

观察患者疼痛的部位、性质，了解疼痛的原因与诱因；与患者讨论减轻疼痛的方法与技巧，鼓励患者运用指导式想象、听轻音乐、阅读报纸杂志等分散注意力，以达到精神放松、减轻疼痛。

(三)用药护理

指导患者遵医嘱正确服用止痛药，并告知药物可能出现的变态反应，如服用卡马西平应先行血常规检查以了解患者的基本情况，用药 2 个月内应 2 周检查血常规 1 次。如无异常情况，以后每 3 个月检查血常规 1 次。

(四)就诊指标

出现头晕、嗜睡、口干、恶心、步态不稳、肝功能损害、皮疹和白细胞计数减少及时就医；患者不要随意更换药物或自行停药。

五、护理效果评价

(1)患者疼痛程度得到有效控制，达到预定疼痛控制目标。

(2)患者能正确认识疼痛并主动参与疼痛治疗护理。

(3)患者不舒适被及时发现，并予以相应处理。

(4)患者掌握相关疾病知识，遵医行为好。

(5)患者对治疗效果满意。

(郑盼盼)

第四节　短暂性脑缺血发作

一、概念和特点

短暂性脑缺血发作(transient ischemic attack，TIA)是指因脑血管病变引起的短暂性、局限性脑功能缺失或视网膜功能障碍，临床症状一般持续 10～20 分钟，多在 1 小时内缓解，最长不超过 24 小时，不遗留神经功能缺损症状。凡临床症状持续超过 1 小时且神经影像学检查有明确病灶者不宜称为 TIA。

我国 TIA 的人群患病率为每年 180/10 万，男∶女约为 3∶1。TIA 的发病率随年龄的增加而增加。

二、病理生理

发生缺血部位的脑组织常无病理改变。主动脉弓发出的大动脉、颈动脉可见动脉粥样硬化改变、狭窄或闭塞。颅内动脉亦可有动脉硬化改变,或可见动脉炎性浸润。还可有颈动脉或椎动脉过长或扭曲。

三、病因与诱因

(一)血流动力学改变

各种原因如动脉炎和动脉硬化等所致的颈内动脉系统或椎-基底动脉系统的动脉严重狭窄,在此基础上血压的急剧波动导致原来靠侧支循环维持的脑区发生一过性缺血。

(二)微栓子形成

微栓子主要来源于动脉粥样硬化的不稳定斑块或附壁血栓的破碎脱落、瓣膜性或非瓣膜性心源性栓子及胆固醇结晶等。

(三)其他因素

如锁骨下动脉盗血综合征,某些血液系统疾病,如真性红细胞增多症、血小板增多、各种原因所致的严重贫血和高凝状态等,也可参与 TIA 的发病。

四、临床表现

(一)一般特点

TIA 好发于 50～70 岁中老年人,男性多于女性,患者多伴有高血压、动脉粥样硬化、糖尿病、高血脂和心脏病等脑血管疾病危险因素。突发局灶性脑或视网膜功能障碍,持续时间短暂,多在 1 小时内恢复,最长不超过 24 小时,恢复完全,不留后遗症状,可反复发作,且每次发作症状基本相似。

(二)颈内动脉系统 TIA

大脑中动脉供血区的 TIA,病灶对侧肢体单瘫、偏瘫、面瘫和舌瘫,可伴有偏身感觉障碍和对侧同向偏盲,优势半球受累可有失语;大脑前动脉供血区的 TIA,病灶对侧下肢无力,可伴有人格和情感障碍;颈内动脉主干 TIA,病灶侧 Horner 征、单眼一过性黑蒙或失明、对侧偏瘫及感觉障碍。

(三)椎-基底动脉系统 TIA

最常见的症状是眩晕、恶心、呕吐、平衡失调、眼球运动异常和复视。可能出现的症状是吞咽功能障碍、构音障碍、共济失调(小脑缺血)、交叉性瘫痪(脑干缺血)。

五、辅助检查

(一)影像学

CT 或 MRI 检查大多正常,部分病例(发作时间＞60 分钟者)于弥散加权 MRI 和正电子发射体层成像(PET)可见片状缺血灶。CT 血管成像(CTA)、磁共振血管造影(MRA)检查可见血管狭窄、动脉粥样硬化斑,数字减影血管造影(DSA)可明确颅内外动脉的狭窄程度。

(二)彩色经颅多普勒(TCD)

可见颅内动脉狭窄、粥样硬化斑等,并可进行血流状况评估和微栓子监测。

(三)其他

血常规、血流变、血脂、血糖和同型半胱氨酸等。

六、治疗

消除病因、减少及预防复发、保护脑功能。

(一)病因治疗

高血压患者应控制高血压,使血压<18.7/12.0 kPa(140/90 mmHg),有效地治疗糖尿病、高脂血症、血液系统疾病、心律失常等。

(二)预防性药物治疗

1.抗血小板聚集药物

常用的药物有阿司匹林、双嘧达莫、噻氯匹定、氯吡格雷和奥扎格雷等。

2.抗凝药物

临床伴有心房颤动、频发 TIA 且无出血倾向、严重高血压、肝肾疾病和消化性溃疡患者,可行抗凝治疗。常用药物有肝素、低分子肝素和华法林。

3.钙通道阻滞剂

防止血管痉挛,增加血流量,改善循环。常用的药物有尼莫地平和盐酸氟桂利嗪等。

4.中药

对老年 TIA 并有抗血小板聚集剂禁忌证或抵抗性者可选用活血化瘀的中药制剂治疗,常用的中药有川芎嗪、丹参、红花、三七等。

(三)手术和介入治疗

对有颈动脉或椎-基底动脉严重狭窄(>70%)的 TIA 患者,经药物治疗效果不佳或病情有恶化趋势者,可酌情选择动脉血管成形术(PTA)和颈动脉内膜切除术(CEA)。

七、护理评估

(一)一般评估

1.生命体征

体温升高常见于继发感染、下丘脑或脑干受损引起的中枢性高热。合并有心脏疾病时常有脉搏的改变。患者多伴有高血压,在脑动脉粥样硬化或管腔狭窄的基础上,当测得患者血压偏低或波动较大时,脑部一过性缺血极易诱发 TIA。

2.患者主诉

(1)诱因:发病前有无剧烈运动或情绪激动。

(2)发作症状:发作时有无意识障碍、时间和地点的定向障碍、记忆丧失,有无眩晕、恶心、呕吐、平衡失调,有无吞咽、语言、视觉、运动功能障碍。

(3)发病形式:是否急性发病,持续时间及复发的时间,症状的部位、范围、性质、严重程度等。

(4)既往检查、治疗经过及效果,是否有遵医嘱治疗。目前情况包括使用药物的名称、剂量、用法和有无不良反应。

3.相关记录

患者年龄、性别、体重、体位、饮食、睡眠、皮肤、出入量、NIHSS 评分、GCS 评分、Norton 评分、吞咽功能障碍评定等记录结果。

(二)身体评估

1.头颈部

患者意识是否清楚,睁眼运动是否正常。两侧瞳孔是否等大、等圆、瞳孔对光反射是否灵敏;角膜反射是否正常。头颅大小、形状,注意有无头颅畸形。面部表情是否淡漠、颜色是否正常,有无畸形、面肌抽动、眼睑水肿、眼球突出、眼球震颤、巩膜黄染、结膜充血,额纹及鼻唇沟是否对称或变浅,鼓腮、示齿动作能否完成,伸舌是否居中,舌肌有无萎缩。有无吞咽困难、饮水呛咳,有无声音嘶哑或其他语言障碍。注意头颅有无局部肿块或压痛。咽反射是否存在或消失。有无头部活动受限、不自主活动及抬头无力;颈动脉搏动是否对称。脑膜刺激征是否阳性,颈椎、脊柱、肌肉有无压痛。颈动脉听诊是否闻及血管杂音。

2.胸部

脊柱有无畸形,心脏及肺部听诊是否异常。

3.腹部

腹壁反射、提睾反射是否存在,病理反射是否阳性。

4.四肢

四肢有无震颤、抽搐、肌阵挛等不自主运动或瘫痪,患者站立和行走时步态是否正常。肱二头肌、肱三头肌反射,桡反射、膝腱反射、跟腱反射是否阳性。

(三)心理-社会评估

1.疾病知识

患者对疾病的性质、过程、防治及预后知识的了解程度。

2.心理状况

了解疾病对其日常生活、学习和工作的影响,患者能否面对现实、适应角色转变,有无焦虑、恐惧、抑郁、孤僻、自卑等心理反应及其程度;性格特点如何,人际关系和环境的适应能力如何。

3.社会支持系统

了解家庭的组成、经济状况、文化教育背景;家属对患者的关心、支持以及对患者所患疾病的认识程度;了解患者的工作单位或医疗保险机构所能承担的帮助和支持情况;患者出院后的继续就医条件,居住地的社区保健资源或继续康复治疗的可能性。

(四)辅助检查结果评估

部分病例(发作时间>60 分钟者)于弥散加权 MRI 可见片状缺血灶。CTA、MRA 及 DSA 检查可见血管狭窄、动脉粥样硬化斑。DSA 检查可明确颅内外动脉的狭窄程度,TCD 检查可发现颅内动脉狭窄,并可进行血流状况评估和微栓子监测。血常规和血生化等也是必要的,神经心理学检查可能发现轻微的脑功能损害。

(五)常用药物治疗效果的评估

1.应用抗血小板聚集剂评估

(1)用药剂量、时间、方法的评估与记录。

(2)胃肠道反应评估:观察并询问患者有无恶心、呕吐、上腹部不适或疼痛。

(3)出血评估:抗血小板药物可致胃肠溃疡和出血。患者服药期间,应定期检测血常规和异常出血的情况,对肾功能明显障碍者应定期检查肾功能。

2.应用抗凝药物评估

(1)详细询问患者的过敏史和疾病史,有无严重肝肾功能不全、急性胃十二指肠溃疡、脑出血、严重凝血系统疾病等。

(2)凝血功能监测：用药过程中，抽血检查患者血小板计数，凝血功能，观察局部皮肤有无出血及全身各系统有无出血倾向及其他不良反应，观察患者牙龈及大小便有无出血。皮下注射抗凝药物，应观察注射部位皮肤有无瘀斑、硬结及其大小，询问患者有无疼痛。

3.应用钙通道阻滞剂评估

观察患者有无低血压表现，严密监测患者血压变化。注意观察患者有无一过性头晕、头痛、面色潮红、呕吐等。

4.应用中药评估

(1)注意用药制剂、剂量、用药方法、疗程的评估和记录。

(2)观察中药对患者的不良反应。

八、主要护理诊断/问题

(1)跌倒的危险与突发眩晕、平衡失调和一过性失明有关。

(2)知识缺乏：缺乏疾病的防治知识。

(3)潜在并发症：脑卒中。

九、护理措施

(一)休息与运动

指导患者卧床休息，枕头不宜太高(以15°～20°为宜)，以免影响头部供血。仰头或摇头幅度不要过大，注意观察有无频繁发作，记录每次发作的持续时间、间隔时间和伴随症状。避免重体力劳动，进行散步、慢跑等适当的体育锻炼，以改善心脏功能，增加脑部血流量，改善脑循环。

(二)合理饮食

指导患者进低盐、低脂、低糖、充足蛋白质和丰富维生素的饮食，多吃蔬菜水果，戒烟酒，忌辛辣油炸食物和暴饮暴食，避免过分饥饿。

(三)用药护理

指导患者正确服药，不可自行调整、更换或停用药物。注意观察药物不良反应，例如抗凝治疗时密切观察有无出血倾向，使用抗血小板聚集剂治疗时，可出现可逆性白细胞和血小板减少，应定期查血常规。

(四)心理护理

详细告诉患者本病的病因、常见症状、预防、治疗知识及自我护理方法。帮助患者了解本病的危害性，帮助患者寻找和去除自身的危险因素，积极治疗相关疾病，改变不良生活方式，建立良好的生活习惯。

(五)皮肤护理

观察患者肢体无力或麻木等症状有无减轻或加重，有无头痛、头晕等表现，给予肢体按摩、被动运动，长时间卧床时，给予功能卧位，加强翻身拍背，避免压疮的发生。

(六)健康教育

1.疾病预防指导

向患者和家属说明肥胖、吸烟、酗酒及不合理饮食与疾病发生的关系。指导患者选择低盐、低脂、足量蛋白质和丰富维生素的饮食。多食入谷类和鱼类、新鲜蔬菜、水果、豆类、坚果等，限制钠盐摄入量每天不超过 6 g。少摄入糖类和甜食，忌辛辣、油炸食物和暴饮暴食；戒烟、限酒。告知患者心理因素与疾病的关系，使患者保持愉快心情，注意劳逸结合，培养自己的兴趣爱好，多参加有益于身心的社交活动。

2.疾病知识指导

告知患者和家属本病是脑卒中的一种先兆和警示，未经正确和及时治疗，约 1/3 患者数年内可发展为脑卒中。应评估患者和家属对疾病的认知程度。

3.就诊指标

出现肢体麻木、无力、眩晕、复视等症状及时就诊；定期门诊复查，积极治疗高血压、高血脂、糖尿病等疾病。

十、护理效果评估

(1)患者眩晕、恶心、呕吐、肢体单瘫、偏瘫和面瘫、单肢或偏身麻木等症状好转。

(2)患者一过性黑蒙或失明症状消失，视力恢复。

(3)患者记忆力恢复，对时间、地点定向力均无任何障碍。

(4)患者症状无反复发作。

(5)患者对疾病知识、自身病情有一定了解，无焦虑、抑郁等心理情绪。

(郑盼盼)

第五节 蛛网膜下腔出血

一、疾病概述

(一)概念和特点

蛛网膜下腔出血指各种原因致脑底部或脑表面的血管破裂，血液直接流入蛛网膜下腔引起的一种临床综合征，又称为原发性蛛网膜下腔出血。还可见因脑实质内，脑室出血，硬膜外或硬膜下血管破裂，血液穿破脑组织流入蛛网膜下腔，称为继发性蛛网膜下腔出血。约占急性脑卒中的 10%，是一种非常严重的常见疾病。世界卫生组织调查显示中国发病率约为每年 2/10 万，也有报道为每年 6～20/10 万。

(二)相关病理生理

血液进入蛛网膜下腔后、血性脑脊液刺激血管、脑膜和神经根等脑组织，引起无菌性脑膜炎反应。脑表面常有薄层凝块掩盖，其中有时可找到破裂的动脉瘤或血管。随时间推移，大量红细胞开始溶解，释放出含铁血黄素，使软脑膜有不同程度的粘连。如脑沟中的红细胞溶解，蛛网膜绒毛细胞间小沟再开道，则脑脊液的回吸收可以恢复。

(三)病因与诱因

凡能引起脑出血的病因都能引起本病，但以颅内动脉瘤、动静脉畸形、高血压动脉硬化症、脑底异常血管网和血液病等为最常见。本病多在情绪激动或过度用力时发病(如排便)。

（四）临床表现

（1）突然发生的剧烈头痛、恶心、呕吐和脑膜刺激征，以颈项强直最为典型，伴或不伴局灶体征。

（2）部分患者，尤其是老年患者头痛、脑膜刺激征等临床表现常不典型，而精神症状较明显。

（3）原发性中脑出血的患者症状较轻，CT 表现为中脑或脑桥周围脑池积血，血管造影未发现动脉瘤或其他异常，一般不发生再出血或迟发型血管痉挛等情况，临床预后良好。

（五）辅助检查

1.头颅影像学检查

（1）CT：是诊断蛛网膜下腔出血的首选方法，CT 显示蛛网膜下腔内高密度影可以确诊蛛网膜下腔出血。

（2）MRI：当病后数天 CT 的敏感性降低时，MRI 可发挥较大作用。4 天后 T_1 像能清楚地显示外渗的血液，血液高信号可持续至少 2 周，在 FLAIR 像则持续更长时间。因此，当病后 1～2 周，CT 不能提供蛛网膜下腔出血的证据时，MRI 可作为诊断蛛网膜下腔出血和了解破裂动脉瘤部位的一种重要方法。

2. 脑血管影像学检查

（1）数字减影血管造影：是诊断颅内动脉瘤最有价值的方法，阳性率达 95%，可以清楚显示动脉瘤的位置、大小、与载瘤动脉的关系、有无血管痉挛等，血管畸形和烟雾病也能清楚显示。但以出血 3 天内或 3 周后进行为宜。

（2）CT 血管成像（CTA）和 MR 血管成像（MRA）：CTA 和 MRA 是无创性的脑血管显影方法，但敏感性、准确性不如数字减影血管造影。主要用于动脉瘤患者的随访及急性期不能耐受数字减影血管造影检查的患者。

（3）其他：经颅超声多普勒（TCD）。

3.实验室检查

血常规、凝血功能、肝功能及免疫学检查有助于寻找出血的其他原因。

（六）治疗原则

制止继续出血，防止血管痉挛及复发，以降低病死率。

二、护理评估

（一）一般评估

1.生命体征

患者的血压、脉搏、呼吸、体温有无异常。

2.患者主诉

患者发病时间、方式，有无明显诱因，有无头晕、剧烈头痛、恶心、呕吐等症状出现。患者既往有无高血压，动脉粥样硬化，血液病和家族脑卒中病史。患者的平时生活方式和饮食情况，患者的性格特点。

3.相关记录

体重、身高、上臂围、皮肤、饮食等记录结果。

(二)身体评估

1.头颈部

患者意识是否清楚,睁眼运动是否正常。两侧瞳孔是否等大等圆、瞳孔对光反射是否灵敏,角膜反射是否正常。有无面色苍白、口唇发绀、皮肤湿冷、烦躁不安,是否存在吞咽困难和饮水呛咳,咽反射是否存在或消失,有无声音嘶哑或其他语言障碍。注意头颅有无局部肿块或压痛,头痛是否为爆炸样。有无头部活动受限、不自主活动及抬头无力。脑膜刺激征是否阳性,颈椎、脊柱、肌肉有无压痛。颈动脉听诊是否闻及血管杂音。

2.胸部

脊柱有无畸形,心脏及肺部听诊是否异常。

3.腹部

上腹部有无疼痛、饱胀,肠鸣音是否正常。有无大、小便失禁,并观察大小便的颜色、量和性质。

4.四肢

有无肢体活动障碍或感觉缺失,四肢肌力及肌张力等情况。

(三)心理-社会评估

了解患者及其家属对疾病的了解程度,经济状况,对患者的支持关心程度等。

(四)辅助检查结果评估

评估血液检查、影像学检查、脑血管影像学检查等结果。

(五)常用药物治疗效果的评估

对意识清醒者给予适量的止痛剂和镇静剂,如罗通定,苯巴比妥等,禁用吗啡以免抑制呼吸。患有高血压的蛛网膜下腔出血患者,可有一过性反应性血压升高,注意监测,必要时使用降压药,血压过低可导致脑组织灌注不足,过高则有再出血的危险,降血压控制在正常范围内。预防和缓解血管痉挛的药物,在静脉滴注过程中,应注意滴速,定时测血压及观察患者的意识状态。用20%甘露醇降低颅内压时,应按时给药,以保持颅内压的稳定性。

三、主要护理诊断/问题

(一)疼痛

头痛与脑水肿、颅内高压、血液刺激脑膜或继发出血有关。

(二)潜在并发症

(1)再出血:与病情变化有关。

(2)肺部感染:与长期卧床有关。

(三)焦虑

焦虑与担心疾病预后有关。

(四)生活自理缺陷

生活自理缺陷与医源性限制有关。

四、护理措施

(一)一般护理

绝对卧床休息,卧床时间应在4周以上,尽量减少搬动,减少人员探视,避免精神刺激,亲属探望过多,会引起情绪激动,身体劳累诱发再出血。

(二)严密观察病情变化

注意脑血管痉挛发生:脑血管痉挛是蛛网膜下腔出血的主要并发症,继发于出血后4～5天,这是出血后患者死亡和致残的主要原因。因此除观察体温、脉搏、呼吸、血压外,应特别观察瞳孔、头痛、呕吐和抽搐等情况的变化。

(三)保持呼吸道通畅预防肺部感染

保持呼吸道通畅,预防肺部感染并发症,对昏迷患者尤为重要,因为昏迷患者咳嗽及吞咽反射减弱或消失。口腔呼吸道分泌物及呕吐物误吸或坠积于肺部而发生肺部感染,此外也可引起窒息,患者应取侧卧位,头部略抬高稍后仰,吸痰时,吸痰管从鼻腔或口腔内插入,轻轻地吸出,避免损伤黏膜。

(四)保持大便通畅

患者因长期卧床,肠蠕动减少,或不习惯于床上排便,常常引起便秘,用力排便可使血压突然升高,再次出血。因此,应培养患者良好的生活习惯,多吃高维生素,粗纤维饮食,锻炼床上大小便能力,防止便秘及尿潴留,对便秘者可用开塞露,液状石蜡或缓泻剂昏迷者可留置导尿管。切忌灌肠,以免腹压突然增加,患者烦躁不安,加重出血。

(五)再出血的护理

蛛网膜下腔再出血是病情变化的重要因素,一般在病后2～3周发生,发生率及病死率均较高。如患者经治疗后出现剧烈头痛,意识障碍进行性加重,频繁呕吐,瞳孔不等大应高度怀疑再出血的发生。预防再出血要做到:①绝对卧床休息8周以上,饮食、大小便均不能下床;②保持大便通畅,排便时不能用力过猛;③避免情绪激动以免引起再出血。

(六)心理护理

护士要细心观察患者的心理反应,及时做好心理疏导工作,耐心安慰患者,向其介绍疾病的特点和病程转归,使他对疾病有正确的认识,取得合作,同时指导患者学会自我调节,保持情绪稳定,避免情绪激动和突然用力,对于合并肢体瘫痪患者,帮助其进行功能锻炼。

(七)健康教育

1.饮食指导

指导患者了解肥胖、吸烟、酗酒及饮食因素与脑血管病的关系,改变不合理的饮食习惯和饮食结构。选择低盐、低脂、充足蛋白质和丰富维生素的饮食,如多食谷类、鱼类、新鲜蔬菜水果,少吃糖类和甜食。限制钠盐和动物油的摄入及辛辣、油炸食物和暴饮暴食;注意粗细搭配,荤素搭配,戒烟限酒,控制食物热量,保持理想体重。

2.避免诱因

指导患者尽量避免使血压骤然升高的各种因素。如保持情绪稳定和心态平衡,避免过分喜悦、愤怒、焦虑、恐惧和悲伤等不良心理和惊吓等刺激;建立健康的生活方式,保证充足睡眠,适当运动,避免体力和脑力的过度劳累和突然用力过猛;养成定时排便的习惯,保持大便通畅,避免用力排便,戒烟酒。

3.检查指导

蛛网膜下腔出血患者一般在首次出血3周后进行数字减影血管造影检查,应告知脑血管造影的相关知识,指导患者积极配合,已明确病因,尽早手术,解除隐患或危险。

4.照顾者指导

家属应关心体贴患者,为其创造良好的修养环境,督促尽早检查和手术,发现再出血征象及时就诊。

5.就诊指标

患者出现意识障碍、肢体麻木、无力、头痛、头晕、视物模糊等症状及时就诊;定期门诊复查。

五、护理效果评估

(1)患者头痛得到减轻。

(2)患者没有出现再次出血或能及时发现再次出血并得到很好控制。

(3)患者心理得到很好的疏导,能很好配合治疗。

(4)患者无其他并发症发生。

(郑盼盼)

第六节 帕金森病

一、疾病概述

(一)概念和特点

帕金森病(Parkinson's disease,PD)又称震颤麻痹,是中老年常见的神经系统变性疾病,以静止性震颤、运动减少、肌强直和体位不稳为临床特征,主要病理改变是黑质多巴胺能神经元变性和路易小体形成。

(二)相关病理生理

黑质多巴胺能神经元通过黑质-纹状体通路将多巴胺输送到纹状体,参与基底节的运动调节。由于PD患者的黑质多巴胺能神经元显著变性丢失,黑质-纹状体多巴胺能通路变性,纹状体多巴胺递质浓度显著降低,出现临床症状时纹状体多巴胺浓度一般降低80%以上。多巴胺递质降低的程度与患者的症状严重程度相一致。

(三)病因与发病机制

本病的病因未明,发病机制复杂。目前认为PD非单因素引起,可能为多因素共同参与所致,可能与以下因素有关。

1.年龄老化

本病多见于中老年人,60岁以上人口的患病率高达1%,应用氟多巴显影的正电子发射断层扫描(PET)也显示多巴胺能神经元功能随年龄增长而降低,并与黑质细胞的死亡数成正比。

2.环境因素

流行病学调查显示,长期接触杀虫剂、除草剂或某些工业化学品等可能是PD发病的危险因素。

3.遗传因素

本病在一些家族中呈聚集现象,包括常染色体显性遗传或常染色体隐性遗传,细胞色素

$P450_2D_6$型基因可能是PD的易感基因之一。

高血压脑动脉硬化、脑炎、外伤、中毒、基底核附近肿瘤,以及吩噻嗪类药物等所产生的震颤、强直等症状,称为帕金森综合征。

(四)临床表现

常为60岁以后发病,男性稍多,起病缓慢,进行性发展。首发症状多为震颤,其次为步行障碍、肌强直和运动迟缓。

1.静止性震颤

静止性震颤多从一侧上肢开始,呈现有规律的拇指对掌和手指屈曲的不自主震颤。类似"搓丸"样动作。具有静止时明显震颤,动作时减轻,入睡后消失等特征,故称为静止性震颤;随病程进展,震颤可逐步涉及下颌、唇、面和四肢。少数患者无震颤,尤其是发病年龄在70岁以上者。

2.肌强直

肌强直多从一侧的上肢或下肢近端开始,逐渐蔓延至远端、对侧和全身的肌肉。肌强直与锥体束受损时的肌张力增高不同,后者被动运动关节时,阻力在开始时较明显,随后迅速减弱,呈所谓"折刀"现象,故称折刀样肌强直,多伴有腱反射亢进和病理反射。

3.运动迟缓

患者随意动作减少,减慢。多表现为开始的动作困难和缓慢,如行走时起动和终止均有困难。面肌强直使面部表情呆板,双眼凝视和瞬目动作减少,笑容出现和消失减慢,造成"面具脸"。手指精细动作很难完成,系裤带、鞋带等很难进行;有书写时字越写越小的倾向,称为写字过小症"。

4.姿势步态异常

早期走路拖步,迈步时身体前倾,行走时步距缩短,颈肌、躯干肌强直而使患者站立时呈特殊屈曲体姿,行走时上肢协同摆动的联合动作减少或消失;晚期由坐位、卧位起立困难。迈步后碎步、往前冲,越走越快,不能立刻停步,称为慌张步态。

(五)辅助检查

(1)一般检查无异常。

(2)头颅CT:头颅CT可显示脑部不同程度的脑萎缩表现。

(3)功能性脑影像:采用PET或SPECT检查有辅助诊断价值。

(4)基因检测:DNA印记技术、PCR、DNA序列分析等,在少数家族性PD患者中可能发现基因突变。

(5)生化检测:采用高效液相色谱可检测到脑脊液和尿中HVA含量降低。

(六)治疗原则

1.综合治疗

应采取综合治疗,包括药物治疗、手术治疗、康复治疗、心理治疗等,药物治疗是首选且主要的治疗手段。

2.用药原则

药物治疗应从小剂量开始,缓慢递增,以较小剂量达到较满意疗效。达到延缓疾病进展、控制症状,尽可能延长症状控制的年限,同时尽量减少药物的变态反应和并发症。

3.药物治疗

早期无须药物治疗,当疾病影响患者日常生活和工作能力时,适当的药物治疗可不同程度的减轻症状,并可因减少并发症而延长生命。以替代药物如复方左旋多巴、多巴受体激动剂等效果较好。

4.外科治疗

采用立体定向手术破坏丘脑腹外侧核后部可以控制对侧肢体震颤；破坏其前部则可制止对侧肌强直。采用 γ-刀治疗本病近期疗效较满意，远期疗效待观察。

5.康复治疗

进行肢体运动、语言、进食等训练和指导，可改善患者的生活质量，减少并发症。

6.干细胞治疗

干细胞治疗是正在探索中的一种较有前景的新疗法。

二、护理评估

(一)一般评估

1.生命体征

一般无特殊。

2.患者主诉

(1)症状：有无静止性震颤，类似“搓丸”样动作；折刀样肌强直及铅管样肌强直；面具脸；写字过小症及慌张步态。

(2)发病形式：何时发病，持续时间，症状的部位、范围、性质、严重程度等。

(3)既往检查、治疗经过及效果，是否有遵医嘱治疗。目前情况包括使用药物的名称、剂量、用法和有无变态反应。

3.相关记录

患者认知功能、日常生活能力、精神行为症状、年龄、性别、体重、体位、饮食、睡眠、皮肤、出入量、跌倒风险评估、吞咽功能障碍评定等记录结果。

(二)身体评估

1.头颈部

患者意识是否清楚，睁眼运动是否正常。两侧瞳孔是否等大、等圆、瞳孔对光反射是否灵敏；角膜反射是否正常。头颅大小、形状，注意有无头颅畸形。面部表情是否淡漠、颜色是否正常，有无畸形、面肌抽动、眼睑水肿、眼球突出、眼球震颤、巩膜黄染、结膜充血，额纹及鼻唇沟是否对称或变浅，鼓腮、示齿动作能否完成，伸舌是否居中，舌肌有无萎缩。有无吞咽困难、饮水呛咳，有无声音嘶哑或其他语言障碍。咽反射是否存在或消失。有无头部活动受限、不自主活动及抬头无力；颈动脉搏动是否对称。颈椎、脊柱、肌肉有无压痛。颈动脉听诊是否闻及血管杂音。

2.胸部

无特殊。

3.腹部

无特殊。

4.四肢

四肢有无震颤、肌阵挛等不自主运动，患者站立和行走时步态是否正常。肱二头肌反射、肱三头肌反射、桡反射、膝腱反射、跟腱反射是否阳性。

(三)心理-社会评估

1.疾病知识

患者对疾病的性质、过程、防治及预后知识的了解程度。

2.心理状况

了解疾病对其日常生活、学习和工作的影响,患者能否面对现实、适应角色转变,有无人格改变、反应迟钝、记忆力及计算力下降或丧失等精神症状。

3.社会支持系统

了解家庭的组成、经济状况、文化教育背景;家属对患者的关心、支持,以及对患者所患疾病的认识程度;了解患者的工作单位或医疗保险机构所能承担的帮助和支持情况;患者出院后的继续就医条件,居住地的社区保健资源或继续康复治疗的可能性。评估患者居住的环境舒适程度及其安全性;评估患者的决策能力,决定患者是否需要代理人;评估服药情况和护理评测需求,是否需要制定临终护理计划;确认患者的主要照料者,并对照料者的心理和生理健康也予以评价。

(四)辅助检查结果的评估

(1)常规检查:一般无特殊。

(2)头颅 CT:脑部有无脑萎缩表现。

(3)功能性脑影像、基因检测、生化检测有无异常。

(五)常用药物治疗效果的评估

1.应用抗胆碱能药物评估

(1)用药剂量、时间、方法的评估与记录。

(2)变态反应的评估:观察并询问患者有无头晕、视力模糊、口干、便秘、尿潴留、情绪不安、抽搐症状。

(3)精神症状的评估:有无出现幻觉等。

2.应用金刚烷胺药物评估

(1)用药剂量、时间、方法的评估与记录。

(2)变态反应的评估:有无神志模糊、下肢网状青斑、踝部水肿。

(3)精神症状的评估:有无出现幻觉等。

3.应用左旋多巴制剂评估

(1)用药剂量、时间、方法的评估与记录。

(2)有无"开、关"现象、异动症及剂末现象。

(3)有无胃肠道症状:初期可出现胃肠不适,表现为恶心、呕吐等。

三、主要护理诊断/问题

(一)躯体活动障碍

躯体活动障碍与黑质病变、锥体外系功能障碍所致震颤、肌强直、体位不稳、随意运动异常有关。

(二)长期自尊低下

长期自尊低下与震颤、流涎、面肌强直等身体形象改变和言语障碍、生活依赖他人有关。

(三)知识缺乏

缺乏本病相关知识与药物治疗知识。

(四)营养失调

低于机体需要量与吞咽困难、饮食减少和肌强直、震颤所致机体消耗量增加等有关。

(五)便秘

便秘与消化功能障碍或活动量减少等有关。

(六)语言沟通障碍

语言沟通障碍与咽喉部、面部肌肉强直，运动减少、减慢有关。

(七)无能性家庭应对

无能性家庭应对与疾病进行性加重，患者长期需要照顾、经济或人力困难有关。

(八)潜在并发症

外伤、压疮、感染。

四、护理措施

(一)生活护理

加强巡视，主动了解患者的需要，既要指导和鼓励患者自我护理，做自己力所能及的事情，又要协助患者洗漱、进食、淋浴、大小便料理和做好安全防护，增进患者的舒适，预防并发症。主要是个人卫生、皮肤护理、提供生活方便、采取有效沟通方式、保持大小便通畅。

(二)运动护理

告知患者运动锻炼的目的在于防止和推迟关节强直与肢体挛缩；与患者和家属共同制定切实可行的具体锻炼计划。

1.疾病早期

应指导患者维持和增加业余爱好，鼓励患者尽量参加有益的社交活动，坚持适当运动锻炼，注意保持身体和各关节的活动强度与最大活动范围。

2.疾病中期

告诉患者知难而退或简单的家人包办只会加速其功能衰退。平时注意做力所能及的家务，尽量做到自己的事情自己做。起步困难和步行时突然僵住不能动时，应思想放松，尽量跨大步伐；向前走时脚要抬高，双臂要摆动，目视前方，不要目视地面；转弯时，不要碎步移动，否则易失去平衡；护士或家人在协助患者行走时，不要强行拉着走；当患者感到脚粘在地上时，可告诉患者先向后退一步，再往前走，这样会比直接向前容易得多。

3.疾病晚期

应帮助患者采取舒适体位、被动活动关节、按摩四肢肌肉，注意动作轻柔，勿造成患者疼痛和骨折。

(三)安全护理

(1)对于上肢震颤未能控制、日常生活动作笨拙的患者，应谨防烧伤、烫伤等。为端碗持筷困难者准备带有大把手的餐具，选用不易打碎的不锈钢饭碗、水杯和汤勺，避免玻璃和陶瓷制品等。

(2)对有幻觉、错觉、欣快、抑郁、精神错乱、意识模糊或智能障碍的患者应特别强调专人陪护。护士应该认真查对患者是否按时服药，有无错服或误服，药物代为保管，每次送服到口；严格交接班制度，禁止患者自行使用锐利器械和危险品；智能障碍患者应安置在有严密监控区域，避免自伤、坠床、坠楼、走失、伤人等意外发生。

（四）心理护理

护士应细心观察患者的心理反应，鼓励患者表达并注意倾听他们的心理感受，与患者讨论身体健康状况改变所造成的影响、不利于应对的因素，及时给予正确的信息和引导，使其能够接受和适应自己目前的状态并能设法改善。鼓励患者尽量维持过去的兴趣与爱好，多与他人交往；指导家属关心体贴患者，为患者创造好的亲情氛围，减轻他们心理压力。告诉患者本病病程长、进展缓慢、治疗周期长，而疗效的好坏常与患者精神情绪有关，鼓励他们保持良好心态。

（五）用药指导

告知患者本病需要长期或终身服药治疗，让患者了解常用的药物种类、用法、服药注意事项、疗效及变态反应的观察和处理。告诉患者长期服药过程中可能会突然出现某些症状加重或疗效减退，让患者了解用药过程可能出现的"开-关现象""剂末现象"及应对方法。

（六）饮食指导

告知患者及家属导致营养低下的原因、饮食治疗的原则与目的，指导合理选择饮食和正确进食。给予高热量、高维生素、高纤维素、低盐、低脂适量优质蛋白的易消化饮食，并根据病情变化及时调整和补充各种营养素，戒烟、酒。

（七）健康教育

（1）对于被迫退休或失去工作的患者，应指导或协助其培养新的爱好。

（2）教会家属协助患者计划每天的益智活动及参与社会交往。

（3）就诊指标：症状加重或者出现精神症状及时就诊。

五、护理效果评价

（1）患者能够接受和适应目前的状态并能设法改善。

（2）患者积极参与康复锻炼，尽量能够坚持自我护理。

（3）患者坚持按时服药，无错服、误服及漏服。

（4）患者未发生跌倒或跌倒次数减少。

（5）患者及家属合理选择饮食和正确进食；进食水时不发生呛咳。

（6）患者大便能维持正常。

（7）患者及家属的焦虑症状减轻。

（郑盼盼）

第七节　阿尔茨海默病

一、疾病概述

阿尔茨海默病是发生于老年和老年前期，以进行性认知功能障碍和行为损害为特征的中枢神经系统退行性病变，是老年期痴呆的最常见类型，临床上表现为记忆障碍、失语、失用、认知障碍、视空间能力损害、抽象思维和计算力损害、人格和行为的改变等。

(一)病因

阿尔茨海默病可分为家族性和散发性,家族性阿尔茨海默病呈常染色体显性遗传,多于65岁前起病。

(二)临床表现

阿尔茨海默病通常是隐匿起病,病程为持续进行性,无缓解,停止进展的平稳期即使有,也极罕见。阿尔茨海默病的临床症状可分为两方面,即认知功能减退及其伴随的生活能力减退症状和非认知性神经精神症状。其病程演变大致可以分为轻、中、重3个阶段。

1.轻度

主要表现是记忆障碍。

2.中度

除记忆障碍继续加重外,可出现思维和判断力障碍、性格改变和情感障碍。患者的工作、学习及社会接触能力减退,特别是原已掌握的知识和技巧出现明显的衰退。

3.重度

除上述各项症状逐渐加重外,还有情感淡漠、哭笑无常、言语能力丧失,以致不能完成日常简单的生活事项,如穿衣、进食。终日无语而卧床,与外界(包括亲友)逐渐丧失接触能力。晚期并发全身系统疾病衰竭而死亡。

(三)治疗原则

查清原因、及时治疗、越早越好。做好生活护理可有效延长患者的生命,改善其生活质量。药物治疗以改善认知功能、控制精神症状为主,重度晚期患者应加强支持和对症治疗,可采取非药物治疗包括职业训练、音乐治疗和群体治疗等。

(四)护理要点

1.病情观察

评估患者认知能力、生活能力;观察有无并发症发生。

2.药物护理

按医嘱正确应用改善智能、营养脑神经药物,告知患者应用药物注意事项,观察药物变态反应。

3.安全护理

采取有效安全防措施,防止走失、跌倒、坠床、烫伤等意外。

二、健康教育

(一)住院期间健康教育

1.休息与运动

根据病情适当参加体力劳动或户外活动。生活不能自理者要专人看护,切勿让老人单独活动;对思维活跃的老年人,应改变话题,转移思维,使情绪平静。

2.饮食护理

多食鸡蛋、鱼、肉,可以增加血液中有助于记忆的神经递质;多食豆类、麦芽、牛奶、绿色蔬菜、坚果等有助于核糖核酸注入脑内提高记忆,保证足够热量。

3.用药指导

多奈哌齐不良反应为恶心、呕吐、腹泻、头晕、失眠、肌肉痉挛、疲乏等,要睡前服用。美金刚多数不良反应为短暂、轻微和一过性的幻觉瘙痒、皮疹、恶心、胃痛等，停药后可自行消退。氟西汀不良反应为恶心、意识混沌、头晕、头痛和疲倦。奥拉西坦不良反应较少，可有焦虑不安、皮肤。奥氮平变态反应为嗜睡和体重增加。

4.生活护理

生活护理：①不能自理的患者协助做好生活护理，包括饮食、穿衣、大小便、个人卫生等；②定时定量协助患者进食，保证营养供给；③餐后协助刷牙、漱口；④每周洗澡、洗头，及时更换衣服；⑤大小便失禁者，护理人员要掌握患者的排便规律，及时清理排泄物，并拭净肛周皮肤，保持局部干燥。

（二）出院健康教育

1.并发症的预防及护理

（1）压疮：每2小时翻身1次，保持床铺平整干燥；如已发生压疮，应根据分期及时清创、换药，避免感染，加强全身营养，促进愈合。

（2）泌尿系统感染：尿潴留者需留置导尿管，间断夹管，每2～3小时放尿1次，以训练膀胱功能；鼓励多饮水每天不少于2 000 mL，经常坐起活动锻炼，利于膀胱功能恢复，预防膀胱结石；注意尿色、尿量及性质。大便失禁者，要保持会阴部及肛周清洁。

（3）呼吸系统感染：经常叩背，鼓励并帮助患者咳痰；进食时注意观察患者的吞咽功能，防止误吸。

（4）失用性萎缩：每天至少2次，每次至少30分钟肢体被动主动活动，延缓肢体功能衰退。

2.遵医嘱服药

根据医嘱按时按量正确服药；要专人给予服用药物，以防误服。

3.做好安全管理

有专人看护，避免走失。可随身携带有姓名、年龄、诊断、家庭住址、家属联系方式的卡片或手腕带，以便于协助。

4.康复指导

（1）要预防老年人卧床不起。对老年性痴呆患者，家人易产生过度保护倾向，这是造成患者卧床不起的最大原因。患者一旦卧床不起，可出现许多并发症，这将会加重痴呆症状，加快缩短其寿命。因此，对早期痴呆患者，应该在家人看护和指导下，做一些力所能及的事情。

（2）对安排的活动做好提示，例如，在抽屉上标记好里面应装的东西，这样患者更有可能放对地方。

（3）要保持日常卫生习惯。对早期痴呆症患者要尽可能帮助其保持日常生活习惯和卫生习惯，如起居、穿衣、刷牙、洗脸等，即使做得不规范，也要尽可能让他自己去做，这也是防止疾病进一步发展所不可忽视的环节。

（4）提示患者远离危险，保持周围环境安全。

5.心理护理

调节老人情绪，寻求老人感兴趣的话题交谈，多给信息和语言刺激；对老人要关爱体贴，帮助患者树立战胜疾病信心，取得家属配合与支持。

6.复诊须知

出院3周后门诊复诊，不适随诊。

（郑盼盼）

第五章　心内科疾病护理

第一节　原发性高血压

原发性高血压是以血压升高为主要临床表现但原因不明的综合征，通常简称为高血压。高血压是导致充血性心力衰竭、卒中、冠心病、肾衰竭、夹层动脉瘤的发病率和病死率升高的主要危险性因素之一，严重影响人们的健康和生活质量，是最常见的疾病。因此，防治高血压非常必要。

一、血压分类和定义

目前，我国采用国际上统一的血压分类和标准，将 18 岁以上成人的血压按不同水平分类(表 5-1)，高血压定义为收缩压≥18.7 kPa(140 mmHg)和/或舒张压≥12.0 kPa(90 mmHg)，根据血压升高水平，又进一步将高血压分为 1、2、3 级。

表 5-1　血压的定义和分类(WHO/ISH)

类别	收缩压(mmHg)		舒张压(mmHg)
理想血压	<120	和	<80
正常血压	<130	和	<85
正常高值	130～139	或	85～89
高血压			
1 级(轻度)	140～159	或	90～99
亚组：临界高血压	140～149	或	90～94
2 级(中毒)	160～179	或	100～109
3 级(重度)	≥180	或	≥110
单纯收缩期高血压	≥140	和	<90
亚组：临界收缩期高血压	140～149	和	<90

注：当患者的收缩压和舒张压分属不同分类时，应当用较高的分类，1 mmHg=0.13 kPa 。

二、病因

(一)遗传

高血压具有明显的家族性，父母均为高血压者其子女患高血压的概率明显高于父母均无高血压者的概率。约60%高血压患者可询问到有高血压家族史。

(二)饮食

膳食中钠盐摄入量与人群血压水平和高血压病患病率呈正相关。摄盐越多,血压水平和患病率越高,钾摄入量与血压呈负相关,限制钠补充钾可使高血压患者血压降低。钾的降压作用可能是通过促进排钠而减少细胞外液容量。有研究表明膳食中钙不足可使血压升高。大量研究显示高蛋白质摄入、饮食中饱和脂肪酸或饱和脂肪酸/不饱和脂肪酸比值较高、饮酒量过多都属于升压因素。

(三)精神

城市脑力劳动者高血压患病率超过体力劳动者,从事精神紧张度高的职业者发生高血压的可能性较大,长期生活在噪声环境中听力敏感性减退者患高血压也较多。高血压患者经休息后往往症状和血压可获得一定改善。

(四)肥胖

超重或肥胖是血压升高的重要危险因素。一般采用体重指数(BMI),即体重(kg)/身高$(m)^2$(以20～24为正常范围)。血压与BMI呈显著正相关。肥胖的类型与高血压发生关系密切,向心性肥胖者容易发生高血压,表现为腰围往往大于臀围。

(五)其他

服用避孕药的女性容易出现血压升高。一般在终止服用避孕药后3～6个月血压常恢复正常。阻塞性睡眠呼吸暂停综合征是指睡眠期间反复发作性呼吸暂停,常伴有重度打鼾,患此病的患者常有高血压。

三、发病机制

原发性高血压的发病机制至今还没有一个完整统一的认识。目前认为高血压的发病机制集中在以下几个方面。

(一)交感神经系统活性亢进

已知反复的精神刺激与过度紧张可以引起高血压。长期处于应激状态如从事驾驶员、飞行员、等职业者高血压患病率明显增高。当大脑皮质兴奋与抑制过程失调时,交感神经和副交感神经之间的平衡失调,交感神经兴奋性增加,其末梢释放去甲肾上腺素、肾上腺素、多巴胺、血管升压素等儿茶酚胺类物质增多,从而引起阻力小动脉收缩增强使血压升高。

(二)肾素-血管紧张素-醛固酮系统(RAAS)激活经典的RAAS

肾小球旁细胞分泌的肾素,激活从肝脏产生的血管紧张素原转化为血管紧张素Ⅰ,然后再经肺循环中的血管紧张素转换酶(ACE)的作用转化为血管紧张素Ⅱ。血管紧张素Ⅱ作用于血管紧张素Ⅱ受体,有如下作用:①直接使小动脉平滑肌收缩,外周阻力增加;②刺激肾上腺皮质球状带,使醛固酮分泌增加,致使肾小管远端集合管的钠重吸收加强,导致水、钠潴留;③交感神经冲动发放增加使去甲肾上腺素分泌增加。以上作用均可使血压升高。近年来发现血管壁、心脏、脑、肾脏及肾上腺中也有RAAS的各种组成成分。局部RAAS各成分对心脏、血管平滑肌的作用,可能在高血压发生和发展中有更大影响,占有十分重要的地位。

(三)其他

细胞膜离子转运异常可使血管收缩反应性增强和平滑肌细胞增生与肥大,血管阻力增高;肾脏潴留过量摄入的钠盐,使体液容量增大,机体为避免心排血量增高使组织过度灌注,全身阻力小动脉收缩增强，导致外周血管阻力增高；胰岛素抵抗所致的高胰岛素血症可使电解质代谢发生障碍，还使血管对体内升压物质反应性增强，血液中儿茶酚胺水平增加，血管张力增高，从而使血压升高。

四、病理生理和病理解剖

高血压病的早期表现为全身细小动脉的间歇性痉挛，仅有主动脉壁轻度增厚，全身细小动脉和脏器无明显的器质性改变，患者多无明显症状。如病变持续，可导致许多脏器受累，最重要的是心、脑、肾组织的病变。

（一）心脏

心脏主要表现为左心室肥厚和扩大，病变晚期可导致心力衰竭。这种由高血压引起的心脏病称为高血压性心脏病。长期高血压还可引起冠状动脉粥样硬化。

（二）脑

由于脑细小动脉的长期硬化和痉挛，使动脉壁缺血、缺氧而通透性增高，容易形成微小动脉瘤，当血压突然升高时，微小动脉瘤破裂，从而发生脑出血。高血压可促使脑动脉发生粥样硬化，导致脑血栓形成。

（三）肾脏

细小动脉硬化引起的缺血使肾小球缺血、变性、坏死，继而纤维化及玻璃样变，并累及相应的肾小管，使之萎缩、消失，间质出现纤维化。因残存的肾单位越来越少，最终导致肾衰竭。

五、临床表现

（一）症状

大多数患者早期症状不明显，常见症状有头痛、头晕、耳鸣、眼花、乏力、心悸，还有的表现为失眠、健忘、注意力不集中、情绪易波动或发怒等。经常在体检或其他疾病就医检查时发现血压升高。血压升高常与情绪激动、精神紧张、体力活动有关，休息或去除诱因血压可下降。

（二）体征

血压受昼夜、气候、情绪、环境等因素影响波动较大。一般清晨起床活动后血压迅速升高，夜间血压较低；冬季血压较高，夏季血压较低；情绪不稳定时血压高；在医院或诊所血压明显增高，在家或医院外的环境中血压低。体检时可听到主动脉瓣区第二心音亢进、收缩期杂音，长期高血压时有心尖冲动明显增强，搏动范围扩大及心尖冲动左移体征，提示左心室增大。

（三）恶性或急进性高血压

表现为患者发病急骤，舒张压多持续在 17.3～18.7 kPa(130～140 mmHg)或更高。常有头痛、视力模糊或失明，视网膜可发生出血、渗出及视盘水肿，肾脏损害突出，持续蛋白尿、血尿及管型尿，病情进展迅速，如不及时治疗，易出现严重的脑、心、肾损害，发生脑血管意外、心力衰竭和尿毒症，最后多因尿毒症而死亡，但也可死于脑血管意外或心力衰竭。

六、并发症

（一）高血压危象

在情绪激动、精神紧张、过度劳累、寒冷等诱因作用下，小动脉发生强烈痉挛，血压突然急剧升高，收缩压可达 34.7 kPa(260 mmHg)、舒张压可达 16.0 kPa(120 mmHg)以上，影响重要脏器血液供应而出现危急症状。在高血压的早、中、晚期均可发生。患者出现头痛、恶心、呕吐、烦躁、心悸、出汗、视力模糊等征象，伴有椎-基底动脉、视网膜动脉、冠状动脉等累及的缺血表现。

(二)高血压脑病

高血压脑病发生在重症高血压患者，是指血压突然或短期内明显升高，由于过高的血压干扰了脑血管的自身调节机制，脑组织血流灌注过多造成脑水肿。出现中枢神经功能障碍征象。临床表现为弥漫性严重头痛、呕吐、烦躁、意识模糊、精神错乱、局灶性或全身抽搐，甚至昏迷。

(三)主动脉夹层

主动脉夹层指主动脉腔内的血液通过内膜的破口进入主动脉壁中层而形成的血肿，夹层分离突然发生时多数患者突感胸部疼痛，向胸前及背部放射，随夹层涉及范围而可以延至腹部、下肢及颈部。疼痛剧烈难以忍受，起病后即达高峰，呈刀割或撕裂样。突发剧烈的胸痛常误诊为急性心肌梗死。高血压是导致本病的重要因素。患者因剧痛而有休克外貌，焦虑不安、大汗淋漓、面色苍白、心率加速，从而使血压增高。

(四)其他

其他并发症可并发急性左心衰竭、急性冠脉综合征、脑出血、脑血栓形成、腔隙性脑梗死、慢性肾衰竭等。

七、辅助检查

(一)测量血压

定期测量血压是早期诊断高血压和评估严重程度的主要方法，采用经验证合格的水银柱或电子血压计，测量安静休息坐位时上臂肱动脉处血压，必要时还应测量平卧位和站立位血压。但须在未服用降压药物情况下的不同时间测量 3 次血压，才能确诊。对偶有血压超出正常值者，需定期重复测量后确诊。通常在医疗单位或家中随机测血压的方式不能可靠地反映血压的波动和在休息、日常活动状态下的情况。近年来，24 小时动态血压监测已逐渐应用于临床及高血压的防治工作上。一般监测的时间为 24 小时，测压时间间隔为 15～30 分钟，可较为客观和敏感地反映患者的实际血压水平，可了解血压的昼夜变化节律性和变异性，估计靶器官损害与预后，比随机测血压更为准确。动态血压监测的参考标准正常值：24 小时低于 17.3/10.7 kPa(130/80 mmHg)，白天低于 18.0/11.3 kPa(135/85 mmHg)，夜间低于 16.7/10.0 kPa(125/75 mmHg)。正常血压波动夜间 2～3 时处于血压最低，清晨迅速上升，上午 6～10 时和下午 4～8 时出现两个高峰，然后缓慢下降。高血压患者的动态血压曲线也类似，但波动幅度较正常血压时大。

(二)体格检查

除常规检查外还有身高、体重、双上肢血压、颈动脉及上下肢动脉搏动情况，颈部、腹部血管有无杂音，腹主动脉搏动，肾增大，眼底等的情况。

(三)尿液检查

通过肉眼观察尿的颜色、透明度、有无血尿；测比重、pH、糖和蛋白含量，并做镜下检验。尿比重降低(<1.010)提示肾小管浓缩功能障碍。正常尿液 pH 为 5～7，原发性醛固酮增多症尿呈酸性。

(四)血生化检查

空腹血糖、血钾、肌酐、尿素氮、尿酸、胆固醇、甘油三酯、低密度脂蛋白、高密度脂蛋白等。

(五)超声心动图

超声心动图能更为可靠地诊断左心室肥厚，测定计算所得的左心室重量指数(LVMI)，是一项反映左心室肥厚及其程度的较为准确的指标，与病理解剖的相关性和符合率好。超声心动图还可评价高血压患者的心功能，包括左心室射血分数、收缩功能、舒张功能。

(六)眼底检查

眼底检查可见血管迂曲，颜色苍白，反光增强，动脉变细，视网膜渗出、出血、视盘水肿等。眼底改变可反映高血压的严重程度，分为4级：Ⅰ级，动脉出现轻度硬化、狭窄、痉挛、变细；Ⅱ级，视网膜动脉中度硬化、狭窄，出现动脉交叉压迫，静脉阻塞；Ⅲ级，动脉中度以上狭窄伴局部收缩，视网膜有棉絮状渗出、出血和水肿；Ⅳ级，出血或渗出物伴视盘水肿。高血压眼底改变与病情的严重程度和预后密切相关。

(七)胸透或胸片、心电图检查

胸透或胸片、心电图检查对诊断高血压及评估预后都有帮助。

八、治疗

(一)目的

治疗目的是通过降压治疗使高血压患者的血压达标，以期最大限度地降低心脑血管发病和死亡的总危险。

(二)降压目标值

一般高血压人群降压目标值<18.7/12.0 kPa(140/90 mmHg)；高血压高危患者(糖尿病及肾病)降压目标值<17.3/10.7 kPa(130/80 mmHg)；老年收缩期性高血压的降压目标值：收缩压18.7～20.0 kPa(140～150 mmHg)，舒张压<12.0 kPa(90 mmHg)但不低于8.7～9.3 kPa(65～70 mmHg)，舒张压降得过低可能抵消收缩压下降得到的好处。

(三)非药物治疗

非药物治疗主要是改善生活方式，改善生活方式对降低血压和心脑血管危险的作用已得到广泛认可，所有患者都应采用，这些措施包括以下几点。

1.戒烟

吸烟所致的危害是使高血压并发症如心肌梗死、脑卒中和猝死的危险性显著增加，加重脂质代谢紊乱，降低胰岛素敏感性，降低内皮细胞依赖性血管扩张效应，并降低或抵消降压治疗的疗效。戒烟对心脑血管的良好益处，任何年龄组均可显示。

2.减轻体重

超重10%以上的高血压患者体重减少5 kg，血压便有明显降低，体重减轻也可增加降压药物疗效，对改善糖尿病、胰岛素抵抗、高脂血症和左心室肥厚等均有益。

3.减少过多的乙醇摄入

戒酒和减少饮酒可使血压显著降低，适量饮酒仍有明显加压反应者应戒酒。

4.适当运动

适当运动有利于改善胰岛素抵抗和减轻体重、提高心血管调节能力、稳定血压水平。较好的运动方式是低或中等强度的运动，可根据年龄及身体状况选择，中老年高血压患者可选择步行、慢跑、上楼梯、骑车等，一般每周3～5次，每次30～60分钟。运动强度可采用心率监测法，运动时心率不应超过最大心率(180或170次/分)的60%～85%。

5.减少钠盐的摄入量、补充钙和钾盐

膳食中约大部分钠盐来自烹调用盐和各种腌制品，所以应减少烹调用盐及腌制品的食用，每人每天食盐量摄入应少于 2.4 g(相当于氯化钠 6 g)。通过食用含钾丰富的水果(如香蕉、橘子)和蔬菜(如油菜、香菇、大枣等)，增加钾的摄入。喝牛奶补充钙的摄入。

6.多食含维生素丰富的食物

多吃水果和蔬菜，减少食物中饱和脂肪酸的含量和脂肪总量。

7.减轻精神压力，保持心理平衡

长期精神压力和情绪忧郁是降压治疗效果欠佳的重要原因，也可导致高血压。应对患者做耐心的劝导和心理疏导，鼓励其参加社交活动、户外活动等。

(四)降压药物治疗对象

高血压 2 级或以上患者[≥21.3/13.3 kPa(160/100 mmHg)]；高血压合并糖尿病、心、脑、肾靶器官损害患者；血压持续升高 6 个月以上，改善生活方式后血压仍未获得有效控制者。从心血管危险分层的角度，高危和极高危患者应立即开始使用降压药物强化治疗。中危患者和低危患者则先继续监测血压和其他危险因素，之后再根据血压状况决定是否开始药物治疗。

(五)降压药物治疗

1.降压药物分类

现有的降压药种类很多，目前常用降压药物可归纳为以下几大类(表 5-2)：利尿剂、β 受体阻滞剂、钙通道阻滞剂、血管紧张素转换酶抑制剂、血管紧张素Ⅱ受体阻滞剂、α 受体阻滞剂。

表 5-2　常用降压药物名称、剂量及用法

药物种类	药名	剂量	用法(每天)
利尿剂	氢氯噻嗪	12.5～25.0 mg	1～3 次
	呋塞米	20 mg	1～2 次
	螺内酯	20 mg	1～3 次
β 受体阻滞剂	美托洛尔	12.5～50.0 mg	2 次
	阿替洛尔	12.5～25.0 mg	1～2 次
钙通道阻滞剂	硝苯地平控释片	30 mg	1 次
	地尔硫䓬缓释片	90～180 mg	1 次
血管紧张素转换酶抑制剂	卡托普利	25～50 mg	2～3 次
	依那普利	5～10 mg	1～2 次
血管紧张素Ⅱ受体阻滞剂	缬沙坦	80～160 mg	1 次
	伊贝沙坦	150 mg	1 次
α 受体阻滞剂	哌唑嗪	0.5～3.0 mg	2～3 次
	特拉唑嗪	1～8 mg	1 次

2.联合用药

临床实际使用降压药时，由于患者心血管危险因素状况、并发症、靶器官损害、降压疗效、药物费用及不良反应等，都可能影响降压药的具体选择。任何药物在长期治疗中均难以完全避免其不良反应，联合用药可使不同的药物互相取长补短，有可能减轻或抵消某些不良反应。联合用药可减少单一药物剂量，提高患者的耐受性和依从性。现在认为，2 级高血压[≥21.3/13.3 kPa

(160/100 mmHg)]患者在开始时就可以采用两种降压药物联合治疗，有利于血压在相对较短的时间内达到目标值。比较合理的两种降压药联合治疗方案是利尿药与β受体阻滞剂；利尿药与血管紧张素转化酶抑制剂(ACEI)或血管紧张素受体拮抗剂(ARB)；二氢吡啶类钙通道阻滞剂与β受体阻滞剂；钙通道阻滞剂与 ACEI 或 ARB，α 阻滞剂和β阻滞剂。必要时也可用其他组合，包括中枢作用药如 α_2 受体激动剂、咪哒唑啉受体调节剂，以及 ACEI 与 ARB；国内研制了多种复方制剂，如复方降压片、降压 0 号等，以当时常用的利舍平、双肼屈嗪、氢氯噻嗪为主要成分，因其有一定降压效果，服药方便且价格低廉而广泛使用。

(六)高血压急症的治疗

高血压急症是指短时期内血压重度升高，收缩压＞26.7 kPa(200 mmHg)和/或舒张压＞17.3 kPa(130 mmHg)，伴有重要器官组织如大动脉、心脏、脑、肾脏、眼底的严重功能障碍或不可逆性损害。需要做紧急处理。

1.迅速降压

(1)硝普钠：同时直接扩张动脉和静脉，降低前、后负荷。开始时以 50 mg/500 mL 浓度每分钟 10～25 μg 速率静脉滴注，即刻发挥降压作用。使用硝普钠必须密切观察血压，避光静脉滴注，根据血压水平仔细调节滴注速度，硝普钠可用于各种高血压急症。一般使用不超过 7 天，长期或大剂量使用应注意可能发生氰化物中毒。

(2)硝酸甘油：选择性扩张冠状动脉与大动脉和扩张静脉。开始时以每分钟 5～10 μg 速度静脉滴注，然后根据血压情况增加滴注速度至每分钟 20～50 μg。降压起效快，停药后作用消失也快。硝酸甘油主要用于急性冠脉综合征或急性心力衰竭时的高血压急症。不良反应有头痛、心动过速、面部潮红等。

(3)地尔硫䓬：非二氢吡啶类钙通道阻滞剂，降压同时具有控制快速性室上性心律失常和改善冠状动脉血流量作用。配制成 50～60 mg/500 mL 浓度，以每小时 5～15 mg 速度静脉滴注，根据血压变化调整静脉输液速度。地尔硫䓬主要用于急性冠脉综合征、高血压危象。不良反应有面部潮红、头痛等。

(4)酚妥拉明：配制成 10～30 mg/500 mL 浓度缓慢静脉滴注，主要用于嗜铬细胞瘤高血压危象。

(5)其他药物：对血压显著增高，但症状不严重者，可舌下含用硝苯地平 10 mg，或口服卡托普利 12.5～25.0 mg，哌唑嗪 1～2 mg 等。降压不宜过快过低。血压控制后，需口服降压药物，或继续注射降压药物以维持疗效。

2.制止抽搐

可用地西泮 10～20 mg 静脉注射，苯巴比妥 0.1～0.2 g 肌内注射。也可给予 25%硫酸镁溶液 10 mL 深部肌内注射，或以 5%葡萄糖溶液 20 mL 稀释后缓慢静脉注射。

3.脱水、排钠、降低颅内压

(1)呋塞米 20～40 mg 或依他尼酸钠 25～50 mg，加入 50%葡萄糖溶液 20～40 mL 中，静脉注射。

(2)20%甘露醇或 25%山梨醇静脉快速滴注，半小时内滴完。

4.其他并发症的治疗

对主动脉夹层分离，应采取积极的降压治疗，诊断确定后，宜施行外科手术治疗。

九、护理

(一)一般护理

1.休息

早期高血压患者可参加工作,但不要过度疲劳,坚持适当的锻炼,如骑自行车、跑步、做体操及打太极拳等。要有充足的睡眠,保持心情舒畅,避免精神紧张和情绪激动,消除恐惧、焦虑、悲观等不良情绪。晚期血压持续增高,伴有心、肾、脑病时应卧床休息。关心体贴患者,使其精神愉快,鼓励患者树立战胜疾病的信心。

2.饮食

饮食方面应给低盐、低脂肪、低热量的食物,以减轻体重。因为摄入总热量太大超过消耗量,多余的热量转化为脂肪,身体就会发胖,体重增加,提高血液循环的要求,必定提高血压。鼓励患者多食水果、蔬菜、戒烟、控制饮酒、咖啡、浓茶等刺激性饮料。少吃胆固醇含量多的食物,对服用排钾利尿剂的患者应注意补充含钾高的食物如蘑菇、香蕉、橘子等。肥胖者应限制热能摄入,控制体重在理想范围之内。

3.病房环境

病房环境应整洁、安静、舒适、安全。

(二)对症护理及病情观察护理

1.剧烈头痛

当出现剧烈头痛伴恶心、呕吐时,常为血压突然升高、高血压脑病,应立即让患者卧床休息,并测量血压及脉搏、心率、心律,积极协助医师采取降压措施。

2.呼吸困难、发绀

呼吸困难、发绀是高血压引起的左心衰竭所致,应立即给予舒适的半卧位,及时给予氧气吸入。按医嘱应用洋地黄治疗。

3.心悸

严密观察脉搏、心率、心律变化并做记录。安静休息,严禁下床,并安慰患者消除紧张情绪。

4.水肿

晚期高血压伴心肾衰竭时可出现水肿。护理中注意严格记录出入量,限制钠盐和水分摄入。严格卧床休息,注意皮肤护理,严防压疮发生。

5.昏迷、瘫痪

昏迷、瘫痪是晚期高血压引起脑血管意外所引起。应注意安全护理,防止患者坠床、窒息、肢体烫伤等。

6.病情观察护理

对血压持续增高的患者,应每天测量血压 2～3 次,并做好记录,必要时测立、坐、卧位血压,掌握血压变化规律。如血压波动过大,要警惕脑出血的发生。如在血压急剧增高的同时,出现头痛、视物模糊、恶心、呕吐、抽搐等症状,应考虑高血压脑病的发生。如出现端坐呼吸、喘憋、发绀、咳粉红色泡沫痰等,应考虑急性左心衰竭的发生。出现上述各种表现时均应立即送医院进行紧急救治。另外,在变换体位时也应动作缓慢,以免发生意外。有些降压药可引起水、钠潴留。因此,需每天测体重,准确记录出入量,观察水肿情况,注意保持出入量的平衡。

（三）用药观察与护理

1.用药原则

终身用药，缓慢降压，从小剂量开始逐步增加剂量，即使血压降至理想水平后，也应服用维持量，老年患者服药期间改变体位要缓慢，以免发生意外，合理联合用药。

2.药物不良反应观察

使用噻嗪类和襻利尿剂时应注意血钾、血钠的变化；用β受体阻滞剂应注意其抑制心肌收缩力、心动过缓、房室传导时间延长、支气管痉挛、低血糖、血脂升高的不良反应；钙通道阻滞剂硝苯地平的不良反应有头痛、面红、下肢水肿、心动过速；血管紧张素转换酶抑制剂的不良反应有头晕、乏力、咳嗽、肾功能损害。

（四）心理护理

患者多表现有易激动、焦虑及抑郁等心理特点，而精神紧张、情绪激动、不良刺激等因素均与高血压密切相关。因此，对待患者应耐心、亲切、和蔼、周到。根据患者特点，有针对性地进行心理疏导。同时，让患者了解控制血压的重要性，帮助患者训练自我控制的能力，参与自身治疗护理方案的制定和实施，指导患者坚持长期的饮食、药物、运动治疗，将血压控制在接近正常的水平，以减少对靶器官的进一步损害，定期复查。

十、出院指导

（一）饮食调节指导

强调高血压患者要以低盐、低脂肪、低热量、低胆固醇饮食为宜；少吃或不吃含饱和脂肪的动物脂肪，多食含维生素的食物，多摄入富含钾、钙的食物，食盐量应控制在3～5 g/d，严重高血压病患者的食盐量控制在1～2 g/d。饮食要定量、均衡、不暴饮暴食；同时适当地减轻体重，有利于降压。戒烟和控制酒量。

（二）休息和锻炼指导

高血压患者的休息和活动应根据患者的体质、病情适当调节，病重体弱者，应以休息为主。随着病情好转，血压稳定，每天适当从事一些工作、学习、劳动将有益身心健康；还可以增加一些适宜的体能锻炼，如散步、慢跑、打太极拳、体操等有氧活动。患者应在运动前了解自己的身体状况，以此来决定自己的运动种类、强度、频度和持续时间。注意规律生活，保证充足的休息和睡眠，对于睡眠差、易醒、早醒者，可在睡前饮热牛奶200 mL，或用40～50 ℃温水泡足30分钟，或选择自己喜爱的放松精神情绪的音乐协助入睡。总之，要注意劳逸结合，养成良好的生活习惯。

（三）心理健康指导

高血压病的发病机制是除躯体因素外，心理因素占主导地位，强烈的焦虑、紧张、愤怒及压抑常为高血压病的诱发因素，因此教会患者自我调节和自我控制能力是关键。护士要鼓励患者保持豁达、开朗愉快的心境和稳定的情绪，培养广泛的爱好和兴趣。同时指导家属为患者创造良好的生活氛围，避免引起患者情绪紧张、激动和悲哀等不良刺激。

（四）血压监测指导

建议患者自行购买血压计，随时监测血压。指导患者和家属正确测量血压的方法，监测血压、做好记录，复诊时对医师加减药物剂量会有很好的参考依据。

（五）用药指导

由于高血压是一种慢性病，需要长期的、终身的服药治疗，而这种治疗要患者自己或家属配合进行，所以患者及家属要了解服用的药物种类及用药剂量、用药方法、药物的不良反应、服用药物的最佳时间，以便发挥药物的最佳效果和减少不良反应。出现不良反应，要及时报告主诊医师，以便调整药物及采取必要的处理措施。切不可血压降下来就停药，血压上升又服药，血压反复波动，对健康极为不利。由于这类患者大多是年纪较大，容易遗忘服药，可建议患者在家中醒目之处做标记，以起到提示作用。对血压显著增高多年的患者，血压不宜下降过快，因为患者往往不能适应，并可导致心、脑、肾血液的供应不足而引起脑血管意外，如使用可引起明显直立性低血压药物时，应向患者说明平卧起立或坐位起立时，动作要缓慢，以免血压突然下降，出现晕厥而发生意外。

(六)按时就医

服完药出现血压升高或过低；血压波动大；出现眼花、头晕、恶心、呕吐、视物不清、偏瘫、失语、意识障碍、呼吸困难、肢体乏力等情况时立即到医院就医。如病情危重，可求助 120 急救中心。

(王思滢)

第二节　继发性高血压

继发性高血压是病因明确的高血压，当查出病因并有效去除或控制病因后，作为继发症状的高血压可被治愈或明显缓解。其在高血压人群中占 5%～10%。临床常见病因为肾性、内分泌性、主动脉缩窄、阻塞性睡眠呼吸暂停低通气综合征及药物性等，由于精神心理问题而引发的高血压也时常可以见到。提高对继发性高血压的认识，及时明确病因并积极针对病因治疗将会大大降低因高血压及并发症造成的高致死及致残率。

一、肾性高血压

(一)肾实质性

肾实质性疾病是继发性高血压常见的病因，占 2%～5%。由于慢性肾小球肾炎已不太常见，高血压性肾硬化和糖尿病肾病已成为慢性肾病中最常见的原因。病因为原发或继发性肾脏实质病变，是最常见的继发性高血压之一。常见的肾脏实质性疾病包括急性肾小球肾炎、慢性肾小球肾炎、多囊肾、慢性肾小管-间质病变、痛风性肾病、糖尿病肾病及狼疮性肾炎等；也少见于遗传性肾脏疾病(Liddle 综合征)、肾脏肿瘤等。

临床有时鉴别肾实质性高血压与高血压引起的肾脏损害较为困难。一般情况下，前者肾脏病变的发生常先于高血压或与其同时出现，血压水平较高且较难控制、易进展为恶性高血压，蛋白尿/血尿发生早、程度重、肾脏功能受损明显。常用的实验室检查包括血、尿常规，血电解质、肌酐、尿酸、血糖、血脂的测定，24 小时尿蛋白定量或尿清蛋白/肌酐比值、12 小时尿沉渣检查，肾脏 B 超(了解肾脏大小、形态及有无肿瘤，如发现肾脏体积及形态异常，或发现肿物，则需进一步做肾脏 CT/MRI 以确诊并查病因；必要时应在有条件的医院行肾脏穿刺及病理学检查，这是诊断肾实质性疾病的金标准)。

肾实质性高血压应低盐饮食(每天＜6 g)；大量蛋白尿及肾功能不全者，宜选择摄入高生物效价蛋白；在针对原发病进行有效的治疗同时，积极控制血压在<18.7/12.0 kPa(140/90 mmHg)，有蛋白尿的患者应首选 ACEI 或 ARB 作为降压药物，必要时联合其他药物。透析及肾移植用于终末期肾病。

(二)肾血管性

肾血管性高血压是继发性高血压最常见的病因。引起肾动脉狭窄的主要原因包括动脉粥样硬化(90%)，主要是出现了其他系统性动脉硬化相关临床症状的老年患者；肌纤维发育不良(不到 10%)，主要是健康状况较好的年轻女性，常有吸烟史；还有比较少见的多发性大动脉炎。单侧肾动脉狭窄时，患侧肾分泌肾素，激活 RAAS，导致水、钠潴留。另外，健侧肾高灌注，产生压力性利尿，进一步导致 RAAS 激活，形成肾素依赖性高血压的恶性循环。双侧肾动脉狭窄时，同样存在 RAAS 激活，但无压力性利尿，因而血容量扩张使得肾素分泌抑制，因此产生容量依赖性高血压。当血容量减少时，容量依赖性高血压可再转变为肾素依赖性高血压，比如使用利尿剂治疗后容量减少，肾素再次分泌增多，可导致利尿剂抵抗性高血压。

以下临床证据有助于肾血管性高血压的诊断：所有需要住院治疗的急性高血压；反复发作的“瞬时”肺水肿；腹部或肋脊角处闻及血管杂音；血压长期控制良好的高血压患者病情在近期加重；年轻患者或 50 岁以后出现的恶性高血压；不明原因低钾血症；使用 ACEI 或 ARB 类药物后产生的急进性肾衰竭；左右肾脏大小不等；全身性动脉粥样硬化疾病。

彩色多普勒超声检查是一种无创检查，为诊断肾动脉狭窄的首选方法。造影剂增强性计算机断层 X 线照相术及磁共振血管造影也常用于肾动脉狭窄的检查。肌纤维发育异常产生的肾动脉狭窄往往会在肾动脉中部形成一个“串珠样”改变；而动脉硬化导致的肾动脉狭窄其病变一般在动脉近端，且不连续。侵入性肾血管造影是肾动脉狭窄诊断的金标准。

治疗方法包括药物治疗、介入治疗和手术治疗，应根据病因来选择。肌纤维发育不良性肾动脉狭窄常选用球囊血管成形术(PTCA)，总体来说预后较好。对于动脉硬化性肾动脉狭窄来说，控制血压及相关动脉硬化危险因素是首选治疗手段，推荐 ACEI 或 ARB 作为首选，但双侧肾动脉狭窄，肾功能已受损或非狭窄侧肾功能较差者禁用，此外 CCB、β 受体阻滞剂及噻嗪类利尿剂等也能用于治疗。目前，进行球囊血管成形术的指征仅包括真性药物抵抗性高血压及进行性肾衰竭(缺血性肾病)。大多数动脉硬化造成的肾血管损伤并不会导致高血压或进行性肾衰竭，而肾脏血运重建(球囊血管成形术或支架术)对于多数患者来说并无益处，反而存在一些潜在的并发症风险。

二、内分泌性高血压

内分泌组织增生或肿瘤所致的多种内分泌疾病，由于其相应激素如醛固酮、儿茶酚胺及皮质醇等分泌过度增多，导致机体血流动力学改变而使血压升高。这种由内分泌激素分泌增多而致的高血压称为内分泌性高血压，也是较常见的继发性高血压，如能切除肿瘤，去除病因，高血压可被治愈或缓解。

(一)原发性醛固酮增多症

原发性醛固酮增多症通常简称原醛症，是由于肾上腺自主分泌过多醛固酮，而导致水、钠潴留、高血压、低血钾和血浆肾素活性受抑制的临床综合征，常见原因是肾上腺腺瘤、单侧或双侧肾上腺增生，少见原因为腺癌和糖皮质激素可调节性醛固酮增多症。近年的报道显示该病在高血压中占 5%～15%，在难治性高血压中接近 20%。

诊断原发性醛固酮增多症的步骤分 3 步：①筛查；②盐负荷试验；③肾上腺静脉取血。筛查包括测量血浆肾素和醛固酮水平。尽管用醛固酮/肾素比率测定法来筛选所有高血压患者的前景乐观，但这种方法的应用还是有很多局限性，比率升高完全可能仅由低肾素引起。阳性结果应该基于血浆醛固酮水平升高（>15 ng/dL）和被抑制的低肾素水平。因此，筛查仅被推荐用于以下高度可能患有原发性醛固酮增多症的高血压患者：一是没有原因的难以解释的低血钾；二是由利尿剂引发的严重的低钾血症，但对保钾药有抵抗；三是有原发性醛固酮增多症的家族史；四是对合适的治疗有抵抗，而这种抵抗又难以解释；五是高血压患者中偶然发现的肾上腺腺瘤。

如果需检测血浆醛固酮和肾素水平的话，无论是口服还是静脉都应进行盐抑制试验以明确自主性醛固酮增多症。如果存在，则应行肾上腺静脉取样，区分单侧性的腺瘤和双侧增生，并确定需经腹腔镜手术切除的腺体。CT 或 MRI 影像学可以帮助鉴别肾上腺腺瘤和双侧肾上腺增生症。

一旦诊断原发性醛固酮增多症并确立病理类型，治疗方法的选择就相当明确：单发腺瘤应通过腹腔镜行肿瘤切除术；双侧肾上腺增生的患者可予以醛固酮受体拮抗剂治疗，螺内酯或依普利酮，必要时还可给予噻嗪类利尿剂和其他降压药。腺瘤切除后，约有半数患者血压会恢复正常，而另一些尽管有所改善但仍是高血压状态，这可能与原来就存在的原发性高血压或长期继发性高血压损害引起的肾脏有关。

（二）皮质醇增多症

皮质醇增多症又称库欣综合征，是由于多种病因引起肾上腺皮质长期分泌过量皮质醇所产生的一组症候群。80%的皮质醇增多症患者均有高血压，如不治疗，可引起左心室肥厚和充血性心力衰竭等，其存在时间越长，即使病因去除后血压恢复正常的可能性也越小。皮质醇增多症按照病因可分为以下 3 类。

1.内源性皮质醇增多症

（1）促肾上腺皮质激素（ACTH）依赖性皮质醇增多症：垂体性皮质醇增多症（库欣病）、异位 ACTH 综合征、异位促皮质素释放激素（CRH）综合征。

（2）ACTH 非依赖性皮质醇增多症：肾上腺皮质腺瘤、肾上腺皮质腺癌、ACTH 非依赖性大结节增生、原发性色素结节性肾上腺病。

2.外源性皮质醇增多症

（1）假皮质醇增多症：大量饮酒、抑郁症、肥胖症。

（2）药物源性皮质醇增多症

推荐对以下人群进行皮质醇增多症的筛查：①年轻患者出现骨质疏松、高血压等与年龄不相称的临床表现；②具有皮质醇增多症的临床表现，且进行性加重，特别是有典型的症状如肌病、多血质、紫纹、瘀斑和皮肤变薄的患者；③体重增加而身高百分位下降，生长停滞的肥胖儿童；④肾上腺意外瘤患者。如果临床特点符合，则通过测定 24 小时尿游离皮质醇或血清皮质醇昼夜节律检测进行筛查。当初步检测结果异常时，则应行小剂量地塞米松抑制实验进行确诊。当存在有异常筛查结果时，多数学者建议行另一项额外的大剂量地塞米松抑制实验，即每 6 小时口服 2 mg地塞米松共服 2 天，然后测定尿液中游离皮质醇和血浆皮质醇水平。如果皮质醇增多症是由垂体 ACTH 过度分泌所致双侧肾上腺增生，那么尿游离皮质醇与对照组 2.0 mg 剂量相对比将被抑制到 50%以下，而异位 ACTH 综合征对此负反馈机制不敏感。血浆 ACTH 测定有助于区分 ACTH 依赖性和 ACTH 非依赖性皮质醇增多症。肾上腺影像学包括 B 超、CT、MRI 检查。推荐首选双侧肾上腺 CT 薄层(2～3 mm)增强扫描。对促皮质激素释放激素的反应及下颞骨岩下窦取样可用来确定皮质醇增多症的垂体病因。治疗主要采用手术、放疗及药物治疗基础疾病,降压治疗可采用利尿剂或与其他降压药物联用。

(三)嗜铬细胞瘤

嗜铬细胞瘤是一种少见的由肾上腺嗜铬细胞组成的分泌儿茶酚胺的肿瘤,副神经节瘤是更加罕见的发生于交感神经和迷走神经神经节细胞的一种肾上腺外肿瘤。在临床上,嗜铬细胞瘤泛指分泌儿茶酚胺的肿瘤,包括肾上腺嗜铬细胞瘤和功能性的肾上腺外的副神经节瘤。嗜铬细胞瘤大部分是良性肿瘤。嗜铬细胞瘤可发生在所有年龄段,主要沿交感神经链分布,较少发生在迷走区域。约 15%的嗜铬细胞瘤是肾上腺外的,即副神经节瘤。

剧烈的血压波动及发作性的临床症状,常提示嗜铬细胞瘤的可能。然而在 50%的患者中,高血压可能是持续性的。高血压可能合并头痛、出汗、心悸等症状。在以分泌肾上腺素为主的嗜铬细胞瘤患者中,由于血容量的下降和交感反射减弱易发生直立性低血压。如果在弯腰、运动、腹部触诊、吸烟或深吸气时引起血压反复骤升并在数分钟内骤降,应高度怀疑嗜铬细胞瘤。在发作期间可测定血或尿儿茶酚胺或血、尿间羟肾上腺素类似物,主要包括血浆甲氧基肾上腺素、血浆甲氧基去甲肾上腺素和尿甲氧基肾上腺素、尿甲氧基去甲肾上腺素。应用 CT 或 MRI 进行肿瘤定位。

嗜铬细胞瘤多数为良性肿瘤,约 10%的嗜铬细胞瘤为恶性。手术切除效果较好,手术前应使用 α 受体阻滞剂,手术后血压多能恢复正常。手术前或恶性病变已多处转移无法手术者,可选用 α 和 β 受体阻滞剂联合治疗。

三、主动脉缩窄

主动脉缩窄多数为先天性,少数由多发性大动脉炎所致。先天性主动脉缩窄可发生在胸主动脉或腹主动脉,常起源于左锁骨下动脉起始段远端或动脉导管韧带的远端。主动脉缩窄的典型特征有上臂高血压、股动脉搏动微弱或消失、背部有响亮杂音。二维超声可检测到病变,诊断需依靠主动脉造影。治疗主要为介入扩张支架植入或血管手术。病变纠正后患者可能仍然有高血压,应该仔细监测并治疗。

四、妊娠期高血压疾病

妊娠合并高血压的患病率占孕妇的 5%～10%,妊娠合并高血压分为慢性高血压、妊娠期高血压和先兆子痫/子痫 3 类:慢性高血压指的是妊娠前即证实存在或在妊娠的前 20 周即出现的高血压;妊娠期高血压为妊娠 20 周以后发生的高血压,不伴有明显蛋白尿,妊娠结束后血压可以恢复正常;先兆子痫定义为发生在妊娠 20 周后首次出现高血压和蛋白尿,常伴有水肿与高尿酸血症,可分为轻、重度,如出现抽搐可诊断为子痫。对于妊娠高血压,非药物措施(限盐、富钾饮食、适当活动、情绪放松)是安全有效的,应作为药物治疗的基础。由于所有降压药物对胎儿的安全性均缺乏严格的临床验证,而且动物试验中发现一些药物具有致畸作用,因此,药物选择和应用受到限制。妊娠期间的降压用药不宜过于积极,治疗的主要目的是保证母子安全和妊娠的顺利进行。必要时谨慎使用降压药,常用的静脉降压药物有甲基多巴、拉贝洛尔和硫酸镁等;口服药物包括 β 受体阻滞剂或钙通道阻滞剂。妊娠期间禁用 ACEI 或 ARB。

五、护理措施

（一）一般护理

1.休息

早期高血压患者可参加工作，但不要过度疲劳，坚持适当的锻炼，如骑自行车、跑步、做体操及打太极拳等。要有充足的睡眠，保持心情舒畅，避免精神紧张和情绪激动，消除恐惧、焦虑、悲观等不良情绪。晚期血压持续增高，伴有心、肾、脑病时应卧床休息。关心体贴患者，使其精神愉快，鼓励患者树立战胜疾病的信心。

2.饮食

应给低盐、低脂肪、低热量饮食，以减轻体重。因为摄入总热量太大超过消耗量，多余的热量转化为脂肪，身体就会发胖，体重增加，提高血液循环的要求，必定提高血压，鼓励患者多食水果、蔬菜，戒烟，控制饮酒、咖啡、浓茶等刺激性饮料。少吃胆固醇含量多的食物，对服用排钾利尿剂的患者应注意补充含钾高的食物如蘑菇、香蕉、橘子等。肥胖者应限制热能摄入，控制体重在理想范围之内。

3.病室环境

病室环境应整洁、安静、舒适、安全。

（二）对症护理及病情观察护理

1.剧烈头痛

当患者出现剧烈头痛伴恶心、呕吐症状，常是因为血压突然升高、高血压脑病，应立即让患者卧床休息，并测量血压及脉搏、心率、心律，积极协助医师采取降压措施。

2.呼吸困难、发绀

呼吸困难、发绀是由高血压引起的左心衰竭所致，应立即给予舒适的半卧位，及时给予氧气吸入。按医嘱应用洋地黄治疗。

3.心悸

严密观察脉搏、心率、心律变化并做记录。安静休息，严禁下床，安慰患者消除紧张情绪。

4.水肿

晚期高血压伴心肾衰竭时可出现水肿。护理中注意严格记录出入量，限制钠盐和水分摄入。严格卧床休息，注意皮肤护理，严防压疮发生。

5.昏迷、瘫痪

晚期高血压引起脑血管意外所致。应注意安全护理，防止患者坠床、窒息、肢体烫伤等。

6.病情观察护理

对血压持续增高的患者，应每天测量血压 2～3 次，并做好记录，必要时测立、坐、卧位血压，掌握血压变化规律。如血压波动过大，要警惕脑出血的发生。如在血压急剧增高的同时，出现头痛、视物模糊、恶心、呕吐、抽搐等症状，应考虑高血压脑病的发生。如出现端坐呼吸、喘憋、发绀、咳粉红色泡沫痰等，应考虑急性左心衰竭的发生。出现上述各种表现时均应立即送医院进行紧急救治。另外，在变换体位时也应动作缓慢，以免发生意外。有些降压药可引起水、钠潴留。因此，需每天测体重，准确记录出入量，观察水肿情况，注意保持出入量的平衡。

（三）用药观察与护理

1.用药原则

终身用药，缓慢降压，从小剂量开始逐步增加剂量，即使血压降至理想水平后，也应服用维持量，老年患者服药期间改变体位要缓慢，以免发生意外，合理联合用药。

2.药物不良反应观察

使用噻嗪类和利尿剂时应注意血钾、血钠的变化；用β受体阻滞剂应注意其抑制心肌收缩力、心动过缓、房室传导时间延长、支气管痉挛、低血糖、血脂升高的不良反应；钙通道阻滞剂硝苯地平的不良反应有头痛、面红、下肢水肿、心动过速；血管紧张素转换酶抑制药可有头晕、乏力、咳嗽、肾功能损害等不良反应。

（四）心理护理

患者多表现有易激动、焦虑及抑郁等心理特点，而精神紧张、情绪激动，不良刺激等因素均与高血压密切相关。因此，对待患者应耐心、亲切、和蔼、周到。根据患者特点，有针对性地进行心理疏导。同时，让患者了解控制血压的重要性，帮助患者训练自我控制的能力，参与自身治疗护理方案的制订和实施，指导患者坚持长期的饮食、药物、运动治疗，将血压控制在接近正常的水平，以减少对靶器官的进一步损害，定期复查。

（五）出院指导

1.饮食调节指导

强调高血压患者要以低盐、低脂肪、低热量、低胆固醇饮食为宜；少吃或不吃含饱和脂肪的动物脂肪，多食含维生素的食物，多摄入富含钾、钙的食物，食盐量应控制在3～5 g/d，严重高血压病患者的食盐量控制在1～2 g/d。饮食要定量、均衡、不暴饮暴食；同时适当地减轻体重，有利于降压。戒烟和控制酒量。

2.休息和锻炼指导

高血压患者的休息和活动应根据患者的体质、病情适当调节，病重体弱者，应以休息为主。随着病情好转，血压稳定，每天适当从事一些工作、学习、劳动将有益身心健康；还可以增加一些适宜的体能锻炼，如散步、慢跑、打太极拳、体操等有氧活动。患者应在运动前了解自己的身体状况，以此来决定自己的运动种类、强度、频度和持续时间。注意规律生活，保证充足的休息和睡眠，对于睡眠差、易醒、早醒者，可在睡前饮热牛奶200 mL，或用40～50 ℃温水泡足30分钟，或选择自己喜爱的放松精神情绪的音乐协助入睡。总之，要注意劳逸结合，养成良好的生活习惯。

3.心理健康指导

高血压病的发病机制是除躯体因素外，心理因素占主导地位，强烈的焦虑、紧张愤怒及压抑常为高血压病的诱发因素，因此教会患者自我调节和自我控制能力是关键。护士要鼓励患者保持豁达、开朗愉快的心境和稳定的情绪，培养广泛的爱好和兴趣。同时指导家属为患者创造良好的生活氛围，避免引起患者情绪紧张、激动和悲哀等不良刺激。

4.血压监测指导

建议患者自行购买血压计，随时监测血压。指导患者和家属正确测量血压的方法，监测血压、做好记录，复诊时对医师加减药物剂量会有很好的参考依据。

5.用药指导

用药指导同原发性高血压。

6.按时就医

按时就医同原发性高血压。

（王思滢）

第三节　心脏瓣膜病

心脏瓣膜病是由于炎症、缺血性坏死、退行性改变、黏液样变性、先天性畸形、创伤等原因引起单个或多个瓣膜的功能和/或结构异常，导致瓣膜口狭窄和/或关闭不全。瓣膜关闭不全和瓣膜口狭窄可单独发生，也可合并存在。风湿性心脏病患者中二尖瓣最常受累，其次是主动脉瓣。而老年退行性瓣膜病以主动脉瓣膜病变最为常见。患者多表现为呼吸困难、咳嗽、口唇发绀、气促、反复发作的肺部感染及心房纤颤等症状。目前治疗心脏瓣膜病多以内科方式初步治疗，当内科保守治疗无法纠正血流动力学时，应进一步采取介入或外科手术干预治疗。

一、一般护理

(1)执行一般内科护理常规。

(2)卧位与休息：①在心功能代偿期，可进行日常工作，避免劳累、剧烈活动。作息规律，保证充足的睡眠，保持良好的心态。②在心功能失代偿期、有风湿活动及并发症者以卧床休息为主，出现呼吸困难时，给予半坐位或坐位；长期卧床的患者，协助生活护理，加强皮肤护理，减少机体消耗，保持病室舒适、安静、空气清新。

二、饮食护理

给予患者营养丰富的高蛋白、高维生素、清淡易消化的食物，少食多餐，避免过饱，禁食辣椒、浓茶或咖啡等。伴有心功能不全者适量限制钠盐、水的摄入，发热时鼓励患者适量喝水，预防发热所致脱水。

三、用药护理

(1)使用抗生素及抗风湿药物治疗患者，应遵医嘱正确用药，严格执行给药时间，严密观察药物疗效及有无过敏等不良反应。

(2)长期服用抗凝药物者，需监测凝血指标。注意有无出血倾向，评估栓塞风险。华法林是目前使用最普遍、研究证据最充分的口服抗凝药物。华法林通过抑制维生素 K 依赖的凝血因子的活化而发挥凝血作用，因个体基因多态性的影响、与药物和食物的相互作用等原因，剂量的个体差异极大。严密监测凝血酶原时间国际标准化比值(INR)，维持在 2～3，能安全而有效地预防脑卒中的发生。

(3)服用抗心律失常药物时，注意心率、心律、脉搏的变化。

四、并发症的护理

(一)心力衰竭

检测生命体征的变化，评估患者有无呼吸困难、乏力、食欲减退、少尿、水肿等。

(二)栓塞

了解超声心动图报告，有左房内附壁血栓者应绝对卧床休息，防止血栓脱落。病情允许时协助患者翻身、床上活动，防止下肢深静脉血栓形成。

五、病情观察

(1)监测生命体征，观察有无心功能不全症状，如呼吸困难、咳嗽、发绀、水肿、腹水，观察皮肤颜色及外周动脉搏动情况等。

(2)评估患者有无栓塞的危险因素，如长期卧床、心房纤颤、意识改变、运动功能障碍、突发严重的呼吸困难和胸痛等，做到及早发现，及时处理。

(3)听诊心脏各瓣膜区杂音及变化。

(4)准确监测出入量，尤其是合并心力衰竭患者，为利尿治疗提供参考。

(5)服用洋地黄类药物，注意观察洋地黄中毒症状。

六、健康指导

(1)向患者及家属介绍该病发病的基本原因、诱发因素、病程特点、治疗要点等，使患者以乐观的态度投入疾病的治疗当中，取得患者的积极配合。

(2)教会患者自测脉搏，每次测 1 分钟。

(3)患者居住环境要避免潮湿、阴暗等不良条件，保持室内空气流通，温度适宜，注意保暖。

(4)嘱患者进食高蛋白、高维生素、富含纤维素的清淡饮食，心力衰竭时应给予低盐饮食，保持大便通畅。

(5)心功能代偿期指导患者适当锻炼，提高机体抵抗力，避免诱发因素。

(6)坚持按医嘱服用药物，不可擅自停药或增减剂量。

(高淑娟)

第四节 病毒性心肌炎

病毒性心肌炎是指由嗜心肌性病毒感染所致，以非特异性间质性心肌炎为主要病变的疾病，可呈局限性或弥漫性改变。

一、病因和发病机制

确切的发病机制尚不清楚，可能与病毒感染和自身免疫反应有关。最常见的病毒是柯萨奇B组 2～5 型和 A 组 9 型病毒，其次是埃可病毒、腺病毒、流感病毒等。

二、临床表现

约半数以上患者在发病前1～3周有病毒感染的临床表现，如发热、头痛、全身倦怠感等上呼吸道感染症状，或有恶心、呕吐、腹痛、腹泻等消化道症状。然后出现心血管系统症状，如心悸、气短、胸闷、胸痛等。重症患者可出现心力衰竭、休克、晕厥、阿-斯综合征、猝死等。

三、辅助检查

(一)实验室检查

(1)血常规：白细胞计数轻度升高，血沉加快。

(2)血清心肌损伤标志物：急性期肌酸激酶(CK)、肌酸激酶同工酶(CK-MB)、心肌肌钙蛋白T(cTnT)，心肌肌钙蛋白I(cTnI)，天门冬酸氨基转移酶(AST)等增高。其中cTnT、cTnI的敏感性及特异性最强，并且检测时间窗也最宽(可达2周)。

(3)血清病毒中和抗体及血凝抑制抗体升高，＞4倍或1次＞1∶640即为阳性标准。

(4)从患者咽部、粪便、血液标本中可做病毒分离。

(二)心电图检查

各种类型的心律失常、非特异性的ST-T改变。

(三)X线检查

正常或不同程度心脏扩大、心搏动减弱，心力衰竭时有肺淤血、肺水肿征。

(四)超声心动图检查

心脏扩大，室壁运动减弱，若伴有心包炎，可见心包积液征、心收缩功能降低。

四、治疗要点

病毒性心肌炎无特效治疗，治疗目的在于减轻心脏负荷，控制心律失常和防治心力衰竭。

(一)休息

休息是治疗急性病毒性心肌炎最重要的措施，急性期应卧床休息，尤其是心脏扩大或心力衰竭者，至少应休息3个月，待心界恢复正常或不再缩小，体温正常方可活动。

(二)改善心肌代谢，促进心肌恢复治疗

(1)静脉滴注维生素C 5～10 g+5%葡萄糖500～1 000 mL，每天1次，2周为1个疗程。

(2)极化液(ATP、辅酶A、维生素C)静脉滴注，加强心肌营养。

(3)辅酶Q_{10}每次10 mg，每天3次，口服；曲美他嗪每次20 mg，每天3次，口服。

(三)抗病毒治疗

干扰素(10～30)×10^5 U，每天1次肌内注射，2周为1个疗程；黄芪注射液可能有抗病毒、调节免疫功能，可口服或静脉滴注。

(四)抗生素应用

治疗初期应常规应用青霉素(40～80)×10^5 U/d或克林霉素1.2 g/d，静脉滴注1周。

(五)并发症治疗

并发心力衰竭、心律失常者按相应常规治疗。但在急性心肌炎时洋地黄制剂用量宜偏小，因此时易引起洋地黄中毒。

(六)激素应用

病程早期不主张应用糖皮质激素,但在重症病例,如伴难治性心力衰竭或三度房室传导阻滞者可少量、短期内试用。

病毒性心肌炎大多数预后良好,重症者死于心力衰竭,严重心律失常;少数患者转为慢性,或发展为扩张型心肌病。

五、护理措施

(一)病情观察

监测患者脉搏、心律的变化情况,及时发现患者是否发生心力衰竭、严重心律失常等危重情况。

(二)充分休息

对病毒性心肌炎患者来说,休息是减轻心脏负荷的最好方法。症状明显、血清心肌酶增高或出现严重心律失常的患者应卧床 3 个月以上,心脏增大者最好卧床半年至 1 年,待症状、体征、心脏大小、心电图恢复正常后,逐渐增加活动量。

(三)饮食

给予高热量、高蛋白、高维生素、丰富矿物质饮食,增加营养,满足机体消耗并促进心肌细胞恢复。

(四)心理支持

病毒性心肌炎患者中青壮年占一定比例,且在疾病急性期心悸等症状明显,影响患者的日常生活和工作,使患者产生焦急、烦躁等情绪。故应向患者讲明本病的演变过程及预后,使患者安心休养。

(高淑娟)

第五节 心 绞 痛

一、稳定型心绞痛

(一)概念和特点

稳定型心绞痛也称劳力性心绞痛,是在冠状动脉固定性严重狭窄基础上,由于心肌负荷的增加引起心肌急剧的、暂时的缺血缺氧的临床综合征。其特点为阵发性的前胸压榨性疼痛或憋闷感觉,主要位于胸骨后部,可放射至心前区和左上肢尺侧,常发生于劳力负荷增加时,持续数分钟,休息或用硝酸酯制剂后疼痛消失。疼痛发作的程度、频度、性质及诱发因素在数周至数月内无明显变化。

(二)相关病理生理

患者在心绞痛发作之前,常有血压增高、心律增快、肺动脉压和肺毛细血管压增高的变化,反映心脏和肺的顺应性减低。发作时可有左心室收缩力和收缩速度降低、射血速度减慢、左心室收缩压下降、心搏量和心排血量降低、左心室舒张末期压和血容量增加等左心室收缩和舒张功能障碍的病理生理变化。左心室壁可呈收缩不协调或部分心室壁有收缩减弱的现象。

(三)主要病因及诱因

本病的基本病因是冠脉粥样硬化。正常情况下,冠脉循环血流量具有很大的储备力量,其血流量可随身体的生理情况有显著的变化,休息时无症状。当劳累、激动、心力衰竭等使心脏负荷增加,心肌耗氧量增加时,对血液的需求增加,而冠脉的供血已不能相应增加,即可引起心绞痛。

(四)临床表现

1.症状

心绞痛以发作性胸痛为主要临床表现,典型疼痛的特点如下。

(1)部位:主要在胸骨体中、上段之后,可波及心前区,界限不很清楚。常放射至左肩、左臂尺侧达无名指和小指,偶有至颈、咽或下颌部。

(2)性质:胸痛常有压迫、憋闷或紧缩感,也可有烧灼感,偶尔伴有濒死感。

(3)持续时间:疼痛出现后常逐步加重,持续 3 分钟,休息或含服硝酸甘油可迅速缓解,很少超过半小时。可数天或数周发作 1 次,也可 1 天内发作数次。

2.体征

心绞痛发作时,患者面色苍白、出冷汗、心率增快、血压升高、表情焦虑。心尖部听诊有时出现"奔马律",可有暂时性心尖部收缩期杂音,是乳头肌缺血以致功能失调引起二尖瓣关闭不全所致。

3.诱因

发作常由体力劳动、情绪激动、饱餐、寒冷、吸烟、心动过速、休克等所致。

(五)辅助检查

1.心电图

(1)静息时心电图:约有半数患者在正常范围,也可有陈旧性心肌梗死的改变或非特异性 ST 段和T 波异常。有时出现心律失常。

(2)心绞痛发作时心电图:绝大多数患者可出现暂时性心肌缺血引起的 ST 段压低(≥0.1 mV),有时出现 T 波倒置,在平时有 T 波持续倒置的患者,发作时可变为直立(假性正常化)。

(3)心电图负荷试验:运动负荷试验及 24 小时动态心电图可显著提高缺血性心电图的检出率。

2.X 线检查

心脏检查可无异常,若已伴发缺血性心肌病可见心影增大、肺充血等。

3.放射性核素

利用放射性铊心肌显像所示灌注缺损,提示心肌供血不足或血供消失,对心肌缺血诊断较有价值。

4.超声心动图

多数稳定型心绞痛患者静息时超声心动图检查无异常,有陈旧性心肌梗死者或严重心肌缺血者二维超声心动图可探测到坏死区或缺血区心室壁的运动异常,运动或药物负荷超声心动图检查可以评价心肌灌注和存活性。

5.冠状动脉造影

冠状动脉造影可使左、右冠状动脉及主要分支得到清楚的显影,具有确诊价值。

(六)治疗原则

治疗原则是改善冠脉血供和降低心肌耗氧量以改善患者症状,提高生活质量,同时治疗冠脉粥样硬化,预防心肌梗死和死亡,以延长生存期。

1.发作时的治疗

(1)休息:发作时立即休息,一般患者停止活动后症状即可消失。

(2)药物治疗:宜选用作用快的硝酸酯制剂,这类药物除可扩张冠脉增加冠脉血流量外,还可扩张外周血管,减轻心脏负荷,从而缓解心绞痛。如硝酸甘油 0.3～0.6 mg 或硝酸异山梨酯 3～10 mg 舌下含化。

2.缓解期的治疗

缓解期一般不需卧床休息,应避免各种已知的诱因。

(1)药物治疗:以改善预后的药物和减轻症状、改善缺血的药物为主,如阿司匹林、氯吡格雷、β受体阻滞剂、他汀类药物、血管紧张素转换酶抑制剂、硝酸酯制剂,其他如代谢性药物、中医中药。

(2)非药物治疗:包括运动锻炼疗法、血管重建治疗、增强型体外反搏等。

二、不稳定型心绞痛

(一)概念和特点

目前已趋向将典型的稳定型劳力性心绞痛以外的缺血性胸痛统称为不稳定型心绞痛。不稳定型心绞痛根据临床表现可分为静息型心绞痛、初发型心绞痛、恶化型心绞痛 3 种类型。

(二)相关病理生理

与稳定型心绞痛的差别主要在于冠脉内不稳定的粥样斑块继发的病理改变,使局部的心肌血流量明显下降,如斑块内出血、斑块纤维帽出现裂隙、表面有血小板聚集和/或刺激冠脉痉挛,导致缺血性心绞痛,虽然也可因劳力负荷诱发,但劳力负荷终止后胸痛并不能缓解。

(三)主要病因及诱因

少部分不稳定型心绞痛患者心绞痛发作有明显的诱因。

1.增加心肌氧耗

感染、甲状腺功能亢进症或心律失常。

2.冠脉血流减少

低血压。

3.血液携氧能力下降

贫血和低氧血症。

(四)临床表现

1.症状

不稳定型心绞痛患者胸部不适的性质与典型的稳定型心绞痛相似,通常程度更重,持续时间更长,可达数十分钟,胸痛在休息时也可发生。

2.体征

体检可发现一过性第三心音或第四心音,以及由于二尖瓣反流引起的一过性收缩期杂音,这些非特异性体征也可出现在稳定型心绞痛和心肌梗死患者,但详细的体格检查可发现潜在的加重心肌缺血的因素,并成为判断预后非常重要的依据。

(五)辅助检查

1.心电图

(1)大多数患者胸痛发作时有一过性 ST 段(抬高或压低)和 T 波(低平或倒置)改变,其中 ST 段的动态改变(≥0.1 mV 的抬高或压低)是严重冠脉疾病的表现,可能会发生急性心肌梗死或猝死。

(2)连续心电监护:连续 24 小时心电监测发现,85%～90%的心肌缺血可不伴有心绞痛症状。

2.冠脉造影剂其他侵入性检查

在长期稳定型心绞痛基础上出现的不稳定型心绞痛患者,常有多支冠脉病变,而新发作静息心绞痛患者,可能只有单支冠脉病变。在所有的不稳定型心绞痛患者中,3 支血管病变占 40%,2 支血管病变占 20%,左冠脉主干病变约占 20%,单支血管病变约占 10%,没有明显血管狭窄者占 10%。

3.心脏标志物检查

心脏肌 cTnT 及 cTnI 较传统的 CK 和 CK-MB 更为敏感、更可靠。

4.其他

胸部 X 线、心脏超声和放射性核素检查的结果与稳定型心绞痛患者的结果相似,但阳性发现率会更高。

(六)治疗原则

不稳定型心绞痛是严重、具有潜在危险的疾病,病情发展难以预料,应使患者处于监控之下,疼痛发作频繁或持续不缓解及高危组的患者应立即住院。其治疗包括抗缺血治疗、抗血栓治疗和根据危险度分层进行优创治疗。

1.一般治疗

发作时立即卧床休息,床边 24 小时心电监护,严密观察血压、脉搏、呼吸、心率、心律变化,有呼吸困难、发绀者应给氧吸入,维持血氧饱和度达到 95%以上。如有必要,重测心肌坏死标志物。

2.止痛

烦躁不安、疼痛剧烈者,可考虑应用镇静剂如吗啡 5～10 mg 皮下注射;硝酸甘油或硝酸异山梨酯持续静脉滴注或微量泵输注,以 10 μg/min 开始,每 3～5 分钟增加 10 μg/min,直至症状缓解或出现血压下降。

3.抗凝(栓)

抗血小板和抗凝治疗是不稳定型心绞痛治疗至关重要的措施,应尽早应用阿司匹林、氯吡格雷和肝素或低分子肝素,以有效防止血栓形成,阻止病情进展为心肌梗死。

4.其他

对于个别病情极严重患者,保守治疗效果不佳,心绞痛发作时 ST 段≥0.1 mV,持续时间>20 分钟,或血肌钙蛋白升高者,在有条件的医院可行急诊冠脉造影,考虑经皮冠脉成形术。

三、护理评估

(一)一般评估

(1)患者有无面色苍白、出冷汗、心率加快、血压升高。

(2)患者主诉有无心绞痛发作症状。

(二)身体评估

(1)有无表情焦虑、皮肤湿冷、出冷汗。

(2)有无心律增快、血压升高。

(3)心尖区听诊是否闻及收缩期杂音,或听到第三心音或第四心音。

(三)心理-社会评估

患者能否控制情绪,避免激动或愤怒,以减少心悸耗氧量;家属能否做到给予患者安慰及细心的照顾,并督促定期复查。

(四)辅助检查结果的评估

(1)心电图有无 ST 段及 T 波异常改变。

(2)24 小时连续心电监测有无心肌缺血的改变。

(3)冠脉造影检查结果有无显示单支或多支病变。

(4)心脏标志物 cTnT 的峰值是否超过正常对照值的百分位数。

(五)常用药物治疗效果的评估

1.硝酸酯类药物

心绞痛发作时,能及时舌下含化,迅速缓解疼痛。

2.他汀类药物

长期服用可以维持 LDL-C 的目标值<70 mg/dL,且不出现转氨酶和肌酶升高等不良反应。

四、主要护理诊断/问题

(一)胸痛

胸痛与心肌缺血、缺氧有关。

(二)活动无耐力

活动无耐力与心肌氧的供需失调有关。

(三)知识缺乏

缺乏控制诱发因素及预防心绞痛发作的知识。

(四)潜在并发症

心肌梗死。

五、护理措施

(一)休息与活动

1.适量运动

运动应以有氧运动为主,运动的强度和时间因病情和个体差异而不同,必要时在监测下进行。

2.心绞痛发作时

心绞痛发作时立即停止活动,就地休息。不稳定型心绞痛患者,应卧床休息,并密切观察。

(二)用药的指导

1.心绞痛发作时

立即舌下含化硝酸甘油,用药后注意观察患者胸痛变化情况,如 3 分钟后仍不缓解,隔 3 分钟后可重复使用。对于心绞痛发作频繁者，静脉滴注硝酸甘油时，患者及家属不要擅自调整滴速，以防低血压发生。部分患者用药后出现面部潮红、头部胀痛、头晕、心动过速、心悸等不适，应告知患者是药物的扩血管作用所致，不必有顾虑。

2.应用他汀类药物时

应严密监测转氨酶及肌酸激酶等生化指标，及时发现药物可能引起的肝脏损害和肌病。采用强化降脂治疗时，应注意监测药物的安全性。

(三)心理护理

安慰患者，消除紧张、不安情绪，改变急躁易怒性格，保持心理平衡。告知患者及家属过劳、情绪激动、饱餐、用力排便、寒冷刺激等都是心绞痛发作的诱因，应注意避免。

(四)健康教育

1.疾病知识指导

(1)合理膳食：宜摄入低热量、低脂、低胆固醇、低盐饮食，多食蔬菜、水果和粗纤维食物如芹菜、糙米等，避免暴饮暴食，应少食多餐。

(2)戒烟、限酒。

(3)适量运动：应以有氧运动为主，运动的强度和时间因病情和个体差异而不同，必要时在监测下进行。

(4)心理调适：保持心理平衡，可采取放松技术或与他人交流的方式缓解压力，避免心绞痛发作的诱因。

2.用药指导

指导患者出院后遵医嘱用药，不擅自增减药量，自我检测药物的不良反应。外出时随身携带硝酸甘油以备急用。硝酸甘油遇光易分解，应放在棕色瓶内存放于干燥处，以免潮解失效。药瓶开封后每 6 个月更换 1 次，以确保疗效。

3.病情检测指导

教会患者及家属心绞痛发作时的缓解方法，胸痛发作时应立即停止活动或舌下含服硝酸甘油。如连续含服 3 次仍不缓解，或心绞痛发作比以往频繁、程度加重、疼痛时间延长，应及时就医，警惕心肌梗死的发生。不典型心绞痛发作时，可能表现为牙痛、肩周炎、上腹痛等，为防治误诊，应尽快到医院做相关检查。

4.及时就诊的指标

(1)心绞痛发作时，舌下含化硝酸酯类药物无效或重复用药仍未缓解。

(2)心绞痛发作比以往频繁、程度加重、疼痛时间延长。

六、护理效果评估

(1)患者能坚持长期遵医嘱用药物治疗。

(2)心绞痛发作时，患者能立即停止活动，并舌下含服硝酸甘油。

(3)患者能预防和控制缺血症状，减低心肌梗死的发生。

(4)患者能戒烟、控制饮食和糖尿病治疗。

(5)患者能坚持定期门诊复查。

(高淑娟)

第六节 心肌梗死

一、疾病概述

(一)概念和特点

心肌梗死是心肌长时间缺血导致的心肌细胞死亡，为在冠状动脉病变的基础上，发生冠状动脉血供急剧减少或中断，使相应心肌严重急性缺血导致的心肌细胞死亡。急性心肌梗死的临床表现有持久的胸骨后剧烈疼痛、发热、白细胞计数和血清心肌坏死标志物升高，心电图进行性改变；可发生心律失常、休克或心力衰竭，属急性冠脉综合征的严重类型。

(二)相关病理生理

患者主要出现左心室舒张和收缩功能障碍等血流动力学改变，其严重程度和持续时间取决于梗死的部位、程度和范围。心脏收缩力减弱，顺应性降低，心肌收缩不协调，左心室压力曲线最大上升速度(dp/dt)减小，左心室舒张末期压升高，舒张和收缩末期容量增大。射血分数降低，心搏量和心排血量下降，心率加快或有心律失常，血压下降。病情严重者，动脉血氧含量降低。急性大面积心肌梗死者，可发生泵衰竭——心源性休克或急性肺水肿。

(三)主要病因及诱因

急性心肌梗死的基该病因是冠状动脉粥样硬化，造成一支或多支管腔狭窄和心肌血供不足，而侧支循环未建立。在此基础上，一旦血供急剧减少或中断，使心肌严重急性缺血达20～30分钟，即可发生急性心肌梗死。

促使斑块破溃出血及血栓形成的诱因：①晨起6时至12时，交感神经活动增加，机体应激反应增强，心肌收缩力、心率、血压升高，冠状动脉张力升高；②饱餐，特别是进食多量高脂食物；③进行重体力劳动，情绪过分激动，血压急剧升高或用力排便；④休克、脱水、出血、外科手术或严重心律失常。

(四)临床表现

临床表现与梗死的面积大小、部位、冠状动脉侧支循环情况密切相关。

1.先兆

50.0%～81.2%的患者在发病前数天有乏力、胸部不适、活动时心悸、气急、烦躁、心绞痛等前驱症状。以初发心绞痛或原有心绞痛加重突出。心绞痛发作较以往频繁、程度较大、持续较久，硝酸甘油疗效差，诱发因素不明显。

2.症状

(1)疼痛：出现最早、最突出，多发生于清晨，尤其是晨间运动或排便时。疼痛的性质和部位与心绞痛相似，但程度更剧烈，多伴有大汗、烦躁不安、恐惧及濒死感，持续时间可达数小时或数天，休息和服用硝酸甘油不缓解。部分患者疼痛可向上腹部放射，而被误诊为急腹症，或因疼痛向下颌、颈部、背部放射而误诊为其他疾病。少数患者无疼痛，一开始即表现为休克或急性心力衰竭。

(2)全身症状：一般在疼痛发生后24～48小时出现发热、心动过速、白细胞计数增多或/和血沉加快等。体温可升高至 38 ℃左右，很少超过 39 ℃，持续约 1 周。

(3)胃肠道症状：疼痛剧烈时常伴恶心、呕吐、上腹胀痛，也可有肠胀气或呃逆。

(4)心律失常：75%～95%的患者在起病 2 天内可发生心律失常，24 小时内发生心律失常最多见。

(5)低血压和休克：疼痛发作期间血压下降常见，但未必是休克。疼痛缓解而收缩压仍 $<$10.7 kPa(80 mmHg)，且患者表现为烦躁不安、面色苍白、皮肤湿冷、脉细而快、大汗淋漓、少尿、神志迟钝，甚至晕厥，为休克表现。

(6)心力衰竭：发生率为 32%～48%，主要为急性左心衰。表现为呼吸困难、咳嗽、发绀、烦躁等症状，重者可发生肺水肿。随后可发生颈静脉怒张、肝大、水肿等右心衰竭表现，伴血压下降。

3.体征

心率多加快，也可减慢，心律不齐。心尖部第一心音减弱，可闻及奔马律；除急性心肌梗死早期血压可升高外，几乎所有患者都有血压下降。

4.并发症

并发症有乳头肌功能失调或乳头肌断裂、心脏破裂、栓塞、心室壁瘤、心肌梗死后综合征等。

(五)辅助检查

1.心电图

(1)ST 段抬高性心肌梗死心电图的特点：①ST 段抬高呈弓背向上型，在面向坏死区周围心肌损伤区的导联上出现。②宽而深的 Q 波(病理性 Q 波)在面向透壁心肌坏死区的导联上出现。③T 波倒置在面向损伤区周围心肌缺血区的导联上出现。

(2)非 ST 段抬高性心肌梗死心电图的特点：①无病理性 Q 波，有普遍性 ST 段压≥0.1 mV，但 aVR 导联 ST 段抬高，或有对称性 T 波倒置，为心内膜下心肌梗死所致。②无病理性 Q 波，也无 ST 段变化，仅有 T 波倒置变化。

(3)动态性改变：ST 段抬高心肌梗死的心电图演变过程如下。①在起病数小时内可无异常或出现异常高大的两支不对称的 T 波，为超急性期改变。②数小时后，ST 段明显抬高，弓背向上，与直立的 T 波连接，形成单向曲线；数小时至 2 天出现病理性 Q 波，同时 R 波降低，为急性期改变。③如果早期不进行治疗干预，抬高的 ST 段可在数天至 2 周逐渐回到基线水平，T 波逐渐平坦或倒置，为亚急性期改变。④数周至数月，T 波呈 V 形倒置，两支对称，为慢性期改变。T 波倒置可永久存在，也可在数月至数年逐渐恢复。

2.超声心动图

二维和 M 型超声心动图有助于了解心室壁的运动和左心室功能，诊断室壁瘤和乳头肌功能失调等。

3.放射性核检查

放射性核检查可显示心肌梗死的部位与范围，观察左心室壁的运动和左心室射血分数，有助于判定心室的功能，诊断梗死后造成的室壁运动失调和心室壁瘤。

(六)治疗原则

尽早使心肌血液再灌注(到达医院后 30 分钟内开始溶栓或 90 分钟内行介入治疗)，以挽救濒死的心肌，防止梗死面积扩大和缩小心肌缺血范围，保护和维持心脏功能，及时处理严重心律失常、泵衰竭和各种并发症，预防猝死，注重二级预防。

1.一般治疗

(1)休息:患者未行再灌注治疗前,应绝对卧床休息。应保持环境安静,防止不良刺激,解除患者的焦虑。

(2)给氧:常规给氧。

(3)监测:应把急性期患者常规安置于心脏重症监护病房(CCU),进行心电、血压、呼吸监测3～5天,除颤仪处于随时备用状态。

(4)建立静脉通道:保持给药途径畅通。

2.药物治疗

(1)吗啡或哌替啶:吗啡2～4 mg或哌替啶50～100 mg,肌内注射以解除疼痛,必要时5分钟后重复注射。注意低血压和呼吸功能抑制。

(2)硝酸酯类药物:通过扩张冠状动脉增加冠状动脉血流以增加静脉容量。但下壁心肌梗死、可疑右室心肌梗死或明显低血压[收缩压<12.0 kPa(90 mmHg)]的患者不适合使用。

(3)阿司匹林:无禁忌者立即口服水溶性阿司匹林或嚼服肠溶性阿司匹林。一般首次剂量为150～300 mg,每天1次,3天后,每次75～150 mg,每天1次,长期维持。

3.再灌注心肌

(1)经皮冠状动脉介入治疗(percutaneous coronary intervention,PCI):有条件的医院对具备适应证的患者应尽快实施PCI,可获得更好的治疗效果。

(2)溶栓疗法:对无条件实行介入治疗或延误再灌注时机者,若无禁忌证应立即(接诊后30分钟之内)溶栓治疗。发病3小时内,心肌梗死溶栓治疗血流完全灌注率高,获益最大。对年龄≥75岁者选择溶栓应慎重,并酌情减少溶栓药物剂量。

二、护理评估

(一)一般评估

1.本次发病特点与目前病情

评估患者本次发病有无明显的诱因,胸痛发作的特征,尤其是起病的时间、疼痛剧烈程度、是否进行性加重,有无恶心、呕吐、乏力、头晕、呼吸困难等伴随症状,是否有心律失常、休克、心力衰竭的表现。

2.患病及治疗经过

评估患者有无心绞痛发作史、患病的起始时间、患病后的诊治过程、是否遵医嘱治疗、目前用药及有关的检查等。

3.危险因素评估

危险因素评估包括患者的年龄、性别、职业;有无家族史;了解患者有无肥胖、血脂异常、高血压、糖尿病等危险因素;有无摄入高脂饮食、吸烟等不良生活习惯,是否有充足的睡眠,有无锻炼身体的习惯;排便情况;了解患者的工作与生活压力及性格特征等。

(二)身体评估

1.一般状态

观察患者的精神意识状态,尤其注意有无面色苍白、表情痛苦、大汗、神志模糊、反应迟钝甚至晕厥等表现。

2.生命体征

观察体温、脉搏、呼吸、血压有无异常及其程度。

3.心脏听诊

注意心率、心律、心音的变化，有无奔马律、心脏杂音及肺部啰音等。

（三）心理-社会评估

急性心肌梗死时患者胸痛异常剧烈，可有濒死感，或行紧急溶栓、介入治疗，由此产生恐惧心理。心肌梗死使患者的活动耐力和自理能力下降，生活上需要照顾；如患者入住 CCU，面对一系列检查和治疗，加上担心预后、对工作和生活的影响等，易产生焦虑。

（四）辅助检查结果的评估

1.心电图

检查是否有心肌梗死的特征性、动态性变化，对心肌梗死者应加做右胸导联，判断有无右心室梗死。连续心电图监测有无心律失常。

2.血液检查

定时抽血检测血清心肌标志物，评估血常规检查有无白细胞计数升高及血清电解质、血糖、血脂等异常。

（五）常用药物治疗效果的评估

1.硝酸酯类

遵医嘱给予舌下含化的硝酸酯类药物，动态评估患者胸疼是否缓解，注意血压及心电图的变化。

2.β 受体阻滞剂

评估患者是否知晓该药不可以随意停药或漏服，否则可引起心绞痛加剧或心肌梗死。交代患者饭前服，以保证药物疗效及患者安全用药。用药过程中检测心率、血压、心电图，评估是否有诱发心力衰竭的可能性。

3.ACEI

该药常引起刺激性干咳，具有适量降低血压的作用，防止心室重构，预防心力衰竭。注意是否出现肾小球滤过率降低而引起尿少。评估该药的有效性。患者出现干咳时，应评估干咳的原因，可能有以下原因：①ACEI 本身引起；②肺内感染引起，该原因引起的干咳往往伴有气促；③心力衰竭也可引起干咳。

三、主要护理诊断/问题

（一）疼痛

胸痛与心肌缺血坏死有关。

（二）活动无耐力

活动无耐力与氧的供需失调有关。

（三）有便秘的危险

有便秘的危险与进食少、活动少、不习惯在床上大小便有关。

（四）潜在并发症

潜在并发症为心力衰竭、猝死。

四、护理措施

(一)休息指导

患者发病12小时内应绝对卧床休息。护理人员应保持环境安静,限制探视,并告知患者和家属休息可以降低心肌耗氧量和交感神经的兴奋性,有利于缓解疼痛,以取得合作。

(二)饮食指导

护理人员应在患者起病后4～12小时给予流质饮食,以减轻其胃扩张;随后过渡到低脂、低胆固醇的清淡饮食,提倡少食多餐。

(三)给氧

护理人员应以鼻导管给氧,氧流量为2～5 L/min,以增加心肌氧的供应,减轻缺血和疼痛。

(四)心理护理

患者疼痛发作时应有专人陪伴。护理人员应允许患者表达感受,给予心理支持,鼓励患者树立战胜疾病的信心。护理人员应告知患者住进CCU后病情的任何变化都在护理人员的严密监护下,并能得到及时的治疗,以缓解患者的恐惧心理;简明扼要地解释疾病过程,说明不良情绪会增加心肌耗氧量而不利于病情的控制。护理人员应紧张有序地工作,避免忙乱给患者带来的不安全感。护理人员应尽量调低监护仪器的报警声,以免影响患者休息,增加患者的心理负担。

(五)止痛治疗的护理

护理人员应遵医嘱给予患者吗啡或哌替啶止痛,注意有无呼吸抑制等不良反应。护理人员给予硝酸酯类药物时应随时检测患者血压的变化,维持收缩压在13.3 kPa(100 mmHg)及以上。

(六)溶栓治疗的护理

(1)护理人员应询问患者是否有溶栓禁忌证。

(2)护理人员应协助医师做好溶栓前血常规、出血时间、凝血时间和血型等检查。

(3)护理人员应迅速建立静脉通路,遵医嘱正确给予溶栓药物,注意观察患者有无不良反应:①变态反应,表现为寒战、发热、皮疹等;②低血压;③出血,包括皮肤黏膜出血、血尿、便血、咯血、颅内出血等,一旦出现应紧急处理。

(4)溶栓疗效观察,可根据下列指标间接判断溶栓是否成功:①胸痛在2小时内基本消失;②心电图ST段于2小时内回降>50%;③2小时内出现再灌注性心律失常;④cTnI或cTnT峰值提前至发病后12小时内,血清CK-MB峰值提前出现(14小时以内)。上述4项中②和④重要。也可根据冠脉造影直接判断溶栓是否成功。

(七)健康教育

除参见“心绞痛”的健康教育外,还应注意以下几点。

1.疾病知识指导

护理人员应指导患者积极进行二级预防,防止再次梗死和其他心血管事件。急性心肌梗死恢复后的患者应调节饮食(即低饱和脂肪和低胆固醇饮食),要求饱和脂肪占总热量的7%以下,胆固醇<200 mg/d。戒烟是心肌梗死后的二级预防中的重要措施,研究表明,急性心肌梗死后继续吸烟,再梗死和死亡的危险升高22%～47%。医师每次随诊都必须了解并登记患者的吸烟情况,积极劝导患者戒烟,实施戒烟计划。

2.心理指导

心肌梗死后患者的焦虑情绪多来自对今后工作及生活质量的担心，护理人员应予以充分理解并指导患者保持乐观、平和的心情，正确对待自己的病情。护理人员应告诉家属对患者要积极配合与支持，为其创造一个良好的休养环境，避免对其施加压力，当患者出现紧张、焦虑或烦躁等不良情绪时，应给予理解和疏导，必要时帮助患者争取工作单位领导和同事的支持。

3.康复指导

护理人员应与患者一起设计个体化运动方案，指导患者出院后的运动康复训练。家务劳动、娱乐活动等也对患者有益。无并发症的患者在心肌梗死后6～8周可恢复性生活，性生活以心率、呼吸加快持续20～30分钟，胸痛、心悸持续时间不超过15分钟为度。经2～4个月体力活动和锻炼后，患者可酌情恢复部分工作或从事轻体力工作，但对重体力劳动、驾驶、高空作业及其他精神紧张或工作量过大的工种，应更换。

4.用药指导与病情监测

心肌梗死后患者因用药多、时间久、药品贵等，往往用药依从性低。护理人员需要采取形式多样的健康教育途径，应强调药物治疗的必要性，指导患者按医嘱服药，列举不遵医嘱行为导致严重后果的病例，让患者认识到遵医用药的重要性，告知药物的用法、作用和不良反应，并教会患者定时测脉搏、血压，发护嘱卡或个人用药手册，定期电话随访，使患者“知、信、行”统一，提高用药依从性。若患者胸痛发作频繁、程度较重、时间较长，服用硝酸酯制剂疗效较差，提示急性心血管事件，应及时就医。

5.照顾者指导

心肌梗死是心脏性猝死的高危因素，护理人员应教会家属心肺复苏的基本技术以备急用。

6.及时就诊的指标

(1)胸口剧痛。

(2)剧痛放射至头、手臂、下颌。

(3)出现出汗、恶心甚至气促。

(4)自测脉搏<60次/分，应该暂停服药，来院就诊。

五、护理效果评估

(1)患者主诉疼痛症状消失。

(2)患者能叙述限制最大活动量的指征，参与制定并遵循活动计划，活动过程中无并发症，主诉活动时耐力增强。

(3)患者能陈述预防便秘的措施，未发生便秘。

(4)患者未发生猝死，或发生致命性心律失常时被及时发现，得到处理。

(5)患者能自觉避免心力衰竭的诱发因素，未发生心力衰竭或心力衰竭时被及时发现，得到及时处理。

（高淑娟）

第七节 心律失常

一、疾病概述

（一）概念和特点

心律失常是指心脏冲动频率、节律、起源部位、传导速度或激动次序的异常。按其发生原理可分为冲动形成异常和冲动传导异常两大类。按照心律失常发生时心率的快慢，可分为快速性与缓慢性心律失常两大类。

心律失常可发生在没有明确心脏病或其他原因的患者。心律失常的后果取决于其对血流动力学的影响，可从心律失常对心、脑、肾灌注的影响来判断。轻症患者可无症状，一般表现为心悸，但也可出现心绞痛、气短、晕厥等症状。心律失常持续时间不一，有时仅持续数秒、数分，有时可持续数天以上，如慢性心房颤动。

（二）相关病理生理

正常生理状态下，促成心搏的冲动起源于窦房结，并以一定的顺序传导于心房与心室，使心脏在一定频率范围内发生有规律的搏动。如果心脏内冲动的形成异常和/或传导异常，使整个心脏或其一部分的活动变为过快、过慢或不规则，或者各部分活动的程序发生紊乱，即形成心律失常。心律失常有多种不同的发生机制，如折返、自律性改变、触发活动和平行收缩等。然而，由于条件限制，目前能直接对人在体内心脏研究的仅限于折返机制，临床检查尚不能判断大多数心律失常的电生理机制。产生心律失常的电生理机制主要包括冲动发生异常、冲动传导异常及触发活动。

（三）主要病因与诱因

1.器质性心脏病

心律失常可见于各种器质性心脏病，其中以冠心病、心肌病、心肌炎和风湿性心脏病为多见，尤其在发生心力衰竭或急性心肌梗死时。

2.非心源性疾病

几乎其他系统疾病均可引发心律失常，常见的有内分泌失调、麻醉、低温、胸腔或心脏手术、中枢神经系统疾病及自主神经功能失调等。

3.酸碱失衡和电解质紊乱

各种酸碱代谢失衡、电解质代谢紊乱可使传导系统或心肌细胞的兴奋性、传导性异常而引起心律失常。

4.理化因素和中毒

电击可直接引起心律失常甚至死亡，中暑、低温也可导致心律失常。某些药物可引起心律失常，其机制各不相同，洋地黄、奎尼丁、氨茶碱等直接作用于心肌，洋地黄、夹竹桃、蟾蜍等通过兴奋迷走神经，拟肾上腺素药、三环类抗抑郁药等通过兴奋交感神经，可溶性钡盐、棉酚、排钾性利尿剂等引起低钾血症，窒息性毒物则引起缺氧诱发心律失常。

5.其他

发生在健康者的心律失常也不少见，部分病因不明。

（四）临床表现

心律失常的诊断大多数要靠心电图，但相当一部分患者可根据病史和体征作出初步诊断。详细询问发作时的心率快慢，节律是否规整，发作起止与持续时间，发作时是否伴有低血压、昏厥、心绞痛或心力衰竭等表现及既往发作的诱因、频率和治疗经过，有助于心律失常的诊断，同时要对患者全身情况、既往治疗情况等进行全面的了解。

（五）辅助检查

1.心电图检查

心电图检查是诊断心律失常最重要的一项无创性检查技术。应记录12导联心电图，并记录清楚显示P波导联的心电图长条以备分析，通常选择 V_1 导联或Ⅱ导联。必要时采用动态心电图，连续记录患者24小时的心电图。

2.运动试验

患者在运动时出现心悸，可做运动试验协助诊断。运动试验诊断心律失常的敏感性不如动态心电图。

3.食管心电图

解剖上左心房后壁毗邻食管，因此，插入食管电极导管并置于心房水平时，能记录到清晰的心房电位，并能进行心房快速起搏或程序电刺激。

4.心腔内电生理检查

心腔内电生理检查是将几根多电极导管经静脉和/或动脉插入，放置在心腔内的不同部位辅以8～12通道以上多导生理仪，同步记录各部位电活动，包括右心房、右心室、希氏束、冠状静脉窦（反映左心房、左心室电活动）。其适应证包括：①窦房结功能测定；②房室与室内传导阻滞；③心动过速；④不明原因晕厥。

5.三维心脏电生理标测及导航系统

三维心脏电生理标测及导航系统（三维标测系统）是近年来出现的新的标测技术，能够减少X线曝光时间，提高消融成功率，加深对心律失常机制的理解。

（六）窦性心律失常治疗原则

（1）若患者无心动过缓有关的症状，不必治疗，仅定期随诊观察。对于有症状的病窦综合征患者，应接受起搏器治疗。

（2）心动过缓-心动过速综合征患者发作心动过速，单独应用抗心律失常药物治疗可能加重心动过缓。应用起搏治疗后，患者仍有心动过速发作，可同时应用抗心律失常药物。

（七）房性心律失常治疗原则

1.房性期前收缩

房性期前收缩无须治疗。当有明显症状或因房性期前收缩触发室上性心动过速时，应给予治疗。治疗药物包括普罗帕酮、莫雷西嗪或β受体阻滞剂。

2.房性心动过速

（1）积极寻找病因，针对病因治疗。

（2）抗凝治疗。

（3）控制心室率。

(4)转复窦性心律。

3.心房扑动

(1)药物治疗:减慢心室率的药物包括β受体阻滞剂、钙通道阻滞剂(维拉帕米、地尔硫䓬)或洋地黄制剂(地高辛、毛花苷C)。转复心房扑动的药物包括ⅠA(如奎尼丁)或ⅠC(如普罗帕酮)类抗心律失常药,如心房扑动患者合并冠心病、充血性心力衰竭等时,不用ⅠA或ⅠC类药物,应选用胺碘酮。

(2)非药物治疗:直流电复律是终止心房扑动最有效的方法。其次食管调搏也是转复心房扑动的有效方法。射频消融可根治心房扑动。

(3)抗凝治疗:持续性心房扑动的患者,发生血栓栓塞的风险明显增高,应给予抗凝治疗。

4.心房颤动

应积极寻找心房颤动的原发疾病和诱发因素,进行相应处理。

治疗包括:①抗凝治疗;②转复并维持窦性心律;③控制心室率。

(八)房室交界区性心律失常治疗原则

1.房室交界区性期前收缩

通常无须治疗。

2.房室交界区性逸搏与心律

一般无须治疗,必要时可起搏治疗。

3.非阵发性房室交界区性心动过速

非阵发性房室交界区性心动过速主要针对病因治疗。洋地黄中毒引起者可停用洋地黄,可给予钾盐、利多卡因或β受体阻滞剂治疗。

4.与房室交界区相关的折返性心动过速

急性发作期应根据患者的基础心脏状况、既往发作的情况及对心动过速的耐受程度做出适当处理。主要药物治疗如下述。

(1)腺苷与钙通道阻滞剂:为首选。起效迅速,不良反应为胸部压迫感、呼吸困难、面部潮红、窦性心动过缓、房室传导阻滞等。

(2)洋地黄与β受体阻滞剂:静脉注射洋地黄可终止发作。对伴有心功能不全患者仍作为首选。β受体阻滞剂也能有效终止心动过速,选用短效β受体阻滞剂较合适如艾司洛尔。

(3)普罗帕酮1～2 mg/kg静脉注射。

(4)其他:食管心房调搏术、直流电复率等。

预防复发:是否需要给予患者长期药物预防,取决于发作的频繁程度及发作的严重性。药物的选择可依据临床经验或心内电生理试验结果。

5.预激综合征

对于无心动过速发作或偶有发作但症状轻微的预激综合征患者的治疗,目前仍存有争议。如心动过速发作频繁伴有明显症状,应给予治疗。治疗方法包括药物和导管消融。

(九)室性心律失常治疗原则

1.室性期前收缩

首先应对患者室性期前收缩的类型、症状及其原有心脏病变做全面的了解;然后,根据不同的临床状况决定是否给予治疗,采取何种方法治疗及确定治疗的终点。

2.室性心动过速

一般遵循的原则:有器质性心脏病或有明确诱因应首先给予针对性治疗;无器质性心脏病患者发生非持续性短暂室速,如无症状或无血流动力学影响,处理的原则与室性期前收缩相同;持续性室性发作,无论有无器质性心脏病,应给予治疗。

3.心室扑动与颤动

快速识别心搏骤停、高声呼救、进行心肺复苏,包括胸外按压、开放气道、人工呼吸、除颤、气管插管、吸氧、药物治疗等。

(十)心脏传导阻滞治疗原则

1.房室传导阻滞

应针对不同病因进行治疗。一度与二度Ⅰ型房室阻滞心室率不太慢者,无须特殊治疗。二度Ⅱ型与三度房室阻滞如心室率显著缓慢,伴有明显症状或血流动力学障碍,甚至 Adams-Strokes 综合征发作者,应给予起搏治疗。

2.室内传导阻滞

慢性单侧束支阻滞的患者如无症状,无须接受治疗。双分支与不完全性三分支阻滞有可能进展为完全性房室传导阻滞,但是否一定发生及何时发生均难以预料,不必常规预防性起搏器治疗。急性前壁心肌梗死发生双分支、三分支阻滞或慢性双分支、三分支阻滞,伴有晕厥或阿-斯综合征发作者,则应及早考虑心脏起搏器治疗。

二、护理评估

(一)一般评估

心律失常患者的生命体征,发作间歇期无异常表现。发作期则出现心悸、气短、不敢活动,心电图显示心率过快、过慢、不规则或暂时消失而形成窦性停搏。

(二)身体评估

发作时体格检查应着重于判断心律失常的性质及心律失常对血流动力学状态的影响。听诊心音了解心室搏动率的快、慢和规则与否,结合颈静脉搏动所反映的心房活动情况,有助于作出心律失常的初步鉴别诊断。缓慢(<60 次/分)而规则的心率为窦性心动过缓,快速(>100 次/分)而规则的心率常为窦性心动过速。窦性心动过速较少超过 160 次/分,心房扑动伴 2∶1 房室传导时心室率常固定在 150 次/分左右。不规则的心律中以期前收缩为最常见,快而不规则者以心房颤动或心房扑动、房速伴不规则房室传导阻滞为多。心律规则而第一心音强弱不等(大炮音),尤其是伴颈静脉搏动间断不规则增强(大炮波),提示房室分离,多见于完全性或室速。

(三)心理-社会评估

心律失常患者常有焦虑、恐惧等负性情绪,护理人员应做好以下几点:①帮助患者认识到自己的情绪反应,承认自己的感觉,指导患者使用放松术。②安慰患者,告诉患者较轻的心律失常通常不会威胁生命。有条件时安排单人房间,避免与其他焦虑患者接触。③经常巡视病房,了解患者的需要,帮助其解决问题,如主动给患者介绍环境,耐心解答有关疾病的问题等。

(四)辅助检查结果的评估

1.心电图

心律失常发作时的心电图记录是确诊心律失常的重要依据。应记录 12 导联心电图,包括较长的Ⅱ或 V_1 导联记录。注意 P 和 QRS 波形态、P-QRS 关系、P-P、P-R 与 R-R 间期,判断基本心律是窦性还是异位。通过逐个分析提早或延迟心搏的性质和来源，最后判断心律失常的性质。

2.动态心电图

动态心电图对心律失常的检出率明显高于常规心电图，尤其是对易引起猝死的恶性心律失常的检出尤为有意义。对心律失常的诊断优于普通心电图。

3.运动试验

运动试验可增加心律失常的诊断率和敏感性，是对心电图很好的补充，但运动试验有一定的危险性，需严格掌握禁忌证。

4.食管心电图

食管心电图是食管心房调搏最佳起搏点判定的可靠依据，更能在心律失常的诊断与鉴别诊断方面起到特殊而独到的作用。食管心电图与心内电生理检查具有高度的一致性，为导管射频消融术根治阵发性室上性心动过速(PSVT)提供可靠的分型及定位诊断。也有助于不典型的预激综合征患者确立诊断。

5.心腔内电生理检查

心腔内电生理检查为有创性电生理检查，除能确诊缓慢性和快速性心律失常的性质外，还能在心律失常发作间隙应用程序电刺激方法判断窦房结和房室传导系统功能，诱发室上性和室性快速性心律失常，确定心律失常起源部位，评价药物与非药物治疗效果，以及为手术、起搏或消融治疗提供必要的信息。

(五)常用药物治疗效果的评估

(1)治疗缓慢性心律失常：一般选用增强心肌自律性和/或加速传导的药物，如拟交感神经药、迷走神经抑制药或碱化剂(摩尔乳酸钠或碳酸氢钠)。护理评估：①服药后心悸、乏力、头晕、胸闷等临床症状有无改善；②有无不良反应发生。

(2)治疗快速性心律失常：选用减慢传导和延长不应期的药物，如迷走神经兴奋剂，拟交感神经药间接兴奋迷走神经或抗心律失常药物。护理评估：①用药后的疗效，有无严重不良反应发生；②药物疗效不佳时，考虑电转复或射频消融术治疗，并做好术前准备。

(3)临床上抗心律失常药物繁多，药物的分类主要基于其对心肌的电生理学作用。治疗缓慢性心律失常的药物，主要提高心脏起搏和传导功能，如肾上腺素类药物(肾上腺素、异丙肾上腺素)，拟交感神经药如阿托品、山莨菪碱，β受体兴奋剂如多巴胺类、沙丁胺醇等。

(4)及时就诊的指标：①心动过速发作频繁伴有明显症状如低血压、休克、心绞痛、心力衰竭或晕厥等；②出现洋地黄中毒症状。

三、主要护理诊断/问题

(一)活动无耐力

活动无耐力与心律失常导致心悸或心排血量减少有关。

(二)焦虑

焦虑与心律失常反复发作，对治疗缺乏信心有关。

(三)有受伤的危险

有受伤的危险与心律失常引起的头晕、晕厥有关。

(四)潜在并发症

心力衰竭、脑栓塞、猝死。

四、护理措施

(一)体位与休息

当心律失常发作导致胸闷、心悸、头晕等不适时采取高枕卧位、半卧位或其他舒适体位,尽量避免左侧卧位,以防左侧卧位时感觉到心脏搏动而加重不适。有头晕、晕厥发作或曾有跌倒病史者应卧床休息。保证患者充分的休息与睡眠,必要时遵医嘱给予镇静剂。

(二)给氧

伴呼吸困难、发绀等缺氧表现时,给予氧气吸入,2～4 L/min。

(三)饮食

控制膳食总热量,以维持正常体重为度,40 岁以上者尤应预防发胖。一般以 BMI 20～24 为正常体重。或以腰围为标准,一般以女性≥80 cm,男性≥85 cm 为超标。超重或肥胖者应减少每天进食的总热量,以低脂(30%/d)、低胆固醇(200 mg/d)膳食,并限制酒及糖类食物的摄入。严禁暴饮暴食。以免诱发心绞痛或心肌梗死。合并高血压或心力衰竭者,应同时限制钠盐。避免摄入刺激性食物如咖啡、浓茶等,保持大便通畅。

(四)病情观察

严密进行心电监测,出现异常心律变化,如 3～5 次/分的室性期前收缩或阵发性室性心动过速,窦性停搏、二度Ⅱ型或三度房室传导阻滞等,立即通知医师。应将急救药物备好,需争分夺秒地迅速给药。有无心悸、胸闷、胸痛、头晕、晕厥等。检测电解质变化,尤其是血钾。

(五)用药指导

接受各种抗心律失常药物治疗的患者,应在心电监测下用药,以便掌握心律的变化情况和观察药物疗效。密切观察用药反应,严密观察穿刺局部情况,谨防药物外渗。皮下注射给予抗凝溶栓及抗血小板药时,注意更换注射部位,避免按摩,应持续按压 2～3 分钟。严格按医嘱给药,避免食用影响药物疗效的食物。用药前、中、后注意心率、心律、P-R 间期、Q-T 间期等的变化,以判断疗效和有无不良反应。

(六)除颤的护理

持续性室性心动过速患者,应用药物效果不明显时,护士应密切配合医师将除颤器电源接好,检查仪器性能是否完好,备好电极板,以便及时顺利除颤。对于缓慢型心律失常患者,应用药物治疗后仍不能增加心率,且病情有所发展或反复发作阿-斯综合征时,应随时做好安装人工心脏起搏器的准备。

(七)心理护理

向患者说明心律失常的治疗原则、介绍介入治疗,如心导管射频消融术或心脏起搏器安置术的目的及方法,以消除患者的紧张心理,使患者主动配合治疗。

(八)健康教育

1.疾病知识指导

向患者及家属讲解心律失常的病因、诱因及防治知识。

2.生活指导

指导患者劳逸结合,生活规律,保证充足的休息与睡眠。无器质性心脏病者应积极参加体育锻炼。保持情绪稳定,避免精神紧张、激动。改变不良饮食习惯,戒烟、酒、避免浓茶、咖啡、可乐等刺激性食物。保持大便通畅,避免排便用力而加重心律失常。

3.用药指导

嘱患者严格按医嘱按时按量服药,说明所用药物的名称、剂量、用法、作用及不良反应,不可随意增减药物的剂量或种类。

4.制订活动计划

评估患者心律失常的类型及临床表现,与患者及家属共同制订活动计划。对无器质性心脏病的良性心律失常患者,鼓励其正常工作和生活,保持心情舒畅,避免过度劳累。窦性停搏、二度Ⅱ型或三度房室传导阻滞、持续性室速等严重心律失常患者或快速心室率引起血压下降者,应卧床休息,以减少心肌耗氧量。卧床期间加强生活护理。

5.自我监测指导

教会患者及家属测量脉搏的方法,心律失常发作时的应对措施及心肺复苏术,以便于自我检测病情和自救。对安置心脏起搏器的患者,讲解自我监测与家庭护理方法。

6.及时就诊的指标

(1)当出现头晕、气促、胸闷、胸痛等不适症状。

(2)复查心电图发现异常时。

五、护理效果评估

(1)患者及家属掌握自我监测脉搏的方法,能复述疾病发作时的应对措施及心肺复苏术。

(2)患者掌握发生疾病的诱因,能采取相应措施尽可能避免诱因的发生。

(3)患者心理状态稳定,养成正确的生活方式。

(4)患者未发生猝死或发生致命性心律失常时能得到及时发现和处理。

(高淑娟)

第八节 心力衰竭

心力衰竭是由于心脏收缩机能和(或)舒张功能障碍,不能将静脉回心血量充分排出心脏,造成静脉系统淤血及动脉系统血液灌注不足而出现的综合征。

一、病因

(一)基本病因

1.心肌损伤

任何大面积(大于心室面积的40%)的心肌损伤都会导致心脏收缩和(或)舒张功能的障碍。

2.心脏负荷过重

压力负荷(后负荷)过重,心脏排血阻力增大,心排血量降低,心室收缩期负荷过度,引起心室肥厚性心力衰竭;容量负荷(前负荷)过重,心脏舒张期容量增大,心排血量减低,引起心室扩张性心力衰竭。

3.机械障碍

腱索或乳头肌断裂，心室间隔穿孔，心脏瓣膜严重狭窄或关闭不全等引起的心脏机械功能衰退，导致心力衰竭。

4.心脏负荷不足

如缩窄性心包炎，大量心包积液，限制性心肌病等，使静脉血液回心受限，因而心室心房充盈不足，腔静脉及门脉系统淤血，心排血量减低。

5.血液循环容量过多

如静脉过多过快输液，尤其在无尿、少尿时超量输液，急性或慢性肾炎引起高度水、钠潴留，高度水肿等均引起血液循环容量急剧膨胀而致心力衰竭。

（二）诱发因素

1.感染

感染可增加基础代谢，增加机体耗氧，增加心脏排血量而诱发心力衰竭，尤其呼吸道感染较多见。

2.体力过劳

正常心脏在体力活动时，随身体代谢增高，心脏排血量也随之增加。而有器质性心脏病患者体力活动时，心率增快，心肌耗氧量增加，心排血量减少，冠状动脉血液灌注不足，导致心肌缺血，心慌气急，诱发心力衰竭。

3.情绪激动

情绪激动促使儿茶酚胺释放，心率增快，心肌耗氧增加，动脉与静脉血管痉挛，增加心脏前后负荷而诱发心力衰竭。

4.妊娠与分娩

风湿性心脏病或先天性心脏病患者，心功能低下，在妊娠 32～34 周，分娩期及产褥期最初 3 天内心脏负荷最重，易诱发心力衰竭。

5.动脉栓塞

心脏病患者长期卧床，静脉系统长期处于淤血状态，容易形成血栓，一旦血栓脱落导致肺栓塞，加重肺循环阻力易诱发心力衰竭。

6.水、钠摄入量过多

心功能减退时，肾脏排水排钠机能减弱，如果水、钠摄入量过多可引起水、钠潴留，血容量扩增。

7.心律失常

心动过速可使心脏无效收缩次数增加而加重心脏负荷；心脏舒张期缩短使心室充盈受限进而降低心排血量，同时心脏氧渗透期缩短不利于心肌代谢。

8.冠脉痉挛

冠状动脉粥样硬化，易发生冠脉痉挛，引起心肌缺血导致心脏收缩或舒张功能障碍。

9.药物反应

因用药或停药不当导致的心力衰竭或心力衰竭恶化不在少数。慢性心力衰竭不该停用强心剂而停用，服用过量洋地黄、利尿药或抗心律失常药，都可导致心力衰竭恶化。

二、病理生理

(一)心脏的代偿机制

正常心脏有比较充足的储备能力，以适应一般生活需要所增加的心脏负担。当心脏功能减退，心排血量降低不足以供应机体需要时，机体将同时通过神经、体液等机制进行调整，力争恢复心排血量。

(1)反射性交感神经兴奋，迷走神经抑制，代偿性心率加快及心肌收缩力加强，以维持心排血量。由于交感神经兴奋，周围血管及小动脉收缩可使血压维持正常而不随心排血量降低而下降；小静脉收缩可使静脉回心血量增加，从而使心排血量增加。

(2)心肌肥厚：长期的负荷加重，使心肌肥厚和心室扩张，维持心排血量。然而，扩大和肥厚的心脏虽然完成了较多的工作，但它耗氧量随之增加，心肌内毛细血管数量并没有相应的增加，所以，扩大肥厚的心肌细胞相对的供血不足。

(3)心率增快：心率加快在一定范围内使心排血量增加，但如果心率太快则心脏舒张期显著缩短，使心室充盈不足，导致心排血量降低及静脉淤血加重。

(二)心脏的失代偿机制

当心脏储备力耗损至不能适应机体代谢的需要时，心功能便由代偿转为失代偿阶段，即心力衰竭。

心力衰竭时，心排血量相对或绝对的降低，一方面供给各器官的血流不足，引起各器官组织的功能改变，血液重新分配，首先为保证心、脑、肾血液供应，皮肤、内脏、肌肉的供血相应有较大的减少。肾血流量减少时，可使肾小球滤过率降低和肾素分泌增加，进而促使肾上腺皮质的醛固酮分泌增加，引起水、钠潴留，血容量增加，静脉和毛细血管充血和压力增加。另一方面，心脏收缩力减弱，不能完全排出静脉回流的血液，心室收缩末期残留血量增多，心室舒张末期压力升高，遂使静脉回流受阻，引起静脉淤血和静脉压力升高，从而引起外周毛细血管的漏出增加，水分渗入组织间隙引起各脏器淤血水肿；肝脏淤血时对醛固酮的灭活减少；以及抗利尿激素分泌增加，肾排水量进一步减少，水、钠潴留进一步加重，这也是水肿发生和加重的原因。

根据心脏代偿功能发挥的情况及失代偿的程度，可将心力衰竭分为三度，或心功能Ⅳ级。①Ⅰ级：有心脏病的客观证据，而无呼吸困难、心悸、水肿等症状(心功能代偿期)。②Ⅱ级：日常劳动并无异常感觉，但稍重劳动即有心悸、气急等症状(心力衰竭Ⅰ度)。③Ⅲ级：普通劳动亦有症状，但休息时消失(心力衰竭Ⅱ度)。④Ⅳ级：休息时也有明显症状，甚至卧床仍有症状(心力衰竭Ⅲ度)。

三、临床表现

心力衰竭在早期可仅有一侧衰竭，临床上以左心衰竭为多见，但左心衰竭后，右心也相继发生功能损害，最后导致全心力衰竭。临床表现的轻重，常依病情发展的快慢和患者的耐受能力的不同而不同。

(一)左心衰竭

1.呼吸困难

轻症患者自觉呼吸困难，重者同时有呼吸困难和短促的征象。早期仅发生于劳动或运动时，休息后很快消失。这是由于劳动促使回心血量增加，肺淤血加重的缘故。随着病情加重，轻度劳动即感到呼吸困难，严重者休息时亦感呼吸困难，以致被迫采取半卧位或坐位，为端坐呼吸。

2.阵发性呼吸困难

阵发性呼吸困难多发生于夜间，故又称为夜间阵发性呼吸困难。患者常在熟睡中惊醒，出现严重呼吸困难及窒息感，被迫坐起，咳嗽频繁，咯粉红色泡沫样痰液。轻者数分钟，重者经1～2小时逐渐停止。阵发性呼吸困难的发生原因：①睡眠时平卧位，回心血量增加，超过左心负荷的限度，加重了肺淤血。②睡眠时，膈肌上升，肺活量减少。③夜间迷走神经兴奋性增高，使冠状动脉和支气管收缩，影响了心肌的血液供应，发生支气管痉挛，降低心肌收缩性能和肺通气量，肺淤血加重。④熟睡时中枢神经敏感度降低，因此，肺淤血必须达到一定程度后方能使患者因气喘惊醒。

3.急性肺水肿

急性肺水肿是左心衰竭的重症表现，是阵发性呼吸困难的进一步发展。常突然发生，呈端坐呼吸，表情焦虑不安，频频咳嗽，咯大量泡沫状或血性泡沫性痰液，严重时可有大量泡沫样液体由鼻涌出，面色苍白，口唇青紫，皮肤湿冷，两肺布满湿啰音及哮鸣音，血压可下降，甚至休克。

4.咳嗽和咯血

咳嗽和咯血为肺泡和支气管黏膜淤血所致，多与呼吸困难并存，咯白色泡沫样黏痰或血性痰。

5.其他症状

其他症状可有疲乏无力、失眠、心悸、发绀等。严重患者脑缺氧缺血时可出现陈-施氏呼吸、嗜睡、眩晕、意识丧失、抽搐等。

6.体征

除原有心脏病体征外，可有舒张期奔马律、交替脉、肺动脉瓣区第二心音亢进。轻症肺底部可听到散在湿性啰音，重症则湿啰音满布全肺。有时可伴哮鸣音。

7.X线片及其他检查

X线片检查可见左心扩大及肺淤血，肺纹理增粗。急性肺水肿时可见由肺门伸向肺野呈蝶形的云雾状阴影。心电图检查可出现心率快及左心室肥厚图形。臂舌循环时间延长(正常10～15秒)，臂肺时间正常(4～8秒)。

(二)右心衰竭

1.水肿

皮下水肿是右心衰竭的典型症状。在水肿出现前，由于体内已有水、钠潴留，体液潴留达5 kg以上才出现水肿，故多只有体重增加。水肿多先见于下肢，卧床患者则在腰，背及骶部等低重部位明显，呈凹陷性水肿。重症则波及全身。水肿多于傍晚发生或加重，休息一夜后消失或减轻，伴有夜间尿量增加。这是由于夜间休息时，回心血量比白天活动时增多，心脏能将静脉回流血量排出，心室收缩末期残留血量减少，静脉和毛细血管压力有所减轻，因而水肿减轻或消退。

少数患者可出现胸腔积液和腹水。胸腔积液可同时见于左、右两侧胸腔，但以右侧较多，其原因不明。由于壁层胸膜静脉回流体静脉，而脏层胸膜静脉血流入肺静脉，因而胸腔积液多见于左右心衰竭并存时。腹水多由心源性肝硬化引起。

2.颈静脉怒张和内脏淤血

坐位或半卧位时可见颈静脉怒张，其出现常较皮下水肿或肝大早，同时可见舌下、手臂等浅表静脉异常充盈。肝大并压痛可先于皮下水肿出现。长期肝淤血、缺氧，可引起肝细胞变性、坏死，并发展为心源性肝硬化，肝功能检查异常或出现黄疸。若有三尖瓣关闭不全并存，肝脏触诊呈扩张性搏动。胃肠道淤血常引起消化不良、食欲减退、腹胀、恶心和呕吐等症状。肾淤血致尿量减少，尿中可有少量蛋白和细胞。

3.发绀

右心衰竭患者多有不同程度发绀，首先见于指端、口唇和耳郭，较单纯左心功能不全者为显著，其原因除血红蛋白在肺部氧合不全外，还与血流缓慢，组织自身毛细血管中吸取较多的氧而使还原血红蛋白增加有关。严重贫血者则不出现发绀。

4.神经系统症状

可有神经过敏、失眠、嗜睡等症状。重者可发生精神错乱，可能是脑淤血、缺氧或电解质紊乱等原因引起。

5.心脏及其他检查

主要为原有心脏病体征，由于右心衰竭常继发于左心衰竭，因而左、右心均可扩大。右心扩大引起了三尖瓣关闭不全时，在三尖瓣音区可听到收缩期吹风样杂音。臂肺循环时间延长，因而臂舌循环时间也延长。

（三）全心力衰竭

左、右心功能不全的临床表现同时存在，但患者或以左心衰竭的表现为主或以右心衰竭的表现为主，左心衰竭肺充血的临床表现可因右心衰竭的发生而减轻。

四、护理

（一）护理要点

（1）减轻心脏负担，预防心力衰竭的发生。

（2）合理使用强心、利尿、扩血管药物，改善心功能。

（3）密切观察病情变化，及时救治急性心力衰竭。

（4）健康教育。

（二）减轻心脏负担，预防心力衰竭

休息可减少全身肌肉活动，减少氧的消耗，也可减少静脉回心血量及减慢心率，从而减轻心脏负担。根据患者病情适当安排其生活和劳动，可以减轻心脏负荷。对于轻度心力衰竭患者，可仅限制其体力活动，并规定充分的午睡时间或较正常人多一些的夜间睡眠时间。较重的心力衰竭患者应卧床休息，并尽可能使卧床休息患者的体位舒适。当心力衰竭表现有明显改善时，应尽快允许和鼓励患者逐渐恢复体力活动，恢复体力活动的速度和程度视患者心力衰竭的严重程度和发作时间的长短及患者对治疗的反应等而定。如心脏功能已完全恢复正常或接近正常，则每天可作轻度的体力活动。

饮食应少食多餐，给予低热量、多维生素、易消化食物，避免过饱，加重心脏负担。目前由于利尿剂应用方便，对钠盐限制不必过于严格，一般轻度心力衰竭患者每天摄入食盐 5 g 左右（正常人每天摄入食盐 10 g 左右），中度心力衰竭患者给予低盐饮食（含钠 2～4 g），重度心力衰竭患者给予无钠饮食。如果经一般限盐、利尿，病情未能很好控制者，则应进一步严格限盐，摄入量不超过 1 g。饮水量一般不加限制，仅在并发稀释性低钠血症者，限制每天饮水 500 mL 左右。

（三）合理使用强心药物并观察毒性反应

洋地黄类强心苷是目前治疗心力衰竭的主要药物，能直接加强心肌收缩力，增加心排血量，从而使心脏收缩末期残余血量减少，舒张末期压力下降，有利于缓解各器官的淤血，增加尿量，减慢心率。常用的给药方法：负荷量加维持量，在短期内，1～3 天给予一定的负荷量，以后每天用维持量，适用于急性心力衰竭、较重的心力衰竭或需尽快控制病情的患者；单用维持量，近年来证实，洋地黄类药物治疗剂量的大小与其增强心肌收缩力作用呈线性关系，故对较轻的心力衰竭和易发生中毒的患者可用较小的剂量，而不采用惯用的洋地黄负荷量法，尤其对慢性心力衰竭更适用。

洋地黄用量的个体差异大，且治疗剂量与中毒剂量较接近，故用药期间需要密切观察洋地黄的毒性反应。洋地黄毒性反应有如下几种。①消化道反应：食欲缺乏、恶心、呕吐、腹泻等。②神经系统反应：头痛、眩晕、视觉改变（黄视或绿视）。③心脏反应：可发生各种心律失常，常见的心律失常类型为室性期前收缩，尤其是呈二联、三联或呈多源性者。其他有房性心动过速伴有房室传导阻滞、交界性心动过速、各种不同程度的房室传导阻滞、室性心动过速、心房颤动等。④血清洋地黄含量：放射性核素免疫法测定血清地高辛含量＜2.0 ng/mL，或洋地黄毒苷＜20 μg/mL为安全剂量。中毒者多数大于以上浓度。

使用洋地黄类药物时注意事项：①服药前要先了解病史，如询问已用洋地黄情况，利尿剂的使用情况及电解质浓度如何，如果存在低钾、低镁易诱发洋地黄中毒。②心力衰竭反复发作，严重缺氧，心脏明显扩大的患者对洋地黄药物耐受性差，宜小剂量使用。③询问有无合并使用增加或降低洋地黄敏感性的药物，如普萘洛尔、利血平、利尿剂、抗甲状腺药物、维拉帕米、胺碘酮、肾上腺素等可增加洋地黄敏感性；而考来烯胺，抗酸药物，降胆固醇药及巴比妥类药则可降低洋地黄敏感性。④了解肝脏肾脏功能。地高辛主要自肾脏排泄，肾功能不全的患者宜减少用量；洋地黄毒苷经肝脏代谢胆管排泄，部分转化为地高辛。⑤密切观察洋地黄毒性反应。⑥静脉给药时应用 5%～20%的葡萄糖溶液稀释，混匀后缓慢静脉推注，一般不少于 10 分钟，用药时注意听诊心率及节律的变化。

（四）观察应用利尿剂后的反应

慢性心力衰竭患者，首选噻嗪类药，采用间歇用药，即每周固定服药 2～3 天，停用 4～5 天。若无效可加服氨苯蝶啶或螺内酯。如果上两药联用效果仍不理想，可以用呋塞米代替噻嗪类药物。急性心力衰竭或肺水肿者，首选呋塞米或依他尼酸或汞撒利等快速利尿药。在应用利尿剂 1 小时后，静脉缓慢注射氨茶碱0.25 g，可增加利尿效果。应用利尿剂后要密切观察尿量，每天测体重，准确记录 24 小时液体出入量，大量利尿者应测血压、脉搏和抽血查电解质，观察有无利尿过度引起的脱水、低血容量和电解质紊乱的表现，尤其是应用排钾利尿剂后有无乏力、恶心、呕吐、腹胀等低钾表现。对于利尿反应差者，应找出利尿不佳的原因，如了解肾脏功能情况，是否存在低血压、低血钾、低血镁或稀释性低钠血症，及用药是否合理等。

（五）合理使用扩血管药物并观察用药反应

血管扩张剂可以扩张周围小动脉，减轻心脏排血时的阻力，从而减轻心脏后负荷；又可以扩张周围静脉，减少回心血量，减轻心脏前负荷，进而改善心功能。常用的扩张静脉为主的药物有硝酸甘油、硝酸酯类及吗啡类；扩张动脉为主的药物有平胺唑啉、肼苯达嗪、硝苯地平；兼有扩张动脉和静脉的药物有硝普钠、哌唑嗪及卡托普利等。在开始使用血管扩张剂时，要密切观察病情和用药前后血压、心率的变化，慎防血管扩张过度、心脏充盈不足、血压下降、心率加快等不良反应。用血管扩张药注意应从小剂量开始，用药前后对比心率、血压变化情况或床边监测血流动力学。根据具体情况，每 5～10 分钟测量 1 次，若用药后血压较用药前降低 1.33～2.66 kPa，应谨慎调整药物浓度或停用。

（高淑娟）

第六章 呼吸内科疾病护理

第一节 急性气管-支气管炎

一、概述

（一）疾病概述

急性气管-支气管炎是由生物、物理、化学刺激或过敏等因素引起的急性气管-支气管黏膜炎症。多为散发，无流行倾向，年老体弱者易感。临床症状主要为咳嗽和咳痰。常发生于寒冷季节或气候突变时，也可由急性上呼吸道感染迁延不愈所致。

（二）相关病理生理

由病原体、吸入冷空气、粉尘、刺激性气体或因吸入致敏原引起气管-支气管急性炎症反应。其共同的病理表现为气管、支气管黏膜充血水肿，淋巴细胞和中性粒细胞浸润；同时可伴纤毛上皮细胞损伤，脱落；黏液腺体肥大增生。合并细菌感染时，分泌物呈脓性。

（三）急性气管-支气管炎的病因与诱因

病原体导致的感染是最主要病因，过度劳累、受凉、年老体弱是常见诱因。

1.病原体

病原体与上呼吸道感染类似。常见病毒为腺病毒、流感病毒（甲、乙）、冠状病毒、鼻病毒、单纯疱疹病毒、呼吸道合胞病毒和副流感病毒。常见细菌为流感嗜血杆菌、肺炎链球菌、卡他莫拉菌等，近年来衣原体和支原体感染明显增加，在病毒感染的基础上继发细菌感染亦较多见。

2.物理、化学因素

冷空气、粉尘、刺激性气体或烟雾（如二氧化硫、二氧化氮、氨气、氯气等）的吸入，均可刺激气管-支气管黏膜引起急性损伤和炎症反应。

3.变态反应

常见的吸入致敏原包括花粉、有机粉尘、真菌孢子、动物毛皮排泄物；或对细菌蛋白质的过敏，钩虫、蛔虫的幼虫在肺内的移行均可引起气管-支气管急性炎症反应。

（四）临床表现

临床主要表现为咳嗽咳痰。一般起病较急，通常全身症状较轻，可有发热。初为干咳或少量黏液痰，随后痰量增多，咳嗽加剧，偶伴血痰。咳嗽、咳痰可延续 2～3 周，如迁延不愈，可演变成慢性支气管炎。伴支气管痉挛时，可出现程度不等的胸闷气促。

(五)辅助检查

1.血液检查

病毒感染时，血常规检查白细胞计数多正常；细菌感染较重时，白细胞计数和中性粒细胞计数增高。血沉检查可有血沉快。

2.胸部X线检查

多无异常，或仅有肺纹理的增粗。

3.痰培养

细菌或支原体衣原体感染时，可明确病原体；药物敏感试验可指导临床用药。

(六)治疗要点

1.对症治疗

咳嗽无痰或少痰，可用右美沙芬、喷托维林(咳必清)镇咳。咳嗽有痰而不易咳出，可选用盐酸氨溴索、溴己新(必嗽平)，桃金娘油提取物化痰，也可雾化帮助祛痰。较为常用的为兼顾止咳和化痰的棕色合剂，也可选用中成药止咳祛痰。发生支气管痉挛时，可用平喘药如茶碱类、β_2受体激动剂等。发热可用解热镇痛药对症处理。

2.抗菌药物治疗

有细菌感染证据时应及时使用。可以首选新大环内酯类、青霉素类，亦可选用头孢菌素类或喹诺酮类等药物。多数患者口服抗菌药物即可，症状较重者可经肌内注射或静脉滴注给药，少数患者需要根据病原体培养结果指导用药。

3.一般治疗

多休息，多饮水，避免劳累。

二、护理评估

(一)病因评估

主要评估患者健康史和发病史，近期是否有受凉、劳累，是否有粉尘过敏史，是否有吸入冷空气或刺激性气体史。

(二)一般评估

1.生命体征

患者体温可正常或发热；有无呼吸频率加快或节律异常。

2.患者主诉

有无发热、咳嗽、咳痰、喘息等症状。

3.相关记录

体温，痰液颜色、性状和量等情况。

(三)身体评估

听诊有无异常呼吸音；有无双肺呼吸音变粗，两肺可否闻及散在的干、湿啰音，湿啰音部位是否固定，咳嗽后湿啰音是否减少或消失。有无闻及哮鸣音。

(四)心理-社会评估

患者在疾病治疗过程中的心理反应与需求，家庭及社会支持情况，引导患者正确配合疾病的治疗与护理。

(五)辅助检查结果评估

1.血液检查

有无白细胞总数和中性粒细胞百分比升高,有无血沉加快。

2.胸部X线检查

有无肺纹理增粗。

3.痰培养

有无致病菌生长,药敏试验结果如何。

(六)治疗常用药效果的评估

1.应用抗生素的评估要点

(1)记录每次给药的时间与次数,评估有无按时,按量给药,是否足疗程。

(2)评估用药后患者发热、咳嗽、咳痰等症状有否缓解。

(3)评估用药后患者是否出现皮疹、呼吸困难等变态反应。

(4)评估用药后患者有无较明显的恶心、呕吐、腹泻等不良反应。

2.应用止咳祛痰剂效果的评估

(1)记录每次给药的时间与药量。

(2)评估用祛痰剂后患者痰液是否变稀,是否较易咳出。

(3)评估用止咳药后,患者咳嗽频繁是否减轻,夜间睡眠是否改善。

3.应用平喘药后效果的评估

(1)记录每次给药的时间与量。

(2)评估用药后,患者呼吸困难是否减轻,听诊哮鸣音有否消失。

(3)如应用氨茶碱时间较长,需评估有无茶碱中毒表现。

三、主要护理诊断/问题

(一)清理呼吸道无效

清理呼吸道无效与呼吸道感染、痰液黏稠有关。

(二)气体交换受损

气体交换受损与过敏、炎症引起支气管痉挛有关。

四、护理措施

(一)病情观察

观察生命体征及主要症状,尤其咳嗽,痰液的颜色、性质、量等的变化;有无呼吸困难与喘息等表现;监测体温情况。

(二)休息与保暖

急性期应减少活动,增加休息时间,室内空气新鲜,保持适宜的温度和湿度。

(三)保证充足的水分及营养

鼓励患者多饮水,必要时由静脉补充。给予易消化营养丰富的饮食,发热期间进食流质或半流质食物为宜。

(四)保持口腔清洁

由于患者发热、咳嗽、痰多且黏稠,咳嗽剧烈时可引起呕吐,故要保持口腔卫生,以增加舒适感，增进食欲，促进毒素的排泄。

（五）发热护理

热度不高不需特殊处理，高热时要采取物理降温或药物降温措施。

（六）保持呼吸道通畅

观察呼吸道分泌物的性质及能否有效地咳出痰液，指导并鼓励患者有效咳嗽；若为细菌感染所致，按医嘱使用敏感的抗生素。若痰液黏稠，可采用超声雾化吸入或蒸气吸入稀释分泌物；对于咳嗽无力的患者，宜经常更换体位，拍背，使呼吸道分泌物易于排出，促进炎症消散。

（七）给氧与解痉平喘

有咳喘症状者可给予氧气吸入或按医嘱采用雾化吸入平喘解痉剂，严重者可口服。

（八）健康教育

1.疾病预防指导

预防急性上呼吸道感染的诱发因素。增强体质，可选择合适的体育活动，如健康操、太极拳、跑步等，可进行耐寒训练，如冷水洗脸、冬泳等。

2.疾病知识指导

患病期间增加休息时间，避免劳累；饮食宜清淡、富含营养；按医嘱用药。

3.就诊指标

如 2 周后症状仍持续应及时就诊。

五、护理效果评估

（1）患者自觉症状好转（咳嗽咳痰、喘息、发热等症状减轻）。

（2）患者体温恢复正常。

（3）患者听诊时双肺有无闻及干、湿啰音。

（王思滢）

第二节　慢性支气管炎

慢性支气管炎是由于感染或非感染因素引起气管、支气管黏膜及其周围组织的慢性非特异性炎症。临床以咳嗽、咳痰或伴有喘息反复发作为特征，每年持续 3 个月以上，且连续 2 年以上。

一、病因和发病机制

慢性支气管炎的病因极为复杂，迄今尚有许多因素还不够明确，往往是多种因素长期相互作用的综合结果。

（一）感染

病毒、支原体和细菌感染是本病急性发作的主要原因。病毒感染以流感病毒、鼻病毒、腺病毒和呼吸道合胞病毒常见；细菌感染以肺炎链球菌、流感嗜血杆菌和卡他莫拉菌及葡萄球菌常见。

(二)大气污染

化学气体如氯气、二氧化氮、二氧化硫等刺激性烟雾,空气中的粉尘等均可刺激支气管黏膜,使呼吸道清除功能受损,为细菌入侵创造条件。

(三)吸烟

吸烟为本病发病的主要因素。吸烟时间的长短与吸烟量决定发病率的高低,吸烟者的患病率较不吸烟者高 2～8 倍。

(四)过敏因素

喘息型支气管患者多有过敏史。患者痰中嗜酸性粒细胞和组胺的含量及血中 IgE 明显高于正常。此类患者实际上应属慢性支气管炎合并哮喘。

(五)其他因素

气候变化,特别是寒冷空气对慢性支气管炎的病情加重有密切关系。自主神经功能失调,副交感神经功能亢进,老年人肾上腺皮质功能减退,慢性支气管炎的发病率增加。维生素 C 缺乏,维生素 A 缺乏,易患慢性支气管炎。

二、临床表现

(一)症状

患者常在寒冷季节发病,出现咳嗽、咳痰,尤以晨起显著,白天多于夜间。病毒感染痰液为白色黏液泡沫状,继发细菌感染,痰液转为黄色或黄绿色黏液脓性,偶可带血。慢性支气管炎反复发作后,支气管黏膜的迷走神经感受器反应性增高,副交感神经功能亢进,可出现过敏现象而发生喘息。

(二)体征

早期多无体征。急性发作期可有肺底部闻及干、湿性啰音。喘息型支气管炎在咳嗽或深吸气后可闻及哮鸣音,发作时,有广泛哮鸣音。

(三)并发症

(1)阻塞性肺气肿:为慢性支气管炎最常见的并发症。

(2)支气管肺炎:慢性支气管炎蔓延至支气管周围肺组织中,患者表现寒战、发热、咳嗽加剧、痰量增多且呈脓性;白细胞总数及中性粒细胞增多;X 线胸片显示双下肺野有斑点状或小片阴影。

(3)支气管扩张症。

三、诊断

(一)辅助检查

1.血常规

白细胞总数及中性粒细胞数可升高。

2.胸部 X 线

单纯型慢性支气管炎,X 线片检查阴性或仅见双下肺纹理增多、增粗、模糊、呈条索状或网状。继发感染时为支气管周围炎症改变,表现为不规则斑点状阴影,重叠于肺纹理之上。

3.肺功能检查

早期病变多在小气道,常规肺功能检查多无异常。

(二)诊断要点

凡咳嗽、咳痰或伴有喘息,每年发作持续 3 个月,连续 2 年或 2 年以上者,并排除其他心、肺疾病(如肺结核、肺尘埃沉着病、支气管哮喘、支气管扩张症、肺癌、肺脓肿、心脏病、心功能不全等)、慢性鼻咽疾病后,即可诊断。如每年发病不足 3 个月,但有明确的客观检查依据(如胸部 X 线片、肺功能等)亦可诊断。

(三)鉴别诊断

1.支气管扩张

多于儿童或青年期发病,常继发于麻疹、肺炎或百日咳后,并有咳嗽、咳痰反复发作的病史,合并感染时痰量增多,并呈脓性或伴有发热,病程中常反复咯血。在肺下部周围可闻及不易消散的湿性啰音。晚期重症患者可出现杵状指(趾)。胸部 X 线上可见双肺下野纹理粗乱或呈卷发状。薄层高分辨 CT(HRCT)检查有助于确诊。

2.肺结核

活动性肺结核患者多有午后低热、消瘦、乏力、盗汗等中毒症状。咳嗽痰量不多,常有咯血。老年肺结核的中毒症状多不明显,常被慢性支气管炎的症状所掩盖而误诊。胸部 X 线上可发现结核病灶,部分患者痰结核菌检查可获阳性。

3.支气管哮喘

支气管哮喘常为特质性患者或有过敏性疾病家族史,多于幼年发病。一般无慢性咳嗽、咳痰史。哮喘多突然发作,且有季节性,血和痰中嗜酸性粒细胞常增多,治疗后可迅速缓解。发作时双肺布满哮鸣音,呼气延长,缓解后可消失,且无症状,但气道反应性仍增高。慢性支气管炎合并哮喘的患者,病史中咳嗽、咳痰多发生在喘息之前,迁延不愈较长时间后伴有喘息,且咳嗽、咳痰的症状多较喘息更为突出,平喘药物疗效不如哮喘等可资鉴别。

4.肺癌

肺癌多发生于40 岁以上男性,并有多年吸烟史的患者,刺激性咳嗽常伴痰中带血和胸痛。X线胸片检查肺部常有块影或反复发作的阻塞性肺炎。痰脱落细胞及支气管镜等检查,可明确诊断。

5.慢性肺间质纤维化

慢性咳嗽,咳少量黏液性非脓性痰,进行性呼吸困难,双肺底可闻及爆裂音(Velcro 啰音),严重者发绀并有杵状指。X线胸片见中下肺野及肺周边部纹理增多紊乱呈网状结构,其间见弥漫性细小斑点阴影。肺功能检查呈限制性通气功能障碍,弥散功能减低,动脉血氧分压(PaO_2)下降。肺活检是确诊的手段。

四、治疗

(一)急性发作期及慢性迁延期的治疗

以控制感染、祛痰、镇咳为主,同时解痉平喘。

1.抗感染药物

及时、有效、足量,感染控制后及时停用,以免产生细菌耐药或二重感染。一般患者可按常见致病菌用药。可选用青霉素 G 80×10^4 U 肌内注射;复方磺胺甲噁唑,每次 2 片,2 次/天;阿莫西林 2～4 g/d,3～4 次口服;氨苄西林 2～4 g/d,分 4 次口服;头孢氨苄 2～4 g/d 或头孢拉定 1～2 g/d,分 4 次口服;头孢呋辛 2 g/d 或头孢克洛 0.5～1 g/d,分 2～3 次口服。亦可选择新一代大环内酯类抗生素,如罗红霉素,0.3 g/d,2 次口服。抗菌治疗疗程一般 7～10 天,反复感染病例可适当延长。严重感染时,可选用氨苄西林、环丙沙星、氧氟沙星、阿米卡星、奈替米星或头孢菌素类联合静脉滴注给药。

2.祛痰镇咳药

刺激性干咳者不宜单用镇咳药物,否则痰液不易咳出。可给盐酸溴环己胺醇 30 mg 或羧甲基半胱氨酸 500 mg,3 次/天,口服。乙酰半胱氨酸(富露施)及氯化铵甘草合剂均有一定的疗效。α-糜蛋白酶雾化吸入亦有消炎祛痰的作用。

3.解痉平喘

解痉平喘主要为解除支气管痉挛,利于痰液排出。常用药物为氨茶碱 0.1～0.2 g,8 次/小时口服;丙卡特罗50 mg,2 次/天;特布他林 2.5 mg,2～3 次/天。慢性支气管炎有可逆性气道阻塞者应常规应用支气管舒张剂,如异丙托溴铵(异丙阿托品)气雾剂、特布他林等吸入治疗。阵发性咳嗽常伴不同程度的支气管痉挛,应用支气管扩张药后可改善症状,并有利于痰液的排出。

(二)缓解期的治疗

应以增强体质,提高机体抗病能力和预防发作为主。

(三)中药治疗

采取扶正固本原则,按肺、脾、肾的虚实辨证施治。

五、护理措施

(一)常规护理

1.环境

保持室内空气新鲜、流通,安静,舒适,温湿度适宜。

2.休息

急性发作期应卧床休息,取半卧位。

3.给氧

持续低流量吸氧。

4.饮食

给予高热量、高蛋白、高维生素易消化饮食。

(二)专科护理

(1)解除气道阻塞,改善肺泡通气。及时清除痰液,神志清醒患者应鼓励咳嗽,痰稠不易咯出时,给予雾化吸入或雾化泵药物喷入,减少局部淤血水肿,以利痰液排出。危重体弱患者,定时更换体位,叩击背部,使痰易于咯出,餐前应给予胸部叩击或胸壁震荡。方法:患者取侧卧位,护士两手手指并拢,手背隆起,指关节微屈,自肺底由下向上,由外向内叩拍胸壁,震动气管,边拍边鼓励患者咳嗽,以促进痰液的排出,每侧肺叶叩击 3～5 分钟。对神志不清者,可进行机械吸痰,需注意无菌操作,抽吸压力要适当,动作轻柔,每次抽吸时间不超过 15 秒,以免加重缺氧。

(2)合理用氧,减轻呼吸困难。根据缺氧和二氧化碳潴留的程度不同,合理用氧,一般给予低流量、低浓度、持续吸氧,如病情需要提高氧浓度,应辅以呼吸兴奋剂刺激通气或使用呼吸机改善通气,吸氧后如呼吸困难缓解、呼吸频率减慢、节律正常、血压上升、心率减慢、心律正常、发绀减轻、皮肤转暖、神志转清、尿量增加等,表示氧疗有效。若呼吸过缓,意识障碍加深,需考虑二氧化碳潴留加重,必要时采取增加通气量措施。

(王思滢)

第三节　支气管扩张症

一、疾病概述

(一)概念和特点

支气管扩张症是由于急、慢性呼吸道感染和支气管阻塞后,反复发生支气管炎症,致使支气管组织结构病理性破坏,引起的支气管异常和持久性扩张性疾病。临床上以慢性咳嗽、大量脓痰和/或反复咯血为特征,患者多有童年麻疹、百日咳或支气管肺炎等病史。

(二)相关病理生理

支气管扩张症的主要病因是支气管-肺组织感染和支气管阻塞,两者相互影响,促使支气管扩张症的发生和发展。支气管扩张发生于有软骨的支气管近端分支,主要分为柱状、囊状和不规则扩张3种类型,腔内含有多量分泌物并容易积存。呼吸道相关疾病损伤气道清除机制和防御功能,使其清除分泌物的能力下降,易发生感染和炎症;细菌反复感染使气道内因充满包含炎性介质和病原菌的黏稠液体而逐渐扩大、形成瘢痕和扭曲;炎症可导致支气管壁血管增生,并伴有支气管动脉和肺动脉终末支的扩张和吻合,形成小血管瘤而易导致咯血。病变支气管反复炎症,使周围结缔组织和肺组织纤维化,最终引起肺的通气和换气功能障碍。继发于支气管肺组织感染病变的支气管扩张多见于下肺,尤以左下肺多见。继发于肺结核则多见于上肺叶。

(三)病因与诱因

1.支气管-肺组织感染

支气管扩张与扁桃体炎、鼻窦炎、百日咳、麻疹、支气管肺炎、肺结核等呼吸道感染密切相关,引起感染的常见病原体为铜绿假单胞菌、流感嗜血杆菌、卡他莫拉菌、肺炎克雷伯杆菌、金黄色葡萄球菌、非结核分枝杆菌、腺病毒和流感病毒等。婴幼儿期支气管-肺组织感染是支气管扩张最常见的病因。

2.支气管阻塞

异物、肿瘤、外源性压迫等可使支气管阻塞导致肺不张,胸腔负压直接牵拉支气管管壁导致支气管扩张。

3.支气管先天性发育缺损与遗传因素

支气管先天性发育缺损与遗传因素也可形成支气管扩张,可能与软骨发育不全或弹性纤维不足导致局部管壁薄弱或弹性较差有关。部分遗传性α-抗胰蛋白酶缺乏者也可伴有支气管扩张。

4.其他全身性疾病

支气管扩张可能与机体免疫功能失调有关,目前已发现类风湿性关节炎、溃疡性结肠炎、克罗恩病、系统性红斑狼疮等疾病同时伴有支气管扩张。

(四)临床表现

1.症状

(1)慢性咳嗽、大量脓痰:咳嗽多为阵发性,与体位改变有关,晨起及晚上临睡时咳嗽和咳痰尤多。严重程度可用痰量估计，轻度每天少于 10 mL，中度每天 10～150 mL，重度每天多于 150 mL。感染急性发作时，黄绿色脓痰量每天可达数百毫升，将痰液放置后可出现分层的特征，即上层为泡沫，下悬脓性成分；中层为混浊黏液；下层为坏死组织沉淀物。合并厌氧菌感染时，痰和呼气具有臭味。

(2)咯血：反复咯血为本病的特点，可为痰中带血或大量咯血。少量咯血每天少于 100 mL，中量咯血每天 100～500 mL，大量咯血每天多于 500 mL 或一次咯血量多于 300 mL。咯血量有时与病情严重程度、病变范围不一致。部分病变发生在上叶的“干性支气管扩张”患者以反复咯血为唯一症状。

(3)反复肺部感染：由于扩张的支气管清除分泌物的功能丧失，引流差，易反复发生感染，其特点是同一肺段反复发生肺炎并迁延不愈。

(4)慢性感染中毒症状：可出现发热、乏力、食欲减退、消瘦、贫血等，儿童可影响发育。

2.体征

早期或病变轻者无异常肺部体征，病变严重或继发感染时，可在病变部位尤其下肺部闻及固定而持久的局限性粗湿啰音，有时可闻及哮鸣音，部分患者伴有杵状指(趾)。

(五)辅助检查

1.影像学检查

(1)胸部 X 线检查：囊状支气管扩张的气道表现为显著的囊腔，腔内可存在气液平面，纵切面可显示“双轨征”，横切面显示“环形阴影”，并可见气道壁增厚。

(2)胸部 CT 检查：可在横截面上清楚地显示扩张的支气管。高分辨 CT 进一步提高了诊断敏感性，成为支气管扩张症的主要诊断方法。

2.纤维支气管镜检查

纤维支气管镜检查有助于发现患者的出血部位或阻塞原因。还可局部灌洗，取灌洗液做细菌学和细胞学检查。

(六)治疗原则

保持引流通畅，处理咯血，控制感染，必要时手术治疗。

1.保持引流通畅、改善气流受限

清除气道分泌物保持气道通畅能减少继发感染和减轻全身中毒症状，如应用祛痰药物(盐酸氨溴索、溴己新、α-糜蛋白酶)等稀释痰液，痰液黏稠时可加用雾化吸入。应用振动、拍背、体位引流等方法促进气道分泌物的清除。应用支气管舒张剂可改善气流受限，伴有气道高反应及可逆性气流受限的患者疗效明显。如体位引流排痰效果不理想，可用纤维支气管镜吸痰法以保持呼吸道通畅。

2.控制感染

急性感染期的主要治疗措施。应根据症状、体征、痰液性状，必要时根据痰培养及药物敏感试验选择有效的抗生素。常用阿莫西林、头孢类抗生素、氨基糖苷类等药物，重症患者，尤其是铜绿假单胞菌感染者，常需第三代头孢菌素加氨基糖苷类药联合静脉用药。如有厌氧菌混合感染，加用甲硝唑或替硝唑等。

3.外科治疗

保守治疗不能缓解的反复大咯血且病变局限者，可考虑手术治疗。经充分的内科治疗后仍反复发作且病变为局限性支气管扩张，可通过外科手术切除病变组织。

二、护理评估

(一)一般评估

1.患者的主诉

有无胸闷、气促、心悸、疲倦、乏力等症状。

2.生命体征

严密观察呼吸的频率、节律、深浅和音响,患者呼吸可正常或增快,感染严重时或合并咯血可伴随不同程度的呼吸困难和发绀。患者体温正常或偏高,感染严重时可为高热。

3.咳嗽咳痰情况

观察咳嗽咳痰的发作时间、频率、持续时间、伴随的症状和影响因素等,患者反复继发肺部感染,支气管引流不畅,痰不易咳出时可导致咳嗽加剧,大量脓痰咳出后,患者感觉轻松,体温下降,精神改善。重点观察痰液的量、颜色、性质、气味和与体位的关系,痰液静置后的分层现象,记录24小时痰液排出量。注意患者是否出现面色苍白、出冷汗、烦躁不安等出血的症状,观察咯血的颜色、性质及量。

4.其他

血气分析、血氧饱和度、体重、体位等记录结果。

(二)身体评估

1.头颈部

患者的意识状态,面部颜色(贫血),皮肤黏膜有无脱水、是否粗糙干燥;呼吸困难和缺氧的程度(有无气促、口唇有无发绀、血氧饱和度数值等)。

2.胸部

检查胸廓的弹性,有无胸廓的挤压痛,两肺呼吸运动是否一致。病变部位可闻及固定而持久的局限性粗湿啰音或哮鸣音。

3.其他

患者有无杵状指(趾)。

(三)心理-社会评估

询问健康史、发病原因、病程进展时间及以往所患疾病对支气管扩张的影响,评估患者对支气管扩张的认识;另外,患者常因慢性咳嗽、咳痰或痰量多、有异味等症状产生恐惧或焦虑的心理,并对疾病治疗缺乏治愈的自信。

(四)辅助检查阳性结果评估

血氧饱和度的数值;血气分析结果报告;胸部CT检查明确的病变部位。

(五)常用药物治疗效果的评估

抗生素使用后咳嗽咳痰症状有无减轻,原有增高的血白细胞计数有无回降至正常范围,核左移情况有无得到纠正。

三、主要护理诊断/问题

(一)清理呼吸道无效

清理呼吸道无效与大量脓痰滞留呼吸道有关。

（二）有窒息的危险

有窒息的危险与大咯血有关。

（三）营养失调

低于机体需要量与慢性感染导致机体消耗有关。

（四）焦虑

焦虑与疾病迁延、个体健康受到威胁有关。

（五）活动无耐力

活动无耐力与营养不良、贫血等有关。

四、护理措施

（一）环境

保持室内空气新鲜、无臭味，定期开窗换气使空气流通，维持适宜的温湿度，注意保暖。

（二）休息和活动

休息能减少肺活动度，避免因活动诱发咯血。小量咯血者以静卧休息为主，大量咯血患者应绝对卧床休息，尽量避免搬动。取患侧卧位，可减少患侧胸部的活动度，既防止病灶向健侧扩散，同时有利于健侧肺的通气功能。缓解期患者可适当进行户外活动，但要避免过度劳累。

（三）饮食护理

提供高热量、高蛋白质、富含维生素易消化的饮食，多进食含铁食物有利于纠正贫血，饮食中富含维生素A、维生素C、维生素E等（如新鲜蔬菜、水果），以提高支气管黏膜的抗病能力。大量咯血者应禁食，小量咯血者宜进少量温、凉流质饮食，避免冰冷食物诱发咳嗽或加重咯血，少食多餐。为痰液稀释利于排痰，鼓励患者多饮水，每天1 500～2 000 mL。指导患者在咳痰后及进食前后漱口，以祛除口臭，促进食欲。

（四）病情观察

严密观察病情，正确记录每天痰量及痰的性质，留好痰标本。有咯血者备好吸痰和吸氧设备。

（五）用药护理

遵医嘱使用抗生素、祛痰剂和支气管舒张剂，指导患者进行有效咳嗽，辅以叩背及时排出痰液。指导患者掌握药物的疗效、剂量、用法和不良反应。

（六）体位引流的护理

体位引流是利用重力作用促使呼吸道分泌物流入气管、支气管排出体外的方法，其效果与需引流部位所对应的体位有关。体位引流的护理措施如下。

(1)体位引流由康复科医师执行，引流前向患者说明体位引流的目的、操作过程和注意事项，消除顾虑取得合作。

(2)操作前测量生命体征，听诊肺部明确病变部位。引流前15分钟遵医嘱给予支气管舒张剂（有条件可使用雾化器或手按定量吸入器）。备好排痰用纸巾或一次性容器。

(3)根据病变部位、病情和患者经验选择合适体位（自觉有利于咳痰的体位）。引流体位的选择取决于分泌物潴留的部位和患者的耐受程度，原则上抬高病灶部位的位置，使引流支气管开口向下，有利于潴留的分泌物随重力作用流入支气管和气管排出。首先引流上叶，然后引流下叶后基底段。如果患者不能耐受，应及时调整姿势。头部外伤、胸部创伤、咯血、严重心血管疾病和病情状况不稳定者，不宜采用头低位进行体位引流。

（4）引流时鼓励患者做腹式深呼吸，辅以胸部叩击或震荡，指导患者进行有效咳嗽等措施，以提高引流效果。

（5）引流时间视病变部位、病情和患者身体状况而定，一般每天 1～3 次，每次 15～20 分钟。在空腹或饭前一个半小时前进行，早晨清醒后立即进行效果最好。咯血时不宜进行体位引流。

（6）引流过程应有护士或家人协助，注意观察患者反应，如出现咯血、面色苍白出冷汗、头晕、发绀、脉搏细弱、呼吸困难等情况，应立即停止引流。

（7）体位引流结束后，协助患者采取舒适体位休息，给予清水或漱口液漱口。记录痰液的性质、量及颜色，复查生命体征和肺部呼吸音及啰音的变化，评价体位引流的效果。

（七）窒息的抢救配合

（1）对大咯血及意识不清的患者，应在病床旁备好急救器械。

（2）一旦患者出现窒息征象，应立即取头低脚高 45°俯卧位，面向一侧，轻拍背部，迅速排出气道和口咽部的血块，或直接刺激咽部以咳出血块。嘱患者不要屏气，以免诱发喉头痉挛。必要时用吸痰管进行负压吸引，以解除呼吸道阻塞。

（3）给予高浓度吸氧，做好气管插管或气管切开的准备与配合工作。

（4）咯血后为患者漱口，擦净血迹，防止因口咽部异物刺激引起剧烈咳嗽而诱发咯血，及时清理患者咯出的血块及污染的衣物、被褥，安慰患者，以助于稳定情绪，增加安全感，避免因精神过度紧张而加重病情。对精神极度紧张、咳嗽剧烈的患者，可按医嘱给予小剂量镇静剂或镇咳剂。

（5）密切观察咯血的量、颜色、性质及出血的速度，观察生命体征及意识状态的变化，有无胸闷、气促、呼吸困难、发绀、面色苍白、出冷汗、烦躁不安等窒息征象；有无阻塞性肺不张、肺部感染及休克等并发症的表现。

（6）用药护理：①垂体后叶激素可收缩小动脉，减少肺血流量，从而减轻咯血。但也能引起子宫、肠道平滑肌收缩和冠状动脉收缩，故冠心病、高血压患者及孕妇忌用。静脉滴注时速度勿过快，以免引起恶心、便意、心悸、面色苍白等不良反应。②年老体弱、肺功能不全者在应用镇静剂和镇咳药后，应注意观察呼吸中枢和咳嗽反射受抑制情况，以早期发现因呼吸抑制导致的呼吸衰竭和不能咯出血块而发生窒息。

（八）心理护理

护士应以亲切的态度多与患者交谈，讲明支气管扩张反复发作的原因和治疗进展，帮助患者树立战胜疾病的信心，解除焦虑不安心理。呼吸困难患者应根据其病情采用恰当的沟通方式，及时了解病情，安慰患者。

（九）健康教育

（1）预防感冒等呼吸道感染，吸烟患者戒烟。不要滥用抗生素和止咳药。

（2）疾病知识指导：帮助患者和家属正确认识和对待疾病，了解疾病的发生、发展与治疗、护理过程，与患者及家属共同制订长期防治计划。

（3）保健知识的宣教：学会自我监测病情，一旦发现症状加重，应及时就诊。指导掌握有效咳嗽、胸部叩击、雾化吸入及体位引流的排痰方法，长期坚持，以控制病情的发展。

（4）生活指导：讲明加强营养对机体康复的作用，使患者能主动摄取必需的营养素，以增加机体抗病能力。鼓励患者参加体育锻炼，建立良好的生活习惯，劳逸结合，消除紧张心理，防止病情进一步恶化。

(5)及时到医院就诊的指标：体温过高，痰量明显增加；出现胸闷、气促、呼吸困难、发绀、面色苍白、出冷汗、烦躁不安等症状；咯血。

五、护理效果评估

(1)呼吸道保持通畅，痰易咳出，痰量减少或消失，血氧饱和度、动脉血气分析值在正常范围。

(2)肺部湿啰音或哮鸣音减轻或消失。

(3)患者体重增加，无并发症(咯血等)发生。

(张静娟)

第四节　支气管哮喘

支气管哮喘是由多种细胞(如嗜酸性粒细胞、肥大细胞、T淋巴细胞、中性粒细胞等)和细胞组分参与的气道慢性炎症性疾病，这种慢性炎症与气道高反应性相关，通常出现广泛而多变的可逆性气流受限，并引起反复发作的喘息、气急、胸闷或咳嗽等症状，多数患者可自行缓解或经治疗缓解。

典型表现为发作性呼气性呼吸困难或发作性胸闷和咳嗽，伴哮鸣音，症状可在数分钟内发生，并持续数小时至数天，夜间及凌晨发作或加重是哮喘的重要临床特征。目前尚无特效的根治办法，糖皮质激素可以有效控制气道炎症，β_2肾上腺素受体激动剂是控制哮喘急性发作的首选药物。经过长期规范化治疗和管理，80%以上的患者可以达到哮喘的临床控制。

一、一般护理

(1)执行内科一般护理常规。

(2)室内环境舒适、安静、冷暖适宜。保持室内空气流通，避免患者接触变应原，如花草、尘螨、花露水、香水等，扫地和整理床单位时可请患者室外等候，或采取湿式清洁方法，避免尘埃飞扬。病室避免使用皮毛、羽绒或蚕丝织物等。

(3)卧位与休息：急性发作时协助患者取坐位或半卧位，以增加舒适度，利于膈肌的运动，缓解呼气性呼吸困难。端坐呼吸的患者为其提供床旁桌支撑，以减少体力消耗。

二、饮食护理

大约20%的成年患者和50%的患儿是因不适当饮食而诱发或加重哮喘，因此应给予患者营养丰富、清淡、易消化、无刺激的食物。若能找出与哮喘发作有关的食物，如鱼、虾、蟹、蛋类、牛奶等应避免食用。某些食物添加剂如酒石黄和亚硝酸盐可诱发哮喘发作，应引起注意。

三、用药护理

治疗哮喘的药物分为控制性药物和缓解性药物。控制性药物是指需要长期每天规律使用，主要用于治疗气道慢性炎症，达到哮喘临床控制目的；缓解性药物指按需使用的药物，能迅速解除支气管痉挛，从而缓解哮喘症状。哮喘发作时禁用吗啡和大量镇静剂，以免抑制呼吸。

(一)糖皮质激素

糖皮质激素简称激素，是目前控制哮喘最有效的药物。激素给药途径包括吸入、口服、静脉应用等。吸入性糖皮质激素由于其局部抗感染作用强、起效快、全身不良反应少(黏膜吸收、少量进入血液)，是目前哮喘长期治疗的首选药物。常用药物有布地奈德、倍氯米松等。通常需规律吸入1～2周方能控制。吸药后嘱患者清水含漱口咽部，可减少不良反应的发生。长期吸入较大剂量激素者，应注意预防全身性不良反应。布地奈德雾化用混悬液制剂，经压缩空气泵雾化吸入，起效快，适用于轻度、中度哮喘急性发作的治疗。吸入激素无效或需要短期加强治疗的患者可采用泼尼松和泼尼松龙等口服制剂，症状缓解后逐渐减量，然后停用或改用吸入剂。不主张长期口服激素用于维持哮喘控制的治疗。口服用药宜在饭后服用，以减少对胃肠道黏膜的刺激。重度或严重哮喘发作时应及早静脉给予激素，可选择琥珀酸氢化可的松或甲泼尼龙。无激素依赖倾向者，可在3～5天停药；有激素依赖倾向者应适当延长给药时间，症状缓解后逐渐减量，然后改口服或吸入剂维持。

(二)β_2肾上腺素受体激动剂

短效β_2肾上腺素受体激动剂为治疗哮喘急性发作的首选药物。有吸入、口服和静脉三种制剂，首选吸入给药。常用药物有沙丁胺醇和特布他林。吸入剂包括定量气雾剂、干粉剂和雾化溶液。短效β_2肾上腺素受体激动剂应按需间歇使用，不宜长期、单一大剂量使用，因为长期应用可引起β_2受体功能下降和气道反应性增高，出现耐药性。主要不良反应有心悸、骨骼肌震颤、低钾血症等。长效β_2肾上腺素受体激动剂与吸入性糖皮质激素(ICS)联合是目前最常用的哮喘控制性药物。常用的有布地奈德粉吸入剂、舒利迭(氟替卡松/沙美特罗干粉吸入剂)。

(三)茶碱类

具有增强呼吸肌的力量及增强气道纤毛清除功能等，从而起到舒张支气管和气道抗感染作用，并具有强心、利尿、扩张冠状动脉、兴奋呼吸中枢等作用，是目前治疗哮喘的有效药物之一。氨茶碱和缓释茶碱是常用的口服制剂，尤其后者适用于夜间哮喘症状的控制。静脉给药主要用于重症和危重症哮喘。注射茶碱类药物应限制注射浓度，速度不超过0.25 mg/(kg·min)，以防不良反应发生。其主要不良反应包括恶心、呕吐、心律失常、血压下降及尿多，偶可兴奋呼吸中枢，严重者可引起抽搐乃至死亡。由于茶碱的“治疗窗”窄及茶碱代谢存在较大个体差异，有条件的应在用药期间监测其血药浓度。发热、妊娠、小儿或老年，患有肝、心、肾功能障碍及甲状腺功能亢进者尤须慎用。合用西咪替丁、喹诺酮类、大环内酯类药物等可影响茶碱代谢而使其排泄减慢，尤应观察其不良反应的发生。

(四)胆碱M受体拮抗剂

胆碱M受体拮抗剂分为短效(维持4～6小时)和长效(维持24小时)两种制剂。异丙托溴铵是常用的短效制剂，常与β_2受体激动剂联合雾化应用，代表药可比特(异丙托溴铵/沙丁胺醇)。少数患者可有口苦或口干等不良反应。噻托溴铵是长效选择性M_1、M_2受体拮抗剂，目前主要用于哮喘合并慢性阻塞性肺疾病及慢性阻塞性肺疾病患者的长期治疗。

(五)白三烯拮抗剂

通过调节白三烯的生物活性而发挥抗感染作用，同时舒张支气管平滑肌，是目前除吸入性糖皮质激素外唯一可单独应用的哮喘控制性药物，尤其适用于阿司匹林哮喘、运动性哮喘和伴有过敏性鼻炎哮喘患者的治疗。常用药物为孟鲁司特和扎鲁司特。不良反应通常较轻微，主要是胃肠道症状，少数有皮疹、血管性水肿、转氨酶升高，停药后可恢复正常。

四、病情观察

(1)哮喘发作时,协助取舒适卧位,监测生命体征、呼吸频率、血氧饱和度等指标,观察患者喘息、气急、胸闷或咳嗽等症状,是否出现三凹征,辅助呼吸肌参与呼吸运动,语言沟通困难,大汗淋漓等中重度哮喘的表现。当患者不能讲话,嗜睡或意识模糊,胸腹矛盾运动,哮鸣音减弱甚至消失,脉率变慢或不规则,严重低氧血症和高碳酸血症时,需转入重症加强护理病房(重症监护室,ICU)行机械通气治疗。

(2)注意患者有无鼻咽痒、咳嗽、打喷嚏、流涕、胸闷等哮喘早期发作症状,对于夜间或凌晨反复发作的哮喘患者,应注意是否存在睡眠低氧表现,睡眠低氧可以诱发喘息、胸闷等症状。

五、健康指导

(1)对哮喘患者进行哮喘知识教育,寻找变应原,有效改变环境,避免诱发因素,要贯穿整个哮喘治疗全过程。

(2)指导患者定期复诊、检测肺功能,做好病情自我监测,掌握峰流速仪的使用方法,记哮喘日记。与医师、护士共同制订防止复发、保持长期稳定的方案。

(3)掌握正确吸入技术,如沙丁胺醇气雾剂、信必可都保(布地奈德/福莫特罗粉吸入剂)、舒利迭的使用方法。知晓药物的作用和不良反应的预防。

(4)帮助患者养成规律生活习惯,保持乐观情绪,避免精神紧张、剧烈运动、持续的喊叫等过度换气动作。

(5)熟悉哮喘发作的先兆表现,如打喷嚏、咳嗽、胸闷、喉结发痒等,学会在家中自行监测病情变化并进行评定。及哮喘急性发作时进行简单的紧急自我处理方法,例如,吸入沙丁胺醇气雾剂1～2喷、布地奈德1～2吸,缓解喘憋症状,尽快到医院就诊。

(张静娟)

第五节 肺 栓 塞

一、概述

肺栓塞(pulmonary embolism,PE)是由内源性或外源性栓子堵塞肺动脉或其分支引起肺循环和右心功能障碍的一组临床和病理生理综合征,包括肺血栓栓塞症(pulmonary thromboembolism,PTE)、脂肪栓塞综合征、羊水栓塞、空气栓塞、肿瘤栓塞等。

来自静脉系统或右心的血栓堵塞肺动脉或其分支引起肺循环和呼吸功能障碍的临床和病理综合征称为PTE,临床上95%以上的PE是由于PTE所致,是最常见的PE类型,因此,临床上所说的PE通常指的是PTE。PE中80%～90%的栓子来源于下肢或骨盆深静脉血栓,临床上又把PE和深静脉血栓形成(deep venous thrombosis,DVT)划归于静脉血栓栓塞症(venous thromboembolism,VTE),并认为PE和DVT具有相同的易患因素,大多数情况下二者伴随发生,为VTE的两种不同临床表现形式。PE可单发或多发,但常发生于右肺和下叶。当栓子堵塞肺动脉，如果其支配区的肺组织因血流受阻或中断而发生坏死，称为肺梗死（pulmonary infarction，PI）。由于肺组织同时接受肺动脉、支气管动脉和肺泡内气体三重供氧，因此肺动脉阻塞时临床上较少发生肺梗死。如存在基础心肺疾病或病情严重，影响到肺组织的多重氧供，才有可能导致 PI。

经济舱综合征（economy class syndrome，ECS）是指由于长时间空中飞行，静坐在狭窄而活动受限的空间内，双下肢静脉回流减慢，血液淤滞，从而发生 DVT 和/或 PTE，又称为机舱性血栓形成。长时间坐车（火车、汽车、马车等）旅行也可以引起 DVT 和/或 PTE，故广义的 ECS 又称为旅行者血栓形成。

"e 栓塞"是指上网时间比较长而导致的下肢静脉血栓形成并栓塞的事件，与现代工作中电脑普及及相应工作习惯有关。

二、病因与发病机制

PE 的栓子 99%是属血栓性质的，因此，导致血栓形成的危险因素均为 PE 的病因。这些危险因素包括自身因素（多为永久性因素）和获得性因素（多为暂时性因素）。自身因素一般指的是血液中一些抗凝物质及纤溶物质先天性缺损，如蛋白 C 缺乏、蛋白 S 缺乏、抗凝血酶Ⅲ（ATⅢ）缺乏，以及凝血因子 V Leiden 突变和凝血酶原（PTG）20210A 突变等，为明确的 VTE 危险因素，常以反复静脉血栓形成和栓塞为主要临床表现，称为遗传性血栓形成倾向或遗传性易栓症。若 40 岁以下的年轻患者无明显诱因反复发生 DVT 和 PTE，或发病呈家族聚集倾向，应注意检测这些患者的遗传缺陷。获得性因素临床常见包括高龄、长期卧床、长时间旅行、动脉疾病（含颈动脉及冠状动脉病变）、近期手术史、创伤或活动受限（如卒中、肥胖、真性红细胞增多症、管状石膏固定患肢）、VTE 病史、急性感染、抗磷脂抗体综合征、恶性肿瘤、妊娠、口服避孕药或激素替代治疗等。另外随着医学科学技术的发展，心导管、有创性检查及治疗技术（如 ICD 植入和中心静脉置管等）的广泛开展，也大大增加了 DVT-PE 的发生，因此，充分重视上述危险因素将有助于对 PE 的早期识别。

引起 PTE 的血栓可以来源于下腔静脉径路、上腔静脉径路或右心腔，其中大部分来源于下肢深静脉，尤其是从腘静脉上端到髂静脉段的下肢近端深静脉（占 50%～90%）。盆腔静脉丛亦是血栓的重要来源。

由于 PE 致肺动脉管腔阻塞，栓塞部位肺血流量减少或中断，机械性肺毛细血管前动脉高压，加之肺动脉、冠状动脉反射性痉挛，使肺毛细血管床减少，肺循环阻力增加，肺动脉压力上升，使右心负荷加重，心排血量下降。由于右心负荷加重致右心压力升高，右室扩张致室间隔左移，导致左室舒张末期容积减少和充盈减少，使主动脉与右室压力阶差缩小及左心室功能下降，进而心排血量减少，体循环血压下降，冠状动脉供血减少及心肌缺血，致脑动脉及冠状动脉供血不足，患者可发生脑供血不足、脑梗死、心绞痛、急性冠状动脉综合征、心功能不全等。肺动脉压力升高程度与血管阻塞程度有关。由于肺血管床具备强大的储备能力，对于原无心肺异常的患者，肺血管床面积减少 25%～30%时，肺动脉平均压轻度升高；肺血管床面积减少 30%～40%时，肺动脉平均压可达 4.0 kPa(30 mmHg)以上，右室平均压可升高；肺血管床面积减少40%～50%时，肺动脉平均压可达 5.3 kPa(40 mmHg)，右室充盈压升高，心排血指数下降；肺血管床面积减少 50%～70%时，可出现持续性肺动脉高压；肺血管床面积减少达 85%以上时，则可发生猝死。PE 时由于低氧血症及肺血管内皮功能损伤，释放内皮素、血管紧张素Ⅱ，加之血栓中的血小板活化脱颗粒释放5-羟色胺、缓激肽、血栓素A、二磷酸腺苷、血小板活化因子等大量血管活性物质，均进一步使肺动脉血管收缩，致肺动脉高压等病理生理改变。PE后堵塞部位肺仍保持通气，但无血流，肺泡不能充分地进行气体交换，致肺泡无效腔增大，导致肺通气/血流比例失调，低氧血症发生。由于右心房与左心房之间压差倒转，约1/3的患者超声可检测到经卵圆孔的右向左分流，加重低氧血症，同时也增加反常栓塞和卒中的风险。较小的和远端的栓子虽不影响血流动力学，但可使肺泡出血致咯血、胸膜炎和轻度的胸膜渗出，临床表现为“肺梗死”。

若急性PE后肺动脉内血栓未完全溶解，或反复发生PTE，则可能形成慢性血栓栓塞性肺动脉高压(chronic thromboembolic pulmonary hypertension，CTEPH)，继而出现慢性肺心病，右心代偿性肥厚和右心衰竭。

三、临床表现

PE发生后临床表现多种多样，可涉及呼吸、循环及神经系统等多个系统，但是缺乏特异性。其表现主要取决于栓子的大小、数量，与肺动脉堵塞的部位、程度、范围，也取决于过去有无心肺疾病、血流动力学状态、基础心肺功能状态、患者的年龄及全身健康状况等。较小栓子可能无任何临床症状。小范围的PE(面积小于肺循环50%的PE)一般没有症状或仅有气促，以活动后尤为明显。当肺循环＞50%突然发生栓塞时，就会出现严重的呼吸功能和心功能障碍。

多数患者因呼吸困难、胸痛、先兆晕厥、晕厥和/或咯血而疑诊为急性肺栓塞。常见症状如下：①不明原因的呼吸困难及气促，尤以活动后明显，为PE最重要、最常见症状，发生率为80%～90%。②胸痛为PE常见的症状，发生率为40%～70%，可分为胸膜炎性胸痛(40%～70%)及心绞痛样胸痛(4%～12%)。胸膜炎性胸痛常为较小栓子栓塞周边的肺小动脉，局部肺组织中的血管活性物质及炎性介质释放累及胸膜所致。胸痛多与呼吸有关，吸气时加重，并随炎症反应消退或胸腔积液量的增加而消失。心绞痛样胸痛常为较大栓子栓塞大的肺动脉所致，是梗死面积较大致血流动力学变化，引起冠状动脉血流减少，患者发生典型心绞痛样发作，发生时间较早，往往在栓塞后迅速出现。③晕厥发生率为11%～20%，为大面积PE所致心排血量降低致脑缺血，值得重视的是临床上晕厥可见于PE首发或唯一临床症状。出现晕厥往往提示预后不良，有晕厥症状的PTE病死率高达40%，其中部分患者可猝死。④咯血占10%～30%，多于梗死后24小时内发生，常为少量咯血，大咯血少见，多示肺梗死发生。⑤烦躁不安、惊恐甚至濒死感，多提示梗死面积较大，与严重呼吸困难或胸痛有关。⑥咳嗽、心悸等。各病例可出现以上症状的不同组合。临床上有时出现所谓“三联征”，即同时出现呼吸困难、胸痛及咯血，但仅见于20%的患者，常常提示肺梗死患者。急性肺栓塞也可完全无症状，仅在诊断其他疾病或尸检时意外发现。

(一)症状

常见体征如下。①呼吸系统：呼吸频率增加(＞20次/分)最常见；发绀；肺部有时可闻及哮鸣音和/或细湿啰音；合并肺不张和胸腔积液时出现相应的体征。②循环系统：心率加快(＞90次/分)，主要表现为窦性心动过速，也可发生房性心动过速、心房颤动、心房扑动或室性心律失常；多数患者血压可无明显变化，低血压和休克罕见，但一旦发生常提示中央型急性肺栓塞和/或血流动力学受损；颈静脉充盈、怒张或搏动增强；肺动脉瓣区第二心音亢进或分裂，三尖瓣可闻及收缩期杂音。③其他：可伴发热，多为低热，提示肺梗死。

(二)体征

下肢DVT的主要表现为患肢肿胀、周径增大、疼痛或压痛、皮肤色素沉着，行走后患肢易疲劳或肿胀加重。但半数以上的下肢 DVT 患者无自觉症状和明显体征。应测量双侧下肢的周径来评价其差别。

(三)DVT 的症状与体征

周径的测量点分别为髌骨上缘以上 15 cm 处,髌骨下缘以下 10 cm 处。双侧相差>1 cm 即考虑有临床意义。

四、辅助检查

(一)动脉血气分析

尽管血气分析的检测指标不具有特异性,但有助于对 PE 的筛选。为提高血气分析对 PE 诊断的准确率,应以患者就诊时卧位、未吸氧、首次动脉血气分析的测量值为准。由于动脉血氧分压随年龄的增长而下降,所以血氧分压的正常预计值应按照公式 PaO_2(mmHg)=106-0.14×年龄(岁)进行计算。70%～86%的患者示低氧血症及呼吸性碱中毒,93%的患者有低碳酸血症,86%～95%的患者肺泡-动脉血氧分压差 $P_{(A-a)}O_2$增加[>2.0 kPa(15 mmHg)]。

(二)血浆*D*-二聚体测定

为目前诊断 PE 及 DVT 的常规实验室检查方法。急性血栓形成时,凝血和纤溶系统同时激活,引起血浆*D*-二聚体水平升高,如>500 μg/L 对诊断 PE 有指导意义。*D*-二聚体水平与血栓大小、堵塞范围无明显关系。由于血浆中 2%～3%的血浆纤维蛋白原转变为血浆蛋白,故正常人血浆中可检测到微量*D*-二聚体,正常时*D*-二聚体<250 μg/L。*D*-二聚体测定敏感性高而特异性差,阴性预测价值很高,水平正常多可以排除急性 PE 和 DVT。在某些病理情况下也可以出现*D*-二聚体水平升高,如肿瘤、炎症、出血、创伤、外科手术及急性心肌梗死和主动脉夹层,所以*D*-二聚体水平升高的阳性预测价值很低。本项检查的主要价值在于急诊室排除急性肺栓塞,尤其是低度可疑的患者,而对确诊无益。中度急性肺栓塞可疑的患者,即使检测*D*-二聚体水平正常,仍需要进一步检查。高度急性肺栓塞可疑的患者,不主张检测*D*-二聚体水平,此类患者不论检测的结果如何,均不能排除急性肺栓塞,需行超声或 CT 肺动脉造影进行评价。

(三)心电图

心电图改变是非特异性的,常为一过性和多变性,需动态比较观察有助于诊断。窦性心动过速是最常见的心电图改变,其他包括电轴右偏,右心前导联及Ⅱ、Ⅲ、aVF 导联 T 波倒置(此时应注意与非 ST 段抬高性急性冠脉综合征进行鉴别),完全性或不完全性右束支传导阻滞等;最典型的心电图表现是 $S_{Ⅰ}Q_{Ⅲ}T_{Ⅲ}$(Ⅰ导联 S 波变深,S 波>1.5 mm,Ⅲ导联有 Q 波和 T 波倒置),但比较少见。房性心律失常,尤其是心房颤动也比较多见。

(四)超声心动图

心电图在提示诊断、预后评估及除外其他心血管疾病方面有重要价值。超声心动图具有快捷、方便和适合床旁检查等优点,尤其适用于急诊,可提供急性肺栓塞的直接和间接征象,直接征象为发现肺动脉近端或右心腔(包括右心房和右心室)的血栓,如同时患者临床表现符合 PTE,可明确诊断。间接征象多是右心负荷过重的表现,如右室壁局部运动幅度降低;右室和/或右房扩大;室间隔左移和运动异常;近端肺动脉扩张;三尖瓣反流速度增快等。既往无心肺疾病的患者发生急性肺栓塞,右心室壁一般无增厚,肺动脉收缩压很少超过 4.7～5.3 kPa(35～40 mmHg)。因此在临床表现的基础上,结合超声心动图的特点,有助于鉴别急、慢性肺栓塞。

（五）胸部 X 线检查

PE 时 X 线检查可有以下征象。①肺动脉阻塞征：区域性肺血管纹理纤细、稀疏或消失，肺野透亮度增加。②肺动脉高压征及右心扩大征：右下肺动脉干增宽或伴截断征，肺动脉段膨隆及右心室扩大。③肺组织继发改变：肺野局部片段阴影，尖端指向肺门的楔形阴影，肺不张

（六）CT 肺动脉造影

CT 肺动脉造影具有无创、快捷、图像清晰和较高的性价比等特点，同时由于可以直观地判断肺动脉阻塞的程度和形态，以及累及的部位和范围，因此是目前急诊确诊 PE 最主要确诊手段之一。CT 肺动脉造影可显示主肺动脉、左右肺动脉及其分支的血栓或栓子，不仅能够发现段以上肺动脉内的栓子，对亚段或以上的 PE 的诊断价值较高，其诊断敏感度为 83%，特异度为 78%～100%，但对亚段以下的肺动脉内血栓的诊断敏感性较差。PE 的直接征象为肺动脉内的低密度充盈缺损，部分或完全包围在不透光的血流之间（轨道征），或者呈完全充盈缺损，远端血管不显影。间接征象包括肺野楔形密度增高影，条带状的高密度区或盘状肺不张，中心肺动脉扩张及远端血管分支减少或消失等。同时也可以对右室的形态和室壁厚度等右心室改变的征象进行分析。

本项检查是二线诊断手段，在急诊的应用价值有限，通常禁用于肾功能不全、造影剂过敏或者妊娠女性。严重肺动脉高压，中度以上心脏内右向左分流及肺内分流者禁用此诊断方法。典型征象是与通气显像不匹配的肺段分布灌注缺损。其诊断肺栓塞的敏感性为 92%，特异性为 87%，且不受肺动脉直径的影响，尤其在诊断亚段以下肺动脉血栓栓塞中具有特殊意义。

（七）放射性核素肺通气灌注扫描

放射性核素肺通气灌注扫描是公认诊断 PE 的金标准，属有创性检查，不作为 PTE 诊断的常规检查方法。肺动脉造影可显示直径 1.5 mm 的血管栓塞，其敏感性为 98%，特异性为95%～98%。肺动脉造影影像特点如下：直接征象为血管腔内造影剂充盈缺损，伴或不伴轨道征的血流阻断；间接征象为栓塞区域血流减少及肺动脉分支充盈及排空延迟。多在患者需要介入治疗如导管抽吸栓子、直接肺动脉内溶栓时应用。

（八）肺动脉造影

单次屏气 20 秒内完成磁共振肺动脉造影扫描，可直接显示肺动脉内栓子及肺栓塞所致的低灌注区。与 CT 肺动脉造影相比，磁共振肺动脉造影的一个重要优势在于可同时评价患者的右心功能，对于无法进行造影的碘过敏患者也适用，缺点在于不能作为独立排除急性肺栓塞的检查。

（九）磁共振肺动脉造影

对于 PE 来讲这项检查十分重要，可寻找 PE 栓子的来源。血管超声多普勒检查为首选方法，可对血管腔大小、管壁厚度及管腔内异常回声均可直接显示。除下肢静脉超声外，对可疑的患者应推荐加压静脉超声成像（compression venous ultrasonography，CUS）检查，即通过探头压迫静脉等技术诊断 DVT，静脉不能被压陷或静脉腔内无血流信号为 DVT 的特定征象。CUS 诊断近端血栓的敏感度为 90%，特异度为 95%。

五、病情观察与评估

（1）监测生命体征，观察患者有无呼吸、脉搏增快，血压下降。

（2）观察有无剧烈胸痛、晕厥、咯血“肺梗死三联征”。

(3)观察有无口唇及肢端发绀、鼻翼翕动、三凹征、辅助呼吸肌参与呼吸等呼吸困难的表现。

(4)观察患者有无下肢肿胀、疼痛或压痛，皮肤发红或色素沉着等深静脉血栓的表现。

(5)评估辅助检查结果D-二聚体在肺血栓栓塞症急性期升高；动脉血气分析表现为低氧血症、低碳酸血症、肺泡-动脉血氧分压差增大；深静脉超声检查发现血栓。

(6)评估有无活动性出血、近期自发颅内出血等溶栓禁忌证。

六、护理措施

(一)体位与活动

抬高床头，绝对卧床休息。

(二)氧疗

根据缺氧严重程度选择鼻导管或面罩给氧。如患者有意识改变，氧分压(PaO_2)<8.0 kPa(60 mmHg)，二氧化碳分压($PaCO_2$)>6.7 kPa(50 mmHg)时行机械通气。

(三)用药护理

1.溶栓药

常用尿激酶、链激酶、重组纤溶酶原激活物静脉输注。

2.抗凝药物

常用普通肝素输注、低分子肝素皮下注射、华法林口服。

3.镇静止痛药物

常用吗啡或哌替啶止痛。

4.用药注意事项

溶栓、抗凝治疗期间观察大小便颜色，有无皮下、口腔黏膜、牙龈、鼻腔、穿刺点出血等。观察患者神志，警惕颅内出血征象。使用吗啡者观察有无呼吸抑制。定时测定国际标准化比值(INR)、活化部分凝血活酶时间(APTT)、凝血酶原时间(PT)及血小板。

七、健康指导

(1)告知患者避免挖鼻、剔牙及肌内注射，禁用硬毛牙刷，以免引起出血。

(2)禁食辛辣、坚硬、多渣饮食，服用华法林期间，避免食用萝卜、菠菜、咖啡等食物。

(3)告知患者戒烟，控制体重、血压、血脂、血糖。

(4)告知下肢静脉血栓患者患肢禁止按摩及冷热敷。

(5)定期随访，定时复查 INR、APTT、PT 及血小板。

(徐　滢)

第六节　肺动脉高压

肺动脉高压(pulmonary arterial hypertension，PAH)是发病率较低、预后较差的恶性肺血管疾病，表现为肺动脉压力和肺血管阻力进行性升高，最终导致右心衰竭和死亡。肺动脉高压是一种肺动脉循环血流受限引起肺血管阻力病理性增高，并最终导致右心衰竭的综合征。从血流动力学角度来看，是指海平面水平，右心导管测得平均肺动脉压(mPAP)≥3.3 kPa(25 mmHg)，同时心排血量减少或正常和肺小动脉楔压(PAWP)≤2.0 kPa(15 mmHg)和肺血管阻力(PVR)>3 WU(wood units)。

一、发病机制

PAH 的研究已有 100 多年，但其发病机制尚未完全明了。PAH 的病理改变为肺小动脉闭塞及有效循环血管床数量的锐减，肺血管内皮细胞损伤引起血管收缩反应增强和肺动脉平滑肌细胞增生、肥厚，外周小血管肌化，以及细胞外基质的增多，导致肺血管重构。研究认为与肺血管内皮功能异常、血管收缩及血栓形成有关。从病理学角度分析，是由于各种原因引起肺动脉内皮细胞，平滑肌细胞，包括离子通道的损伤，导致细胞内钙离子浓度升高，平滑肌细胞过度收缩和增殖，以及凋亡减弱等一系列血管重构过程，引起肺血管闭塞，血管阻力增加。可能与缺氧、神经体液、先天性、遗传等因素有关。其组织病理学改变主要累及内径为 100～1 000 μm 的肺毛细血管前肌型小动脉，早期病变为血管中层平滑肌细胞和内膜细胞增生，晚期为血管壁纤维化，胶原沉着，呈特征性的丛样病变。

随着 PAH 发病机制的深入研究，发现一氧化氮、内皮素、5-羟色胺、血栓烷和前列环素失衡，血管生成素等细胞因子、基因分子等成分对肺血管的舒张和收缩调节失衡，引起肺血管收缩、增厚，内皮细胞瘤样增生，血栓形成等病理形态学改变，导致血管重塑、心力衰竭、静脉淤血等使病情进行性加重。近年来，细胞生物学和分子遗传学的飞速发展促进了对肺动脉高压发病机制的深入研究，进而带动了肺动脉高压诊断学和治疗学研究的进步。

二、临床表现

肺动脉高压缺乏特异性的临床症状，患者早期可无自觉症状或仅出现原发疾病的临床表现，随肺动脉压力升高出现一些非特异性症状，如劳力性呼吸困难、乏力、晕厥、胸痛、水肿、腹胀等。

(一)气短、呼吸困难

气短、呼吸困难是早期常见的症状，其特征是劳力性，发生率超过 98%。主要表现为活动后气短，休息时好转；严重患者休息时亦可出现。

(二)疲乏

因心排血量下降，氧交换和运输减少引起的组织缺氧。各患者的表现不尽相同，严重程度常与气喘相似。

(三)胸痛

约 30%的患者会出现胸痛，多在活动时出现。其持续时间、部位和疼痛性质多变，并无特异性表现。

(四)晕厥

PAH 患者由于小肺动脉存在广泛狭窄甚至闭塞样病变，肺血管阻力明显增加，导致心脏排血量下降。患者活动时由于心排血量不能相应增加，脑供血不足，容易引起低血压甚至晕厥。诱发晕厥的可能因素：①肺血管高阻力限制运动心排血量的增加；②低氧性静脉血通过开放的卵圆孔分流向体循环系统；③体循环阻力下降；④肺小动脉痉挛；⑤大的栓子堵塞肺动脉；⑥突发心律失常，特别是恶性心律失常。有些患者晕厥前没有前驱症状，如患者出现胸痛、头晕、肢体麻木感应警惕晕厥发生。

(五)水肿

右心功能不全时可出现身体不同部位的水肿,严重时可有颈静脉充盈、怒张,肝大,腹水、胸腔积液甚至心包积液,这些症状的出现标志着患者右心功能不全已发展到比较严重的程度。

(六)咳嗽、咯血

PAH 患者肺小动脉狭窄、闭塞,引起侧支循环血管开放。由于侧支循环血管的管壁较薄,在高压力血流的冲击下容易破裂出血。出血主要发生在毛细血管前小肺动脉及各级分支和/或肺泡毛细血管。约 20%PAH 患者有咳嗽,多为干咳,有时可能伴痰中带血或咯血。咯血量较少,也可因大咯血死亡。

(七)发绀

1.中心性发绀

中心性发绀多见于先天性心脏病、艾森曼格综合征、心力衰竭、支气管扩张的患者。出现中心性发绀提示患者全身组织缺氧,是疾病严重的标志之一。

2.差异性发绀

差异性发绀是动脉导管未闭、艾森曼格综合征患者特有的临床表现,有很高的诊断价值。

(八)杵状指

有些先天性心脏病和慢性肺疾病的患者,其手指或足趾末端增生、肥厚、呈杵状膨大,这种现象称为杵状指。

(九)雷诺现象

雷诺现象是由于手指和足趾对寒冷异常敏感所致,10%～14%的 PAH 患者存在雷诺现象,提示预后不佳。

(十)其他

如 PAH 患者出现声音嘶哑,系肺动脉扩张挤压左侧喉返神经所致,病情好转后可消失。

所有类型的 PAH 患者症状都类似,但上述症状都缺乏特异性,PAH 以外的疾病也可引起。PAH 患者症状的严重程度与 PAH 的发展程度有直接相关性。

三、诊断标准与检查

(一)诊断标准

根据肺动脉高压诊治指南,PAH 的诊断标准:静息状态下,右心导管测得的平均肺动脉压(mPAP)≥3.3 kPa(25 mmHg),并且 PAWP≤2.0 kPa(15 mmHg),PVR>3 WU。肺动脉高压的诊断应包含两部分:①确诊肺动脉高压;②确定肺动脉高压的类型和病因。

(二)检查

PAH 的早期诊断和治疗是决定其预后的关键。美国胸科医师学会 PAH 诊断和治疗指南推荐对高危人群进行筛查。欧洲心脏病学会和欧洲呼吸病学会发布的《肺动脉高压诊治指南》提到下列实验室和辅助检查有助于 PAH 的诊断,确定 PAH 的分类。

1.实验室检查

主要包括脑钠肽、肌钙蛋白、C 反应蛋白水平、代谢生化标志物等。脑钠肽能反应 PAH 患者病情的严重程度、疗效、生存和预后,且与血流动力学变化密切相关,是监测右心衰竭的重要指标。肌钙蛋白 T 检测敏感性和特异性很高,其血浆中浓度与心肌受损程度成正相关。C 反应蛋白水平在 PAH 患者中明显升高,与疾病严重程度密切相关,是预测 PAH 死亡和临床恶化独立的风险因素。

2.心电图

PAH 特征性的心电图改变：①电轴右偏；②Ⅰ导联出现 s 波；③肺型 P 波；④右心肥厚的表现，右胸前导联可出现 ST-T 波低平或倒置。心电图检查作为筛查手段，其敏感性和特异性均不是很高。

3.胸部 X 线检查

PAH 患者胸片的改变包括肺动脉扩张和周围肺纹理减少。胸片检查可以帮助排除中至重度的肺部疾病或肺静脉高压患者。但肺动脉高压的严重程度和肺部 X 线检查的结果可不一致。

4.肺功能检查和动脉血气分析

PAH 患者的肺功能特点为通气功能相对正常，弥散功能减退，运动肺功能异常。由于过度换气，动脉二氧化碳分压通常降低。

5.超声心动图检查

超声心动图检查是筛选 PAH 最重要的无创性检查方法，它提供肺动脉压力估测数值，同时能评估病情严重程度和预后。每个疑似 PAH 的患者都应该进行该项检查。右心的形态、功能与 PAH 患者的预后密切相关，也是超声心动图评价 PAH 的核心。研究显示临床常规采集的一些指标可以反映 PAH 患者的预后。超声探测到中量至大量心包积液的 PAH 患者病死率增加。

6.腹部超声检查

腹部超声检查可以排除肝硬化和门脉高压。应用造影剂和彩色多普勒超声能够提高准确率。门脉高压可以通过右心导管检查阻塞静脉和非阻塞静脉压力差确诊。

7.高分辨率计算机体层成像检查

高分辨率计算机体层成像检查作为一种成熟的技术在肺动脉高压鉴别诊断中有重要的作用，也是不明原因的肺动脉高压的一线检查手段。

8.胸部 MRI 检查

MRI 诊断 PAH 可以从肺动脉形态改变，也可以从其功能变化上进行较全面分析肺动脉及其分支管径和右心功能情况。

9.通气/灌注显像检查

通气/灌注显像检查用于 PAH 中怀疑慢性血栓栓塞性肺动脉高压(CETPH)的患者。通气/灌注扫描在确诊 CTEPH 中比 CT 的敏感性高。

10.肺动脉造影检查

肺动脉造影检查是了解肺血管分布、解剖结构、血流灌注的重要手段之一。

11.右心导管检查

右心导管检查是目前临床测定肺动脉压力最为准确的方法，也是评价各种无创性测压方法准确性的金标准，能准确评价血流动力学受损的程度、测试肺血管反应性。

12.急性血管扩张试验

这一试验现已成为国际上公认筛选钙通道阻滞剂敏感患者的最可靠检查手段。研究证实，急性血管扩张试验阳性患者使用钙通道阻滞剂治疗可以使预后得到显著的改善。

四、肺动脉高压患者功能分级评价标准

功能分级是临床上选择用药方案的根据及评价用药后疗效的重要指标。WHO 根据 PAH

患者临床表现的严重程度将 PAH 分为 4 级，从Ⅰ级到Ⅳ级表示病情逐渐加重，是评估患者病情的重要指标。WHO 心功能分级是对患者运动耐力的粗略评估，研究显示心功能分级是预后的强预测因子，与 WHO 心功能Ⅱ级患者相比，心功能Ⅲ级及Ⅳ级的患者预后差，而经治疗后心功能分级改善的患者生存率也改善。

五、肺动脉高压的治疗

目前 PAH 仍是一种无法根治的恶性疾病。现有的治疗手段无法从根本上逆转 PAH，只能相对延缓病情恶化。

20 世纪 90 年代前对 PAH 缺少治疗手段，医学界常采用主要针对右心功能不全和肺动脉原位血栓形成的、无特异性的传统治疗（氧疗、利尿、强心和抗凝等）。20 世纪 90 年代后，联合新型靶向药物治疗（目前公认的 PAH 三大治疗途径靶向药物，如钙通道阻滞剂、内皮素受体拮抗剂、前列环素及其类似物、吸入一氧化氮和 5 型磷酸二酯酶抑制等），生存率得到明显提高。但 PAH 患者的治疗不能仅仅局限于单纯的药物治疗，专科医师根据 PAH 的不同临床类型、PAH 的功能分类，评估患者的病情、血管反应性、药物有效性和不同药物联合治疗等，制订一套完整的个体化治疗方案，其中包括原发病、基础疾病的治疗，靶向治疗及手术治疗。

（一）肺动脉高压的传统治疗

吸氧、强心、利尿、抗凝是肺动脉高压的基本治疗措施。低氧是强烈的肺血管收缩因子，可影响肺动脉高压的发生和发展。通常认为将患者的动脉血氧饱和度持续维持在 90%以上很重要。肺动脉高压患者合并右心衰竭失代偿时使用利尿剂可明显减轻症状。在使用利尿剂时，应密切观察电解质和肾功能的变化。肺动脉高压患者常有心力衰竭和体力活动减少等危险因素存在，易发生静脉血栓栓塞，抗凝治疗可提高患者生存率。

（二）肺动脉高压靶向药物治疗

肺动脉高压靶向药物治疗包括钙通道阻滞剂类、前列环素类似物（贝前列素钠、吸入用伊洛前列素溶液）、内皮素受体拮抗剂（波生坦、安立生坦）、5 型磷酸二酯酶抑制剂（西地那非、伐地那非）、Rho 激酶抑制剂等。

1.钙通道阻滞剂

钙通道阻滞剂在急性血管反应试验阳性患者中有较好的疗效，长期应用大剂量钙通道阻滞剂可以延长此类患者的生存期，与钙通道阻滞剂治疗无效的患者相比，其 5 年生存率明显提高，分别为 95%和 27%。但须指出的是，其仅对 5%～10%的急性血管扩张试验阳性的轻、中度 PAH 患者有效，在不出现不良事件的情况下，可以最高耐受量进行治疗。

2.前列环素及类似物

前列环素及类似物能明显扩张肺循环和体循环，抑制血小板聚集，抑制平滑肌细胞的迁移和增殖，延缓肺血管结构重建，抑制 ET 合成和分泌等作用。前列环素类似物伊洛前列素、曲前列环素等药物相继在欧洲、美国、日本等国家上市用于治疗肺动脉高压，均取得较好疗效。

3.内皮素（ET）受体拮抗剂

ET-A 受体激活引起血管收缩和血管平滑肌细胞增殖，ET-B 受体激活后调节血管内皮素的清除和诱导内皮细胞产生 NO 和前列环素。内皮素受体拮抗剂有双重内皮素受体拮抗剂波生坦和选择性内皮素 A 受体拮抗剂西他生坦。多中心对照临床试验结果证实，该药可改善肺动脉高压患者的临床症状和血流动力学指标，提高运动耐量，改善生活质量和生存率，推迟临床恶化的时间。欧洲和美国的指南认为,该药是治疗心功能Ⅲ级肺动脉高压患者首选治疗药物。

4.磷酸二酯酶抑制剂

西地那非是一种选择性口服磷酸二酯酶的抑制剂,通过升高细胞内环磷鸟苷水平舒张血管并起到抗血管平滑肌细胞增殖的作用。多项临床试验证实,西地那非能够改善 PAH 患者的运动力,降低肺动脉压力和改善血流动力学。

肺动脉高压是由多因素导致肺血管损伤的病理生理过程。药物联合治疗可以使药物的治疗作用相互叠加,互相促进,从而疗效增加。开展药物联合治疗可能寻找到长期有效的肺动脉高压治疗方案。

(三)肺动脉高压的外科治疗

介入和手术治疗适用于重度 PAH 患者,行房间隔造瘘术可提高生存率,但经导管或手术行房间隔造瘘术均是姑息方法,适应证为内科治疗无效或者为肺移植过度治疗的患者。

六、护理

(一)护理评估

1.一般情况评估

(1)一般资料:包括护理对象的姓名、性别、年龄、民族、职业、婚姻状况、受教育水平、家庭住址、联系人等。

(2)目前健康状况:包括此次患病的情况,主述,当前的饮食、营养、排泄、睡眠、自理和活动等情况。

(3)既往健康状况:包括既往患病史、创伤史、手术史、过敏史、烟酒嗜好,女性患者的婚育史和月经史、家族史等。

(4)心理状态:包括护理对象对疾病的认识和态度,康复的信心,患病后精神、情绪及行为的改变等。

(5)社会文化状况:包括护理对象的职业、经济状况、卫生保健待遇,以及家庭、社会的支持系统状况等。

2.症状评估

(1)评估神志,面色,颈静脉充盈情况,皮肤温度、湿度;有无发绀、咯血、胸痛、晕厥、声音嘶哑、杵状指(趾)、四肢厥冷等症状。

(2)评估心率、心律、节律等变化。

(3)评估呼吸频率、节律、呼吸方式等变化,监测动脉血气等。

(4)评估血压,脉压的变化,询问患者有无头晕、乏力等症状。

(5)评估体温变化,尤其是危重患者及合并肺部感染患者。

(6)评估患者有无双下肢水肿、腹水等情况。

(二)病情观察

(1)加强患者生命体征情况的观察,及时发现病情变化,异常时及时通知医师,准确执行各项医嘱。

(2)观察患者神志,面色,颈静脉充盈情况,皮肤温度、湿度;有无发绀、咯血、胸痛、晕厥、声音嘶哑、杵状指(趾)、四肢厥冷等症状。

(3)心力衰竭患者输液速度控制在 20～30 滴/分;观察药物作用及不良反应。

(4)准确记录 24 小时出入量,每天测量腹围、体重等。

(三)氧疗护理

低氧会引起肺血管收缩,能加重肺动脉高压。氧疗可以缓解支气管痉挛、减轻呼吸困难,改善通气功能障碍;能改善睡眠和大脑供氧状况,提高运动耐力和生命质量;能减轻红细胞增多症,降低血液黏稠度,减轻右心室负荷,延缓右心衰竭的发生、发展。

(1)PAH 患者需要长期氧疗,使患者动脉血氧饱和度大于 90%。通常氧流量控制在 2~3 L/min,每天吸氧时间一般不少于 6 小时;静息时指末氧饱和度低于 90%患者吸氧不少于每天 15 小时。

(2)合并心力衰竭患者缺氧严重而无二氧化碳潴留时氧流量为 6~8 L/min;低氧血症,伴二氧化碳潴留时氧流量为 1~2 L/min。

(3)观察氧疗效果,如呼吸困难缓解,心率下降,发绀减轻,氧分压上升等,表示纠正缺氧有效。若出汗、球结膜充血、呼吸过缓、意识障碍加深,二氧化碳氧分压升高,须警惕 CO_2 潴留加重,遵医嘱予呼吸兴奋剂静脉滴注或无创呼吸机辅助呼吸。

(4)为了预防呼吸道感染,清洁鼻腔 2 次/天,75%乙醇棉球消毒鼻导管 2 次/天,湿化瓶每天消毒。

(四)饮食护理

(1)指导患者进食易消化、低盐、低蛋白、维生素丰富和适量无机盐的食物。进餐时取端坐位,少量多餐,切忌过饱,避免餐后胃肠过度充盈及横膈抬高,增加心脏负荷;避免摄入过多碳酸饮料、进食产气、油腻食物;饭后取坐位或半卧位 30 分钟。香烟中的尼古丁可损伤血管内皮细胞,引起静脉收缩,影响血液循环,禁忌吸烟。

(2)合并心力衰竭的饮食护理:指导患者进流质、半流质饮食,病情好转后进食软饭;吃新鲜蔬菜、水果,适量吃鱼、瘦肉、牛奶等;维生素 B_1 及维生素 C,可以保护心肌。低钾血症时会出现心律失常,长期利尿治疗的患者应多吃含钾丰富的食物及水果,如土豆、紫菜、油菜、西红柿、牛奶、香蕉、红枣、橘子等;限制钠盐摄入,每天 2~3 g 为宜。忌食用各种咸菜、豆制品、腌制食品等;一般情况下,量出而入,可根据患者的运动量、排尿量计算入水量;每天蛋白质可控制在 25~30 g。WHO 心功能Ⅰ、Ⅱ级患者 24 小时液体摄入量为 1 500 mL 左右,夏季可稍增加;WHO 心功能Ⅲ级、Ⅳ级者应严格控制饮水量,一般 24 小时不超过 800 mL。

(3)抗凝治疗的饮食护理:适当减少摄入酸奶酪、猪肝、蛋黄、豆类、海藻类、绿色蔬菜和维生素 E 制剂。因为绿色蔬菜中含有丰富的维生素 K,维生素 K 可以增加凝血酶的生成,导致华法林的作用减弱。

(五)用药观察

目前临床应用于 PAH 的药物有强心药、抗凝剂、利尿剂、靶向药物等。

1.地高辛

使用地高辛时应观察有无恶心、厌食、腹泻、腹痛、头痛、精神错乱、幻觉、抑郁、视力变化(黄绿色晕)等中毒反应;测心率、心律,心率小于 60 次/分或大于 120 次/分,心律不齐等及时报告医师,必要时停药。

2.抗凝剂

应用抗凝剂时,应重点观察患者口腔黏膜、牙龈、鼻腔及皮下的出血倾向;关注华法林用量、INR 的监测间隔时间是否需要进行调整,还应指导患者规律服药,不能漏服、重复及延迟用药。

3.利尿剂

使用利尿剂的患者,应观察患者血电解质情况,要准确记录出入水量,观察其下肢水肿有无加重。

4.靶向药物

治疗者观察药物不良反应,如有无头晕、头痛、面部潮红、腹泻等症状。护士应落实药物宣教,必要时提供专用的分药器,指导患者正确分药,尽量使药物分割均匀,保证每次剂量准确。

(1)钙通道阻滞剂:患者可出现头痛、面红、心悸等不良反应,密切观察心律、心率、血压的变化。

(2)前列环素及类似物:如吸入性伊洛前列素(商品名:万他维)是一种治疗 PAH 安全有效的药物,主要不良反应有潮热、面部发红、头痛、颊肌痉挛(口腔开合困难)、咳嗽加重、血压降低(低血压)、抑制血小板功能和呼吸窘迫等。伊洛前列素雾化吸入时患者尽量取坐位或半卧位,如果患者出现呼吸困难、气急,可暂停,予吸氧。伊洛前列素的血管扩张作用,会引起颜面部血管扩张充血,皮肤潮红,在雾化治疗期间避免使用面罩,仅使用口含器来给药。有晕厥史的患者应避免情绪激动,每天清醒未下床时吸入首剂。

(3)内皮素受体拮抗剂:如波生坦,主要不良反应是肝功能异常,需要每个月检测 1 次肝功能,当转氨酶升高大于正常、血红蛋白减少时应减少剂量或停药;并对患者做好安抚工作。

(4)磷酸二酯酶抑制剂:如西地那非。口服西地那非的患者常会出现晕厥现象。因此,护理人员要重视安全护理,患者服药后卧床休息 30～60 分钟,防止直立性低血压。另外,西地那非联合利尿剂使用会导致患者口渴,应注意控制饮水量在 600～800 mL/d,并向患者讲解限水的重要性。将湿纱布含于清醒无睡眠的患者口中,可起到解渴作用。

5.其他

如有异常及时报告医师,停止用药。

(六)休息与排便

1.建立良好的睡眠卫生习惯

根据心功能状况合理安排活动量。WHO 肺高压功能Ⅲ级的患者,护理人员协助进食、洗漱、大小便等生活护理,严格限制体力活动;WHO 肺高压功能Ⅳ级的患者需绝对卧床、进食、洗漱、大小便均在床上,由护理人员帮助完成一切生活护理。

2.养成按时排便习惯

保持大便通畅,避免发生便秘。如果排便不畅,予温水按摩腹部或开塞露纳肛,必要时甘油灌肠剂灌肠等通便治疗,严禁排便时用力屏气,防止诱发阿-斯综合征。

(七)心理护理

靶向药物基本上是进口药,价格较贵,目前大部分地区尚未列入医保。患者需要长期治疗,医疗费用高,精神压力、经济压力巨大。患者易生气,产生悲观、焦虑、抑郁、烦躁等心理。抑郁、焦虑、生气等会使肺动脉压力升高,不利于疾病恢复。护士提供持续的情感支持,加强与患者沟通,提供优质护理服务,尽量满足患者的需求,鼓励、帮助患者树立战胜疾病的信心,积极配合治疗与护理。

(八)出院指导

(1)加强锻炼,按时作息,注意休息,避免劳累,劳累后易诱发心力衰竭。

(2)消除患者紧张、焦虑、恐惧情绪,保证睡眠质量。

(3)外出时注意保暖，尽量不要去人群密集的地方，避免感冒，因为感冒后易诱发心力衰竭。

(4)长期家庭氧疗。

(5)扩张肺血管、激素、抗凝、利尿、补钾等治疗药，必须规律、足量、全程用药，必须在专业医师指导下用药，不能擅自停药或减量。

(6)有咳嗽、胸闷、气急、呼吸困难、尿量减少、下肢水肿等病情变化，及时就医。

(7)禁烟，可以适量喝红葡萄酒。

(8)定期随访。

(王秀芹)

第七节　急性肺水肿

急性肺水肿是由不同原因引起肺组织血管外液体异常增多，液体由间质进入肺泡，甚至呼吸道出现泡沫状分泌物。表现为急性呼吸困难、发绀，呼吸做功增加，两肺布满湿啰音，甚至从气道涌出大量泡沫样痰液。人类可发生下列两类性质完全不同的肺水肿：心源性肺水肿（也称流体静力学或血流动力学肺水肿）和非心源性肺水肿（也称通透性增高肺水肿、急性肺损伤或急性呼吸窘迫综合征）。

一、发病机制

(一)肺毛细血管静水压

肺毛细血管静水压（Pmv）是使液体从毛细血管流向间质的驱动力，正常情况下，Pmv 约 1.1 kPa(8 mmHg)，有时易与肺毛细血管楔压（PCWP）相混淆。PCWP 反映肺毛细血管床的压力，可估计左心房压（LAP），正常情况下较 Pmv 高 0.1～0.3 kPa(1～2 mmHg)。肺水肿时 PCWP 和 Pmv 并非呈直接相关，两者的关系取决于总肺血管阻力（肺静脉阻力）。

(二)肺间质静水压

肺毛细血管周围间质的静水压即肺间质静水压（Ppmv），与 Pmv 相对抗，两者差别越大，则毛细血管内液体流出越多。肺间质静水压为负值，正常值为－2.3～－1.1 kPa(－17～－8 mmHg)，可能与肺组织的机械活动、弹性回缩及大量淋巴液回流对肺间质的吸引有关。理论上 Ppmv 的下降亦可使静水压梯度升高，当肺不张进行性再扩张时，出现复张性肺水肿可能与 Ppmv 骤降有关。

(三)肺毛细血管胶体渗透压

肺毛细血管胶体渗透压（πmv）由血浆蛋白形成，正常值为 3.3～3.9 kPa(25～28 mmHg)，但随个体的营养状态和输液量不同而有所差异。πmv 是对抗 Pmv 的主要力量，单纯的 πmv 下降能使毛细血管内液体外流增加。但在临床上并不意味着血液稀释后的患者会出现肺水肿，经血液稀释后血浆蛋白浓度下降，但过滤至肺组织间隙的蛋白也不断地被淋巴系统所转移，Pmv 的下降可与 πmv 的降低相平行，故 πmv 与 Pmv 间梯度即使发挥净渗透压的效应，也可保持相对的稳定。

πmv 和 PCWP 间的梯度与血管外肺水压呈非线性关系。当 Pmv＜2.0 kPa(15 mmHg)、毛细血管通透性正常时，πmv-PCWP≤1.2 kPa(9 mmHg)可作为出现肺水肿的界限，也可作为治疗肺水肿疗效观察的动态指标。

(四)肺间质胶体渗透压

肺间质胶体渗透压(πpmv)取决于间质中渗透性、活动的蛋白质浓度，它受反应系数(δf)和毛细血管内液体流出率(Qf)的影响，是调节毛细血管内液体流出的重要因素。πpmv 正常值为 1.6～1.9 kPa(12～14 mmHg)，难以直接测定。临床上可通过测定支气管液的胶体渗透压鉴别肺水肿的类型，如支气管液与血浆蛋白的胶体渗透压比值＜60%，则为血流动力学改变所致的肺水肿，如比值＞75%，则为毛细血管渗透增加所致的肺水肿，称为肺毛细血管渗漏综合征。

(五)毛细血管通透性

资料表明，越过内皮细胞屏障时，通透性肺水肿透过的蛋白多于压力性水肿，仅越过上皮细胞屏障时，两者没有明显差别。毛细血管通透性增加，使 δ 从正常的 0.8 降至 0.3～0.5，表明血管内蛋白，尤其是清蛋白大量外渗，使 πmv 与 πpmv 梯度下降。

二、病理与病理生理

(一)心源性急性肺水肿

正常情况下，两侧心腔的排血量相对恒定，当心肌严重受损和左心负荷过重而引起心排血量降低和肺淤血时，过多的液体从肺泡毛细血管进入肺间质甚至肺泡内，则产生急性肺水肿，实际上是左心衰竭最严重的表现，多见于急性左心衰竭和二尖瓣狭窄患者。

有以下并发症的患者术中易发生左心衰竭：①左心室心肌病变，如冠心病、心肌炎等；②左心室压力负荷过度，如高血压、主动脉狭窄等；③左心室容量负荷过重，如主动脉瓣关闭不全、左向右分流的先天性心脏病等。

当左心室舒张末压＞1.6 kPa(12 mmHg)，毛细血管平均压＞4.7 kPa(35 mmHg)，肺静脉平均压＞4.0 kPa(30 mmHg)时，肺毛细血管静水压超过血管内胶体渗透压及肺间质静水压，可导致急性肺水肿，若同时有肺淋巴管回流受阻，更易发生急性肺水肿。其病理生理表现为肺顺应性减退、气道阻力和呼吸作用增强、缺氧、呼吸性酸中毒，间质静水压增高压迫肺毛细血管、升高肺动脉压，从而增加右心负荷，导致右心功能不全。

(二)神经源性肺水肿

中枢神经系统损伤后，颅内压急剧升高，脑血流量减少，造成下丘脑功能紊乱，解除了对视前核水平和下丘脑尾部“水肿中枢”的抑制，引起交感神经系统兴奋，释放大量儿茶酚胺，使周围血管强烈收缩，血流阻力加大，大量血液由阻力较高的体循环转至阻力较低的肺循环，引起肺静脉高压，肺毛细血管压随之升高，跨肺毛细血管 Starling 力不平衡，液体由血管渗入至肺间质和肺泡内，最终形成急性肺水肿。延髓是发生神经源性肺水肿的关键神经中枢，交感神经的激发是产生肺高压及肺水肿的基本因素，而肺高压是神经源性肺水肿发生的重要机制。通过给予交感神经阻断剂和肾上腺素 α 受体阻断剂均可降低或避免神经源性肺水肿的发生。

(三)液体负荷过重

围术期输血补液过快或输液过量，使右心负荷增加。当输入胶体液达血浆容量的 25%时，心排血量可增多至 300%。若患者伴有急性心力衰竭，虽通过交感神经兴奋维持心排血量，但神经性静脉舒张作用减弱，对肺血管压力和容量的骤增已经起不到有效的调节作用，导致肺组织间隙水肿。

大量输注晶体液，使血管内胶体渗透压下降，增加液体从血管的滤出，聚集到肺组织间隙中，易致心、肾功能不全、静脉压增高或淋巴循环障碍患者发生肺水肿。

（四）复张性肺水肿

复张性肺水肿是各种原因所致肺萎陷后，在肺复张时或复张后 24 小时内发生的急性肺水肿。一般认为与多种因素有关，如负压抽吸迅速排出大量胸膜积液、大量气胸所致的突然肺复张，均可造成单侧性肺水肿。

临床上多见于气胸或胸腔积液 3 个月后出现进行性快速肺复张，1 小时后可表现为肺水肿的临床症状，50％的肺水肿发生在 50 岁以上老年人。水肿液的形成遵循 Starling 公式。复张性肺水肿发生时，肺动脉压和 PCWP 正常，水肿液蛋白浓度与血浆蛋白浓度的比值＞0.7，说明存在肺毛细血管通透性增加。肺萎陷越久，复张速度越快，胸膜腔负压越大，越易发生肺水肿。

肺复张性肺水肿的病理生理机制可能如下：①肺泡长期萎缩，使Ⅱ型肺细胞代谢障碍，肺泡表面活性物质减少，肺泡表面张力增加，使肺毛细血管内液体向肺泡内滤出。②肺组织长期缺氧，使肺毛细血管内皮和肺泡上皮的完整性受损，通透性增加。③使用负压吸引设备，突然增加胸内负压，使复张肺的毛细血管压力与血流量增加，作用于已受损的毛细血管，使管壁内外的压力差增大；机械性力量使肺毛细血管内皮间隙孔变形，间隙增大，促使血管内液和血浆蛋白流入肺组织间隙。④在声门紧闭的情况下用力吸气，负压峰值可超－5.0 kPa（－50 cmH_2O），如负的胸膜腔内压传至肺间质，增加肺毛细血管和肺间质静水压之差，则增加肺循环液体的渗出。⑤肺的快速复张引起胸膜腔内压急剧改变，肺血流增加而压力升高，并产生高的直线血流速度，加大了血管内和间质的压差。当其超过一定阈值时，液体进入间质和肺泡形成肺水肿。

（五）高原性肺水肿

高原性肺水肿是一种由低地急速进入海拔 3 000 m 以上地区的常见病，主要表现为发绀、心率增快、心排血量增多或减少、体循环阻力增加和心肌受损。其发病因素是多方面的，如缺氧性肺血管收缩、肺动脉高压、高原性脑水肿、全身和肺组织生化改变。肺代偿功能异常和心功能减退是造成重度低氧血症的直接原因。高原性肺水肿为高蛋白渗出性肺水肿，炎性介质是毛细血管增加的主要原因。

（六）通透性肺水肿

通透性肺水肿指肺水和血浆蛋白均通过肺毛细血管内间隙进入肺间质，肺淋巴液回流量增加，且淋巴液内蛋白含量亦明显增加，表明肺毛细血管内皮细胞功能失常。

1.感染性肺水肿

感染性肺水肿指继发于全身感染和/或肺部感染的肺水肿，如革兰阴性杆菌感染所致的败血症和肺炎球菌性肺炎均可引起肺水肿，主要是通过增加肺毛细血管壁通透性所致。肺水肿亦可继发于病毒感染。流感病毒、水痘-带状疱疹病毒所致的病毒性肺炎均可引起肺水肿。

2.毒素吸入性肺水肿

毒素吸入性肺水肿指吸入有害性气体或毒物所致的肺水肿。有害性气体包括二氧化氮、氯、光气、氨、氟化物、二氧化硫等，毒物以有机磷农药最为常见。其病理生理如下：①有害性气体引起变态反应或直接损害，使肺毛细血管通透性增加，减少肺泡表面活性物质，并通过神经体液因素引起肺静脉收缩和淋巴管痉挛，使肺组织水分增加。②有机磷通过皮肤、呼吸道和消化道进入人体，与胆碱酯酶结合，抑制该酶的作用，使乙酰胆碱在体内积聚，导致支气管痉挛、分泌物增加、呼吸肌麻痹和呼吸中枢抑制，导致缺氧和肺毛细血管通透性增加。

3.淹溺性肺水肿

淹溺性肺水肿指淡水和海水淹溺所致的肺水肿。淡水为低渗性，被大量吸入后，很快通过肺泡-毛细血管膜进入血液循环，导致肺组织的组织学损伤和全身血容量增加，肺泡-毛细血管膜损伤较重或左心代偿功能障碍时，诱发急性肺水肿。高渗性海水进入肺泡后，使得血管内大量水分进入肺泡引起肺水肿。肺水肿引起缺氧可加重肺泡上皮、毛细血管内皮细胞损害，增加毛细血管通透性，进一步加重肺水肿。

4.尿毒症性肺水肿

肾衰竭患者常伴肺水肿和纤维蛋白性胸膜炎。主要发病因素如下：①高血压所致左心衰竭；②少尿患者循环血容量增多；③血浆蛋白减少，血管内胶体渗透压降低，肺毛细血管静水压与胶体渗透压差距增大，促进肺水肿形成。

5.氧中毒性肺水肿

氧中毒性肺水肿指长时间吸入高浓度（＞60％）氧引起肺组织损害所致的肺水肿。一般在常压下吸入纯氧 12～24 小时，高压下 3～4 小时即可发生氧中毒。氧中毒的损害以肺组织为主，表现为上皮细胞损害、肺泡表面活性物质减少、肺泡透明膜形成，引起肺泡和间质水肿，以及肺不张。其毒性作用是由于氧分子还原成水时所产生的中间产物自由基（如超氧阴离子、过氧化氢、羟自由基和单线态氧等）所致。正常时氧自由基为组织内抗氧化系统，如超氧化物歧化酶（SOD）、过氧化氢酶、谷胱甘肽氧化酶所清除。吸入高浓度氧，氧自由基形成加速，当其量超过组织抗氧化系统清除能力时，即可造成肺组织损伤，形成肺损伤。

（七）与麻醉相关的肺水肿

1.麻醉药过量

麻醉药过量引起肺水肿，可见于吗啡、美沙酮、急性巴比妥酸盐和海洛因中毒。发病机制可能与下列因素有关：①抑制呼吸中枢，引起严重缺氧，使肺毛细血管通透性增加，同时伴有肺动脉高压，产生急性肺水肿。②缺氧刺激下丘脑引起周围血管收缩，血液重新分布而致肺血容量增加。③海洛因所致肺水肿可能与神经源性发病机制有关。④个别患者的易感性或变态反应。

2.呼吸道梗阻

围术期喉痉挛常见于麻醉诱导期插管强烈刺激，亦见于术中神经牵拉反应，以及甲状腺手术因神经阻滞不全对气道的刺激。气道通畅时，胸腔内压对肺组织间隙压力的影响不大，但急性上呼吸道梗死时，用力吸气造成胸膜腔负压增加，几乎全部传导至血管周围间隙，促进血管内液进入肺组织间隙。上呼吸道梗阻时，患者处于挣扎状态，缺氧和交感神经活性极度亢进，可导致肺小动脉痉挛性收缩、肺小静脉收缩、肺毛细血管通透性增加。酸中毒又可增加对心脏做功的抑制，除非呼吸道梗阻解除，否则将形成恶性循环，加速肺水肿的发展。

3.误吸

围术期呕吐或胃内容物反流可引起吸入性肺炎和支气管痉挛，肺表面活性物质灭活和肺毛细血管内皮细胞受损，从而使液体渗出至肺组织间隙内，发生肺水肿。患者表现为发绀、心动过速、支气管痉挛和呼吸困难。肺组织损害的程度与胃内容物的 pH 直接相关，pH＞2.5 的胃液所致的损害要比 pH＜2.5 者轻微得多。

4.肺过度膨胀

一侧肺不张使单肺通气，全部潮气量进入一侧肺内，导致肺过度充气膨胀，随之出现肺水肿，其机制可能与肺容量增加有关。

三、临床表现

发病早期，均先有肺间质性水肿，肺泡毛细血管间隔内的胶原纤维肿胀，刺激附近的肺毛细血管旁“J”感受器，反射性引起呼吸频率增快，促进肺淋巴液回流，同时表现为过度通气。

水肿液在肺泡周围积聚后，沿着肺动脉、静脉和小气道鞘延伸，在支气管堆积到一定程度，引起支气管狭窄，可出现呼气性啰音。患者常主诉胸闷、咳嗽，有呼吸困难、颈静脉怒张，听诊可闻及哮鸣音和少量湿啰音。若不及时发现和治疗，则继发为肺泡性肺水肿。

肺泡性肺水肿时，水肿液进入末梢细支气管和肺泡，当水肿液溢满肺泡后，出现典型的粉红色泡沫痰，液体充满肺泡后不能参与气体交换，通气/血流比值下降，引起低氧血症。插管患者可表现呼吸道阻力增大和发绀，经气管导管喷出或涌出大量的粉红色泡沫痰。

四、诊断

肺水肿发病早期多为间质性肺水肿，若未及时发现和治疗，可继发为肺泡性肺水肿，加重心肺功能紊乱，故应重视早期诊断和治疗。

肺水肿的诊断主要根据症状、体征和 X 线表现，一般并不困难。临床上同时测定 PCWP 和 πmv，πmv-PCWP 正常值为（1.20±0.2）kPa[（9.7±1.7）mmHg]，当 πmv-PCWP≤0.5 kPa（4 mmHg）时，提示肺内肺水增多，有助于早期诊断。复张性肺水肿常伴有复张性低血压。

五、鉴别诊断

心源性肺水肿在肺间质和肺泡腔的渗出以红细胞为主。左心衰竭导致肺淤血。非心源性肺水肿在肺间质和肺泡腔的渗出以血浆内的一些蛋白、体液为主。肺泡-毛细血管膜的通透性增加，为漏出性肺水肿。

（一）心源性肺水肿

1.主要表现

常突然发作、高度气急、呼吸浅速、端坐呼吸、咳嗽、咳白色或粉红色泡沫痰、面色灰白、口唇及肢端发绀、大汗、烦躁不安、心悸、乏力等。

2.体征

体征包括双肺广泛水泡音和/或哮鸣音、心率增快、心尖区奔马律及收缩期杂音、心界向左扩大，可有心律失常和交替脉，不同心脏病尚有相应体征和症状。

急性心源性肺水肿是一种严重的重症，必须分秒必争进行抢救，以免危及患者生命。具体急救措施包括：①非特异性治疗；②查出肺水肿的诱因并加以治疗；③识别及治疗肺水肿的基础心脏病变。

（二）非心源性肺水肿

1.主要表现

进行性加重的呼吸困难、端坐呼吸、大汗、发绀、咳粉红色泡沫痰。

2.体征

双肺可闻及广泛湿啰音，可先出现在双肺中下部，然后波及全肺。

3.X 线

早期可出现 Kerley 线，提示间质性肺水肿，进一步发展可出现肺泡肺水肿的表现。

肺毛细血管楔压(PCWP)用于鉴别心源性及非心源性肺水肿。前者 PCWP＞1.6 kPa (12 mmHg),后者PCWP≤1.6 kPa(12 mmHg)。

六、治疗

治疗原则为病因治疗,是缓解和根本消除肺水肿的基本措施;维持气道通畅,充分供氧和机械通气治疗,纠正低氧血症;降低肺血管静水压,提高血浆胶体渗透压,改善肺毛细血管通透性;保持患者镇静,预防和控制感染。

(一)充分供氧和机械通气治疗

1.维持气道通畅

水肿液进入肺泡和细支气管后汇集至气管,使呼吸道阻塞,增加气道压,从气管喷出大量粉红色泡沫痰,即便用吸引器抽吸,水肿液仍大量涌出。采用去泡沫剂能提高水肿液清除效果。

2.充分供氧

轻度缺氧患者可用鼻导管给氧,每分钟 6～8 L;重度低氧血症患者,行气管内插管,进行机械通气,同时保证呼吸道通畅。约 85%的急性肺水肿患者须行短时间气管内插管。

3.间歇性正压通气

间歇性正压通气(IPPV)通过增加肺泡压和肺组织间隙压力,阻止肺毛细血管内液滤出;降低右心房充盈压,减少肺内血容量,缓解呼吸肌疲劳,降低组织氧耗量。常用的参数是潮气量8～10 mL/kg,呼吸频率 12～14 次/分,吸气峰值压力应小于 4.0 kPa(30 mmHg)。

4.持续正压通气或呼气末正压通气

应用 IPPV,FiO_2＞0.6 仍不能提高 PaO_2,可用持续正压通气(CPAP)或呼气末正压通气(PEEP)。通过开放气道,扩张肺泡,增加功能残气量,改善肺顺应性及通气/血流比值。合适的 PEEP 通常先从 0.5 kPa (5 cmH_2O)开始,逐步增加到 1.0～1.5 kPa(10～15 cmH_2O),其前提是对患者心排血量无明显影响。

(二)降低肺毛细血管静水压

1.增强心肌收缩力

急性肺水肿合并低血压时,病情更为险恶。应用适当的正性变力药物使左心室能在较低的充盈压下维持或增加心排血量,包括速效强心苷、拟肾上腺素药和能量合剂等。

强心苷药物表现为剂量相关性的心肌收缩力增强,同时可以降低房颤时的心率、延长舒张期充盈时间,使肺毛细血管平均压下降。强心药对高血压性心脏病、冠心病引起的左心衰竭所造成的急性肺水肿疗效明显。氨茶碱除增加心肌收缩力、降低后负荷外,还可舒张支气管平滑肌。

2.降低心脏前后负荷

当 CVP 为 1.5 kPa(15 cmH_2O),PCWP 增高达 2.0 kPa(15 mmHg)以上时,应限制输液,同时静脉注射利尿药,如呋塞米、依他尼酸等。若不见效,可加倍剂量重复给药,尤其对心源性或输液过多引起的急性肺水肿,可迅速有效地从肾脏将液体排出体外,使肺毛细血管静水压下降,减少气道水肿液。使用利尿药时应注意补充氯化钾,并避免血容量过低。

吗啡解除焦虑、松弛呼吸道平滑肌,有利于改善通气,同时具有降低外周静脉张力、扩张小动脉的作用,减少回心血量,降低肺毛细血管静水压。一般静脉注射吗啡 5 mg,起效迅速,对高血压、二尖瓣狭窄等引起的肺水肿效果良好,应早期使用。在没有呼吸支持的患者,应严密监测呼吸功能,防止吗啡抑制呼吸。休克患者禁用吗啡。

东莨菪碱、山莨菪碱及阿托品对中毒性急性肺水肿疗效满意，该类药物具有较强的解除阻力血管及容量血管痉挛的作用，可降低心脏前后负荷，增加肺组织灌注量及冠状动脉血流，增加动脉血氧分压，同时还具有解除支气管痉挛、抑制支气管分泌过多液体、兴奋呼吸中枢及抑制大脑皮质活动的作用。

患者体位对回心血量有明显影响，取坐位或头高位有助于减少静脉回心血量、减轻肺淤血、降低呼吸做功和增加肺活量，但低血压和休克患者应取平卧位。

α受体阻滞剂可使全身及内脏血管扩张、回心血量减少，改善肺水肿。可用酚妥拉明 10 mg 加入 5%葡萄糖溶液 100～200 mL 静脉滴注。硝普钠通过降低心脏后负荷改善肺水肿，但对二尖瓣狭窄引起者要慎用。

(三)镇静及感染的防治

1.镇静药物

咪达唑仑、丙泊酚具有较强的镇静作用，可减少患者的惊恐和焦虑，减轻呼吸急促，将急促而无效的呼吸调整为均匀有效的呼吸，减少呼吸做功。有利于通气治疗患者的呼吸与呼吸机同步，以改善通气。

2.预防和控制感染

感染性肺水肿继发于全身感染和/或肺部感染所致的肺水肿，革兰阴性杆菌所致的败血症是引起肺水肿的主要原因。各种原因引起的肺水肿均应预防肺部感染，除加强护理外，应常规给予抗生素以预防肺部感染。常用的抗生素有氨基糖苷类抗生素、头孢菌素和氯霉素。

给予抗生素的同时，应用肾上腺皮质激素，可以预防毛细血管通透性增加，减轻炎症反应，促使水肿消退，并能刺激细胞代谢，促进肺泡表面活性物质产生，增强心肌收缩，降低外周血管阻力。

临床常用的药物有氢化可的松、地塞米松和泼尼松龙，通常在发病 24～48 小时用大剂量皮质激素。氢化可的松首次静脉注射 200～300 mg，24 小时用量可达 1 g 以上；地塞米松首次用量可静脉注射 30～40 mg，随后每 6 小时静脉注射 10～20 mg，甲泼尼龙的剂量为 30 mg/kg 静脉注射，用药不宜超过72 小时。

(四)复张性肺水肿的防治

防止跨肺泡压的急剧增大是预防肺复张性肺水肿的关键。行胸腔穿刺或引流复张时，应逐步减少胸内液气量，复张过程应在数小时以上，负压吸引不应超过 1.0 kPa(10 cmH_2O)，每次抽液量不应超过 1 000 mL。

若患者出现持续性咳嗽，应立即停止抽吸或钳闭引流管，术中膨胀肺时，应注意潮气量和压力适中，主张采用双腔插管以免健侧肺过度扩张，肺复张后持续做一段时间的 PEEP，以保证复张过程中跨肺泡压差不致过大，防止复张后肺毛细血管渗漏的增加。

肺复张性肺水肿治疗的目的是维持患者足够的氧合和血流动力学的稳定。无症状者无须特殊处理，低氧血症较轻者予以吸氧，较重者则需气管内插管，应用 PEEP 及强心利尿剂和激素。向胸内注入 50～100 mL 气体、做肺动脉栓塞术均是可取的方法。在肺复张期间要避免输液过多、过快。

七、病情观察与评估

(1)监测生命体征，观察患者有无呼吸增快(频率可达 30～40 次/分)、心率增快、脉搏细速、血压升高或持续下降。

(2)观察有无皮肤发绀、湿冷、毛孔收缩、尿量减少等微循环灌注不足表现。

(3)观察患者有无咯粉红色泡沫痰等肺水肿特征性表现。

(4)心肺听诊有无干啰音或湿啰音。

八、护理措施

(一)体位

协助患者取坐位,双腿下垂。

(二)氧疗

遵医嘱予以吸氧 6～8 L/min,可于湿化瓶中加入 50%乙醇湿化,乙醇可使肺泡内泡沫表面张力降低而破裂、消散。若患者不能耐受,可降低乙醇浓度或间歇使用。病情严重者采用无创或有创机械通气。

(三)用药护理

1.镇静剂

常用吗啡皮下或静脉注射,注意观察患者有无呼吸抑制、心动过缓、血压下降。呼吸衰竭、昏迷、严重休克者禁用。

2.利尿剂

常用呋塞米静脉推注,观察患者有无腹胀、恶心、呕吐、心律失常;有无嗜睡、意识淡漠、肌痛性痉挛;有无烦躁或谵妄、呼吸浅慢、手足抽搐等低钾、低钠血症及低氯性碱中毒等电解质紊乱表现。准确记录 24 小时尿量,监测血钾变化和心律。

3.血管扩张剂

常用硝普钠和硝酸甘油静脉滴注或微量泵泵入。硝普钠现配现用,避光输注,控制速度,严密监测血压变化,根据血压调整剂量。

4.洋地黄制剂

常用毛花苷 C 0.2～0.4 mg 稀释后缓慢静脉推注,观察心率和节律变化,心率或脉搏<60 次/分时停止用药。当出现食欲减退、恶心、心悸、头痛、黄绿视、视物模糊,心律从规则变为不规则,或从不规则变为规则时可能是中毒反应,应立即停药并告知医师。

九、健康指导

(1)告知患者避免劳累、情绪激动等诱因。

(2)告知患者限制钠盐及液体摄入。

(3)告知患者疾病相关知识,如出现频繁咳嗽、气喘、咳粉红色泡沫痰时,立即取端坐位并及时就诊。

(王秀芹)

第八节　急性呼吸窘迫综合征

急性呼吸窘迫综合征(acute respiratory distress syndrome,ARDS)是指严重感染、创伤、休克等非心源性疾病过程中,肺毛细血管内皮细胞和肺泡上皮细胞损伤造成弥漫性肺间质及肺泡水肿,导致的急性低氧性呼吸功能不全或衰竭,属于急性肺损伤(acute lung injury,ALI)的严重阶段。以肺容积减少、肺顺应性降低、严重的通气/血流比例失调为病理生理特征。临床上表现为进行性低氧血症和呼吸窘迫,肺部影像学表现为非均一性的渗出性病变。本病起病急、进展快、病死率高。

ALI 和 ARDS 是同一疾病过程中的两个不同阶段,ALI 代表早期和病情相对较轻的阶段,而 ARDS 代表后期病情较为严重的阶段。发生 ARDS 时患者必然经历过 ALI,但并非所有的 ALI 都要发展为 ARDS。引起 ALI 和 ARDS 的原因和危险因素很多,根据肺部直接和间接损伤对危险因素进行分类,可分为肺内因素和肺外因素。肺内因素是指致病因素对肺的直接损伤,包括:①化学性因素,如吸入毒气、烟尘、胃内容物及氧中毒等。②物理性因素,如肺挫伤、放射性损伤等。③生物性因素,如重症肺炎。肺外因素是指致病因素通过神经体液因素间接引起肺损伤,包括严重休克、感染中毒症、严重非胸部创伤、大面积烧伤、大量输血、急性胰腺炎、药物或麻醉品中毒等。ALI 和 ARDS 的发生机制非常复杂,目前尚不完全清楚。多数学者认为,ALI 和 ARDS 是由多种炎性细胞、细胞因子和炎性介质共同参与引起的广泛肺毛细血管急性炎症性损伤过程。

一、临床特点

ARDS 的临床表现可以有很大差别,取决于潜在疾病和受累器官的数目和类型。

(一)症状体征

(1)发病迅速:ARDS 多发病迅速,通常在发病因素攻击(如严重创伤、休克、败血症、误吸)后 12～48 小时发病,偶尔有长达 5 天者。

(2)呼吸窘迫:是 ARDS 最常见的症状,主要表现为气急和呼吸频率增快,呼吸频率大多在 25～50 次/分。其严重程度与基础呼吸频率和肺损伤的严重程度有关。

(3)咳嗽、咳痰、烦躁和神志变化:ARDS 可有不同程度的咳嗽、咳痰,可咳出典型的血水样痰,可出现烦躁、神志恍惚。

(4)发绀:是未经治疗 ARDS 的常见体征。

(5)ARDS 患者也常出现呼吸类型的改变,主要为呼吸浅快或潮气量的变化。病变越严重,这一改变越明显,甚至伴有吸气时鼻翼翕动及三凹征。在早期自主呼吸能力强时,常表现为深快呼吸,当呼吸肌疲劳后,则表现为浅快呼吸。

(6)早期可无异常体征,或仅有少许湿啰音;后期多有水泡音,也可出现管状呼吸音。

(二)影像学表现

1.X 线胸片检查

早期病变以间质性为主,胸部 X 线片常无明显异常或仅见血管纹理增多,边缘模糊,双肺散在分布的小斑片状阴影。随着病情进展，上述的斑片状阴影进一步扩展，融合成大片状，或两肺均匀一致增加的毛玻璃样改变，伴有支气管充气征，心脏边缘不清或消失，称为“白肺”。

2.胸部CT检查

与X线胸片相比，胸部CT尤其是高分辨CT(HRCT)可更为清晰地显示出肺部病变分布、范围和形态，为早期诊断提供帮助。由于肺毛细血管膜通透性一致性增高，引起血管内液体渗出，两肺斑片状阴影呈现重力依赖性现象，还可出现变换体位后的重力依赖性变化。在CT上表现为病变分布不均匀：①非重力依赖区(仰卧时主要在前胸部)正常或接近正常。②前部和中间区域呈毛玻璃样阴影。③重力依赖区呈现实变影。这些提示肺实质的实变出现在受重力影响最明显的区域。无肺泡毛细血管膜损伤时，两肺斑片状阴影均匀分布，既不出现重力依赖现象，也无变换体位后的重力依赖性变化。这一特点有助于与感染性疾病鉴别。

(三)实验室检查

1.动脉血气分析

PaO_2<8.0 kPa(60 mmHg)，有进行性下降趋势，在早期 $PaCO_2$ 多不升高，甚至可因过度通气而低于正常；早期多为单纯呼吸性碱中毒；随病情进展可合并代谢性酸中毒，晚期可出现呼吸性酸中毒。氧合指数较动脉氧分压更能反映吸氧时呼吸功能的障碍，而且与肺内分流量有良好的相关性，计算简便。氧合指数参照范围为53.2～66.5 kPa(400～500 mmHg)，在ALI时≤40.0 kPa(300 mmHg)，ARDS时≤26.7 kPa(200 mmHg)。

2.血流动力学监测

通过漂浮导管，可同时测定并计算肺动脉压(PAP)、肺动脉楔压(PAWP)等，不仅对诊断、鉴别诊断有价值，而且对机械通气治疗也为重要的监测指标。肺动脉楔压一般<1.6 kPa(12 mmHg)，若>2.4 kPa(18 mmHg)，则支持左侧心力衰竭的诊断。

3.肺功能检查

ARDS发生后呼吸力学发生明显改变，包括肺顺应性降低和气道阻力增高，肺无效腔/潮气量是不断增加的，肺无效腔/潮气量增加是早期ARDS的一种特征。

二、诊断及鉴别诊断

中华医学会呼吸病学分会制定的诊断标准如下。

(1)有ALI和/或ARDS的高危因素。

(2)急性起病、呼吸频数和/或呼吸窘迫。

(3)低氧血症：ALI时氧合指数≤40.0 kPa(300 mmHg)；ARDS时氧合指数≤26.7 kPa(200 mmHg)。

(4)胸部X线检查显示两肺浸润阴影。

(5)肺动脉楔压≤2.4 kPa(18 mmHg)或临床上能除外心源性肺水肿。

符合以上5项条件者，可以诊断ALI或ARDS。必须指出，ARDS的诊断标准并不具有特异性，诊断时必须排除大片肺不张、自发性气胸、重症肺炎、急性肺栓塞和心源性肺水肿(表6-1)。

三、急诊处理

ARDS是呼吸系统的一个急症，必须在严密监护下进行合理治疗。治疗目标是改善肺的氧合功能，纠正缺氧，维护脏器功能和防治并发症。治疗措施如下。

表 6-1 ARDS与心源性肺水肿的鉴别

类别	ARDS	心源性肺水肿
特点	高渗透性	高静水压
病史	创伤、感染等	心脏疾病
双肺浸润阴影	+	+
重力依赖性分布现象	+	+
发热	+	可能
白细胞计数增多	+	可能
胸腔积液	−	+
吸纯氧后分流	较高	可较高
肺动脉楔压	正常	高
肺泡液体蛋白	高	低

(一)氧疗

应采取一切有效措施尽快提高 PaO_2,纠正缺氧。可给高浓度吸氧,使 $PaO_2 \geqslant 8.0$ kPa (60 mmHg)或 $SaO_2 \geqslant 90\%$。轻症患者可使用面罩给氧,但多数患者需采用机械通气。

(二)去除病因

病因治疗在ARDS的防治中占有重要地位,主要是针对涉及的基础疾病。感染是ALI和ARDS常见原因也是首位高危因素,而ALI和ARDS又易并发感染。如果ARDS的基础疾病是脓毒症,除了清除感染灶外,还应选择敏感抗生素,同时收集痰液或血液标本分离培养病原菌和进行药敏试验,指导下一步抗生素的选择。一旦建立人工气道并进行机械通气,即应给予广谱抗生素,以预防呼吸道感染。

(三)机械通气

机械通气是最重要的支持手段。如果没有机械通气,许多ARDS患者会因呼吸衰竭在数小时至数天内死亡。机械通气的指征目前尚无统一标准,多数学者认为一旦诊断为ARDS,就应进行机械通气。在ALI阶段可试用无创正压通气,使用无创机械通气治疗时应严密监测患者的生命体征及治疗反应。神志不清、休克、气道自洁能力障碍的ALI和ARDS患者不宜应用无创机械通气。如无创机械通气治疗无效或病情继续加重,应尽快建立人工气道,行有创机械通气。

为了防止肺泡萎陷,保持肺泡开放,改善氧合功能,避免机械通气所致的肺损伤,目前常采用肺保护性通气策略,主要措施包括以下两方面。

1.呼气末正压

适当加用呼气末正压可使呼气末肺泡内压增大,肺泡保持开放状态,从而达到防止肺泡萎陷,减轻肺泡水肿,改善氧合功能和提高肺顺应性的目的。应用呼气末正压应首先保证有效循环血容量足够,以免因胸内正压增加而降低心排血量,而减少实际的组织氧运输;呼气末正压先从低水平 0.3～0.5 kPa(3～5 cmH_2O)开始,逐渐增加,直到 $PaO_2 > 8.0$ kPa(60 mmHg)、$SaO_2 > 90\%$时的呼气末正压水平,一般呼气末正压水平为 0.5～1.8 kPa(5～18 cmH_2O)。

2.小潮气量通气和允许性高碳酸血症

ARDS患者采用小潮气量(6～8 mL/kg)通气,使吸气平台压控制在 3.0～3.4 kPa(30～

35 cmH_2O)以下,可有效防止因肺泡过度充气而引起的肺损伤。为保证小潮气量通气的进行,可允许一定程度的 CO_2 潴留[$PaCO_2$ 一般不宜高于 10.7～13.3 kPa(80～100 mmHg)]和呼吸性酸中毒(pH 7.25～7.30)。

(四)控制液体入量

在维持血压稳定的前提下,适当限制液体入量,配合利尿药,使出入量保持轻度负平衡(每天 500 mL 左右),使肺脏处于相对"干燥"状态,有利于肺水肿的消除。液体管理的目标是在最低[0.7～1.1 kPa(5～8 mmHg)]的肺动脉楔压下维持足够的心排血量及氧运输量。在早期可给予高渗晶体液,一般不推荐使用胶体液。存在低蛋白血症的 ARDS 患者,可通过补充清蛋白等胶体溶液和应用利尿药,有助于实现液体负平衡,并改善氧合。若限液后血压偏低,可使用多巴胺和多巴酚丁胺等血管活性药物。

(五)加强营养支持

营养支持的目的在于不但纠正现有的患者的营养不良,还应预防患者营养不良的恶化。营养支持可经胃肠道或胃肠外途径实施。如有可能应尽早经胃肠补充部分营养,不但可以减少补液量,而且可获得经胃肠营养的有益效果。

(六)加强护理、防治并发症

有条件时应在 ICU 中动态监测患者的呼吸、心律、血压、尿量及动脉血气分析等,及时纠正酸碱失衡和电解质紊乱。注意预防呼吸机相关性肺炎的发生,尽量缩短病程和机械通气时间,加强物理治疗,包括体位、翻身、拍背、排痰和气道湿化等。积极防治应激性溃疡和多器官功能障碍综合征。

(七)其他治疗

糖皮质激素、肺泡表面活性物质替代治疗、吸入一氧化氮在 ALI 和 ARDS 的治疗中可能有一定价值,但疗效尚不肯定。不推荐常规应用糖皮质激素预防和治疗 ARDS。糖皮质激素既不能预防 ARDS 的发生,对早期 ARDS 也没有治疗作用。ARDS 发病＞14 天应用糖皮质激素会明显增加病死率。感染性休克并发 ARDS 的患者,如合并肾上腺皮质功能不全,可考虑应用替代剂量的糖皮质激素。肺表面活性物质有助于改善氧合,但是还不能将其作为 ARDS 的常规治疗手段。

四、急救护理

在救治 ARDS 过程中,精心护理是抢救成功的重要环节。护士应做到及早发现病情,迅速协助医师采取有力的抢救措施。密切观察患者生命体征,做好各项记录,准确完成各种治疗,备齐抢救器械和药品,防止机械通气和气管切开的并发症。

(一)护理目标

(1)及早发现 ARDS 的迹象,以及早有效地协助抢救。维持生命体征稳定,挽救患者生命。

(2)做好人工气道的管理,维持患者最佳气体交换,改善低氧血症,减少机械通气并发症。

(3)采取俯卧位通气护理,缓解肺部压迫,改善心脏的灌注。

(4)积极预防感染等各种并发症,提高救治成功率。

(5)加强基础护理,增加患者舒适感。

(6)减轻患者心理不适,使其合作、平静。

(二)护理措施

1.及早发现病情变化

ARDS通常在疾病或严重损伤的最初24小时后发生。首先出现呼吸困难，通常呼吸浅快。吸气时可存在肋间隙和胸骨上窝凹陷。皮肤可出现发绀和斑纹，吸氧不能使之改善。

护士发现上述情况要高度警惕，及时报告医师，进行动脉血气和胸部X线等相关检查。一旦诊断考虑ARDS，立即积极治疗。若没有机械通气的相应措施，应尽早转至有条件的医院。患者转运过程中应有专职医师和护士陪同，并准备必要的抢救设备，氧气必不可少。若有指征行机械通气治疗，可以先行气管插管后转运。

2.密切监护

迅速连接监测仪，密切监护心率、心律、血压等生命体征，尤其是呼吸的频率、节律、深度及血氧饱和度等。观察患者意识、发绀情况、末梢温度等。注意有无呕血、黑便等消化道出血的表现。

3.氧疗和机械通气的护理治疗

ARDS最紧迫问题在于纠正顽固性低氧，改善呼吸困难，为治疗基础疾病赢得时间。需要对患者实施氧疗甚至机械通气。

(1)严密监测患者呼吸情况及缺氧症状。若单纯面罩吸氧不能维持满意的血氧饱和度，应予辅助通气。首先可尝试采用经面罩持续气道正压吸氧等无创通气，但大多需要机械通气吸入氧气。遵医嘱给予高浓度氧气吸入或使用呼气末正压呼吸(positive end expiratory pressure，PEEP)并根据动脉血气分析值的变化调节氧浓度。

(2)使用PEEP时应严密观察，防止患者出现气压伤。PEEP是在呼气终末时给予气道以一恒定正压使之不能回复到大气压的水平。可以增加肺泡内压和功能残气量改善氧合，防止呼气使肺泡萎陷，增加气体分布和交换，减少肺内分流，从而提高PaO_2。由于PEEP使胸腔内压升高，静脉回流受阻，致心搏减少，血压下降，严重时可引起循环衰竭，另外正压过高，肺泡过度膨胀、破裂有导致气胸的危险。所以在监护过程中，注意PEEP观察有无心率增快、突然胸痛、呼吸困难加重等相关症状，发现异常立即调节PEEP压力并报告医师处理。

(3)帮助患者采取有利于呼吸的体位，如端坐位或高枕卧位。

(4)人工气道的管理有以下几方面。

妥善固定气管插管，观察气道是否通畅，定时对比听诊双肺呼吸音。经口插管者要固定好牙垫，防止阻塞气道。每班检查并记录导管刻度，观察有无脱出或误入一侧主支气管。套管固定松紧适宜，以能放入一指为准。

气囊充气适量。充气过少易产生漏气，充气过多可压迫气管黏膜导致气管食管瘘，可以采用最小漏气技术，用来减少并发症发生。方法：用10 mL注射器将气体缓慢注入，直至在喉及气管部位听不到漏气声，向外抽出气体每次0.25～0.5 mL，至吸气压力到达峰值时出现少量漏气为止，再注入0.25～0.5 mL气体，此时气囊容积为最小封闭容积，气囊压力为最小封闭压力，记录注气量。观察呼吸机上气道峰压是否下降及患者能否发音说话，长期机械通气患者要观察气囊有无破损、漏气现象。

保持气道通畅。严格无菌操作，按需适时吸痰。过多反复抽吸会刺激黏膜，使分泌物增加。先吸气道再吸口、鼻腔，吸痰前给予充分气道湿化、翻身叩背、吸纯氧3分钟，吸痰管最大外径不超过气管导管内径的1/2，迅速插吸痰管至气管插管，感到阻力后撤回吸痰管1～2 cm，打开负压边后退边旋转吸痰管，吸痰时间不应超过15秒。吸痰后密切观察痰液的颜色、性状、量及患者心率、心律、血压和血氧饱和度的变化，一旦出现心律失常和呼吸窘迫，立即停止吸痰，给予吸氧。

用加温湿化器对吸入气体进行湿化，根据病情需要加入盐酸氨溴索、异丙托溴铵等，每天3次雾化吸入。湿化满意标准为痰液稀薄、无泡沫、不附壁能顺利吸出。

呼吸机使用过程中注意电源插头要牢固，不要与其他仪器共用一个插座；机器外部要保持清洁，上端不可放置液体；开机使用期间定时倒掉管道及集水瓶内的积水，集水瓶安装要牢固；定时检查管道是否漏气、有无打折、压缩机工作是否正常。

4.维持有效循环，维持出入液量轻度负平衡

循环支持治疗的目的是恢复和提供充分的全身灌注，保证组织的灌流和氧供，促进受损组织的恢复。在能保持酸碱平衡和肾功能前提下达到最低水平的血管内容量。①护士应迅速帮助完成该治疗目标。选择大血管，建立2个以上的静脉通道，正确补液，改善循环血容量不足。②严格记录出入量、每小时尿量。出入量管理的目标是在保证血容量、血压稳定前提下，24小时出量大于入量1 000 mL，利于肺内水肿液的消退。充分补充血容量后，护士遵医嘱给予利尿剂，消除肺水肿。观察患者对治疗的反应。

5.俯卧位通气护理

由仰卧位改变为俯卧位，可使75%ARDS患者的氧合改善。可能与血流重新分布，改善背侧肺泡的通气，使部分萎陷肺泡再膨胀达到“开放肺”的效果有关。随着通气/血流比例的改善进而改善了氧合。但存在血流动力学不稳定、颅内压增高、脊柱外伤、急性出血、骨科手术、近期腹部手术、妊娠等为禁忌实施俯卧位。①患者发病24小时后取俯卧位，翻身前给予纯氧吸入3分钟。预留足够的管路长度，注意防止气管插管过度牵拉致脱出。②为减少特殊体位给患者带来的不适，用软枕垫高头部15°～30°，嘱患者双手放在枕上，并在髋、膝、踝部放软枕，每1～2小时更换1次软枕的位置，每4小时更换1次体位，同时考虑患者的耐受程度。③注意血压变化，因俯卧位时支撑物放置不当，可使腹压增加，下腔静脉回流受阻而引起低血压，必要时在翻身前提高吸氧浓度。④注意安全、防坠床。

6.预防感染的护理

护理方法如下：①注意严格无菌操作，每天更换气管插管切口敷料，保持局部清洁干燥，预防或消除继发感染。②加强口腔及皮肤护理，以防护理不当而加重呼吸道感染及发生压疮。③密切观察体温变化，注意呼吸道分泌物的情况。

7.心理护理

减轻恐惧，增加心理舒适度：①评估患者的焦虑程度，指导患者学会自我调整心理状态，调控不良情绪。主动向患者介绍环境，解释治疗原则，解释机械通气、监测及呼吸机的报警系统，尽量消除患者的紧张感。②耐心向患者解释病情，对患者提出的问题要给予明确、有效和积极的信息，消除心理紧张和顾虑。③护理患者时保持冷静和耐心，表现出自信和镇静。④如果患者由于呼吸困难或人工通气不能讲话，可提供纸笔或以手势与患者交流。⑤加强巡视，了解患者的需要，帮助患者解决问题。⑥帮助并指导患者及家属应用松弛疗法、按摩等。

8.营养护理

ARDS患者处于高代谢状态，应及时补充热量和高蛋白、高脂肪营养物质。能量的摄取既应满足代谢的需要，又应避免糖类的摄取过多，蛋白摄取量一般为每天1.2～1.5 g/kg。

尽早采用肠内营养，协助患者取半卧位，充盈气囊，证实胃管在胃内后，用加温器和输液泵匀速泵入营养液。若有肠鸣音消失或胃潴留，暂停鼻饲，给予胃肠减压。一般留置5天后拔除，更

换到对侧鼻孔，以减少鼻窦炎的发生。

(三)健康指导

在疾病的不同阶段，根据患者的文化程度做好有关知识的宣传和教育，让患者了解病情的变化过程。

(1)提供舒适安静的环境以利于患者休息，指导患者正确卧位休息，讲解由仰卧位改变为俯卧位的意义，尽可能减少特殊体位给患者带来的不适。

(2)向患者解释咳嗽、咳痰的重要性，指导患者掌握有效咳痰的方法，鼓励并协助患者咳嗽，排痰。

(3)指导患者自己观察病情变化，如有不适及时通知医护人员。

(4)嘱患者严格按医嘱用药，按时服药，不要随意增减药物剂量及种类。服药过程中，需密切观察患者用药后反应，以指导用药剂量。

(5)出院指导：指导患者出院后仍以休息为主，活动量要循序渐进，注意劳逸结合。此外，患者病后生活方式的改变需要家人的积极配合和支持，应指导患者家属给患者创造一个良好的身心休养环境。出院后 1 个月内来院复查 1～2 次，出现情况随时来院复查。

(王秀芹)

第九节　慢性阻塞性肺疾病

一、概述

(一)疾病概念

慢性阻塞性肺疾病(chronic obstructive pulmonary disease，COPD)是一组气流受限为特征的肺部疾病，气流受限不完全可逆，呈进行性发展，但是可以预防和治疗的疾病。慢性阻塞性肺疾病主要累及肺部，但也可以引起肺外各器官的损害。

慢性阻塞性肺疾病是呼吸系统疾病中的常见病和多发病，患病率和病死率均居高不下。近年来对我国 7 个地区 20 245 名成年人进行调查，慢性阻塞性肺疾病的患病率占 40 岁以上人群的 8.2%。因肺功能进行性减退，严重影响患者的劳动力和生活质量。

(二)相关病理生理

慢性支气管炎并发肺气肿时，视其严重程度可引起一系列病理生理改变。早期病变局限于细小气道，仅闭合容积增大，反映肺组织弹性阻力及小气道阻力的动态肺顺应性降低。病变累及大气道时，肺通气功能障碍，最大通气量降低。随着病情的发展，肺组织弹性日益减退，肺泡持续扩大，回缩障碍，则残气量及残气量占肺总量的百分比增加。肺气肿加重导致大量肺泡周围的毛细血管受膨胀肺泡的挤压而退化，致使肺毛细血管大量减少，肺泡间的血流量减少，此时肺泡虽有通气，但肺泡壁无血液灌流，导致生理无效腔气量增大；也有部分肺区虽有血液灌流，但肺泡通气不良，不能参与气体交换。如此，肺泡及毛细血管大量丧失，弥散面积减少，产生通气与血流比例失调，导致换气功能发生障碍。通气和换气功能障碍可引起缺氧和二氧化碳潴留，发生不同程度的低氧血症和高碳酸血症，最终出现呼吸功能衰竭。

(三)病因与诱因

确切的病因不清楚。但认为与肺部对香烟烟雾等有害气体或有害颗粒的异常炎症反应有关。这些反应存在个体易感因素和环境因素的互相作用。

(1)吸烟:为重要的发病因素,吸烟者慢性支气管炎的患病率比不吸烟者高 2～8 倍,烟龄越长,吸烟量越大,慢性阻塞性肺疾病患病率越高。

(2)职业粉尘和化学物质:接触职业粉尘及化学物质,如烟雾、变应原、工业废气及室内空气污染等,浓度过高或时间过长时,均可能产生与吸烟类似的慢性阻塞性肺疾病。

(3)空气污染:大气中的有害气体如二氧化硫、二氧化氮、氯气等可损伤气道黏膜上皮,使纤毛清除功能下降,黏液分泌增加,为细菌感染增加条件。

(4)感染因素:与慢性支气管炎类似,感染亦是慢性阻塞性肺疾病发生发展的重要因素之一。

(5)蛋白酶-抗蛋白酶失衡。

(6)炎症机制。

(7)其他:自主神经功能失调、营养不良、气温变化等都有可能参与慢性阻塞性肺疾病的发生、发展。

(四)临床表现

起病缓慢、病程较长。主要症状如下。

1.慢性咳嗽

随病程发展可终身不愈。常晨间咳嗽明显,夜间有阵咳或排痰。

2.咳痰

一般为白色黏液或浆液性泡沫性痰,偶可带血丝,清晨排痰较多。急性发作期痰量增多,可有脓性痰。

3.气短或呼吸困难

早期在劳力时出现,后逐渐加重,以致在日常活动甚至休息时也感到气短,是慢性阻塞性肺疾病的标志性症状。

4.喘息和胸闷

部分患者特别是重度患者或急性加重时出现喘息。

5.其他

晚期患者有体重下降,食欲减退等。

6.慢性阻塞性肺疾病病程分期

慢性阻塞性肺疾病的病程可以根据患者的症状和体征的变化分为如下两期:①急性加重期是指在疾病发展过程中,短期内出现咳嗽、咳痰、气促和/或喘息加重、痰量增多,呈脓性或黏液脓性痰,可伴发热等症状。②稳定期指患者咳嗽、咳痰、气促等症状稳定或较轻。

7.并发症

(1)慢性呼吸衰竭:常在慢性阻塞性肺疾病急性加重时发生,其症状明显加重,发生低氧血症和/或高碳酸血症,可具有缺氧和二氧化碳潴留的临床表现。

(2)自发性气胸:如有突然加重的呼吸困难,并伴有明显的发绀,患侧肺部叩诊为鼓音,听诊呼吸音减弱或消失,应考虑并发自发性气胸,通过 X 线检查可以确诊。

(3)慢性肺源性心脏病:由于慢性阻塞性肺疾病肺病变引起肺血管床减少及缺氧致肺动脉痉挛、血管重塑,导致肺动脉高压、右心室肥厚扩大,最终发生右心功能不全。

(五)辅助检验

1.肺功能检查

肺功能检查是判断气流受限的主要客观指标，对慢性阻塞性肺疾病诊断、严重程度评价、疾病进展、预后及治疗反应等有重要意义。

(1)第一秒用力呼气容积占用力肺活量百分比(FEV_1/FVC)是评价气流受限的一项敏感指标。

(2)第一秒用力呼气容积占预计值百分比(FEV_1%预计值)，是评估慢性阻塞性肺疾病严重程度的良好指标，其变异性小，易于操作。

(3)吸入支气管舒张药后 $FEV_1/FVC<70\%$ 及 $FEV_1<80\%$ 预计值者，可确定为不能完全可逆的气流受限。

2.胸部 X 线检查

慢性阻塞性肺疾病早期胸片可无变化，以后可出现肺纹理增粗、紊乱等非特异性改变，也可出现肺气肿改变。X 线胸片改变对慢性阻塞性肺疾病诊断特异性不高，主要作为确定肺部并发症及与其他肺疾病鉴别之用。

3.胸部 CT 检查

CT 检查不应作为慢性阻塞性肺疾病的常规检查。高分辨 CT 对有疑问病例的鉴别诊断有一定意义。

4.血气分析

血气分析对确定发生低氧血症、高碳酸血症、酸碱平衡失调及判断呼吸衰竭的类型有重要价值。

5.其他

慢性阻塞性肺疾病合并细菌感染时，外周血白细胞计数增高，核左移。痰培养可能查出病原菌；常见病原菌为肺炎链球菌、流感嗜血杆菌、卡他莫拉菌、肺炎克雷伯杆菌等。

(六)治疗原则

1.缓解期治疗原则

减轻症状，阻止慢性阻塞性肺疾病病情发展，缓解或阻止肺功能下降，改善慢性阻塞性肺疾病患者的活动能力，提高其生活质量，降低病死率。

2.急性加重期治疗原则

控制感染、抗炎、平喘、解痉，纠正呼吸衰竭与右心衰竭。

(七)缓解期药物治疗

1.支气管舒张药

短期按需应用以暂时缓解症状，长期规则应用以减轻症状。

(1)β_2 肾上腺素受体激动剂：主要有沙丁胺醇气雾剂，每次 100～200 μg(1～2 喷)，定量吸入，疗效持续 4～5 小时，每 24 小时不超过 8～12 喷。特布他林气雾剂亦有同样作用。可缓解症状，尚有沙美特罗、福莫特罗等长效 β_2 肾上腺素受体激动剂，每天仅需吸入 2 次。

(2)抗胆碱能药：是慢性阻塞性肺疾病常用的药物，主要品种为异丙托溴铵气雾剂，定量吸入，起效较沙丁胺醇慢，持续 6～8 小时，每次 40～80 mg，每天 3～4 次。长效抗胆碱药有噻托溴铵选择性作用于 M_1、M_3 受体，每次吸入 18 μg，每天 1 次。

(3)茶碱类：茶碱缓释或控释片 0.2 g，每 12 小时 1 次；氨茶碱 0.1 g，每天 3 次。

2.祛痰药

对痰不易咳出者可应用。常用药物有盐酸氨溴索 30 mg，每天 3 次，N-乙酰半胱氨酸 0.2 g，每天3 次，或羧甲司坦 0.5 g，每天 3 次。稀化黏素 0.5 g，每天 3 次。

3.糖皮质激素

对重度和极重度患者（Ⅲ级和Ⅳ级），反复加重的患者，长期吸入糖皮质激素与长效 β_2 肾上腺素受体激动剂联合制剂，可增加运动耐量、减少急性加重发作频率、提高生活质量，甚至有些患者的肺功能得到改善。

4.长期家庭氧疗（LTOT）

对慢性阻塞性肺疾病慢性呼吸衰竭者可提高生活质量和生存率。对血流动力学、运动能力、肺生理和精神状态均会产生有益的影响。LTOT 指征：①$PaO_2 \leqslant 7.3$ kPa（55 mmHg）或 $SaO_2 \leqslant 88\%$，有或没有高碳酸血症。②PaO_2 7.3～8.0 kPa（55～60 mmHg），或 $SaO_2 < 89\%$，并有肺动脉高压、心力衰竭水肿或红细胞增多症（血细胞比容＞0.55）。一般用鼻导管吸氧，氧流量为 1.0～2.0 L/min，吸氧时间 10～15 h/d。目的是使患者在静息状态下，达到 $PaO_2 \geqslant 8.0$ kPa（60 mmHg）和/或使 SaO_2 升至 90%。

（八）急性发作期药物治疗

1.支气管舒张药

药物同稳定期。有严重喘息症状者可给予较大剂量雾化吸入治疗，如应用沙丁胺醇 500 μg 或异丙托溴铵 500 μg，或沙丁胺醇 1 000 μg 加异丙托溴铵 250～500 μg，通过小型雾化器给患者吸入治疗以缓解症状。

2.抗生素

应根据患者所在地常见病原菌类型及药物敏感情况积极选用抗生素治疗。如给予 β 内酰胺类/β 内酰胺酶抑制剂；第二代头孢菌素、大环内酯类或喹诺酮类。如果找到确切的病原菌，根据药敏结果选用抗生素。

3.糖皮质激素

对需住院治疗的急性加重期患者可考虑口服泼尼松龙 30～40 mg/d，也可静脉给予甲泼尼龙 40～80 mg，每天 1 次。连续 5～7 天。

4.祛痰剂

溴己新 8～16 mg，每天 3 次；盐酸氨溴索 30 mg，每天 3 次酌情选用。

5.吸氧

持续低流量吸氧。

二、护理评估

（一）一般评估

1.生命体征

急性加重期时合并感染患者可有体温升高；呼吸频率常达每分钟 30～40 次。

2.患者主诉

有无慢性咳嗽、咳痰、气短、喘息和胸闷等症状。

3.相关记录

体温、呼吸、心率、皮肤、饮食、出入量、体重等记录结果。

(二)身体评估

1.视诊

胸廓前后径增大,肋间隙增宽,剑突下胸骨下角增宽,称为桶状胸。部分患者呼吸变浅,频率增快,严重者可有缩唇呼吸等。

2.触诊

双侧语颤减弱。

3.叩诊

肺部过清音,心浊音界缩小,肺下界和肝浊音界下降。

4.听诊

两肺呼吸音减弱,呼气延长,部分患者可闻及湿啰音和/或干啰音。

(三)心理-社会评估

患者在疾病治疗过程中的心理反应与需求,家庭及社会支持情况,引导患者正确配合疾病的治疗与护理。

(四)辅助检查结果评估

1.肺功能检查

吸入支气管舒张药后 $FEV_1/FVC<70\%$ 及 $FEV_1<80\%$ 预计值者,可确定为不能完全可逆的气流受限。

2.血气分析

对确定发生低氧血症、高碳酸血症、酸碱平衡失调及判断呼吸衰竭的类型有重要价值。

3.痰培养

痰培养可能查出病原菌。

(五)慢性阻塞性肺疾病常用药效果的评估

1.应用支气管扩张剂的评估要点

(1)每天用药剂量、用药的方法(雾化吸入法、口服、静脉滴注)的评估与记录。

(2)评估急性发作时,是否能正确使用定量吸入器(MDI),用药后呼吸困难是否得到缓解。

(3)评估患者是否掌握常用三种雾化吸器的正确使用方法:定量吸入器(MDI)、都保干粉吸入器、准纳器。并注意用后漱口。

2.应用抗生素的评估要点

参照其他相关章节。

三、主要护理诊断/问题

(一)气体交换受损

气体交换受损与气道阻塞、通气不足、呼吸肌疲劳、分泌物过多和肺泡呼吸面积减少有关。

(二)清理呼吸道无效

清理呼吸道无效与分泌物增多而黏稠、气道湿度减低和无效咳嗽有关。

(三)焦虑

焦虑与健康状况改变、病情危重、经济状况有关。

四、护理措施

(一)休息与活动

中度以上慢性阻塞性肺疾病急性加重期患者应卧床休息，协助患者采取舒适体位，极重度患者宜采取身体前倾坐位，视病情增加适当的活动，以患者不感到疲劳，不加重病情为宜。

(二)病情观察

观察咳嗽、咳痰及呼吸困难的程度，观察血压、心率，监测动脉血气和水、电解质、酸碱平衡情况。

(三)控制感染

遵医嘱给予抗感染治疗，有效地控制呼吸道感染

(四)合理用氧

采用低流量持续给氧，流量 1～2 L/min。提倡长期家庭氧疗，每天氧疗时间在 15 小时以上。

(五)用药护理

遵医嘱应用抗生素、支气管舒张药和祛痰药，注意观察部效及不良反应。

(六)呼吸功能训练

指导患者正确进行缩唇呼吸和腹式呼吸训练。

1.缩唇呼吸

呼气时将口唇缩成吹笛子状，气体经缩窄的口唇缓慢呼出(图 6-1)。作用：提高支气管内压，防止呼气时小气道过早陷闭，以利肺泡气体排出。

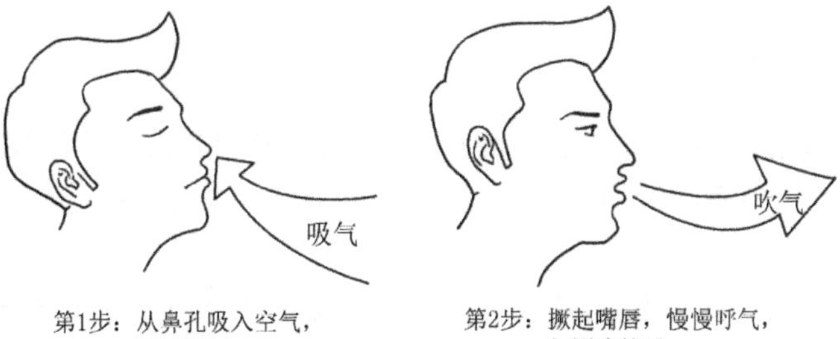

图 6-1　缩唇呼吸

2.腹式呼吸

患者可取立位、平卧位、半卧位，两手分别放于前胸部和上腹部。用鼻缓慢吸气，膈肌最大程度下降，腹部松弛，腹部凸出，手感到腹部向上抬起；经口呼气，呼气时腹肌收缩，膈肌松弛，膈肌因腹部腔内压增加而上抬，推动肺部气体排出，手感到下降(图 6-2)。

3.缩唇呼吸和腹式呼吸训练

每天训练 3～4 次，每次重复 8～10 次。

(七)保持呼吸道通畅

(1)痰多黏稠、难以咳出的患者需要多饮水，以达到稀释痰液的目的。

(2)遵医嘱每天进行氧气或超声雾化吸入。

(3)护士或家属协助给予胸部叩击和体位引流。

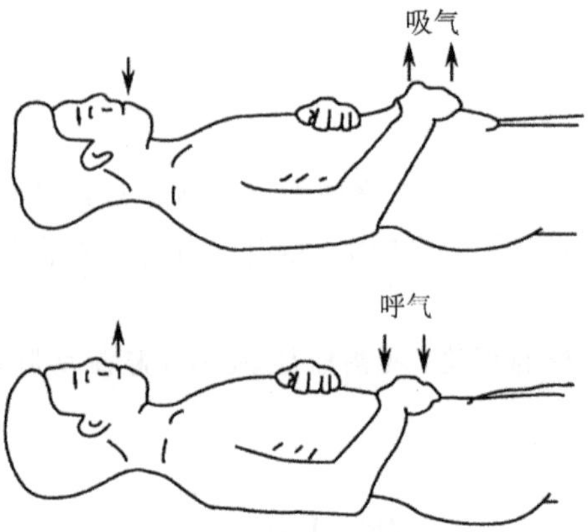

图 6-2 腹式呼吸

(4)指导有效咳嗽。尽可能加深吸气,以增加或达到必要的吸气容量;吸气后要有短暂的闭气,以使气体在肺内得到最大的分布,稍后关闭声门,可进一步增强气道中的压力,而后增加胸膜腔内压即增高肺泡内压力,这是使呼气时产生高气流的重要措施;最后声门开放,肺内冲出的高速气流,使分泌物从口中喷出。

(5)必要时给予机械吸痰或纤支镜吸痰。

(八)减轻焦虑

护士与家属共同帮助患者去除焦虑产生的原因;与家属、患者共同制订和实施康复计划;指导患者放松技巧。但要向家属与患者强调镇静安眠药对该病的危害,会抑制呼吸中枢,加重低氧血症和高碳酸血症,需慎用或不用。

(九)健康指导

1.疾病预防指导

戒烟是预防慢性阻塞性肺疾病的重要措施,避免粉尘和刺激性气体的吸入;避免和呼吸道感染患者接触,在呼吸道传染病流行期间,尽量避免去人群密集的公共场所;指导患者要根据气候变化,及时增减衣物,避免受凉感冒。

制订个体化锻炼计划:增强体质,按患者情况坚持全身有氧运动;坚持进行腹式呼吸及缩唇呼吸训练。

2.饮食指导

重视缓解期营养摄入,改善营养状况。应制订高热量、高蛋白、高维生素饮食计划。

3.家庭氧疗的指导

护士应指导患者和家属做到:①了解氧疗的目的、必要性及注意事项;②注意安全,供氧装置周围严禁烟火,防止氧气燃烧爆炸;③氧疗装置定期更换、清洁、消毒。

4.就诊指标

(1)患者咳嗽、咳痰症状加重。

(2)原有的喘息症状加重,或出现呼吸困难伴或不伴皮肤、口唇、甲床发绀。

(3)咳出脓性或黏液脓性痰,伴发热。

(4)突发明显的胸痛,咳嗽时明显加重。

(5)出现下垂部位水肿,如下肢等。

五、护理效果评估

(1)患者自觉症状好转(咳嗽、咳痰、呼吸困难减轻)。

(2)患者体温降至正常,生命体征稳定。

(3)患者能学会缩唇呼吸与腹式呼吸,学会有效咳嗽。

(4)患者能独立操作3种常用支气管扩张剂气雾剂的使用方法和注意事项。

(5)患者能掌握家属氧疗的方法与使用注意事项。

(6)患者情绪稳定。

(王秀芹)

第十节 慢性肺源性心脏病

慢性肺源性心脏病简称慢性肺心病,是由肺组织、肺动脉血管或胸廓的慢性病变引起肺组织结构和/或功能异常,致肺血管阻力增加,肺动脉压力增高,使右心室扩张和/或肥厚,伴或不伴有右心功能衰竭的心脏病,并排除先天性心脏病和左心病变引起者。

慢性肺心病是一种常见病,在各种失代偿性心功能衰竭中占10%~30%。从肺部基础疾病发展为慢性肺心病一般需10~20年。本病急性发作以冬、春季多见,以急性呼吸道感染为心肺功能衰竭的主要诱因。以往研究显示,慢性肺心病的患病率存在地区差异,北方地区患病率高于南方地区,农村患病率高于城市,并随年龄增高而增加,吸烟者比不吸烟者患病率明显增高,男女明显差异。

慢性肺心病常反复急性加重,随肺功能的进一步损害病情逐渐加重,多数预后不良,病死率在10%~15%,但经积极治疗可以延长寿命,提高患者生活质量。

一、病因与发病机制

(一)病因

根据原发病的部位,可分为如下3类。

1.支气管、肺疾病

支气管、肺疾病最常见,慢性阻塞性肺疾病是我国肺心病最主要的病因,占80%~90%,其次为支气管哮喘、支气管扩张、肺结核、间质性肺疾病等。

2.胸廓运动障碍性疾病

胸廓运动障碍性疾病较少见,严重脊椎后凸、侧凸,脊椎结核,类风湿性关节炎、胸廓广泛粘连及胸廓成形术后造成的严重胸廓或脊椎畸形,以及神经肌肉疾病(如脊髓灰质炎等),均可引起胸廓活动受限、肺受压、支气管扭曲或变形,以致肺功能受损。气道引流不畅,肺部反复感染,并发肺气肿或纤维化。

3.肺血管疾病

特发性肺动脉高压、慢性血栓栓塞性肺动脉高压及肺小动脉炎等,均可引起肺血管阻力增加、肺动脉高压和右心室负荷加重,发展为慢性肺心病。

4.其他

原发性肺泡通气不足及先天性口咽畸形、睡眠呼吸暂停综合征等均可产生低氧血症，引起肺血管收缩，导致肺动脉高压，发展为慢性肺心病。

（二）发病机制

疾病不同，所致肺动脉高压的机制也有差异，本文主要论述低氧性肺动脉高压，尤其是慢性阻塞性肺疾病所致肺动脉高压的机制及病理生理改变。

1.肺动脉高压的形成

（1）肺血管阻力增加的功能性因素：肺血管收缩在低氧性肺动脉高压的发生中起着关键作用。缺氧、高碳酸血症和呼吸性酸中毒使肺血管收缩、痉挛，其中缺氧是肺动脉高压形成最重要的因素。缺氧时收缩血管的活性物质增多，如白三烯、5-羟色胺、血管紧张素Ⅱ、血小板活化因子等使肺血管收缩，血管阻力增加。其次，内皮源性舒张因子和内皮源性收缩因子的平衡失调，在缺氧性肺血管收缩中也起一定作用。缺氧使平滑肌细胞膜对 Ca^{2+} 的通透性增加，细胞内 Ca^{2+} 含量增高，肌肉兴奋-收缩耦联效应增强，直接使肺血管平滑肌收缩。此外，高碳酸血症，由于 H^{+} 产生过多，使血管对缺氧的收缩敏感性增强，致肺动脉压增高。

（2）肺血管阻力增加的解剖学因素：各种慢性胸、肺疾病可导致肺血管解剖结构的变化，形成肺循环血流动力学障碍。主要原因包括：①长期反复发作的慢阻肺及支气管周围炎，可累及邻近肺小动脉，引起血管炎，管壁增厚、管腔狭窄或纤维化，甚至完全闭塞，使肺血管阻力增加，产生肺动脉高压。②肺气肿导致肺泡内压增高，压迫肺泡毛细血管，造成毛细血管管腔狭窄或闭塞。肺泡壁破裂造成毛细血管网的损毁，肺泡毛细血管床减损超过70%时肺循环阻力增大。③肺血管重构，慢性缺氧使肺血管收缩，管壁张力增高，同时缺氧时肺内产生多种生长因子（如多肽生长因子），可直接刺激管壁平滑肌细胞、内膜弹力纤维及胶原纤维增生，使肺血管构型重建。④血栓形成，部分慢性肺心病急性发作期患者存在多发性肺微小动脉原位血栓形成，引起肺血管阻力增加，加重肺动脉高压。

（3）血液黏稠度增加和血容量增高：慢性缺氧产生继发性红细胞增多，血液黏稠度增加。缺氧可使醛固酮分泌增加，导致水、钠潴留；缺氧又使肾小动脉收缩，肾血流减少也加重水、钠潴留，血容量增多。血液黏稠度增加和血容量增多，可致肺动脉压进一步升高。

2.心脏病变和心力衰竭

肺循环阻力增加导致肺动脉高压，右心发挥代偿功能，在克服肺动脉阻力升高时发生右心室肥厚。肺动脉高压早期，右心室尚能代偿，舒张末期仍正常。随着病情进展，特别是急性加重期，肺动脉高压持续升高，超过右心室的代偿能力，右心失代偿，右心排血量下降，右心室收缩末期血量增加，舒张末期压增高，促使右心室扩大和右心衰竭。

慢性肺心病除发现右心室改变外，也有少数可见左心室肥厚。由于缺氧、高碳酸血症、酸中毒、相对血流量增多等因素，使左心负荷加重。如病情进展，则可发生左心室肥厚，甚至导致左心衰竭。

3.其他重要器官的损害

缺氧和高碳酸血症除影响心脏外，还导致其他重要脏器（如脑、肝、肾、胃肠）及内分泌系统、血液系统等发生病理改变，引起多脏器的功能损害。

二、临床表现

本病发展缓慢，临床上除原有支气管、肺和胸廓疾病的各种症状和体征外，主要是逐步出现肺、心功能障碍及其他脏器功能损害的表现。按其功能的代偿期与失代偿期进行分述。

(一)肺、心功能代偿期

1.症状

咳嗽、咳痰、气促，活动后可有心悸、呼吸困难、乏力和劳动耐力下降。感染可加重上述症状。少数患者有胸痛或咯血。

2.体征

可有不同程度的发绀，原发肺脏疾病体征，如肺气肿体征，干、湿性啰音，$P_2 > A_2$，三尖瓣区可出现收缩期杂音或剑突下心脏搏动增强，提示有右心室肥厚。部分患者因肺气肿使胸腔内压升高，阻碍腔静脉回流，可有颈静脉充盈甚至怒张，或使横隔下降致肝下界下移。

(二)肺、心功能失代偿期

1.呼吸衰竭

(1)症状：呼吸困难加重，夜间为甚，常有头痛、失眠、食欲下降，白天嗜睡，甚至出现肺性脑病的表现(如表情淡漠、神志恍惚、谵妄等)。

(2)体征：发绀明显，球结膜充血、水肿，严重时可有颅内压升高的表现(如视网膜血管扩张、视盘水肿等)。腱反射减弱或消失，出现病理反射。因高碳酸血症可出现周围血管扩张的表现，如皮肤潮红、多汗。

2.右心衰竭

(1)症状：明显气促，心悸、食欲缺乏、腹胀、恶心等。

(2)体征：发绀明显，颈静脉怒张，心率增快，可出现心律失常，剑突下可闻及收缩期杂音，甚至出现舒张期杂音。肝大并有压痛，肝颈静脉回流征阳性，下肢水肿，重者可有腹水。少数患者可出现肺水肿及全心衰竭的体征。

三、检查与诊断

根据患者有慢性阻塞性肺疾病或慢性支气管炎、肺气肿病史，或其他胸、肺疾病病史，并出现肺动脉压增高、右心室增大或右心功能不全的征象，如颈静脉怒张、$P_2 > A_2$、剑突下心脏搏动增强、肝大压痛、肝颈静脉反流征阳性、下肢水肿等，心电图、X 线胸片、超声心动图有肺动脉增宽和右心增大、肥厚的征象，可以作为诊断。

(一)X 线检查

除肺、胸基础疾病及急性肺部感染的特征外，尚有肺动脉高压征。X 线诊断标准如下(具备以下任一条均可诊断)：①右下肺动脉干扩张，其横径≥15 mm 或右下肺动脉横径与气管横径比值≥1.07，或动态观察右下肺动脉干增宽>2 mm。②肺动脉段明显突出或其高度≥3 mm。③中心肺动脉扩张和外周分支纤细，形成“残根”征。④圆锥部显著凸出(右前斜位 45°)或其高度≥7 mm。⑤右心室增大。

(二)心电图检查

心电图对慢性肺心病的诊断阳性率为 60.1%～88.2%。其诊断标准如下(具备以下任一条均可诊断)：①额面平均电轴≥+90°；②V_1 R/S2；③重度顺钟向转位(V_5 R/S 钟向)；④$R_{v1} + S_{v5} \geq 1.05$ mV；⑤aVRR/S或 R/Q≥1；⑥V_1-V_3 呈 QS、Qr 或 qr(酷似心肌梗死，应注意鉴别)；⑦肺型 P 波。

(三)超声心动图检查

超声心动图诊断肺心病的阳性率为60.6%～87.0%。诊断标准如下:①右心室流出道内径≥30 mm;②右心室内径≥20 mm;③右心室前壁厚度≥5 mm或前壁搏动幅度增强;④左、右心室内径比值<2;⑤右肺动脉内径≥18 mm或肺动脉干≥20 mm;⑥右心室流出道/左心房内径>1.4;⑦肺动脉瓣曲线出现肺动脉高压征象者(a波低平或<2 mm,或有收缩中期关闭征等)。

(四)血气分析

慢性肺心病肺功能失代偿期可出现低氧血症甚至呼吸衰竭或合并高碳酸血症。当PaO_2<8.0 kPa(60 mmHg)、$PaCO_2$>6.7 kPa(50 mmHg)时,提示呼吸衰竭。

(五)血液检查

红细胞及血红蛋白可增多。全血及血浆黏滞度增加,红细胞电泳时间常延长;合并感染时白细胞总数增高,中性粒细胞增加。部分患者血清学检查可有肾功能或肝功能异常,以及电解质异常(如血清钾、钠、氯、钙、镁、磷)。

(六)其他

慢性肺心病合并感染时,痰病原学检查可指导抗生素的选用。早期或缓解期慢性肺心病可行肺功能检查评价。

四、治疗

(一)肺、心功能代偿期

原则上采用中西医结合的综合治疗措施,延缓基础支气管、肺疾病的进展,增强患者的免疫功能,预防感染,减少或避免急性加重。如通过长期家庭氧疗、加强康复锻炼和营养支持等,以改善患者的生活质量。

(二)肺、心功能失代偿期

治疗原则为积极控制感染,保持呼吸道通畅,改善呼吸功能,纠正缺氧和二氧化碳潴留,控制呼吸衰竭和心力衰竭,防治并发症。

1.控制感染

呼吸系统感染是引起慢性肺心病急性加重以致肺、心功能失代偿的常见原因,需积极控制感染。可参考痰细菌培养及药物敏感试验选择抗生素。在结果出来前,根据感染环境及痰涂片革兰染色选用抗生素。院外感染以革兰阳性菌占多数,院内感染则以革兰阴性菌为主,或选用二者兼顾的抗菌药物。选用广谱抗菌药时必须注意可能继发的真菌感染。培养结果出来后,根据病原微生物的种类,选用针对性强的抗生素。以10～14天为1个疗程,但主要是根据患者情况而定。

2.控制呼吸衰竭

给予扩张支气管、祛痰等治疗,通畅呼吸道,改善通气功能。合理氧疗,给予鼻导管或面罩给氧,以纠正缺氧。必要时给予无创正压通气或气管插管有创正压通气治疗。具体参见“呼吸衰竭”相关护理内容。

3.控制心力衰竭

慢性肺心病患者一般在积极控制感染、改善呼吸功能、纠正缺氧和二氧化碳潴留后,心力衰竭便能得到改善,患者尿量增多,水肿消退,不需常规使用利尿药和正性肌力药。但对经上述治疗无效或严重心力衰竭患者,可适当选用利尿药、正性肌力药或扩血管药物。

(1)利尿药:可减少血容量、减轻右心负荷及消除水肿。由于应用利尿药后易出现低钾、低氯性碱中毒,痰液黏稠不易排痰和血液浓缩,故原则上宜选用作用温和的利尿药,联合保钾利尿药,短期、小剂量使用。如氢氯噻嗪 25 mg,1~3 次/天,联用螺内酯 20~40 mg,1~2 次/天。

(2)正性肌力药:慢性肺心病患者由于慢性缺氧和感染,对洋地黄药物的耐受性降低,易发生毒性反应。应选用作用快、排泄快的洋地黄类药物,剂量宜小,一般为常规剂量的 1/2 或 2/3。应用指征如下:①感染已控制,低氧血症已纠正,使用利尿药后仍反复水肿的心力衰竭患者;②以右心衰竭为主要表现而无明显感染的患者;③出现急性左心衰竭者;④合并室上性快速性心律失常,如室上性心动过速、心房颤动伴快速心室率者。

(3)血管扩张药:钙通道阻滞剂、一氧化氮(NO)、川芎嗪等有一定的降低肺动脉压效果,对部分顽固性心力衰竭可能有一定效果,但并不像治疗其他心脏病那样效果明显。血管扩张药在扩张肺动脉时也扩张体动脉,可造成体循环血压下降,反射性产生心率增快、氧分压下降、二氧化碳分压上升等不良反应,因而限制了血管扩张药在慢性肺心病的临床应用。

4.控制心律失常

一般经抗感染、纠正缺氧等治疗后,心律失常可自行消失,如持续存在可根据心律失常的类型选用药物。

5.抗凝治疗

应用普通肝素或低分子肝素防止肺微小动脉原位血栓的形成。

五、主要护理诊断/问题

(一)气体交换障碍

气体交换障碍与肺组织弹性降低、有效肺组织减少、肺组织功能下降有关。

(二)活动无耐力

活动无耐力与呼吸衰竭、心力衰竭有关。

(三)体液过多

体液过多与心排血量减少引起排尿少、饮食不当有关。

(三)心排血量减少

心排血量减少与慢性呼吸疾病导致肺心病有关。

(四)清理呼吸道无效

清理呼吸道无效与痰液过多、痰液黏稠、无效咳嗽有关。

(五)体温过高

体温过高与感染有关。

(六)潜在并发症

肺性脑病,电解质紊乱。

(七)焦虑

焦虑与缺氧、慢性疾病有关。

(八)语言沟通障碍

语言沟通障碍与呼吸困难、气短导致说话费力有关。

六、护理措施

(一)护理评估

1.一般情况评估

(1)一般资料:包括护理对象的姓名、性别、年龄、民族、职业、婚姻状况、受教育水平、家庭住址、联系人等。

(2)目前健康状况:包括此次患病的情况,主述,当前的饮食、营养、排泄、睡眠、自理和活动等情况。

(3)既往健康状况:包括既往患病史、创伤史、手术史、过敏史、烟酒嗜好,女性患者的婚育史和月经史、家族史等。

(4)心理状态:包括护理对象对疾病的认识和态度,康复的信心,患病后精神、情绪及行为的改变等。

(5)社会文化状况:包括护理对象的职业、经济状况、卫生保健待遇,以及家庭、社会的支持系统状况等。

2.症状评估

(1)评估神志,面色,颈静脉充盈情况,皮肤温度、湿度;有无发绀、杵状指(趾)、四肢厥冷等症状。

(2)评估心率、心律、节律等变化。

(3)评估呼吸频率、节律、呼吸方式等变化,监测动脉血气等。

(4)评估血压、脉压的变化,询问患者有无头晕、乏力等症状。

(5)评估体温变化,尤其是危重患者及合并肺部感染患者。

(6)评估患者有无双下肢水肿、腹水等情况。

(二)病情观察

(1)观察患者的生命体征及意识状态,注意有无发绀和呼吸困难及其严重程度。

(2)定期检测动脉血气分析,观察有无右心衰竭的表现。

(3)警惕肺性脑病,密切观察患者有无头痛、烦躁不安、表情淡漠、神志恍惚、精神错乱、嗜睡和昏迷等症状,及时通知医师并协助处理。

(三)呼吸功能锻炼

(1)长期卧床、久病体弱、无力咳嗽者及痰液黏稠不易咳出者,应鼓励患者勤翻身,协助拍背排痰,及时清除痰液改善肺泡通气功能。

(2)可针对患者有目的地进行肺康复呼吸功能锻炼,指导患者练习腹式呼吸、吹气球、做呼吸操等,以逐步增加呼吸肌力,提高呼吸功能,进而提高整体活动能力。

(四)氧疗护理

(1)持续低流量、低浓度给氧,氧流量 1～2 L/min,浓度在 25%～29%。防止高浓度吸氧抑制呼吸,加重缺氧和二氧化碳潴留。

(2)为了预防呼吸道感染,清洁鼻腔 2 次/天,75%乙醇棉球消毒鼻导管 2 次/天,湿化瓶每天消毒。

(3)观察氧疗效果,如呼吸困难缓解,心率下降,发绀减轻,氧分压上升等,表示纠正缺氧有效。若出汗、球结膜充血、呼吸过缓、意识障碍加深,二氧化碳氧分压升高,须警惕 CO_2 潴留加重，遵医嘱予呼吸兴奋剂静脉滴注或无创呼吸机辅助呼吸。

（五）用药观察

（1）对二氧化碳潴留、呼吸道分泌物多的重症患者慎用镇静剂、麻醉药、催眠药，若必须用药，使用后注意观察是否有抑制呼吸和咳嗽反射减弱的情况。

（2）应用利尿剂后易出现低钾、低氯性碱中毒而加重缺氧，过度脱水引起血液浓缩、痰液黏稠不易咳出等不良反应，应注意观察及预防。使用排钾利尿剂时，督促患者遵医嘱补钾。利尿剂尽可能在白天给药，避免患者由于夜间频繁排尿而影响睡眠。

（3）应用洋地黄类药物时，应询问有无洋地黄用药史，遵医嘱准确用药，注意观察药物毒性反应。

（4）应用血管扩张剂时，注意观察患者心率及血压情况。血管扩张药在扩张肺动脉的同时也扩张体循环动脉，往往造成患者血压下降，反射性心率增快、氧分压下降、二氧化碳分压上升等不良反应。

（5）应用抗生素时，注意观察感染控制的效果、有无继发性感染。

（6）应用呼吸兴奋剂时，观察药物的疗效和不良反应。出现心悸、呕吐、震颤、惊厥等症状，立即通知医师。

（六）皮肤护理

注意观察全身水肿情况，有无压疮发生。肺心病患者常有营养不良和身体下垂部位水肿，若长期卧床，极易形成压疮。可指导患者穿宽松、柔软的衣物；定时更换体位，在受压处垫气圈或海绵垫，或使用气垫床。

（七）饮食护理

（1）给予高纤维、易消化、清淡饮食，防止患者因便秘、腹胀而加重呼吸困难。

（2）避免含糖高的食物，以防引起痰液黏稠。

（3）如患者出现水肿、腹水或尿少时，应限制钠水摄入，每天钠盐＜3 g、水分＜1 500 mL、蛋白质 1.0～1.5 g/kg。

（4）少食多餐，减少用餐时的疲劳，进餐前后漱口，保持口腔清洁，增进食欲。必要时遵医嘱静脉补充营养。

（八）休息与活动

应使患者充分了解休息有助于心肺功能的恢复，同时也让其了解适宜活动的必要性和正确的方式方法。

（1）在心肺功能失代偿期，应绝对卧床休息，协助患者采取舒适体位（如半卧位或坐位），以减少机体耗氧量，促进心肺功能的恢复，减慢心率及减轻呼吸困难，意识障碍者给予床档进行安全保护，必要时专人护理。

（2）代偿期以量力而行、循序渐进为原则，鼓励患者进行适量活动，活动量以不引起疲劳、不加重症状为度。对卧床患者，应协助定时翻身、更换姿势。根据患者的耐受能力指导患者在床上进行缓慢的肌肉松弛活动，如上肢交替前伸、握拳，下肢交替抬离床面，使肌肉保持紧张 5 秒后，松弛平放床上。鼓励患者进行呼吸功能锻炼，提高活动耐力。指导患者采取既有利于气体交换又能节省能量的姿势，如站立时，背倚墙，使膈肌和胸廓松弛，全身放松；坐位时，凳高合适，两足平放在地，身体稍前倾，两手摆放于双腿上或趴在小桌上，桌上放软枕，使患者胸椎与腰椎尽可能在一直线上；卧位时，抬高床头，略抬高床尾，使下肢关节轻度屈曲。

（九）健康指导

1.疾病预防指导

慢性肺心病是各种原发肺、胸疾病晚期的并发症，应针对高危人群加强宣传教育，劝导戒烟，积极防治慢性阻塞性肺疾病等慢性支气管肺疾病，以降低发病率。

2.疾病知识指导

向患者和家属介绍疾病发生、发展过程，减少反复发作的次数。积极防治原发病，避免各种可能导致病情急性加重的诱因，坚持家庭氧疗等。加强营养支持，保证机体康复的需要。病情缓解期应根据肺、心功能及体力情况进行适当的体育锻炼和呼吸功能锻炼，如散步、气功、太极拳、腹式呼吸、缩唇呼吸等，改善呼吸功能，提高机体免疫功能。

3.病情监测指导

告知患者及家属病情变化的征象，如体温升高、呼吸困难加重、咳嗽剧烈、咳痰不畅、尿量减少、水肿明显或发现患者神志淡漠、嗜睡、躁动、口唇发绀加重等，均提示病情变化或加重，需及时就诊。

（王秀芹）

第七章　普外科疾病护理

第一节　肝　硬　化

肝硬化是长期肝细胞坏死继发广泛纤维化伴结节形成的结果。一种或多种致病因子长期或反复损伤肝实质，致使肝细胞弥漫性变性、坏死和再生，进而引起肝脏结缔组织弥漫性增生和肝细胞再生，最后导致肝小叶结构破坏和重建，肝内血液循环发生障碍。肝功能损害和门脉高压为本病的主要临床表现，晚期常出现严重的并发症。

肝硬化是世界性疾病，所有种族、不论国籍、年龄或性别均可罹患。男性和中年人易罹患。在我国主要为肝炎后肝硬化。血吸虫病性、单纯乙醇性、心源性、胆汁性肝硬化均少见。

一、病因

引起肝硬化的病因很多，以病毒性肝炎最为常见。同一病例可由一种、两种或两种以上病因同时或先后作用引起，有些病例则原因不明。

（一）病毒性肝炎

病毒性肝炎经慢性活动性肝炎阶段逐步演变为肝硬化，称为肝炎后肝硬化。乙型肝炎和丙型肝炎常见，甲型肝炎一般不发展为肝硬化。由急性或亚急性肝坏死演变的肝硬化称为坏死后肝硬化。

（二）寄生虫感染

感染血吸虫病时，大量血吸虫卵进入肝窦前的门脉小血管内，刺激结缔组织增生引起门脉高压。肝细胞的坏死和增生一般不明显，没有肝细胞的结节再生。但如伴发慢性乙型肝炎，其结果多为混合结节型肝硬化。

（三）酒精中毒

酒精中毒主要由乙醇的中间代谢产物（乙醛）对肝脏的直接损害引起。酗酒引起长期营养失调，使肝脏对某些毒性物质的抵抗力降低，在发病机制上也起一定作用。

（四）胆汁淤积

肝外胆管阻塞或肝内胆汁淤积持续存在时，高浓度的胆酸和胆红素对肝细胞有损害作用，久之可发展为肝硬化。由于肝外胆管阻塞引起的肝硬化称为继发性胆汁性肝硬化。由原因未明的肝内胆汁淤积引起的肝硬化称为原发性胆汁性肝硬化。

（五）循环障碍

慢性充血性心力衰竭、缩窄性心包炎和各种病因引起肝小静脉阻塞综合征等，导致肝脏充血、肝细胞缺氧，引起小叶中央区肝细胞坏死及纤维组织增生，最终发展为肝硬化。

（六）药物和化学毒物

长期服用某些药物如双醋酚汀、辛可芬、异烟肼、甲基多巴、对氨基酸水杨酸钠和利福平等或反复接触化学毒物如四氯化碳、磷、砷、氯仿等均可损伤肝脏，引起中毒性肝炎，最后演变为肝硬化。

（七）遗传和代谢性疾病

血友病、肝豆状核变性、半乳糖血症、糖原贮积等遗传代谢性疾病，亦可发展为肝硬化，称为代谢性肝硬化。

（八）慢性肠道感染和营养不良

慢性菌痢、溃疡性结肠炎等常引起消化和吸收障碍，发生营养不良，同时肠内的细菌毒素及蛋白质腐败的分解产物等经门静脉到达肝内，引起肝细胞损害，演变为肝硬化。

（九）隐匿性肝硬化

病因难以肯定的称为隐匿性肝硬化，其中很大部分病例可能与隐匿性无黄疸型肝炎有关。

二、临床表现

肝硬化的病程一般比较缓慢，可能隐伏数年至数十年之久。由于肝脏具有很强的代偿功能，因此，早期临床表现常不明显或缺乏特征性。肝硬化的临床分期为肝功能代偿期和肝功能失代偿期。

（一）肝功能代偿期

一般症状较轻，缺乏特征性。常有乏力、食欲减退、消化不良、恶心、厌油、腹胀、中上腹隐痛或不适及腹泻，部分有踝部水肿、鼻出血、齿龈出血等。上述症状多呈间歇性，常因过度疲劳而发病，经适当休息及治疗可缓解。体征一般不明显，肝脏可轻度肿大，无或有轻度压痛，部分患者可有脾大。肝功能检查结果多在正常范围内或有轻度异常。

（二）肝功能失代偿期

随着疾病的进展，症状逐渐明显，肝脏常逐渐缩小，质变硬。临床表现主要是肝功能减退和门脉高压。

1.肝功能减退

（1）营养障碍：表现为消瘦、贫血、乏力、水肿、皮肤干燥而松弛、面色灰暗、黝黑、口角炎、毛发稀疏无光泽等。

（2）消化道症状：早期出现的食欲缺乏、腹胀、恶心、腹泻等消化道症状逐渐明显，稍进油腻肉食，即引起腹泻。部分患者还可出现轻度黄疸。

（3）出血倾向：轻者有鼻衄、齿龈出血，重者有胃肠道黏膜弥漫性出血及皮肤紫癜。这与肝脏合成凝血因子减少，脾大及脾功能亢进引起血小板计数减少有关。毛细血管脆性增加是出血倾向的附加因素。

（4）发热：部分患者可有低热，多为病变活动及肝细胞坏死时释出的物质影响体温调节中枢所致。此类发热用抗生素治疗无效，只有肝病好转时才能消失。如持续发热或高热，则提示合并有感染、血栓性门静脉炎、原发性肝癌等。

(5)黄疸：表现为巩膜浅黄、尿色黄。如巩膜甚至全身皮肤黏膜呈深度金黄色，应考虑有肝硬化伴肝内胆汁淤积的可能。

(6)内分泌功能失调的表现：肝对雌激素灭活作用减退导致脸、颈、肩、手背及上胸处的蜘蛛痣和/或毛细血管扩张。肝掌表现为大、小鱼际和指尖斑点状发红，加压后退色。可出现男性乳房发育、睾丸萎缩、性功能减退，女性月经不调、闭经、不孕等。皮肤色素沉着，面色污黑、晦暗，可能由继发性肾上腺皮质功能减退所致，也可能与肝脏不能代谢黑色素有关。继发性醛固酮、抗利尿激素增加导致水、钠潴留，尿量减少，对水肿与腹水的形成亦起重要促进作用。

2.门脉高压症

在肝硬化发展过程中，肝细胞的坏死、再生结节的形成、结缔组织增生和肝细胞结构的改建，使门静脉小分支闭塞、扭曲，门静脉血流障碍，导致门脉压力升高。

(1)脾大及脾功能亢进：门脉压力升高时，脾淤血、纤维结缔组织及网状内皮细胞增生，使脾大(多为正常的 2～3 倍，部分可平脐或达脐下)。脾大时常伴有脾功能亢进，表现为末梢血中白细胞和血小板计数减少，红细胞数也可减少。胃底静脉破裂出血时脾缩小，输血、补液后渐增大。关于脾功能亢进的原因，可能由于增生的网状内皮细胞对血细胞的吞噬、破坏作用加强；或由于脾产生某些体液因素抑制骨髓造血功能或加速血细胞的破坏。

(2)侧支循环的形成：因门静脉回流受阻，门静脉与腔静脉间的吻合支渐次扩张开放，形成侧支循环。胃冠状静脉与食管静脉丛吻合，形成食管下段和胃底静脉曲张。这些静脉位于黏膜下疏松组织中，常由于腹内压突然升高或消化液反流侵蚀及食物的摩擦而破裂出血。脐旁静脉与脐周腹壁静脉沟通，形成脐周腹壁静脉曲张，有时该处可听到连续的静脉杂音。直肠上静脉与直肠中、下静脉吻合扩张形成内痔。门静脉回流受阻时，侧支循环血流方向(图 7-1)。

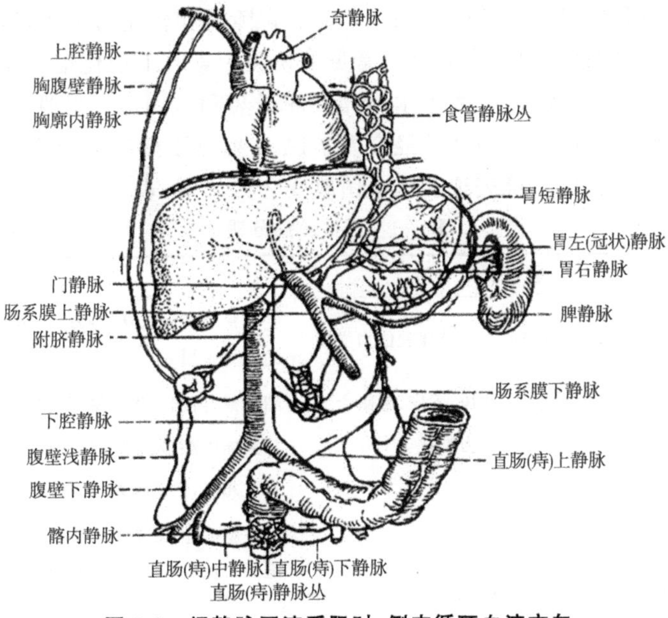

图 7-1　门静脉回流受阻时，侧支循环血流方向

(3)腹水：腹水的产生表明肝硬化病情较重。初起时有腹胀感，体检可发现移动性浊音(腹水量＞500 mL)。大量腹水可使横膈抬高而致呼吸困难和心悸，腹部膨隆，腹壁皮肤紧张发亮，有移动性浊音和水波感。腹内压力明显升高时，脐可突出而形成脐疝。在腹水出现的同时，常可发生肠胀气。部分腹水患者伴有胸腔积液，其中以右侧多见，两侧者较少。胸腔积液为腹水通过横膈淋巴管进入胸腔所致。腹水为草黄色漏出液。腹水形成的主要因素有清蛋白合成减少、蛋白质摄入和吸收障碍，当血浆清蛋白<30 g/L 时，血浆胶体渗透压降低，促使血浆外渗；门脉压力升高至 2.94～5.88 kPa(正常为 0.785～1.18 kPa)，腹腔毛细血管的滤过压增高，组织液回吸收减少而漏入腹腔；进入肝静脉血流受阻使肝淋巴液增加与回流障碍，淋巴管内压增高，造成大量淋巴液从肝包膜及肝门淋巴管溢出；肝脏对醛固酮、抗利尿激素灭活作用减退；腹水形成后循环血容量减少，通过肾小球旁器使肾素分泌增加，产生肾素-血管紧张素-醛固酮系统反应，醛固酮分泌增多，导致肾远曲小管水钠潴留作用加强，腹水进一步加重。

(4)食管和胃底曲张静脉破裂出血：是门脉高压症的主要并发症，死亡率为 30%～60%。当门静脉压力超过下腔静脉压力达 1.47～1.60 kPa 时，曲张静脉就可发生出血。曲张静脉大者比曲张静脉小者更易破裂出血。最常见的表现是呕血。出血可以是大量的，并迅速发生休克；也可自行停止，以后再发。偶尔仅表现为便血或黑便。

3.肝肾综合征

肝肾综合征(功能性肾衰竭)指严重肝病患者出现肾功能不良，并排除其他引起肾功不良的原因。肝肾综合征的发病机制尚未明确。肝肾综合征通常见于严重的肝脏疾病患者。主要表现为少尿、蛋白尿、尿钠低(<10 mmol/L)，尿与血浆肌酐比值≥30∶1，尿与血浆渗透压比值>1。这些尿的改变与急性肾小管坏死不同。肾功能损害的发展不一，一些患者于数天内肾功能完全丧失，另一些患者血清肌酐随肝脏功能逐渐恶化而缓慢上升达数周之久。

4.肝性脑病

肝性脑病指肝衰竭而导致代谢紊乱、中枢神经系统功能失调的综合征。肝性脑病是晚期肝硬化的最严重表现，也是常见致死原因。临床上以意识障碍和昏迷为主要表现。

肝硬化是肝性脑病的最主要原发病因。常见的诱发因素有上消化道出血，感染，摄入高蛋白饮食、含氮药物、大量利尿或放腹水、大手术、麻醉、安眠药和饮酒等。肝性脑病的发病机制尚未明了。主要有氨和硫醇中毒学说，假性神经介质学说、γ-氨基丁酸能神经传导功能亢进等学说。

临床上按意识障碍、神经系统表现和脑电图改变分为 4 期(表 7-1)。

表 7-1　肝性脑病分期

分期	精神状况	运动改变
亚临床期	常规检查无变化；完成工作或驾驶能力受损	完成常规精神运动试验或床边实验，如画图或数字连接的能力受损
Ⅰ期(前驱期)	思维紊乱、淡漠、激动、欣快、不安、睡眠紊乱	细震颤，协调动作缓慢，扑翼样震颤
Ⅱ期(昏迷前期)	嗜睡、昏睡、定向障碍、行为失常	扑翼样震颤，发音困难，初级反射出现
Ⅲ期(昏睡期)	思维明显紊乱，言语费解	反射亢进，巴宾斯基征，尿便失禁，肌阵挛，过度换气
Ⅳ期(昏迷期)	昏迷	去大脑体位，短促的眼头反射，疼痛刺激反应早期存在，进展为反应减弱和刺激反应消失

肝性脑病患者呼气中常具有一种类似烂苹果样臭味，这与肝脏不能分解甲硫氨酸中间产物二甲基硫和甲基硫醇有关，肝臭可在昏迷前出现，是一种预后不良的征象。

5.其他

肝硬化患者常因抵抗力降低，并发各种感染，如支气管炎、肺炎、自发性腹膜炎、结核性腹膜炎、尿路感染等。腹膜炎发生的机制可能是细菌通过血液或淋巴液播散入腹腔,并可穿过肠壁而入腹腔。腹水患者易于发生,病死率高,早期诊断非常重要。自发性腹膜炎起病较急者常为腹痛和腹胀。起病缓者则多为低热或不规则的发热,伴有腹部隐痛、恶心、呕吐及腹泻。体检可发现腹膜刺激征,腹水性质由漏出液转为渗出液。

长期低钠盐饮食,利尿及大量放腹水易发生低钠血症和低钾血症。长期使用高渗葡萄糖溶液与肾上腺糖皮质激素、呕吐及腹泻亦可使钾、氯减少,而产生低钾、低氯血症,并致代谢性碱中毒和肝性脑病。

(三)肝脏体征

肝脏大小不一,早期肝大,质地中等或中等偏硬,晚期缩小、坚硬、表面呈颗粒状或结节状。一般无压痛,但在肝细胞进行性坏死或并发肝炎或肝周围炎时,则可有触痛与叩击痛。肝边缘锐利提示无炎症活动,边缘圆钝表明有炎症、水肿、脂肪浸润或纤维化。肝硬化时右叶下缘不易触及而左叶增大。

三、检查

(一)血常规

白细胞和血小板计数明显减少。失血、营养障碍、叶酸及维生素 B_{12} 缺乏导致缺铁性或巨幼红细胞性贫血。

(二)肝功能检查

早期蛋白电泳即显示球蛋白增高,而清蛋白到晚期才降低。絮状及浊度试验在肝功能代偿期可正常或轻度异常,而在失代偿期多为异常。失代偿期转氨酶活力可呈轻、中度升高,一般以谷丙转氨酶活力升高较明显,肝细胞有严重坏死时,则谷草转氨酶活力常高于谷丙转氨酶。

静脉注射磺溴酞 5 mg/kg 体重 45 分钟后,正常人血内滞留量应低于 5%,肝硬化时多有不同程度的增加。磺溴酞可有变态反应,检查前应做皮内过敏试验。吲哚靛青绿亦是一种染料,一般静脉注射0.5 mg/kg体重 15 分钟后,正常人血中滞留量<10%,肝硬化尤其是结节性肝硬化患者的潴留值明显增高,在 30%以上。本试验为诊断肝硬化的最好的方法,比溴磺酞试验更敏感,更安全可靠。

肝功能代偿期,血中胆固醇多正常或偏低;失代偿期,血中胆固醇下降,特别是胆固醇酯部分常低于正常水平。凝血酶原时间测定在代偿期可正常,失代偿期则呈不同程度延长,虽注射维生素 K 亦不能纠正。

(三)影像学检查

B 型超声检查可探查肝、脾大小及有无腹水。可显示脾静脉和门静脉增宽,有助于诊断。食管静脉曲张时,吞钡 X 线检查可见蚯蚓或串珠状充盈缺损,纵行黏膜皱襞增宽。胃底静脉曲张时,可见菊花样充盈缺损。放射性核素肝脾扫描可见肝摄取减少、分布不规则,脾摄取增加,脾大可明显显影。

(四)纤维食管镜

纤维食管镜检查可见食管钡餐检查阴性的食管静脉曲张。

(五)肝穿刺活组织检查

肝活组织检查常可明确诊断,但此为创伤性检查,仅在临床诊断确有困难时才选用。

(六)腹腔镜检查

可直接观察肝脏表面、色泽、边缘及脾等改变,并可在直视下进行有目的穿刺活组织检查,对鉴别肝硬化、慢性肝炎和原发性肝癌以及明确肝硬化的病因很有帮助。

四、基本护理

(一)观察要点

一般症状和体征的观察:观察患者全身情况,有无消瘦、贫血、乏力、面色灰暗黝黑、口角炎、毛发稀疏无光泽等营养障碍表现。观察皮肤黏膜、巩膜有无黄染,尿色有无变化。注意蜘蛛痣、杵状指、色素沉着、肝臭、水肿、男性乳房发育等体征。了解有无肝区疼痛、食欲缺乏、厌油、恶心、呕吐、排便不规则、腹胀等消化道症状。

(二)并发症的观察

1.门脉高压症

观察腹水、腹胀和其他压迫症状,腹壁静脉曲张、痔出血、贫血、鼻出血、齿龈出血、瘀点、瘀斑、呕血、黑便。

2.腹水

观察尿量、腹围、体重变化和有无水肿。

3.肝性脑病

注意意识和精神活动,有无嗜睡、昏睡、昏迷、定向障碍、胡言乱语,有无睡眠节律紊乱和扑翼样震颤。

(三)一般护理

1.合理的休息

研究证明卧位与站立时肝脏血流量有明显差异,前者比后者多 40%以上。因此合理的休息既可减少体能消耗,又能降低肝脏负荷,增加肝脏血流量,防止肝功能进一步受损和促进肝细胞恢复。肝功能代偿期患者应适当减少活动和工作强度,注意休息,避免劳累。若病情不稳定、肝功能试验异常,则应减少活动,充分休息。有发热、黄疸、腹水等表现的失代偿患者,应以卧床休息为主,并保证充足的睡眠。

2.正确的饮食

饮食营养是改善肝功能的基本措施之一。正确的进食和合理的营养,能促进肝细胞再生,反之则会加重病情,诱发上消化道出血、肝昏迷、腹泻等。肝硬化患者应以高热量、高蛋白、高维生素且易消化的食物为宜。适当限制动物脂肪的摄入。不食增加肝脏解毒负荷的食物和药物。一般要求每天总热量在10.46～12.55 kJ(2.5～3.0 kcal)。蛋白质每天 100～150 g,蛋白食物宜多样化、易消化、含有丰富的必需氨基酸。脂肪每天 40～50 g。要有足量的 B 族维生素、维生素 C 等。为防便秘,可给含纤维素多的食物。肝功能明显减退的晚期患者或有肝昏迷先兆者给予低蛋白饮食,限制蛋白每天在 30 g 左右。伴有腹水者按病情给予低盐(每天 3～5 g)和无盐饮食。腹水严重时应限制每天的入水量。黄疸患者补充胆盐。禁忌饮酒、咖啡、烟草和高盐食物。避免有刺激性及粗糙坚硬的食物,进食时应细嚼慢咽,以防引起食管或胃底静脉破裂出血。教育患者和家属认识到正确饮食和合理营养的意义,并且理解饮食疗法必须长期持续,要有耐心和毅力,使患者能正确的掌握、家属能予以监督。

(四)心理护理

肝硬化患者病程漫长,久治不愈,尤其进入失代偿期后,患者心身遭受很大痛苦,承受的心理压力大,心理变化也大,因此在常规治疗护理中更应强调心理护理,须做好以下几方面:①保持病房的整洁、安静、舒适,从视、听、嗅、触等方面消除不良刺激,使患者在生活起居感到满意。②对病情稳定者,要主动指导患者和家属掌握治疗性自我护理方法,包括通过多种形式宣教有关医疗知识,消除他们恐惧悲观感,树立信心;帮助分析并发症发生的诱因,增强患者预防能力;对心理状态稳定型患者可客观地介绍病情及检查化验结果,以取得其配合。③对病情反复发作者,要热情帮助其恢复生活自理能力,增加战胜疾病的信心。对忧郁悲观型患者应予极大的同情心,充分理解他们,帮助他们解决困难。对怀疑类型的患者应明确告知诊断无误,客观介绍病情,并使其冷静面对现实。④根据病情需要适当安排娱乐活动。

(五)药物治疗的护理

严重患者特别是老年患者进食少时。可静脉供给能量,以补充机体所需。研究表明,80%～100%的肝硬化患者存在程度不同的蛋白质能量营养不足。因此老年人按每天每千克体重摄入1.0 g蛋白质作为基础要量,附加由疾病相关因素造成的额外丢失。补充蛋白质(氨基酸)时,应提供以必需氨基酸为主的氨基酸溶液。若肝功损害严重,则以含丰富支链氨基酸(45%)的溶液作为氮源为佳。目前冰冻血浆的使用越来越广泛,使用过程中应注意掌握正确的融化方法和输注不良反应的观察。一般融化后不再复冻。

使用利尿剂时,应教会患者正确服用利尿药物。通常需向患者讲述常用利尿药的作用及不良反应。指导患者掌握利尿药观察方法,如体重每天减少0.5 kg,尿量每天达2 000～2 500 mL,腹围逐渐缩小。

(刘　艳)

第二节　肝　脓　肿

肝脓肿是肝受感染后形成的脓肿。根据致病微生物不同分为细菌性肝脓肿和阿米巴性肝脓肿两种。临床上细菌性肝脓肿最多见,其中胆道感染是最常见的病因,细菌可经过胆道、肝动脉、门静脉、淋巴系统等侵入。细菌性肝脓肿可引起急性化脓性腹膜炎、膈下脓肿、脓胸、化脓性心包炎等并发症,严重者可致心脏压塞。辅助检查包括实验室检查和影像学检查,B超是肝脓肿的首选检查方法。阿米巴性肝脓肿是肠道阿米巴感染的并发症,绝大多数是单发。处理原则:全身营养支持治疗,大剂量、联合应用抗菌药物,穿刺抽脓或置管引流,必要时行切开引流或肝叶切除。

一、临床表现

(一)症状

该病起病急,主要症状是寒战、高热、肝区疼痛和肝大。体温可高达39～40 ℃,伴恶心、呕吐、食欲缺乏和周身乏力。严重或并发胆道梗阻者,可出现黄疸。阿米巴性肝脓肿起病较缓慢,病程长,可有高热。

(二)体征

肝区钝痛或胀痛多持续性,有的可伴右肩牵涉痛,右下胸及肝区叩击痛,肿大的肝有压痛。巨大的肝脓肿可使右季肋呈现饱满状态,有时可见局限性隆起,局部皮肤可出现凹陷性水肿。

二、常见护理问题

(一)体温过高

体温过高与肝脓肿及其产生的毒素吸收有关。

(二)疼痛

疼痛与脓肿导致肝包膜张力增加或穿刺、手术治疗有关。

(三)营养失调

低于机体需要量与进食减少、感染、高热引起分解代谢增加有关。

(四)潜在并发症

腹膜炎、膈下脓肿、胸腔感染、出血及胆漏。

三、护理措施

(一)非手术治疗的护理/术前护理

1.高热护理

密切监测体温变化,遵医嘱给予物理降温或药物降温,必要时做血培养;及时更换汗湿的衣裤和床单,保持舒适。

注意降温过程中观察出汗情况,注意保暖等。鼓励患者多饮水,每天至少摄入 2 000 mL 液体,口服不足者应加强静脉补液、补钠,纠正体液失衡,防止患者因大量出汗引起虚脱。

2.用药护理

(1)遵医嘱早期使用大剂量抗菌药物以控制炎症,促使脓肿吸收自愈。注意把握用药间隔时间与药物配伍禁忌。

(2)阿米巴性肝脓肿使用抗阿米巴药物,如甲硝唑、氯喹等。甲硝唑为首选药物,一般用药 2 天后见效,6～9 天体温可降至正常。如“临床治愈”后脓腔仍存在者,可继续服用 1 个疗程甲硝唑。氯喹多用于对甲硝唑无效的病例,但对心血管有不良反应如心肌受损等,应特别注意。

(3)长期使用抗菌药物者,应警惕假膜性肠炎和继发双重感染。糖尿病患者免疫功能低下,长期应用抗菌药物,可能发生口腔、泌尿系统、皮肤黏膜、肠道的各种感染。

3.营养支持

肝脓肿是一种消耗性疾病,应鼓励患者多食高蛋白、高热量、富含维生素及膳食纤维的食物;进食困难、食欲缺乏、贫血、低蛋白血症、营养不良者应适当给予白蛋白、血浆、氨基酸等营养支持。

4.病情观察

加强对生命体征和胸腹部症状、体征的观察。观察患者体温变化;观察腹部和胸部症状与体征的变化,以及早发现有无脓肿破溃引起的腹膜炎、膈下脓肿、胸腔感染等并发症。肝脓肿患者如继发脓毒血症、急性化脓性胆管炎或出现中毒性休克征象时,应立即通知医师并协助抢救。

(二)经皮肝穿刺抽脓或脓肿置管引流的护理

1.术前护理

(1)解释:向患者和家属解释经皮肝穿刺抽脓或脓肿置管引流的方法、效果及配合要求;嘱患者术中配合做好双手上举、平卧位或侧卧位,以利于穿刺操作。

(2)协助做好穿刺药物和物品准备。

2.术后护理

(1)穿刺后护理:每小时测量血压、脉搏、呼吸,平稳后可停止,如有异常及时汇报医师。观察穿刺点局部有无渗血、脓液渗出、血肿等。

(2)引流管护理:如脓液较稠、抽吸后脓腔不能消失、脓液难以抽净者,留置管道引流。要点:①妥善固定,防止滑脱;②取半卧位,以利引流和呼吸;③保持引流管通畅,勿压迫、折叠管道。必要时协助医师每天用生理盐水或含抗菌药物盐水或持续冲洗脓腔,冲洗时严格无菌原则,注意出入量,观察和记录脓腔引流液的颜色、性状及量;④预防感染:适时换药,直至脓腔愈合;⑤拔管:B超复查脓腔基本消失或脓腔引流量少于10 mL/d,可拔除引流管。

(3)病情观察:观察患者有无发热、肝区疼痛等,观察肝脓肿症状和改善情况,适时复查B超,了解脓肿好转情况。位置较高的肝脓肿,穿刺后应注意呼吸、胸痛及胸部体征,及时发现气胸、脓胸等并发症。

(三)手术治疗的护理

手术方式有切开引流和肝叶切除两种。

1.术前准备

协助做好术前检查,术前常规准备等。

2.术后护理

(1)疼痛护理:评估疼痛的诱发因素、伴随症状,观察并记录疼痛程度、部位、性质及持续时间等;遵医嘱给予镇痛药物,并观察药物效果和不良反应;指导患者采取放松和分散注意力的方法应对疼痛。

(2)病情观察:行脓肿切开引流者观察患者生命体征、腹部体征,注意有无脓液流入患者腹腔而并发腹腔感染。观察肝脓肿症状和改善情况,适时复查B超,了解脓肿好转情况。

(3)肝叶切除护理:术后24小时内应卧床休息,避免剧烈咳嗽,以防出血。给予氧气吸入,保证血氧浓度,促进肝创面愈合。

(四)术后并发症的观察和护理

1.腹腔出血

腹腔出血是肝切除术后常见的并发症之一,术后24小时易发生。术后48小时内应严密观察生命体征变化,严密观察引流液的量、性质及颜色。短时间内引流管引出大量鲜红色血液,1小时内引流出200 mL以上或每小时100 mL持续3小时以上的鲜红色血性液体,应考虑活动性腹腔出血,立即通知医师及时处理。

护理措施:①体位与活动。术后24小时内卧床休息,避免剧烈咳嗽和打喷嚏等,以防止术后肝断面出血。②输液、输血:若短期内或持续引流较大量的鲜红色血性液体,经输血、输液,患者血压、脉搏仍不稳定时,应做好再次手术的准备。③若明确为凝血机制障碍性出血,可遵医嘱给予凝血酶原复合物、纤维蛋白原,输新鲜血等。

2.膈下积液及脓肿

膈下积液及脓肿发生在术后1周。患者术后体温下降后再度升高，或术后发热持续不退，同时伴右上腹胀痛、呃逆、脉速、白细胞计数升高，中性粒细胞百分比达90%以上，应疑有膈下积液或膈下脓肿。B超检查可明确诊断。

护理措施：①协助医师行B超定位引导穿刺抽脓或置管引流，后者应加强冲洗和吸引护理。②患者取半坐位，以利于呼吸和引流。③严密观察体温变化，鼓励患者多饮水。④遵医嘱加强营养支持和抗菌药物的应用护理。

3.胸腔积液

观察患者胸闷、气促、发热情况。

护理措施：①协助医师行穿刺抽胸腔积液，行胸腔闭式引流者，做好胸腔闭式引流护理。②遵医嘱加强保肝治疗，给予高蛋白饮食，必要时遵医嘱给予白蛋白、血浆及利尿剂应用。

4.胆汁漏

观察患者有无腹痛、发热和腹膜刺激征，切口有无胆汁渗出和/或腹腔引流液有无含胆汁。

护理措施：①胆汁渗出者，注意保护局部皮肤。②协助医师调整引流管，保持引流通畅，并注意观察引流液的颜色、量与性状。③如发生局部积液，应尽早行B超定位穿刺置管引流。④如发生胆汁性腹膜炎，应尽早手术。

四、健康教育

（一）预防复发

（1）有胆道感染等疾病者应积极治疗原发病灶。

（2）多饮水，进食高热量、高蛋白、富含维生素和纤维素营养丰富易消化的食物，增强体质，提高机体免疫力。

（3）注意劳逸结合，避免过度劳累。

（4）遵医嘱按时服药，不得擅自改变药物剂量或随意停药。

（5）合并糖尿病患者，让其了解控制血糖在本病治疗中的重要性，应注意维持血糖。嘱遵医嘱按时注射胰岛素或口服降糖药物，定时监测血糖，控制空腹血糖在5.8～7.0 mmol/L，餐后2小时血糖8～11 mmol/L。

（6）注意饮食卫生，不喝生水，不进食不卫生、未煮熟食物。

（二）自我观察与复查

遵医嘱定期复查。若出现发热、腹部疼痛等症状，警惕有复发的可能，应及时就诊。

（刘　艳）

第三节　胆　石　症

胆石症是指胆道系统任何部位发生的结石，包括发生在胆囊和胆管内的结石，是胆道系统的最普遍疾病。其发病率随年龄增长而增高。在我国，胆石症的患病率为0.9%～10.1%，平均5.6%；男女比例为1∶2.57。近二十余年来，随着影像学（B超、CT及MRI等）检查的普及，在自然人群中，胆石症的发病率达10%左右，国内尸检结果报告，胆石症的发生率为7%。随着生活水平的提高及饮食习惯的改变，胆石症的发生率有逐年增高的趋势，我国的胆结石病例以胆管的胆色素结石为主逐渐转变为以胆囊的胆固醇结石为主。

一、胆囊结石

（一）定义

胆囊结石是指发生在胆囊内的结石，常与急性胆囊炎并存，是胆道系统的常见病、多发病。在我国，其患病率为7%～10%，其中70%～80%的胆囊结石为胆固醇结石，约25%为胆色素结石。多见于女性，男女比例为1∶2～3。40岁以后发病率随着年龄增长呈增高的趋势，随着年龄增长性别差异逐渐缩小，老年男女发病比例基本相等。

（二）临床表现

部分单发或多发的胆囊结石，在胆囊内自由存在，不易发生嵌顿，很少产生症状，被称为无症状胆囊结石。约30%的胆囊结石患者可终身无临床症状。仅于体检或手术时发现的结石称为静止性结石。单纯性胆囊结石，未合并梗阻或感染时，在早期常无临床症状，大多数是在常规体检、手术或尸体解剖中偶然发现，或仅有轻微的消化系统症状被误认为是胃病而没有及时就诊。当结石嵌顿时，则可出现明显症状和体征。

1.症状

（1）胆绞痛：为典型的首发症状，表现为突发的右上腹、阵发性剧烈绞痛。临床症状也可在几小时后自行缓解。常发生于饱餐、进食油腻食物后或睡眠时，是由于油腻饮食后胆囊素大量分泌，胆囊平滑肌痉挛，收缩功能增强，引起胆囊内压力增高；加之胆汁酸刺激胆囊黏膜，胆囊壁充血、水肿、炎性物质渗出，导致急性胆囊炎发生；或由于睡眠时体位改变，导致结石移位并嵌顿于胆囊颈部，胆汁不能通过胆囊颈和胆囊管排出，导致胆囊内压力增高，胆囊强烈收缩所致。有部分患者可以在几小时后临床症状自行缓解。如果胆囊结石嵌顿持续不缓解，胆囊继续增大、积液，甚至合并感染，从而进展为急性胆囊炎。如果治疗不及时，少部分患者可以进展为急性化脓性胆囊炎或胆囊坏疽，严重时可发生胆囊穿孔，临床后果严重。多数患者有右肩部、肩胛部或背部放射性疼痛，常伴有恶心、呕吐、厌油、腹胀等消化不良症状。

（2）消化道症状：主要表现为上腹部或右上腹部闷胀不适、饱胀、嗳气、恶心、呕吐、厌食、呃逆等非特异性的消化道症状。大多数患者仅在进食后，特别是进食油腻食物后，胃肠道症状更明显，服用治“胃病”药物多可缓解，易被误诊。

2.体征

（1）腹部体征：有时可在右上腹部触及肿大的胆囊。可有右上腹胆囊区压痛，若继发感染，右上腹部可有明显压痛、肌紧张或反跳痛。检查者将左手平放于患者右肋部，拇指置于右腹直肌外缘于肋弓交界处，嘱患者缓慢深吸气，使肝脏下移，若患者因拇指触及肿大的胆囊引起疼痛而突然屏气，称为Murphy征阳性。

（2）黄疸：胆囊结石形成Mirizzi综合征时黄疸明显。黄疸时常有尿色变深、粪色变浅。

二、胆管结石

（一）定义

胆管结石为发生在肝内、外胆管的结石，又分为原发性和继发性胆管结石。原发于胆囊的结石迁徙到肝外胆管，称继发性胆管结石；不是来自胆囊，而是直接在肝外胆管生成的结石，称原发性胆管结石。因此，凡是不伴有胆囊结石者可确认为原发性胆管结石。但伴有胆囊结石的胆管结石是原发性还是继发性，要具体分析。肝内胆管结石无论是否合并胆囊结石，均为原发性胆管结石。

(二)临床表现

临床表现取决于胆道有无梗阻、感染及其程度。当结石阻塞胆道并继发感染时，典型的表现是反复发作的腹痛、寒战高热和黄疸，称为查科三联征。

1.肝外胆管结石

(1)腹痛：多为剑突下或右上腹部阵发性绞痛，或持续性疼痛、阵发性加剧，呈阵发性刀割样，疼痛常向右肩背部放射。这是由于结石下移嵌顿于胆总管下端或壶腹部，刺激胆管平滑肌，引起Oddi括约肌痉挛收缩和胆道高压所致。

(2)寒战、高热：是结石阻塞胆管并继发感染后引起的全身性中毒症状。由于胆道梗阻，胆管内压升高，感染随胆管逆行扩散，细菌和毒素通过肝窦入肝静脉进入体循环，引起菌血症或毒血症。多发生于剧烈腹痛后，体温可高达39～40 ℃，呈弛张热热型，伴有寒战。

(3)黄疸：是胆管梗阻后胆红素逆流入血所致。胆管结石嵌于Vater壶腹部不缓解，2天后即可出现黄疸。患者首先表现为尿黄，接着出现巩膜黄染，然后出现皮肤黄染伴瘙痒。黄疸的程度取决于梗阻的程度及是否继发感染，若梗阻不完全或结石有松动，则黄疸程度轻，且呈波动性；若为完全性梗阻，则黄疸呈进行性加深。若梗阻性黄疸长期未得到解决，将会导致严重的肝功能损害。部分患者结石嵌顿不重，阻塞的胆管近端扩张，胆石可漂移上浮，或小结石通过壶腹部排入十二指肠，使上述症状缓解。间歇性黄疸是肝外胆管结石的特点。

(4)消化道症状：多数患者有恶心、腹胀、嗳气、厌食油腻食物等。

2.肝内胆管结石

肝内胆管结石常与肝外胆管结石并存，其临床表现与肝外胆管结石相似。一般没有肝外胆管结石那样典型和严重。位于周围胆管的小结石平时可无症状。当胆管梗阻和感染仅发生在部分肝叶、段胆管时，患者可无症状或仅有轻微的肝区和患侧背部胀痛。位于Ⅱ、Ⅲ级胆管的结石平时只有肝区不适或轻微疼痛。结石位于Ⅰ、Ⅱ级胆管或整个肝内胆管充满结石，患者会有肝区胀痛，常无胆绞痛，一般无黄疸。若一侧肝内胆管结石合并感染而未能及时治疗，并发展为叶、段胆管积脓或肝脓肿时，则出现寒战、高热、轻度黄疸，甚至休克，称为急性梗阻性化脓性胆管炎(AOSC)。1983年，我国胆道外科学组建议将原“AOSC”改称为“急性重症胆管炎(ACST)”，因为，胆管梗阻引起的急性化脓性胆管炎并非全部表现为AOSC，还有一部分表现为没有休克的轻型急性化脓性胆管炎，而且后者为多数。因此，目前在我国，AOST一词已逐渐被废弃，被更能反映实际病因、病例特点的ACST替代。患者可由于长时间发热、消耗而出现消瘦、体弱等表现。部分患者可有肝大、肝区压痛和叩痛等体征。

三、护理评估

(一)一般评估

1.生命体征

胆石症患者如与细菌感染并存，可出现体温偏高，疼痛刺激可能会导致心率加快、呼吸频率加快、血压上升，应监测生命体征的变化。还要注意评估患者的神志、皮肤色泽、肢端循环、尿量等，以判断有无休克的发生。

2.患者主诉

腹痛、腹胀、恶心等不适症状，发病及诊治经过等。

3.相关记录

体重、体位、饮食、面容与表情、皮肤、出入量等。

(二)身体评估

1.视诊

面部表情、皮肤黏膜颜色(黄疸、贫血)、体态、体位、腹部外形等。

2.触诊

(1)腹部触诊：腹壁紧张度、压痛与反跳痛、腹腔内包块。

(2)胆囊触诊：胆囊肿大、Murphy 征等。

3.叩诊

胆囊叩击痛(胆囊炎的重要体征)。

4.听诊

一般无特殊。

(三)心理-社会评估

患者在疾病治疗过程中的心理反应与需求，家庭及社会支持情况，引导患者正确配合疾病的治疗与护理。

(四)辅助检查阳性结果评估

1.实验室检查

胆管结石血常规检查可见血白细胞计数和中性粒细胞比例明显升高；血清胆红素、转氨酶和碱性磷酸酶升高，凝血酶原时间延长。尿液检查示尿胆红素升高，尿胆原降低甚至消失，粪便检查示粪中尿胆原减少。

2.影像学检查

胆囊结石 B 超检查可显示胆囊内结石影；胆管结石可显示胆管内结石影，近端胆管扩张。PTC、ERCP 或 MRCP 等检查可显示梗阻部位、程度、结石大小和数量等。

(五)治疗效果的评估

1.非手术治疗评估要点

生命体征平稳、疼痛缓解。

2.手术治疗评估要点

(1)患者自觉症状：有无腹痛、恶心、呕吐的情况。

(2)生命体征稳定，无腹部疼痛(术后伤口疼痛除外)。

(3)腹部及全身体征：腹部无阳性体征、肠鸣音恢复正常、皮肤无黄染及瘙痒等不适。

(4)伤口愈合情况：一期愈合。

(5)T 管引流的评估：引流液色泽正常、引流量逐渐减少。

(6)结合辅助检查：如胆道造影无结石残留或结合 B 超检查判断。

四、主要护理问题

(一)疼痛

疼痛与胆囊结石突然嵌顿、胆汁排空受阻致胆囊强烈收缩及手术后伤口疼痛有关。

(二)体温过高

体温过高与细菌感染致急性胆囊炎或胆管结石梗阻导致急性胆管炎有关。

(三)知识缺乏

知识缺乏与缺乏胆石症和腹腔镜手术相关知识、引流管及饮食保健知识有关。

(四)有体液不足的危险

有体液不足的危险与恶心、呕吐及感染性休克有关。

(五)营养失调

低于机体需要量与胆汁流动途径受阻有关。

(六)焦虑

焦虑与手术及不适有关。

(七)潜在并发症

(1)术后出血与术中结扎血管线脱落、肝断面渗血及凝血功能障碍有关。

(2)胆瘘与胆管损伤、胆总管下端梗阻、T 管引流不畅等有关。

(3)胆道感染与腹部切口及多种置管(引流管、尿管、输液管)有关。

(4)胆道梗阻与手术及引流不畅有关。

(5)水、电解质平衡紊乱与患者恶心、呕吐、体液补充不足有关。

(6)皮肤受损与胆管梗阻、胆盐沉积致皮肤黄疸、瘙痒及术后胆汁渗漏有关。

五、主要护理措施

(一)减轻或控制疼痛

根据疼痛的程度,采取非药物或药物方法止痛。

1.加强观察

观察疼痛的程度、性质;发作的时间、诱因及缓解的相关因素;与饮食、体位、睡眠的关系;腹膜刺激征及 Murphy 征是否阳性等,为进一步治疗和护理提供依据。

2.卧床休息

协助患者采取舒适体位,指导其有节律的深呼吸,达到放松和减轻疼痛的效果。

3.合理饮食

根据病情指导患者进食清淡饮食,忌食油腻食物;病情严重者予以禁食、胃肠减压,以减轻腹胀和腹痛。

4.药物止痛

对诊断明确的剧烈疼痛者,可遵医嘱通过口服、注射等方式给予消炎利胆、解痉或止痛药,以缓解疼痛。

(二)降低体温

根据患者的体温情况,采取物理降温和/或药物降温的方法尽快降低患者的体温。遵医嘱应用足量有效的抗菌药,以有效控制感染,恢复患者正常体温。

(三)营养支持

对于梗阻未解除的禁食患者,通过胃肠外途径补充足够的热量、氨基酸、维生素、水、电解质等,以维持良好的营养状态。对梗阻已解除、进食量不足者,指导和鼓励患者进食高蛋白、高碳水化合物、高维生素和低脂饮食。

(四)皮肤护理

1.提供相关知识

胆道结石患者常因胆道梗阻致胆汁淤滞、胆盐沉积而引起皮肤瘙痒等,应告知患者相关知识,不可用手抓挠,防止抓破皮肤。

2.保持皮肤清洁

可用温水擦洗皮肤,减轻瘙痒。瘙痒剧烈者,遵医嘱使用外用药物和/或其他药物治疗。

3.注意引流管周围皮肤的护理

若术后放置引流管,应注意其周围皮肤的护理。若引流管周围见胆汁样渗出物,应及时更换被胆汁浸湿的敷料,局部皮肤涂氧化锌软膏,防止胆汁刺激和损伤皮肤。

(五)心理护理

关心体贴患者,使患者保持良好情绪,减轻焦虑,安心接受治疗与护理。

(六)并发症的预防与护理

1.出血的预防和护理

术后早期出血的原因多由于术中结扎血管线脱落、肝断面渗血及凝血功能障碍所致,应加强预防和观察。

(1)卧床休息:对于肝部分切除术后的患者,术后应卧床 3～5 天,以防过早活动致肝断面出血。

(2)改善和纠正凝血功能:遵医嘱予以维生素 K_1 10 mg 肌内注射,每天 2 次,以纠正凝血机制障碍。

(3)加强观察:术后早期若患者腹腔引流管内引流出血性液增多,每小时 100 mL,持续 3 小时以上,或患者出现腹胀、腹围增大,伴面色苍白、脉搏细速、血压下降等表现时,提示患者可能有腹腔内出血,应立即报告医师,并配合医师进行相应的急救和护理。治疗上如经积极的保守治疗效果不佳,则应及时采用介入治疗或手术探查止血。

2.胆瘘的预防和护理

胆管损伤、胆总管下端梗阻、T 管引流不畅等均可引起胆瘘。

(1)加强观察:术后患者若出现发热、腹胀、腹痛等腹膜炎的表现,或患者腹腔引流液呈黄绿色胆汁样,常提示患者发生胆瘘。应及时与医师联系,并配合进行相应处理。

(2)妥善固定引流管:无论是腹腔引流管还是 T 管,均应用缝线或胶布将其妥善固定于腹壁,避免将管道固定在床上,以防患者在翻身或活动时被牵拉而脱出,T 管引流袋挂于床旁应低于引流口平面。对躁动及不合作的患者,应采取相应的防护措施,防止脱出。

(3)保持引流通畅:避免腹腔引流管或 T 管扭曲、折叠及受压,定期从引流管的近端向远端挤捏,以保持引流通畅,术后 5～7 天,禁止加压冲洗引流管。

(4)观察引流情况:定期观察并记录引流管引出胆汁的量、颜色及性质。正常成人每天分泌胆汁的量为 800～1 200 mL,呈黄绿色、清亮、无沉渣、有一定黏性。术后 24 小时内引流量为 300～500 mL,恢复进食后,每天可有 600～700 mL,以后逐渐减少至每天 200 mL 左右。术后

1～2 天胆汁的颜色可呈淡黄色、混浊状，以后逐渐加深、清亮。若胆汁突然减少甚至无胆汁引出，提示引流管阻塞、受压、扭曲、折叠或脱出，应及时查找原因和处理；若引出胆汁量较多，常提示胆管下端梗阻，应进一步检查，并采取相应的处理措施。

3.感染的预防和护理

(1)采取合适体位：病情允许时应采取半坐或斜坡卧位，以利于引流和防止腹腔内渗液积聚于膈下而发生感染；平卧时引流管的远端不可高于腋中线，坐位、站立或行走时不可高于腹部手术切口，以防止引流液和/或胆汁逆流而引起感染。

(2)加强皮肤护理：每天清洁、消毒腹壁引流管口周围皮肤，并覆盖无菌纱布，保持局部干燥，防止胆汁浸润皮肤而引起炎症反应。

(3)加强引流管护理：定期更换引流袋，并严格执行无菌技术操作。

(4)保持引流通畅：避免腹腔引流管或 T 管扭曲、折叠和滑脱，以免胆汁引流不畅、胆管内压力升高而致胆汁渗漏和腹腔内感染。

(七)T 管拔管的护理

若 T 管引流出的胆汁色泽正常，且引流量逐渐减少，可在术后 10 天左右，试行夹管 1～2 天，夹管期间应注意观察病情，患者若无发热、腹痛、黄疸等症状，可经 T 管做胆道造影，如造影无异常发现，在持续开放 T 管 24 小时充分引流造影剂后，再次夹管 2～3 天，患者仍无不适时即可拔管。拔管后残留窦道可用凡士林纱布填塞，1～2 天可自行闭合。若胆道造影发现有结石残留，则需保留 T 管 6 周以上，再做取石或其他处理。

六、健康教育

(1)告诉患者手术可能放置引流管及其重要性，带 T 形管出院的患者解释 T 形管的重要性，告知出院后注意事项。

(2)指导饮食，告诉患者理解低脂肪饮食的意义并能够执行。

(3)低脂肪饮食，避免暴饮暴食，劳逸结合、保持良好心态。

(4)不适随诊，告诉胆囊切除术后常有大便次数的增多，数周数月后逐渐减少。由于胆管结石复发率高，若出现腹痛、发热、黄疸等不适时应及时来医院复诊。

(刘　艳)

第四节　胆道感染

胆道感染是临床上常见的疾病，按发生部位分为胆囊炎和胆管炎。按发病急缓和病程经过分为急性、亚急性和慢性炎症。胆道感染与胆石症互为因果关系。胆石症引起胆道梗阻胆汁淤积，细菌繁殖致胆道感染，胆道感染的发作又是胆石形成的重要的致病因素和促发因素。

急性胆囊炎是胆囊发生的急性化学性或细菌性炎症。约 95%的患者合并有胆囊结石，称结石性胆囊炎，发病原因为结石导致胆囊管梗阻及继发细菌感染所致。致病菌可通过胆道逆行侵入胆囊，或经血液循环或淋巴途径进入胆囊，致病菌主要为革兰阴性杆菌，以大肠埃希菌最常见，其次有肠球菌、铜绿假单胞菌、厌氧菌等。5%的患者未合并有胆囊结石，称非结石性胆囊炎，发病原因尚不十分清楚,易发生在严重创伤、烧伤、手术后及危重患者中,可能是这些患者都有不同程度的低血压和组织低血流灌注,胆囊也受到低血流灌注损害,导致黏膜糜烂,胆囊壁受损。急性胆囊炎病理过程分为急性单纯性胆囊炎、急性化脓性胆囊炎和急性坏疽性胆囊炎3个阶段。

慢性胆囊炎是急性胆囊炎反复发作的结果,70%～95%的患者合并胆囊结石。

急性梗阻性化脓性胆管炎又名急性重症胆管炎,是急性胆管炎和胆道梗阻未解除,感染未控制,病情进一步发展的结果。由于胆管内压力持续升高,管腔内充满脓性胆汁,高压脓性胆汁逆流入肝,大量细菌和毒素经肝窦入血,导致脓毒症和感染性休克。

一、护理评估

(一)健康史

注意询问患者饮食习惯和饮食种类,发病是否有与饱食和高脂饮食有关,既往有无胆囊结石、胆囊炎、胆管结石、胆管炎及黄疸病史。

(二)身体状况

1.急性胆囊炎

(1)腹痛:急性发作典型表现是突发右上腹阵发性绞痛,常在饱餐、进油腻食物后,或在夜间发作。疼痛常放散到右肩部、肩胛部和背部。病变发展可出现持续性疼痛并阵发性加重。

(2)发热:患者常有轻度发热,通常无寒战。如果胆囊积脓、穿孔或合并急性胆管炎,可出现明显的寒战高热。

(3)消化道症状:疼痛时常伴有恶心、呕吐、厌食等消化道症状。

(4)体格检查:右上腹部可有不同程度和范围的压痛、反跳痛及肌紧张,墨菲征(Murphy)阳性,可扪及肿大的胆囊。

(5)并发症:胆囊积脓、胆囊穿孔、弥漫性腹膜炎、急性化脓性胆管炎、急性坏死性胰腺炎。

2.慢性胆囊炎

临床症状常不典型,多数患者有胆绞痛病史,尔后有厌油腻、腹胀、嗳气等消化道症状,右上腹部和肩背部隐痛,一般无畏寒、高热和黄疸。体格检查右上腹胆囊区轻压痛或不适感,Murphy征可呈阳性。

3.急性梗阻性化脓性胆管炎

发病急骤、病情发展迅速、并发症凶险。除一般胆道感染的夏柯三联征(腹痛、寒战高热、黄疸)外,患者迅速出现休克、中枢神经系统受抑制表现,即雷诺(Reynolds)五联征,如果患者不及时治疗,可迅速死亡。查体可有不同程度的上腹部压痛和腹膜刺激征。

(三)心理-社会状况

患者因即将面临手术、担心预后、疾病反复发作等因素引起患者及其亲属的焦虑与恐惧。急性梗阻性化脓性胆管炎患者,因病情危重,患者及其亲属常难以应对。

(四)辅助检查

1.实验室检查

胆囊炎患者白细胞计数和中性粒细胞比例增高;急性梗阻性化脓性胆管炎患者,白细胞计数$>10\times10^9/L$,中性粒细胞比例增高,胞浆可出现中毒颗粒。血小板计数降低,凝血酶原时间延长。

2.B 超检查

急性胆囊炎可见胆囊肿大、壁厚、囊内有结石。慢性胆囊炎囊壁厚或萎缩，其内有结石或胆固醇沉着。急性梗阻性化脓性胆管炎患者可在床旁检查，能及时了解胆道梗阻的部位合病变性质，以及肝内外胆管扩张情况。

（五）治疗要点

1.非手术治疗

保守治疗包括禁食、输液、纠正水、电解质及酸碱失衡，全身支持疗法，选用有效的抗生素控制感染，解痉止痛等处理。大多数急性胆囊炎患者病情能控制，待以后行择期手术。而急性梗阻性化脓性胆管炎患者，如病情较轻，可在 6 小时内试行非手术治疗，若无明显好转，应紧急手术治疗。

2.手术治疗

（1）急性胆囊炎发病在 72 小时内、经非手术治疗无效且病情恶化或有胆囊穿孔、弥漫性腹膜炎、急性化脓性胆管炎、急性坏死性胰腺炎等并发症者，均应急诊手术。争取行胆囊切除术，但高危患者，或局部炎症水肿、粘连重，解剖关系不清者，应选用胆囊造口术，3 个月后再行胆囊切除术。

（2）其他胆囊炎患者均应在患者情况处于最佳状态时择期行胆囊切除术。

（3）急性梗阻性化脓性胆管炎手术的目的是抢救生命，应力求简单有效，常采用胆总管切开减压、T 形管引流。其他方法还有经内镜鼻胆管引流术等。

二、护理诊断及合作性问题

（一）焦虑与恐惧

焦虑与恐惧与疼痛、病情反复发作、手术有关。

（二）急性疼痛

急性疼痛与疾病本身和手术伤口有关。

（三）体温升高

体温升高与术前感染、术后炎症反应有关。

（四）营养失调

低于机体需要量与胆道功能失调，胆汁排出受阻，或手术后胆汁引流至体外导致消化不良、食欲不佳、肝功能受损有关。

（五）体液不足

体液不足与 T 形管引流、呕吐、感染性休克有关。

（六）潜在并发症

胆囊穿孔、弥漫性腹膜炎、急性化脓性胆管炎、急性坏死性胰腺炎、感染性休克等。

三、护理目标

患者情绪平稳，积极配合治疗，疼痛缓解，体温正常，营养得到改善，能维持体液平衡，无胆囊穿孔、弥漫性腹膜炎、急性化脓性胆管炎、急性坏死性胰腺炎、感染性休克等并发症发生。

四、护理措施

(一)非手术疗法及术前护理

(1)心理护理:加强与患者沟通,介绍胆囊炎的有关知识,解释术前准备的目的和必要性,使之配合。急性梗阻性化脓性胆管炎患者应将其病情的严重性告知患者亲属,使其理解配合。

(2)病情观察:应密切观察体温、脉搏、血压、黄疸、神志、腹痛程度及腹部体征,发现异常,及时通知医师。

(3)禁食、输液:急性胆囊炎需禁食,补充水、电解质和纠正酸碱紊乱。凝血酶原低者,补充维生素 K,若紧急手术者,可输全血供给凝血酶原。

(4)营养支持:向慢性胆囊炎患者解释进食低脂饮食的意义,提供低脂、高热量饮食。

(5)抗感染与对症处理:遵医嘱应用解痉、镇痛及抗感染药物,高热者用物理或药物降温。

(6)急性梗阻性化脓性胆管炎患者应及时完成手术前各项准备工作,如扩容、广谱、足量、联合使用抗生素,视病情使用激素、血管活性药物等抗休克措施,争取尽快手术。

(二)术后护理

急性梗阻性化脓性胆管炎患者仍需严密观察病情变化,继续积极抗休克治疗。

(三)健康指导

指导患者宜进低脂、高热量、高维生素易消化饮食,如出现发热、腹痛、黄疸等情况,及时来医院就诊。

五、护理评价

患者是否情绪平稳,是否积极配合治疗,疼痛是否缓解,体温是否恢复正常;营养是否得到改善,能否维持体液平衡,有无胆囊穿孔、弥漫性腹膜炎、急性化脓性胆管炎、急性坏死性胰腺炎、感染性休克等并发症发生。

(刘　艳)

第五节　胃十二指肠损伤

一、概述

由于有肋弓保护且活动度较大,柔韧性较好,壁厚,钝挫伤时胃很少受累,只有胃膨胀时偶有发生。上腹或下胸部的穿透伤则常导致胃损伤,多伴有肝、脾、横膈及胰等损伤。胃镜检查及吞入锐利异物或吞入酸、碱等腐蚀性毒物也可引起穿孔,但很少见。十二指肠损害是由于上中腹部受到间接暴力或锐器的直接刺伤而引起的,缺乏典型的腹膜炎症状和体征,术前诊断困难,漏诊率高,多伴有腹部脏器合并伤,病死率高,术后并发症多,肠瘘发生率高。

二、护理评估

(一)健康史

详细询问患者、现场目击者或陪同人员,以了解受伤的时间、地点、环境,受伤的原因、外力的特点、大小和作用方向,坠跌高度;了解受伤前后饮食及排便情况,受伤时的体位,有无防御,伤后意识状态、症状、急救措施、运送方式,既往疾病及手术史。

(二)临床表现

(1)胃损伤若未波及胃壁全层,可无明显症状。若全层破裂,由于胃酸有很强的化学刺激性,可立即出现剧痛及腹膜刺激征。当破裂口接近贲门或食管时,可因空气进入纵隔而呈胸壁下气肿。较大的穿透性胃损伤时,可自腹壁流出食物残渣、胆汁和气体。

(2)十二指肠破裂后,因有胃液、胆汁及胰液进入腹腔,早期即可发生急性弥漫性腹膜炎,有剧烈的刀割样持续性腹痛伴恶心、呕吐,腹部检查可见有舟状腹、腹膜刺激征症状。

(三)辅助检查

(1)疑有胃损伤者,应置胃管,若自胃内吸出血性液或血性物者可确诊。

(2)腹腔穿刺术和腹腔灌洗术:腹腔穿刺抽出不凝血液、胆汁,灌洗吸出 10 mL 以上肉眼可辨的血性液体,即为阳性结果。

(3)X 线检查:腹部 X 线片可显示腹膜后组织积气、肾脏轮廓清晰、腰大肌阴影模糊不清等有助于腹膜后十二指肠损伤的诊断。

(4)CT 检查:可显示少量的腹膜后积气和渗至肠外的造影剂。

(四)治疗原则

抗休克和及时、正确的手术处理是治疗的两大关键。

(五)心理、社会因素

胃、十二指肠外伤性损伤多数在意外情况下发生,患者出现突发外伤后易出现紧张、痛苦、悲哀、恐惧等心理变化,担心手术成功及疾病预后。

三、护理问题

(一)疼痛

疼痛与胃肠破裂、腹腔内积液、腹膜刺激征有关。

(二)组织灌注量不足

组织灌注量不足与大量失血、失液,严重创伤,有效循环血量减少有关。

(三)焦虑或恐惧

焦虑或恐惧与经历意外及担心预后有关。

(四)潜在并发症

出血、感染、肠瘘、低血容量性休克。

四、护理目标

(1)患者疼痛减轻。

(2)患者血容量得以维持,各器官血供正常、功能完整。

(3)患者焦虑或恐惧减轻或消失。

(4)护士密切观察病情变化,如发现异常,及时报告医师,并配合处理。

五、护理措施

(一)一般护理

1.预防低血容量性休克

吸氧、保暖、建立静脉通道,遵医嘱输入温热生理盐水或乳酸盐林格液,抽血查全血细胞计数、血型和交叉配血。

2.密切观察病情变化

每15～30分钟应评估患者情况。评估内容包括意识状态、生命体征、肠鸣音、尿量、氧饱和度、有无呕吐、肌紧张和反跳痛等。观察胃管内引流物颜色、性质及量,若引流出血性液体,提示有胃、十二指肠破裂的可能。

3.术前准备

胃、十二指肠破裂大多需要手术处理,故患者入院后,在抢救休克的同时,尽快完成术前准备工作,如备皮、备血、插胃管及留置导尿管、做好抗生素皮试等,一旦需要,可立即实施手术。

(二)心理护理

评估患者对损伤的情绪反应,鼓励他们说出自己内心的感受,帮助建立积极有效的应对措施。向患者介绍有关病情、损伤程度、手术方式及疾病预后,鼓励患者,告诉患者良好的心态、积极的配合有利于疾病早日康复。

(三)术后护理

1.体位

患者意识清楚、病情平稳,给予半坐卧位,有利于引流及呼吸。

2.禁食、胃肠减压

观察胃管内引流液颜色、性质及量,若引流出血性液体,提示有胃、十二指肠再出血的可能。十二指肠创口缝合后,胃肠减压管置于十二指肠腔内,使胃液、肠液、胰液得到充分引流,一定要妥善固定,避免脱出。一旦脱出,要在医师的指导下重新置管。

3.严密监测生命体征

术后15～30分钟监测生命体征直至患者病情平稳。注意肾功能的改变,胃十二指肠损伤后,特别有出血性休克时,肾脏会受到一定的损害,尤其是严重腹部外伤伴有重度休克者,有发生急性肾功能障碍的危险,所以,术后应密切注意尿量,争取保持每小时尿量在50 mL以上。

4.补液和营养支持

根据医嘱,合理补充水、电解质和维生素,必要时输新鲜血、血浆,维持水、电解质、酸碱平衡。给予肠内、外营养支持,促进合成代谢,提高机体防御能力。继续应用有效抗生素,控制腹腔内感染。

5.术后并发症的观察和护理

(1)出血:如胃管内24小时内引流出新鲜血液大于200 mL,提示吻合口出血,要立即配合医师给予胃管内注入凝血酶粉、冰盐水洗胃等止血措施。

(2)肠瘘:患者术后持续低热或高热不退,腹腔引流管中引流出黄绿色或褐色渣样物,有恶臭或引流出大量气体,提示肠瘘发生,要配合医师进行腹腔双套管冲洗,并做好相应护理。

(四)健康教育

(1)讲解术后饮食注意事项,当患者胃肠功能恢复,一般3天后开始恢复饮食,由流质逐步恢复至半流质、普食,进食高蛋白、高能量、易消化饮食,增强抵抗力,促进愈合。

(2)行全胃切除或胃大部分切除术的患者,因胃肠吸收功能下降,要及时补充微量元素和维生素等营养素,预防贫血、腹泻等并发症。

(3)避免工作过于劳累,注意劳逸结合。讲明饮酒、抽烟对胃、十二指肠疾病的危害性。

(4)避免长期大量服用非甾体抗炎药,如布洛芬等,以免引起胃肠道黏膜损伤。

(王　娇)

第六节　胃十二指肠溃疡

胃十二指肠溃疡是指发生于胃十二指肠黏膜的局限性圆形或椭圆形的全层黏膜缺损。因溃疡的形成与胃酸-蛋白酶的消化作用有关,故又称为消化性溃疡。纤维内镜技术的不断完善、新型制酸剂和抗幽门螺杆菌药物的合理应用使得大部分患者经内科药物治疗可以痊愈,需要外科手术的溃疡患者显著减少。外科治疗主要用于溃疡穿孔、溃疡出血、瘢痕性幽门梗阻、药物治疗无效及恶变的患者。

一、病因与发病机制

胃十二指肠溃疡病因复杂,是多种因素综合作用的结果。其中最为重要的是幽门螺杆菌感染、胃酸分泌异常和黏膜防御机制的破坏,某些药物的作用及其他因素也参与溃疡病的发病。

(一)幽门螺杆菌感染

幽门螺杆菌(*helieobacter pylori* ,Hp)感染与消化性溃疡的发病密切相关。90%以上的十二指肠溃疡患者与近70%的胃溃疡患者中检出Hp感染,Hp感染者发展为消化性溃疡的累计危险率为15%~20%;Hp可分泌多种酶,部分Hp还可产生毒素,使细胞发生变性反应,损伤组织细胞。Hp感染破坏胃黏膜细胞与胃黏膜屏障功能,损害胃酸分泌调节机制,引起胃酸分泌增加,最终导致胃十二指肠溃疡。幽门螺杆菌被清除后,胃十二指肠溃疡易被治愈且复发率低。

(二)胃酸分泌过多

溃疡只发生在经常与胃酸相接触的黏膜。胃酸过多的情况下,激活胃蛋白酶,可使胃、十二指肠黏膜发生自身消化。十二指肠溃疡可能与迷走神经张力及兴奋性过度增高有关,也可能与壁细胞数量的增加及壁细胞对胃泌素、组胺、迷走神经刺激敏感性增高有关。

(三)黏膜屏障损害

非甾体抗炎药、肾上腺皮质激素、胆汁酸盐、酒精等均可破坏胃黏膜屏障,造成H^+逆流入黏膜上皮细胞,引起胃黏膜水肿、出血、糜烂,甚至溃疡。长期使用非甾体抗炎药者胃溃疡的发生率显著增加。

(四)其他因素

包括遗传、吸烟、心理压力和咖啡因等。遗传因素在十二指肠溃疡的发病中起一定作用。O型血者患十二指肠溃疡的概率比其他血型者显著增高。

正常情况下，酸性胃液对胃黏膜的侵蚀作用和胃黏膜的防御机制处于相对平衡状态。如平衡受到破坏，侵害因子的作用增强、胃黏膜屏障等防御因子的作用削弱，胃酸、胃蛋白酶分泌增加，最终导致消化性溃疡的形成。

二、临床表现

典型消化道溃疡的表现为节律性和周期性发作的腹痛，与进食有关，且呈现慢性病程。

（一）症状

1.十二指肠溃疡

主要表现为上腹部或剑突下的疼痛，有明显的节律性，与进食密切相关，常表现为餐后延迟痛（餐后3～4小时发作），进食后腹痛能暂时缓解，服制酸药物能止痛。饥饿痛和夜间痛是十二指肠溃疡的特征性症状，与胃酸分泌过多有关，疼痛多为烧灼痛或钝痛，程度不一。腹痛具有周期性发作的特点，好发于秋冬季。十二指肠溃疡每次发作时，症状持续数周后缓解，间歇1～2个月再发。若间歇期缩短，发作期延长，腹痛程度加重，则提示溃疡病变加重。

2.胃溃疡

腹痛是胃溃疡的主要症状，多于餐后0.5～1小时开始疼痛，持续1～2小时，进餐后疼痛不能缓解，有时反而加重，服用抗酸药物疗效不明显。疼痛部位在中上腹偏左，但腹痛的节律性不如十二指肠溃疡明显。胃溃疡经抗酸治疗后常容易复发，除易引起大出血、急性穿孔等严重并发症外，约有5%胃溃疡可发生恶变；其他症状：反酸、嗳气、恶心、呕吐、食欲缺失，病程迁延可致消瘦、贫血、失眠、心悸及头晕等症状。

（二）体征

溃疡活动期剑突下或偏右有一固定的局限性压痛，十二指肠溃疡压痛点在脐部偏右上方，胃溃疡压痛点位于剑突与脐的正中线或略偏左。缓解期无明显体征。

三、实验室及其他检查

（一）内镜检查

胃镜检查是诊断胃十二指肠溃疡的首选检查方法，可明确溃疡部位，并可经活检做病理学检查及幽门螺杆菌检测。

（二）X线钡餐检查

可在胃十二指肠部位显示一周围光滑、整齐的龛影或见十二指肠壶腹部变形。上消化道大出血时不宜行钡餐检查。

四、治疗要点

无严重并发症的胃十二指肠溃疡一般均采取内科治疗，外科手术治疗主要针对胃十二指肠溃疡的严重并发症进行治疗。

（一）非手术治疗

1.一般治疗

包括养成生活规律、定时进餐的良好习惯，避免过度劳累及精神紧张等。

2.药物治疗

包括根除幽门螺杆菌、抑制胃酸分泌和保护胃黏膜的药物。

(二)手术治疗

1.适应证

十二指肠溃疡外科手术治疗的主要适应证包括十二指肠溃疡急性穿孔、内科无法控制的急性大出血、瘢痕性幽门梗阻,以及经内科正规治疗无效的十二指肠溃疡,即顽固性溃疡。

胃溃疡外科手术治疗的主要适应证:①包括抗幽门螺杆菌措施在内的严格内科治疗8～12周,溃疡不愈合或短期内复发者。②发生胃溃疡急性大出血、溃疡穿孔及溃疡穿透至胃壁外者。③溃疡巨大(直径＞2.5 cm)或高位溃疡者。④胃十二指肠复合型溃疡者。⑤溃疡不能除外恶变或已经恶变者。

2.手术方式

胃大部切除术是治疗胃十二指肠溃疡的首选术式。胃大部切除术治疗溃疡的原理:①切除胃窦部,减少G细胞分泌的胃泌素所引起的体液性胃酸分泌。②切除大部分胃体,减少了分泌胃酸、胃蛋白酶的壁细胞和主细胞数量。③切除了溃疡本身及溃疡的好发部位。胃大部切除的范围是胃远侧2/3～3/4,包括部分胃体、胃窦部、幽门和十二指肠壶腹部的近胃部分。胃大部切除术后胃肠道重建的基本术式包括胃十二指肠吻合或胃空肠吻合。术式包括以下几种。

毕(Billrorh)Ⅰ式胃大部切除术:即在胃大部切除后将残胃与十二指肠吻合(见图7-2),多适用于胃溃疡。其优点是重建后的胃肠道接近正常解剖生理状态,胆汁、胰液反流入残胃较少,术后因胃肠功能紊乱而引起的并发症亦较少;缺点是有时为避免残胃与十二指肠吻合口的张力过大致切除胃的范围不够,增加了术后溃疡的复发机会。

毕(Billrorh)Ⅱ式胃大部切除术:即切除远端胃后,缝合关闭十二指肠残端,将残胃与空肠行断端侧吻合(见图7-3)。适用于各种胃及十二指肠溃疡,特别是十二指肠溃疡。十二指肠溃疡切除困难时,可行溃疡旷置。优点是即使胃切除较多,胃空肠吻合口张力也不致过大,术后溃疡复发率低;缺点是吻合方式改变了正常的解剖生理关系,术后发生胃肠道功能紊乱的可能性较毕Ⅰ式大。

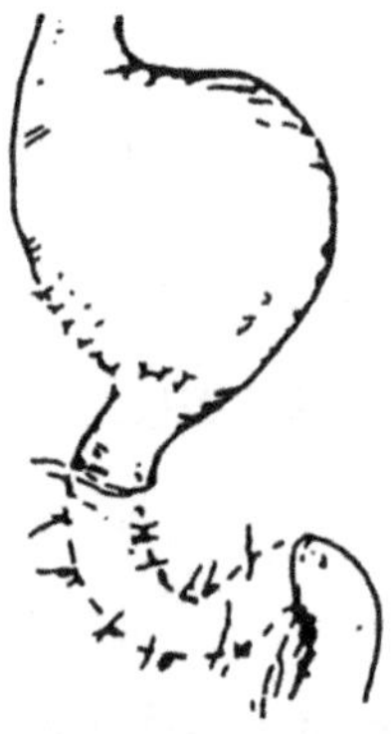

图7-2 毕Ⅰ式胃大部切除术

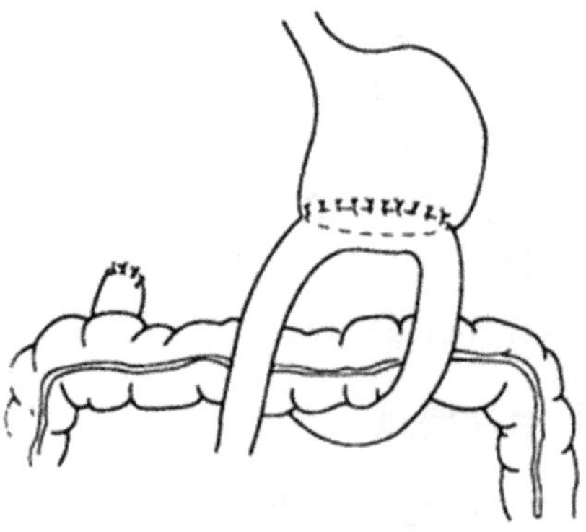

图7-3 毕Ⅱ式胃大部切除术

胃大部切除后胃空肠Roux-en-Y吻合术:即胃大部切除后关闭十二指肠残端,在距十二指肠悬韧带10～15 cm处切断空肠,将残胃和远端空肠吻合,据此吻合口以下45～60 cm处将空肠与空肠近侧断端吻合。此法临床应用较少,但有防止术后胆汁、胰液进入残胃的优点。

胃迷走神经切断术:此手术方式临床已较少使用。迷走神经切断术治疗溃疡的原理是:①阻断迷走神经对壁细胞的刺激，消除神经性胃酸分泌。②阻断迷走神经引起的促胃泌素的分泌，减少体液性胃酸分泌。可分为3种类型：迷走神经干切断术；选择性迷走神经切断术；高选择性迷走神经切断术。

五、常见护理诊断/问题

(一)焦虑、恐惧

焦虑、恐惧与对疾病缺乏了解，担心治疗效果及预后有关。

(二)疼痛

疼痛与胃十二指肠黏膜受侵蚀及手术后创伤有关。

(三)潜在并发症

出血、感染、十二指肠残端破裂、吻合口瘘、胃排空障碍、消化道梗阻、倾倒综合征等。

六、护理措施

(一)术前护理

(1)心理护理：关心、了解患者的心理和想法，告知有关疾病治疗和手术的知识、手术前和手术后的配合，耐心解答患者的各种疑问，消除患者的不良心理，使其能积极配合疾病的治疗和护理。

(2)饮食护理：一般择期手术患者饮食宜少食多餐，给予高蛋白、高热量、高维生素等易消化的食物，忌酸辣、生冷、油炸、浓茶、烟酒等刺激性食品。患者营养状况较差或不能进食者常伴有贫血、低蛋白血症，术前应给予静脉输液，补充足够的热量，必要时补充血浆或全血，以改善患者的营养状况，提高其对手术的耐受力。术前1天进流质饮食，术前12小时禁食水。

(3)协助患者做好各种检查及手术前常规准备，做好健康教育，如教会患者深呼吸、有效咳嗽、床上翻身及肢体活动方法等。

(4)术日晨留置胃管，必要时遵医嘱留置胃肠营养管，并铺好麻醉床，备好吸氧装置，综合心电监护仪等。

(二)术后护理

1.病情观察

术后严密观察患者生命体征的变化，每30分钟测量1次，直至血压平稳，如病情较重仍需每1～2小时测量1次，或根据医嘱给予心电监护。同时观察患者神志、体温、尿量、伤口渗血、渗液情况。并且注意有无内出血、腹膜刺激征、腹腔脓肿等迹象，发现异常及时通知医师给予处理。

2.体位

麻患者去枕平卧头后仰偏向一侧，麻醉清醒、血压平稳后改半卧位，以保持腹部松弛，减少切口缝合处张力，减轻疼痛和不适，以利腹腔引流，也有利于呼吸和循环。

3.引流管护理

十二指肠溃疡术后患者常留有胃管、尿管及腹腔引流管等。护理时应注意：①妥善固定各种引流管，防止松动和脱出，并做好标识，一旦脱出后不可自行插回。②保持引流通畅、持续有效，防止引流管受压、扭曲及折叠等，可经常挤捏引流管以防堵塞。如若堵塞，可在医师指导下用生理盐水冲洗引流管。③密切观察并记录引流液的性质、颜色和量，发现异常及时通知医师，协助处理。

留置胃管可减轻胃肠道张力,促进吻合口愈合。护理时还应注意:胃大部切除术后 24 小时内可由胃管内引流出少量血液或咖啡样液体,若引流液有较多鲜血,应警惕吻合口出血,需及时与医师联系并处理;术后胃肠减压量减少,腹胀减轻或消失,肠蠕动功能恢复,肛门排气后可拔除胃管。

4.疼痛护理

术后切口疼痛的患者,可遵医嘱给予镇痛药物或应用自控止痛泵,应用自控止痛泵的患者应注意预防并处理可能发生的并发症,如尿潴留、恶心、呕吐等。

5.禁食及静脉补液

禁食期间应静脉补充液体。因胃肠减压期间,引流出大量含有各种电解质的胃肠液,加之患者禁食水,易造成水、电解质及酸碱失调和营养缺乏。因此,术后需及时补充患者所需的各种营养物质,包括糖、脂肪、氨基酸、维生素及电解质等,必要时输血、血浆或清蛋白,以改善患者的营养状况,促进切口的愈合。同时详细记录 24 小时液体出入量,为合理补液提供依据。

6.早期肠内营养支持的护理

术前或术中放置空肠喂养管的患者,术后早期(术后 24 小时)可经喂养管输注肠内营养制剂,对改善患者的全身营养状况、维持胃肠道屏障结构和功能、促进肠功能恢复等均有益处。护理时应注意:①妥善固定喂养管,避免过度牵拉,防止滑脱、移动、扭曲和受压;保持喂养管的通畅,每次输注前后及输注中间每隔4～6 小时用温开水或温生理盐水冲洗管道,防止营养液残留堵塞管腔。②肠内营养支持早期,应遵循从少到多、由慢至快和由稀到浓的原则,使肠道能更好地适应。③营养液的温度以 37 ℃左右为宜,温度偏低会刺激肠道引起肠痉挛,导致腹痛、腹泻;温度过高则可灼伤肠道黏膜,甚至可引起溃疡或出血。同时观察患者有无恶心、呕吐、腹痛、腹胀、腹泻和水电解质紊乱等并发症的发生。

7.饮食护理

功能恢复、肛门排气后可拔除胃管,拔除胃管后当天可给少量饮水或米汤;如无不适,第 2 天进半量流食,每次 50～80 mL;第 3 天进全量流食,每次 100～150 mL;进食后若无不适,第 4 天可进半流食,以温、软、易于消化的食物为好;术后第 10～14 天可进软食,忌生、冷、硬和刺激性食物。要少食多餐,开始每天5～6餐,以后逐渐减少进餐次数并增加每餐进食量,逐步过渡到正常饮食。术后早期禁食牛奶及甜品,以免引起腹胀及胃酸。

8.鼓励患者早期活动

围床期间,鼓励并协助患者翻身,病情允许时,鼓励并协助患者早期下床活动。如无禁忌,术日可活动四肢,术后第 1 天床上翻身或坐起做轻微活动,第 2～3 天视情况协助患者床边活动,第 4 天可在室内活动。患者活动量应根据个体差异而定,以不感到劳累为宜。

9.胃大部切除术后并发症的观察及护理

(1)术后出血:包括胃和腹腔内出血。胃大部切除术后 24 小时内可由胃管内引流出少量血液或咖啡样液体,一般 24 小时内不超过 300 mL,且逐渐减少、颜色逐渐变浅变清,出血自行停止;若术后短期内从胃管不断引流出新鲜血液,24 小时后仍未停止,则为术后出血。发生在术后 24 小时以内的出血,多属术中止血不确切;术后 4～6 天发生的出血,常为吻合口黏膜坏死脱落所致;术后 10～20 天发生的出血,与吻合口缝线处感染或黏膜下脓肿腐蚀血管有关。术后要严密观察患者的生命体征变化,包括血压、脉搏、心率、呼吸、神志和体温的变化;加强对胃肠减压及腹腔引流的护理,观察和记录胃液及腹腔引流液的量、颜色和性质,若短期内从胃管引流出大量新鲜血液，持续不止，应警惕有术后胃出血；若术后持续从腹腔引流管引出大量新鲜血性液体，应怀疑腹腔内出血，须立即通知医师协助处理。遵医嘱采用静脉给予止血药物、输血等措施，或用冰生理盐水洗胃，一般可控制。若非手术疗法不能有效止血或出血量大于每小时 500 mL 时，需再次手术止血，应积极完善术前准备，并做好相应的术后护理。

(2)十二指肠残端破裂：一般多发生在术后 24～48 小时，是毕Ⅱ式胃大部切除术后早期的严重并发症，原因与十二指肠残端处理不当及胃空肠吻合口输入襻梗阻引起的十二指肠腔内压力升高有关。临床表现为突发性上腹部剧痛、发热和出现腹膜刺激征及白细胞计数增加，腹腔穿刺可有胆汁样液体。一旦确诊，应立即进行手术治疗。

(3)胃肠吻合口破裂或吻合口瘘：是胃大部切除术后早期并发症，常发生在术后 1 周左右。原因与术中缝合技术不当、吻合口张力过大、组织供血不足有关，表现为高热、脉速等全身中毒症状，上腹部疼痛及腹膜炎的表现。如发生较晚，多形成局部脓肿或外瘘。临床工作中应注意观察患者生命体征和腹腔引流情况，一般情况下，患者术后体温逐渐趋于正常，腹腔引流液逐日减少和变清。若术后腹腔引流量仍不减、伴有黄绿色胆汁或呈脓性、带臭味，伴腹痛，体温再次升高，应警惕吻合口瘘的可能，须及时通知医师，协助处理。处理包括：①出现吻合口破裂伴有弥漫性腹膜炎的患者须立即手术治疗，做好急症手术准备。②症状较轻无弥漫性腹膜炎的患者，可先行禁食、胃肠减压、充分引流，合理应用抗生素并给予肠外营养支持，纠正水、电解质紊乱和酸碱平衡失调。③保护瘘口周围皮肤，应及时清洁瘘口周围皮肤并保持干燥，局部可涂以氧化锌软膏或使用皮肤保护膜加以保护，以免皮肤破溃继发感染。经上述处理后多数患者吻合口瘘可在 4～6 周自愈；若经久不愈，须再次手术。

(4)胃排空障碍：也称胃瘫，常发生在术后 4～10 天，发病机制尚不完全明了。临床表现为拔除胃管后，患者出现上腹饱胀、钝痛和呕吐，呕吐物含食物和胆汁，消化道 X 线造影检查可见残胃扩张、无张力、蠕动波少而弱，且通过胃肠吻合口不畅。处理措施包括：①禁食、胃肠减压，减少胃肠道积气、积液，降低胃肠道张力，使胃肠道得到充分休息，并记录 24 小时出入量。②输液及肠外营养支持，纠正低蛋白血症，维持水、电解质和酸碱平衡。③应用胃动力促进剂如甲氧氯普安、多潘立酮，促进胃肠功能恢复，也可用 3%温盐水洗胃。一般经上述治疗均可痊愈。

(5)术后梗阻：根据梗阻部位可分为输入襻梗阻、输出襻梗阻和吻合口梗阻。

(6)输入襻梗阻：可分为急、慢性两类。①急性完全性输入襻梗阻，多发生于毕Ⅱ式结肠前输入段对胃小弯的吻合术式。临床表现为上腹部剧烈疼痛，频繁呕吐，呕吐量少、多不含胆汁，呕吐后症状不缓解，且上腹部有压痛性肿块，是输出襻系膜悬吊过紧压迫输入襻，或是输入襻过长穿入输出襻与横结肠的间隙孔形成内疝所致，属闭襻性肠梗阻，易发生肠绞窄，应紧急手术治疗。②慢性不完全性输入襻梗阻患者，表现为进食后出现右上腹胀痛或绞痛，呈喷射状呕吐大量不含食物的胆汁，呕吐后症状缓解。多由于输入襻过长扭曲或输入襻过短在吻合口处形成锐角，使输入襻内胆汁、胰液和十二指肠液排空不畅而滞留。由于消化液潴留在输入襻内，进食后消化液分泌明显增加，输入襻内压力增高，刺激肠管发生强烈的收缩，引起喷射样呕吐，也称输入襻综合征。

(7)输出襻梗阻：多因粘连、大网膜水肿或坏死、炎性肿块压迫所致。临床表现为上腹饱胀，呕吐食物和胆汁。如果非手术治疗无效，应手术解除梗阻。

(8)吻合口梗阻：因吻合口过小或是吻合时胃肠壁组织内翻过多而引起，也可因术后吻合口炎性水肿出现暂时性梗阻。患者表现为进食后出现上腹部饱胀感和溢出性呕吐等，呕吐物含或不含胆汁。应即刻禁食,给予胃肠减压和静脉补液等保守治疗。若保守治疗无效,可手术解除梗阻。

(9)倾倒综合征:由于胃大部切除术后,胃失去幽门窦、幽门括约肌、十二指肠壶腹部等结构对胃排空的控制,导致胃排空过速所产生的一系列综合征。可分为早期倾倒综合征和晚期倾倒综合征。

(10)早期倾倒综合征:多发生在进食后半小时内,患者以循环系统症状和胃肠道症状为主要表现。患者可出现心悸、乏力、出汗、面色苍白等一过性血容量不足表现,并有恶心、呕吐、腹部绞痛、腹泻等消化道症状。处理:主要采用饮食调整,嘱患者少食多餐,饭后平卧 20～30 分钟,避免过甜食物、减少液体摄入量并降低食物渗透浓度,多数可在术后半年或一年内逐渐自愈。极少数症状严重而持久的患者需手术治疗。

(11)晚期倾倒综合征:主要因进食后,胃排空过快,高渗性食物迅速进入小肠被过快吸收而使血糖急剧升高,刺激胰岛素大量释放,而当血糖下降后,胰岛素并未相应减少,继而发生低血糖,故又称低血糖综合征。表现为餐后 2～4 小时,患者出现心慌、无力、眩晕、出汗、手颤、嗜睡以至虚脱。消化道症状不明显,可有饥饿感,出现症状时稍进饮食即可缓解。饮食中减少糖类含量,增加蛋白质比例,少食多餐可防止其发生。

七、健康指导

(1)向患者及家属讲解有关胃十二指肠溃疡的知识,使之能更好地配合治疗和护理。

(2)指导患者学会自我情绪调整,保持乐观进取的精神风貌,注意劳逸结合,减少溃疡病的客观因素。

(3)指导患者饮食应定时定量,少食多餐,营养丰富,以后可逐步过渡至正常人饮食。少食腌、熏食品,避免进食过冷、过烫、过辣及油煎炸食物,切勿酗酒、吸烟。

(4)告知患者及家属有关手术后期可能出现的并发症的表现和预防措施。

(5)定期随访,如有不适及时就诊。

(王　娇)

第七节　肠　梗　阻

任何原因引起的肠内容物通过障碍统称肠梗阻,是常见的外科急腹症。以粘连性肠梗阻最为常见,多见于有腹部手术、损伤、炎症史及嵌顿性或绞窄性疝的患者。新生儿多因肠道先天性畸形所致,2 岁以内小儿多为肠套叠,儿童可因蛔虫团所致,老年人则以肿瘤和粪块堵塞为常见原因。

一、临床表现

(一)症状

1.腹痛

机械性肠梗阻表现为阵发性腹部绞痛伴高调肠鸣音。当患者出现腹痛间歇期缩短,腹痛持续、剧烈时，应考虑为可能出现绞窄性肠梗阻。

2.呕吐

早期可出现反射性呕吐，呕吐物多为食物或胃液。

3.腹胀

腹胀一般出现较晚，程度与梗阻部位有关。高位梗阻腹胀不明显，低位梗阻腹胀明显，遍及全腹。

4.停止排气排便

完全性肠梗阻的患者不再有排气排便，但梗阻初期、不全性肠梗阻可有少量的排气排便。绞窄性肠梗阻可排出血性黏液样便。

(二)体征

1.腹部

视诊时，机械性肠梗阻常可见胃型、肠型和异常蠕动波；扭转性肠梗阻腹部隆起多不均匀对称；麻痹性肠梗阻则呈均匀性全腹膨胀。触诊时，绞窄性肠梗阻可有固定压痛和腹膜刺激征；叩诊时，绞窄性肠梗阻腹腔内有渗液，移动性浊音可呈阳性。听诊时，机械性肠梗阻肠鸣音亢进，可闻及气过水声或金属音；麻痹性肠梗阻则肠鸣音减弱或消失。

2.全身

肠梗阻早期多无明显全身改变，晚期可有唇干舌燥、眼窝凹陷、皮肤弹性差、尿少脱水体征。绞窄性肠梗阻或脱水严重时可出现中毒和休克征象。

(三)治疗

尽快解除梗阻，纠正因梗阻引起的全身生理功能紊乱。无论是否手术，都需要基础治疗。包括：禁食、胃肠减压；纠正水、电解质紊乱及酸碱平衡失调；防治感染和中毒；及对症治疗，如明确诊断后应用镇静剂、镇痛剂等。必要时手术治疗。

二、护理评估

(一)术前评估

1.健康史

(1)个人情况：患者年龄、发病前有无体位不当、饮食不当或饱餐后剧烈运动等诱因及个人卫生情况等。

(2)既往史：既往有无腹部手术、外伤史或炎症史，有无急慢性肠道疾病史。

2.身体状况

(1)腹痛、腹胀的程度、性质，有无进行性加重。

(2)肠鸣音情况。

(3)呕吐物、排泄物及胃肠减压液的量及性状。

(4)有无腹膜刺激征。

(5)有无水、电解质及酸碱失衡。

(6)X线片、血常规、血生化检查有无异常。

3.心理社会状况

(1)是否了解疾病相关知识。

(2)有无恐惧或焦虑等不良情绪反应。

(3)患者的家庭、社会支持情况。

(二)术后评估

(1)麻醉、手术方式,术中出血、补液、输血情况。

(2)生命体征是否稳定。

(3)有无切口疼痛、腹胀、恶心呕吐等。

(4)引流是否通畅有效,引流液的颜色、量及性状。

(5)有无肠粘连、腹腔感染、肠瘘等并发症发生。

三、常见护理问题

(一)疼痛

疼痛与肠壁缺血或肠蠕动增强有关。

(二)体液不足

体液不足与频繁呕吐、腹腔及肠腔积液和胃肠减压等有关。

(三)潜在并发症

术后肠粘连、腹腔感染、肠瘘。

四、护理措施

(一)非手术治疗的护理

1.缓解腹痛和腹胀

(1)胃肠减压:是治疗肠梗阻的主要措施之一,多采用鼻胃管置入并持续低负压吸引,将积聚于胃肠道内的气体和液体吸出,降低胃肠道内的压力和张力,改善胃肠壁血液循环,有利于局限炎症;并可改善因膈肌抬高所致的呼吸与循环障碍。胃肠减压期间应保持鼻胃管的通畅和减压装置的有效负压,观察并记录引流液的颜色、量及性质,以协助判断梗阻的部位、程度。

(2)体位:取半卧位,降低腹肌张力、减轻疼痛,以利呼吸。

(3)应用解痉剂:若无肠绞窄,可给予山莨菪碱、阿托品等抗胆碱类药物,以抑制胃肠道腺体分泌,解除胃肠道平滑肌痉挛,缓解腹痛。

(4)使用生长抑素,抑制胃肠道腺体分泌,减轻水肿,有利于肠功能恢复。

(5)低压灌肠:采用肥皂水灌肠,刺激肠道排出大便,使肠道减压。但应注意压力过大可引起肠穿孔。

2.腹痛的护理

遵医嘱使用解痉止痛药物,确定无肠绞窄或肠麻痹后,可使用阿托品类解痉药解除胃肠道平滑肌痉挛,以缓解腹痛。还可热敷腹部、针灸双侧足三里穴。

注意禁用吗啡类止痛药物,以免掩盖病情而延误治疗。

3.呕吐的护理

患者呕吐时应将头转向一侧或坐起,以防呕吐物吸入气管,导致窒息或吸入性肺炎。呕吐后及时清除呕吐物,协助其漱口,保持口腔清洁。观察并记录呕吐物的颜色、性状、量及呕吐的时间、次数等。

4.维持体液与营养平衡

(1)输液、维持水电解质酸碱平衡:根据病情、年龄及出量的多少、性状并结合血气分析和血清电解质的结果补充液体及电解质，以维持水、电解质及酸碱平衡。

(2)饮食：肠梗阻患者一般禁食、补液，待病情好转，梗阻缓解（患者恢复排气及排便，腹痛、腹胀消失）后方可试进少量流食，忌甜食和牛奶（以免引起肠胀气），逐步过渡到半流食和恢复正常饮食。

5.防治感染

遵医嘱正确、按时使用抗菌药物以防治细菌感染，减少毒素吸收，减轻中毒症状。

6.观察病情，以及早发现绞窄性肠梗阻

(1)病情观察的内容：①严密观察患者的生命体征及腹痛、腹胀、呕吐等变化，是否存在口渴、尿少等脱水表现及有无呼吸急促、烦躁不安、面色苍白、脉率增快、脉压减小等休克前期症状；②密切观察并准确记录出入液量，包括胃肠减压量、呕吐物量、尿量及输液总量；③监测血常规、血清电解质及血气分析结果；④观察患者腹部体征变化。

(2)及早发现绞窄性肠梗阻。病情观察期间如出现以下情况，应考虑绞窄性肠梗阻可能：①腹痛发作急骤，开始即表现为持续性剧痛，或持续性疼痛伴阵发性加剧；②腹部有局限性隆起或触痛性肿块；③呕吐出现早、剧烈而频繁；④呕吐物、胃肠减压液、肛门排出液或腹腔穿刺均为血性液体；⑤有腹膜炎表现，肠鸣音可由亢进转弱甚至消失；⑥体温升高、脉率增快、白细胞计数升高；⑦病情发展迅速，早期即出现休克，抗休克治疗效果不明显；⑧经积极非手术治疗但症状体征无明显改善。

此类患者病情危重，应在抗休克、抗感染的同时，积极做好术前准备。

(二)手术治疗的护理

1.术前护理

(1)协助做好术前检查，行术前常规准备。慢性不完全性肠梗阻需行肠切除者，需遵医嘱做好肠道准备。肠道准备尽量不口服导泻剂，应予清洁灌肠。

(2)心理护理：加强护患沟通，关心、体贴患者，详细向患者和家属解释疾病发生、发展、治疗方法及预后等，消除其心理顾虑，树立战胜疾病的信心。

2.术后护理

(1)病情观察：监测生命体征，如有异常及时报告、处理。

(2)饮食：禁食期间予以静脉输液；肠蠕动恢复后可进少量流质饮食；进食后如无不适，逐渐过渡至半流质饮食。

(3)体位与活动：平卧位头偏向一侧；术后 6 小时后如血压、心率平稳，可取半卧位，如病情允许可鼓励早期下床活动。

(4)管道护理：妥善固定各引流管并保持通畅，防止管道受压、打折、扭曲或脱出；观察并记录引流液的颜色、性状及量；更换引流装置时注意无菌操作。

(三)术后并发症的观察与护理

1.肠梗阻

(1)观察：观察有无腹痛、腹胀、呕吐、停止排气排便等。

(2)护理：一旦发生，积极配合医师采取非手术治疗措施。鼓励患者术后早期活动，可有效促进胃肠蠕动和机体功能恢复，防止肠粘连。

2.切口和腹腔感染

(1)观察：监测生命体征和切口情况。如术后 3～5 天出现体温升高、切口红肿、剧痛应考虑切口感染。如术后出现腹膜炎表现，需警惕腹腔内感染可能。

(2)护理：根据医嘱进行积极的全身营养支持和抗感染治疗。

3.肠瘘

(1)观察：腹腔引流管周围流出液体有粪臭味时，应考虑肠瘘。

(2)护理：发生肠瘘后应温水擦净瘘口周围污物，涂氧化锌软膏保护局部皮肤，防止发生皮炎，并保持瘘口周围皮肤清洁干燥。遵医嘱进行全身营养支持和抗感染治疗，局部双套管负压冲洗引流，保持引流通畅。引流不畅或感染不能局限者需再次手术。

五、健康教育

(一)饮食指导

进食高蛋白、高维生素、易消化食物，少食辛辣食物；避免暴饮暴食；饱餐后勿剧烈活动，特别是弯腰、打滚、连续下蹲和起立等动作，防止发生肠扭转。

(二)保持大便通畅

老年便秘者可通过调整饮食、腹部按摩、适量活动等方法保持大便通畅，视情况适当给予缓泻剂；避免用力排便。

(三)自我观察

指导患者和家属监测病情，如出现腹痛、呕吐、腹胀及肛门停止排气排便等，应及时就诊。

(王　娇)

第八节　小肠破裂

一、概述

小肠是消化管中最长的一段肌性管道，也是消化与吸收营养物质的重要场所。人类小肠全长3～9 m，平均5～7 m，个体差异很大。其分为十二指肠、空肠和回肠三部分，十二指肠属上消化道，空肠及其以下肠段属下消化道。

各种外力的作用所致的小肠穿孔称为小肠破裂。小肠破裂在战时和平时均较常见，多见于交通事故、工矿事故、生活事故如坠落、挤压、刀伤和火器伤。小肠可因穿透性与闭合性损伤造成肠管破裂或肠系膜撕裂。小肠占满整个腹部，又无骨骼保护，因此易于受到损伤。由于小肠壁厚，血运丰富，故无论是穿孔修补或肠段切除吻合术，其成功率均较高，发生肠瘘的机会少。

二、护理评估

(一)健康史

了解患者腹部损伤的时间、地点及致伤源、伤情、就诊前的急救措施、受伤至就诊之间的病情变化，如果患者神志不清，应询问目击人员。

(二)临床表现

小肠破裂后在早期即产生明显的腹膜炎的体征，这是因为肠管破裂肠内容物溢出至腹腔所致。症状以腹痛为主，程度轻重不同，可伴有恶心及呕吐，腹部检查肠鸣音消失，腹膜刺激征明显。

小肠损伤初期一般均有轻重不等的休克症状，休克的深度除与损伤程度有关外，主要取决于内出血的多少，表现为面色苍白、烦躁不安、脉搏细速、血压下降、皮肤发冷等。若为多发性小肠损伤或肠系膜撕裂大出血，可迅速发生休克并进行性恶化。

（三）辅助检查

1.实验室检查

白细胞计数升高说明腹腔炎症；血红蛋白含量取决于内出血的程度，内出血少时变化不大。

2.X线检查

X线透视或摄片，检查有无气腹与肠麻痹的征象，因为一般情况下小肠内气体很少，且损伤后伤口很快被封闭，不但膈下游离气体少见，且使一部分患者早期症状隐匿。因此，阳性气腹有诊断价值，但阴性结果也不能排除小肠破裂。

3.腹部B超检查

对小肠及肠系膜血肿、腹水均有重要的诊断价值。

4.CT或磁共振检查

对小肠损伤有一定诊断价值，而且可对其他脏器进行检查，有时可能发现一些未曾预料的损伤，有助于减少漏诊。

5.腹腔穿刺

腹腔穿刺有混浊的液体或胆汁色的液体说明肠破裂，穿刺液中白细胞、淀粉酶含量均升高。

（四）治疗原则

小肠破裂一旦确诊，应立即进行手术治疗。手术方式以简单修补为主。肠管损伤严重时，则应做部分小肠切除吻合术。

（五）心理、社会因素

小肠损伤大多在意外情况下突然发生，加之伤口、出血及内脏脱出的视觉刺激和对预后的担忧，患者多表现为紧张、焦虑、恐惧。应了解其患病后的心理反应，对本病的认知程度和心理承受能力，家属及亲友对其支持情况、经济承受能力等。

三、护理问题

（一）有体液不足的危险

体液不足与创伤致腹腔内出血、体液过量丢失、渗出及呕吐有关。

（二）焦虑、恐惧

焦虑、恐惧与意外创伤的刺激、疼痛、出血、内脏脱出的视觉刺激及担心疾病的预后等有关。

（三）体温过高

体温过高与腹腔内感染毒素吸收和伤口感染等因素有关。

（四）疼痛

疼痛与小肠破裂或手术有关。

（五）潜在并发症

腹腔感染、肠瘘、失血性休克。

(六)营养失调

低于机体需要量与消化道的吸收面积减少有关。

四、护理目标

(1)患者体液平衡得到维持,生命体征稳定。

(2)患者情绪稳定,焦虑或恐惧减轻,主动配合医护工作。

(3)患者体温维持正常。

(4)患者主诉疼痛有所缓解。

(5)护士密切观察病情变化,如发现异常,及时报告医师,并配合处理。

(6)患者体重不下降。

五、护理措施

(一)一般护理

1.伤口处理

对开放性腹部损伤者,妥善处理伤口,及时止血和包扎固定。若有肠管脱出,可用消毒或清洁器皿覆盖保护后再包扎,以免肠管受压、缺血而坏死。

2.病情观察

密切观察生命体征的变化,每15分钟测定脉搏、呼吸、血压1次。重视患者的主诉,若主诉心慌、脉快、出冷汗等,及时报告医师。不注射止痛药(诊断明确者除外),以免掩盖伤情。不随意搬动伤者,以免加重病情。

3.腹部检查

每30分钟检查1次腹部体征,注意腹膜刺激征的程度和范围变化。

4.禁食和灌肠

禁食和灌肠可避免肠内容物进一步溢出,造成腹腔感染或加重病情。

5.补充液体和营养

注意纠正水、电解质及酸碱平衡失调,保证输液通畅,对伴有休克或重症腹膜炎的患者可进行中心静脉补液,这不仅可以保证及时大量的液体输入,而且有利于中心静脉压的监测,根据患者具体情况,适量补给全血、血浆或人血清蛋白,尽可能补给足够的热量和蛋白质、氨基酸及维生素等。

(二)心理护理

关心患者,加强交流,讲解相关病情、治疗方式及预后,使患者了解自己的病情,消除患者的焦虑和恐惧,保持良好的心理状态,并与其一起制订合适的应对机制,鼓励患者,增加治疗的信心。

(三)术后护理

1.妥善安置患者

麻醉清醒后取半卧位,有利于腹腔炎症的局限,改善呼吸状态。了解手术的过程,查看手术的部位,对引流管、输液管、胃管及氧气管等进行妥善固定,做好护理记录。

2.监测病情

观察患者血压、脉搏、呼吸、体温的变化。注意腹部体征的变化。适当应用止痛药,减轻患者的不适。若切口疼痛明显，应检查切口，排除感染。

3.引流管的护理

腹腔引流管保持通畅，准确记录引流液的性状及量。腹腔引流液应为少量血性液，若为绿色或褐色渣样物，应警惕腹腔内感染或肠瘘的发生。

4.饮食

继续禁食、胃肠减压，待肠功能逐渐恢复、肛门排气后，方可拔除胃肠减压管。拔除胃管当日可进清流质饮食，第 2 天进流质饮食，第 3 天进半流质饮食，逐渐过渡到普食。

5.营养支持

维持水、电解质和酸碱平衡，增加营养。维生素主要是在小肠被吸收，小肠部分切除后，要及时补充维生素 C 维生、维生素 D、维生素 K 和复合维生素 B 等维生素和微量元素钙、镁等，可经静脉、肌内注射或口服进行补充，预防贫血，促进伤口愈合。

（四）健康教育

（1）注意饮食卫生，避免暴饮暴食，进易消化食物，少食刺激性食物，避免腹部受凉和饭后剧烈活动，保持排便通畅。

（2）注意适当休息，加强锻炼，增加营养，特别是回肠切除的患者要长期定时补充维生素 B_{12} 等营养素。

（3）定期门诊随访。若有腹痛、腹胀、停止排便及伤口红、肿、热、痛等不适，应及时就诊。

（4）加强社会宣传，增进劳动保护、安全生产、安全行车、遵守交通规则等知识，避免损伤等意外的发生。

（5）普及各种急救知识，在发生意外损伤时，能进行简单的自救或急救。

（6）无论腹部损伤的轻重，都应经专业医务人员检查，以免贻误诊治。

（刘　艳）

第八章 泌尿外科疾病护理

第一节 泌尿系统感染

泌尿系统感染主要是由病原微生物侵入泌尿系统内繁殖而引起的炎症。尿路感染是最常见的感染性疾病之一,目前已是仅次于呼吸道感染的第二大感染性疾病。病原微生物大多为革兰阴性杆菌。由于解剖学上的特点,泌尿道与生殖道关系密切,且尿道外口与外界相通,两者易同时引起感染或相互传播。

一、病因

尿路感染的病原微生物主要是细菌,极少数为厌氧菌、真菌、支原体、病毒和滴虫等。诱发感染的因素主要有以下四个方面。

(一)机体防御下降

局部抗感染能力及免疫功能下降都易诱发泌尿系统感染。如糖尿病、营养不良、肿瘤、妊娠及先天性免疫缺陷或长期应用免疫抑制剂治疗等。

(二)尿路结石及梗阻因素

结石、梗阻、感染三者常相互促发,互为因果。如先天性泌尿生殖系异常、结石导致尿液引流不畅,引起尿液滞留,降低尿路及生殖道上皮防御细菌的能力。

(三)医源性因素

如留置导尿管、造瘘管、尿道扩张、前列腺穿刺活检、膀胱镜检查等操作,都可能不同程度损害尿路上皮的完整性,易引入致病菌而诱发或扩散感染。

(四)女性易感因素

由于女性尿道较短,容易招致上行感染,特别是经期、更年期、性交时更易发生。

二、发病机制

正常人的尿道口皮肤和黏膜有一些正常菌群停留。在致病菌未达到一定数量及毒力时,正常菌群对于致病菌起到抑制平衡的作用,而膀胱的排尿活动又可以将细菌冲刷出去,所以正常人对感染具有防御功能。尿路感染主要是尿路病原体和宿主之间相互作用的结果,尿路感染在一定程度上是由细菌的毒力、接种量和宿主的防御机制不完全造成的,这些因素在最终决定细菌定植水平以及尿路损伤的程度也会起到一定作用。

三、感染途径

感染途径主要有四种，最常见为上行感染和血行感染。

（一）上行感染

致病菌经尿道进入膀胱，还可沿输尿管腔内播散至肾。占尿路感染的95%，大约50%下尿路感染病例会导致上尿路感染。病原菌也可沿男性生殖管道逆行感染引起细菌性前列腺炎、附睾睾丸炎。

（二）血行感染

较为少见，在机体免疫功能低下或某些因素促发下，某些感染病灶如皮肤疖、痈、扁桃体炎、龋齿等细菌直接由血行传播至泌尿生殖系统器官，常见为肾皮质感染。病原菌多为金黄色葡萄球菌、溶血性链球菌等革兰阳性菌。

（三）淋巴感染

致病菌从邻近器官的血行感染，较少见，致病菌多为金黄色葡萄球菌。

（四）直接感染

由于邻近器官的感染直接蔓延所致或外来的感染，致病菌经肾区瘘管和异物的感染等。

四、临床表现

临床表现以尿路及受累的器官为基础，重者出现全身感染表现。膀胱刺激症状是最常见的表现。

（一）症状

细菌性膀胱炎。

（二）急性肾盂肾炎

患者可有高热、寒战等全身症状。甚至双侧腰痛，多呈胀痛。有尿频、尿急、尿痛等膀胱刺激症状，多伴有急性期患侧肾区压痛、疼痛往往较为明显，可出现肌紧张。为病原菌入侵膀胱后引起，常伴尿道炎症。

（三）慢性肾盂肾炎

临床表现复杂，易反复发作。与急性肾盂肾炎相似，症状相对较轻，有时可表现为无症状性菌尿和脓尿。

五、辅助检查

（一）实验室检查

1.尿常规

包括尿生化检查和尿沉渣检查。尿中白细胞计数显著增加，出现白细胞管型提示肾盂肾炎。

2.尿培养

临床根据标本采集方式不同而应用不同的“有意义的细菌”计数来表示尿路感染。同时治疗前的中段尿标本培养是诊断尿路感染最可靠的指标。

3.血液检查

上尿路感染多出现白细胞计数和中性粒细胞比值升高。

(二)影像学检查

包括超声、尿路平片、静脉尿路造影、膀胱或尿道造影、CT、放射性核素和磁共振水成像(MRU)等。其中超声检查无创、简单可作为首选,CT 有助于确定感染诱因、尿路平片有助于发现结石。影像学检查在慢性泌尿系统感染和久治不愈的患者中有重要意义。

六、诊断要点

泌尿系统非特异性感染需与泌尿系统结核相鉴别,尤其是反复出现尿路感染症状者。另外,有尿路感染症状时应考虑妇科疾病等。

七、治疗原则

(一)一般治疗

急性治疗期间注意休息、加强营养,避免性生活。给予饮食指导,多饮水,保持每天尿量在2 000 mL以上,有助于细菌的排出。

(二)抗感染治疗

选用适当抗生素。单纯性尿路感染者应持续使用敏感抗生素至症状消失,尿常规检查恢复正常,尿细菌培养转阴。

(三)对症治疗

使用解热镇痛药缓解高热、疼痛,使用碱性药物如碳酸氢钠降低尿液酸性,缓解膀胱刺激症状。

(四)纠正基础疾病

需积极纠正引起局部和全身免疫功能下降的疾病,如糖尿病、营养不良等。

(五)去除诱发因素

非单纯性尿路感染需针对合并的危险因素采取相应治疗措施。

八、临床护理

(一)评估要点

1.健康史

了解患者基本情况包括年龄、职业、生活环境、饮食饮水习惯等。

2.相关因素

了解患者的既往史和家族史,包括每天排尿的次数、尿量,询问尿频、尿急、尿痛的起始时间,有无发热、腰痛等伴随症状,有无导尿、尿路器械检查等明显诱因,有无泌尿系统畸形、前列腺增生、妇科炎症等相关疾病病史;询问患病以来的治疗经过,药物使用情况,包括的名称、剂量、用法、疗程及其疗效。有无发生不良反应。

3.心理和社会支持状况

本病起病急,易反复发作,伴有尿路刺激征、血尿、乏力等不适的症状,应评估患者有无紧张、焦虑等不良心理反应。

(二)护理诊断/问题

1.排尿异常

排尿异常与尿频、尿急、尿痛有关。

2.体温过高

体温过高与疾病炎症有关。

3.焦虑/恐惧

焦虑/恐惧与患者疾病迁延不愈，担心预后有关。

4.舒适的改变

舒适的改变与疼痛有关。

5.睡眠形态紊乱

睡眠形态紊乱与焦虑/恐惧、疼痛不适、排尿异常等有关。

6.潜在并发症

精索静脉曲张、精索炎、前列腺炎、肾炎等肾脏疾病。

(三)护理目标

(1)患者自述减轻尿频、尿急、尿痛。

(2)患者恢复正常的体温。

(3)患者了解相关疾病知识及预防知识。

(4)患者减轻痛苦、舒适度增加。

(5)患者睡眠情况得到改善。

(6)积极预防潜在并发症发生。

(四)护理措施

1.疼痛护理

向患者解释疼痛的原因、机制，讲解有关疾病发展及预后的相关知识，缓解负面情绪及疼痛压力。遵医嘱使用止痛药物，或进行封闭治疗。合理运用冷、热疗法减轻局部疼痛。分散患者注意力。尽可能满足患者对舒适的需求，如变换体位，减少压迫等。用物放于患者易取用处。

2.发热护理

遵医嘱应用药物进行降温，可用温水擦浴、冰袋降温及乙醇擦浴等。维持水、电解质平衡，必要时静脉补充液体、电解质等。增进舒适，预防并发症，高热时绝对卧床休息，做好基础护理。

3.用药护理

联合用药时，注意药物配伍禁忌。遵医嘱正确选择抗生素，同时指导患者擅自停药。

4.心理护理

关心了解患者感受，给予患者心理上的安慰和支持，针对患者个体情况进行针对性心理护理。鼓励患者积极参与感兴趣的活动，学会自我放松法，保持乐观情绪。同时做好家属的工作，争取家属的支持和配合，鼓励家属及朋友给予患者心理上的支持。

(五)健康教育

1.疾病预防指导

多饮水、勤排尿是预防尿路感染最简便而有效的措施。另外保持规律生活，避免劳累，注意个人卫生，尤其女性在月经期、妊娠期、产褥期。学会正确清洁外阴部的方法。与性生活有关的反复发作者，应注意性生活后立即排尿。

2.疾病知识指导

告知患者疾病的病因、疾病特点和治愈标准，使其理解多饮水、保持个人卫生的重要性，确保其出院后仍能严格遵从。教会患者识别尿路感染的临床表现，一旦发生尽快到医院诊治。

3.用药指导

嘱患者按时、按量、按疗程服药，勿擅自停药并遵医嘱定期随访。

（王 娇）

第二节 泌尿系统结石

一、肾结石

结石病是现代社会最常见的疾病之一，并在古代已有所描述。男性肾结石的发病率是女性的 3 倍。肾结石发病高峰年龄为 20～30 岁，手术虽可以去除结石，但结石形成的趋势往往是终生的。

（一）病因

肾结石形成原因非常复杂，人们对尿石症发病机制的认识仍未完全明了，可能包括的危险因素有外界环境、职业因素和泌尿系统因素等。

1.外界环境

外界环境包括自然环境和社会环境、气候和地理位置等，而社会环境包括社会经济水平和饮食文化等。相关研究表明结石病的季节性变化很可能与温度有关，通过出汗导致体液丧失，进而促进结石形成。

2.个体因素

种族遗传因素、饮食习惯、职业因素、代谢性疾病等。其中职业环境中暴露于热源和脱水同样是结石病的危险因素。水分摄入不足可导致尿液浓缩，结石形成的概率增加。大量饮水导致尿量增多，可显著降低易患结石患者的结石发病率。

3.泌尿系统因素

包括肾损伤、感染、泌尿系统梗阻、异物等。梗阻可以导致感染和结石形成，而结石本身也是尿中异物，会加重梗阻与感染程度，所以两者会相互促进疾病发展程度。

上述因素最终都导致人类尿液中各种成分过饱和、滞留因素和促进因素的增加等机制，进而导致肾结石形成。

（二）分类

泌尿系统结石最常见的成分是钙，以草酸钙为主，多在肾脏和膀胱处形成。肾结石按照结石晶体的成分，主要分为 4 类，即钙结石、感染性结石、尿酸结石和胱氨酸结石（表 8-1）。

表 8-1 肾结石的组成与成分

结石成分	比例	外观和性质
含钙结石	80%	
草酸钙	60%	一水草酸钙呈褐色，铸型或桑葚状，质地坚硬；二水草酸钙呈白色，表面结晶，质地松脆
磷酸钙、磷酸氢钙	20%	浅灰色，坚硬，可有同心层

续表

结石成分	比例	外观和性质
感染性结石	10%	
碳酸磷灰石		深灰色或灰白色，鹿角形，松散易碎
磷酸镁铵		
磷酸氢镁		
尿酸结石	10%	
尿酸、尿酸盐结石		黄色或砖红色，圆形光滑，结构致密，稍硬
胱氨酸结石、黄嘌呤	1%	土黄色、蜡样外观，表面光滑，可呈鹿角形
其他结石		
药物结石	1%	

(三)临床表现

1.症状

(1)疼痛：肾结石最常见的症状是肾绞痛，经常突然起病，这通常是结石阻塞输尿管引起的。最常见的是从腰部开始，可辐射到腹股沟。肾盂内大结石和肾盏结石可无明显临床症状，患者活动后会出现上腹或腰部钝痛。40%～50%的肾结石患者有腰痛的症状，发生的原因是结石造成肾盂梗阻。通常可表现为腰部酸胀、钝痛。

(2)血尿：绝大多数尿路结石患者存在血尿，通常为镜下血尿，少数也可见肉眼血尿。常常在腰痛后发生。有时患者活动后出现镜下血尿是上尿路结石的唯一临床表现，但当结石完全阻塞尿路时也可以没有血尿。血尿产生的原因是结石移动或结石对集合系统的损伤。血尿的多少取决于结石对尿路黏膜损伤程度大小。

(3)发热：由于结石、梗阻和感染可互相促进，所以肾结石造成梗阻可继发或加重感染，出现腰痛伴高热、寒战。出现脓尿的患者很少见，若出现需要行尿培养，检测是否存在尿路感染。结石继发急性肾盂肾炎或肾积脓时可有畏寒、发热、寒战等全身症状出现。

(4)无尿和急性肾功能不全：双侧肾结石、功能性或解剖孤立肾结石阻塞导致尿路急性梗阻，可以出现无尿和急性肾后性肾功能不全的症状。

2.体征

肾结石典型体征是患侧肾区叩击痛。患者脊肋角和腹部压痛也可不明显，一般不伴有腹部肌紧张。肾结石慢性梗阻时引起巨大肾积水，这时可出现腹部包块。

(四)辅助检查

1.实验室检查

(1)血常规：肾绞痛时可伴血 WBC 短时轻度增高。结石合并感染或发热时，血中 WBC 可明显增高。结石导致肾功能不全时，可有贫血表现。

(2)尿液检查：常能见到肉眼或镜下血尿；脓尿很少见，伴感染时有脓尿、感染性尿路结石患者应行尿液细菌培养；尿液分析也可测定尿液 pH、钙、磷、尿酸、草酸等。

2.影像学检查

(1)超声：肾钙化和尿路结石都可通过超声诊断，可显示结石梗阻引起的肾积水及肾实质萎缩等。可发现尿路平片不能显示的小结石和 X 线透光结石，当肾脏显示良好时，超声还可检测到 5 mm 的小结石。超声作为无创检查应作为首选影像学检查，适合于所有患者包括肾功能不全患者、孕妇、儿童以及对造影剂过敏者。

(2)X 线检查：由于大约 90%尿路结石不透 X 线，腹部 X 线片对于怀疑尿路结石的患者，是一种非常有用的检查。

(3)尿路系统平片：KUB 是《CUA 尿路结石诊疗指南》推荐的常规检查方法，KUB 平片上结合可显示出致密影。KUB 平片可初步判断肾结石是否存在，以及肾结石的位置、数目、形态和大小，并且可以初步地提示结石的化学性质。

(4)CT：螺旋 CT 平扫对肾结石的诊断准确、迅速。有助于鉴别不透光的结石、肿瘤、凝血块等以及了解有无肾畸形。

(5)内镜检查：包括经皮肾镜、软镜、输尿管和膀胱镜检查。通常在尿路平片未显示结石时，静脉尿路造影有充盈缺损不能确诊时，借助于内镜可以明确诊断和进行治疗。

(6)肾盂造影像：可以确定透 X 线结石的存在，可以确诊引起患者形成结石的解剖部位。

(四)诊断要点

任何评估之前都应先明确是否有与结石复发有关的代谢性疾病。至少应进行筛选性评估，包括远端肾小管性酸中毒、原发性甲状旁腺功能亢进症、痛风体质等疾病。只有明确了相关疾病才可以从根本上纠正治疗。

尿路结石与腹膜后和腹腔内病理状态引起的症状相似，所以应与急腹症进行全面的鉴别诊断，其中包括急性阑尾炎异位或未被认识的妊娠，卵巢囊肿蒂扭转等，体检时应注意检查有无腹膜刺激征。

(五)治疗原则

肾结石治疗的总体原则：解除疼痛和梗阻、保护肾功能、有效祛石、治疗病因、预防复发。由于约 80%的尿路结石可自发排出，因此可能没必要进行干预，有时多饮水就能自行排出结石。其他结石的性质、形态、大小部位不同，患者个体差异等因素，治疗方法的选择和疗效也大不相同。因此，对尿石症的治疗应该实施患者个体化治疗，通常需要各种方法综合治疗，来保证治疗效果。

1.病因治疗

少数患者能找到结石成因如甲状腺旁腺功能亢进(主要是甲状旁腺瘤)，只有积极治疗原发病防止尿路结石复发；尿路梗阻的患者，需要解除梗阻，这样可以避免结石复发，因此此类患者积极治疗病因即可。

2.非手术治疗

(1)药物治疗：结石小于 0.6 cm 且表面光滑、结石以下尿路无梗阻时可采用药物排石治疗。多选择口服 α 受体拮抗剂(如坦索罗辛)或钙通道阻滞剂。尿酸结石选用枸橼酸氢钾钠，碳酸氢钠碱化尿液。口服别嘌醇及饮食调节等方法治疗也可取得良好的效果。

(2)增加液体摄入量：机械性多尿可以预防有症状结石的形成和滞留，每天饮水 2 000～3 000 mL，尽量保持昼夜均匀。限制蛋白、钠摄入，避免草酸饮食摄入和控制肥胖都可防止结石的发病概率。

3.微创碎石

(1)体外冲击波碎石(extracorporeal shock wave lithotripsy，ESWL)：通过 X 线或超声对结石进行定位，利用高能冲击波聚焦后作用于结石，将结石粉碎成细沙，然后通过尿液排出体外。

实践证明它是一种创伤小、并发症少、安全有效的非侵入性治疗，大多数上尿路结石可采用此方法治疗。ESWL 碎石术后可能形成“石街”。引起患者的腰痛不适，也可能合并继发感染，患者病程也将相应延长。

(2)经皮肾镜碎石取石术(percutaneous nephrolithotomy，PCNL)：它是通过建立经皮肾操作通道，击碎结石并同时通过工作通道冲出结石及取出肾结石。本手术通常在超声或 X 线定位下操作，在肾镜下取石或碎石。较小的结石通过肾镜用抓石钳取出，较大的结石将结石粉碎后用水冲出。

(3)输尿管肾镜取石术(ureteroscope lithotripsy，URL)：适用于中、下段输尿管结石，泌尿系统平片不显影结石，因结石硬、停留时间长、患者自身因素(肥胖)而使用 ESWL 困难者，也可用于 ESWL 治疗所致的“石街”。下尿路梗阻、输尿管狭窄或严重扭曲等不宜采用此法。

4.开放手术

由于 ESWL 及内镜技术的普遍开展，现在上尿路结石大多数已不再开放手术。

(六)护理评估

1.术前评估

(1)健康史：了解患者基本情况，包括年龄、职业、生活环境、饮食饮水习惯等。

(2)相关因素：了解患者的既往史和家族史；有无可能引起结石的相关疾病如泌尿系统梗阻、感染和异物史，有无甲状旁腺功能亢进、肾小管酸中毒等。了解用药史如止痛药物、钙剂等药物的应用情况。

(3)心理和社会支持状况：结石复发率较高，患者可能产生焦躁心理，故应了解患者及家属对相关知识的掌握程度和多治疗的期望，及时了解患者及家属心理状况。

2.术后评估

(1)术后恢复：结石排出、尿液引流和切口愈合情况，有无尿路感染。

(2)肾功能状态：梗阻解除程度，肾功能恢复情况，残余结石对泌尿系统功能的影响。

(七)护理诊断/问题

(1)疼痛：与疾病、排石过程、损伤及平滑肌痉挛有关。

(2)尿形态异常：与结石或血块引起梗阻及术后留置尿管有关。

(3)潜在并发症：血尿、感染、结石导致阻塞、肾积水。

(4)部分生活自理缺陷：与疾病及术后管道限制有关。

(5)焦虑：与患者担心疾病预后有关。

(6)知识缺乏：缺乏疾病预防及治疗相关知识。

(八)护理目标

(1)患者自述疼痛减轻，舒适感增强。

(2)患者恢复正常的排尿功能。

(3)患者无相关并发症发生，若发生能够得到及时发现和处理。

(4)患者了解相关疾病知识及预防知识。

(5)患者能满足相关活动需求。

(九)护理措施

1.缓解疼痛

(1)观察：密切观察患者疼痛的部位及相关生命体征变化。

(2)休息:发作期患者应卧床休息。

(3)镇痛:指导患者采用分散注意力、安排适当卧位、深呼吸、肌肉放松等非药物性方法缓解疼痛。肾绞痛是泌尿系统结石的常见急症,一般非药物治疗不能够缓解,应用药物前注意与其他急腹症鉴别。肾绞痛的用药以解痉止痛为主,常用的止痛药物包括非甾体抗炎药如双氯芬酸钠、吲哚美辛及阿片类镇痛药如哌替啶、曲马多等,解痉药如 M 型胆碱受体阻断剂、钙通道阻滞剂、黄体酮等。

2.促进排石

鼓励非手术治疗的患者大量饮水,每天保持饮水量在 2 000 mL 以上,在病情允许的情况下,下床运动,适当做些跳跃、改变体位的活动以促进结石排出。手术治疗后患者均可出现血尿,嘱患者多饮水,以免出现血块进而堵塞尿路。

3.管道护理

(1)若患者有肾造瘘管,遵医嘱夹闭数小时开放,应保持通畅并妥善固定,密切观察引流性质及量。

(2)留置尿管应保持管路通畅,观察排石情况。

(3)留置针妥善固定,保持补液的顺利进行。

4.体外冲击波碎石的护理

采用体外冲击波碎石(ESWL)的患者,在碎石准备前告知接受治疗前三天忌食产气性食物,治疗前一天服用缓泻剂,手术当日早晨禁饮食。碎石后应注意观察结石排出效果,协助患者采取相应体位(一般采取侧卧位,肾下盏取头低位),饮水量在 3 000 mL 以上,适当活动促进结石排出。

5.并发症观察、预防和护理

(1)血尿:观察血尿变化情况。遵医嘱应用止血药物。肾实质切开者,应绝对卧床 2 周,减少出血机会。

(2)感染:①加强护理观察:监测患者生命体征,注意观察尿液颜色和性状。②鼓励患者多饮水,也有利于感染的控制。③做好创腔引流管护理:患者留置肾盂造瘘管时应注意观察记录并妥善固定,保持通畅。开放性手术术后除注意相应管路护理外还应注意伤口护理,避免感染。④有感染者:遵医嘱应用抗菌药控制感染。

(十)健康教育

根据结石成分、代谢状态及流行病学因素,坚持长期预防,对减少或延迟结石复发十分重要。

(1)饮食:大量饮水以增加尿量,稀释尿液,减少晶体沉积。成人保持每天尿量在 2 000 mL 以上,尤其是睡前及半夜饮水,效果更好。饮食以清淡易消化饮食为主,可根据结石成分调整饮食种类如含钙结石者宜食用含纤维丰富的食物;含草酸量高,避免大量摄入动物蛋白、精制糖和动物脂肪等;尿酸结石者不宜食用动物内脏、豆制品等。

(2)活动与休息:病情允许的情况下适当活动,注意劳逸结合。

(3)解除局部因素:尽早解除尿路梗阻、感染、异物等因素,可从根本上避免结石形成。

(4)药物成分:根据结石成分,应用药物降低有害成分、碱化或酸化尿液,预防结石复发。鼓励长期卧床者适当进行功能锻炼,防止骨脱钙,减少尿钙含量。

(5)定期复查:术后 1 个月门诊随访。以后 3 个月至半年复查排泄性尿路造影。

二、输尿管结石

输尿管结石是泌尿系统结石中的常见疾病，发病年龄多为20～40岁，男性略高于女性。其发病率高，约占上尿路结石的65%。其中90%以上为继发性结石，即结石在肾内形成后降入输尿管。原发于输尿管的结石较少见。通常会合并输尿管梗阻、憩室等其他病变。所以输尿管结石的病因与肾结石基本相同。从形态上看，由于输尿管的塑形作用，结石进入输尿管后常形成圆柱形或枣核形，亦可由于较多结石排入，形成结石串俗称“石街”。

(一)解剖

输尿管位于腹膜后间隙，上接肾脏下连膀胱，是一根细长的管道结构。输尿管全长在男性为27～30 cm，女性为25～28 cm。解剖学上输尿管的三个狭窄部将其分为上、中、下三段：①肾盂输尿管连接部；②输尿管与髂血管交叉处；③输尿管的膀胱壁内段，此三处狭窄部常为结石停留的部位。除此之外，输尿管与男性输精管或女性子宫阔韧带底部交叉处以及输尿管与膀胱外侧缘交界处管径较狭窄，也容易造成结石停留或嵌顿。结石最易停留或嵌顿的部位是输尿管的上段，约占全部输尿管结石的58%，其中又以第3腰椎水平最多见；而下段输尿管结石仅占33%。在结石下端无梗阻的情况下，直径≤0.4 cm的结石约有90%可自行降至膀胱随尿流排出，其他情况则多需要进行医疗干预。

(二)临床表现

1.症状

(1)疼痛：上中段结石引起的输尿管疼痛为一侧腰痛，疼痛性质为绞痛，输尿管结石可引起肾绞痛或输尿管绞痛，典型表现为阵发性腰部疼痛并向下腹部睾丸或阴唇部放射。

(2)血尿：90%的患者可出现镜下血尿也可有肉眼血尿，前者多见。血尿多发生在疼痛之后，有时是唯一的临床表现。输尿管结石急性绞痛发作时，可出现肉眼血尿。血尿的多少与结石对尿路黏膜的损伤程度有关。输尿管完全梗阻时也可无血尿。

(3)恶心、呕吐：输尿管结石引起尿路梗阻时，使输尿管管腔内压力增高管壁局部扩张痉挛或缺血，由于输尿管与肠有共同的神经支配而导致恶心、呕吐常等胃肠道症状。

2.体征

结石可表现为肾区和胁腹部压痛和叩击痛，输尿管走行区可有深压痛；若伴有尿外渗时，可有腹膜刺激征。输管结石梗阻引起不同程度的肾积水，可触到腹部包块。

(三)辅助检查

1.实验室检查

(1)尿液检查：尿常规检查可见尿中红细胞，伴感染时有脓细胞。感染性尿路结石患者应行尿液细菌培养。肾绞痛有时可发现晶体尿，通过观察结晶的形态可以推测结石成分。

(2)血液检查：当输尿管绞痛可导致交感神经高度兴奋，机体出现血白细胞升高；当其升到$13\times10^9/L$以上则提示存在尿路感染。血电解质、尿素和肌酐水平是评价总肾功能的重要指标。

(3)24小时尿分析：主要用于评估结石复发危险性较高的患者，是目前常用的一种代谢评估技术。

(4)结石分析：结石成分分析可以确定结石的性质，是诊断结石病的核心技术，也是选择溶石和预防疗法的重要依据。

2.影像学检查

(1)超声:是一种简便无创的检查方法,是目前最常用的输尿管结石的筛查手段。能同时观察膀胱和前列腺,寻找结石形成诱因及并发症。

(2)螺旋 CT:螺旋 CT 对结石的诊断能力最高,能分辨出 0.5 mm 以上任何成分的结石,准确测定结石大小。

(3)尿路平片(KUB 平片):尿路平片可以发现 90%非 X 线透光结石,能够大致地确定结石的位置、形态、大小和数目,并且通过结石影的明暗初步提示结石的化学性质。因此作为结石检查的常规方法。

(4)静脉尿路造影(intravenous urography,IVU):IVU 应该在尿路平片的基础上进行,有助于确认结石在尿路上的位置、了解尿路解剖、发现有无尿路异常等。可以显示平片上不能显示的 X 线阴性结石,同时可以显示尿路的解剖结构,对发现尿路异常有重要作用。

(5)逆行尿路造影:逆行尿路造影很少用于上尿路结石的初始诊断,属于有创性的检查方法,不作为常规检查手段。

(6)放射性核素肾显效像:放射性核素检查不能直接显示泌尿系统结石,主要用于确定分侧肾功能。提供肾血流灌注、肾功能及尿路梗阻情况等,因此对手术方案的选择以及手术疗效的评价具有一定价值。

(四)诊断要点

尿路结石应该与急腹症进行全面鉴别诊断。输尿管结石的诊断应包括:①结石部位数目、大小、形态、成分等;②并发症的诊断;③病因学的评估。通过对病史症状的和体检后发现,具有泌尿系统结石或排石病史,出现右眼或镜下血尿或运动后输尿管绞痛的患者应进一步检查确诊。

(五)治疗原则

目前治疗输尿管结石的主要方法有保守治疗(药物治疗和溶石治疗)、体外冲击波碎石(ESWL)、输尿管镜(URSL)、经皮肾镜碎石术(PCNL)开放及腔镜手术。

1.保守治疗

(1)药物治疗:临床上多数尿路结石需要通过微创的治疗方法将结石粉碎并排出体外,少数比较小的尿路结石,可以选择药物排石。使用的排石药物为 α_1 受体拮抗剂如坦索罗辛等,排石治疗期间应保证有足够的尿量,每天需饮水 2 000～3 000 mL。双氯芬酸钠可以缓解症状并减轻输尿管水肿,有利于排石治疗。钙通道阻滞剂及一些中医中药对排石也有一定的效果。

(2)溶石治疗:我国在溶石治疗方面处于领先地位。如胱氨酸结石:口服枸橼酸氢钾钠或碳酸氢钠片,以碱化尿液,维持尿液 pH 在 7.0 以上,帮助结石治疗。

(3)微创手术:主要有体外冲击波碎石、经皮肾镜碎石取石术、输尿管肾镜取石术等。①体外冲击波碎石:详见本节肾结石内容。②经皮肾镜碎石取石术:详见本节肾结石内容。③输尿管肾镜取石术(ureteroscope lithotripsy,URL):和肾结石基本相同但在治疗输尿管上段结石的过程中发现,碎石后石块容易回流至肾盂,导致术后需要再行经皮取石术,所以现在临床通常会采取输尿管镜拦截网固定下采用钬激光碎石技术治疗输尿管上段结石。

2.开放手术治疗

随着 ESWL 及腔内治疗技术的发展,目前上尿路结石行开放手术治疗的比例已显著减少,逐渐被腹腔镜手术取代。

（六）临床护理

详见本节肾结石患者的临床护理内容。

三、膀胱结石

膀胱结石是较常见的泌尿系统结石，好发于男性，男女比例约为10∶1，膀胱结石的发病率有明显的地区和年龄差异。总的来说，在经济不发达地区，膀胱结石以婴幼儿为常见，主要由营养不良所致。

（一）病因

膀胱结石分为原发性和继发性两种。原发性膀胱结石多发于男性，与营养不良有关。继发性膀胱结石主要继发于下尿路梗阻、膀胱异物等。

1.营养不良

婴幼儿原发性膀胱结石主要发生于贫困饥荒年代，营养缺乏，尤其是动物蛋白摄入不足是其主要原因。

2.下尿路梗阻

下尿路梗阻时，如良性前列腺增生、膀胱颈部梗阻、尿道狭窄、先天畸形、膀胱膨出、憩室、肿瘤等，均可使小结石和尿盐结晶沉积于膀胱而形成结石。

3.膀胱异物

医源性的膀胱异物主要有长期留置的导尿管、被遗忘取出的输尿管支架管、不被机体吸收的残留缝线、膀胱悬吊物等，非医源性异物如子弹头、发卡、电线、圆珠笔芯等。均可作为结石的核心而使尿盐晶体物质沉积于其周围而形成结石。

4.尿路感染

继发于尿液潴留及膀胱异物的感染，尤其是分泌尿素酶的细菌感染，由于能分解尿素产生氯，使尿pH升高，使尿磷酸钙、铵和镁盐的沉淀而形成膀胱结石。

5.其他

临床手术后也可能导致膀胱结石发生如肠道膀胱扩大术、膀胱外翻-尿道上裂等。

（二）病理生理

膀胱结石的继发性病理改变主要表现为局部损害、梗阻和感染。膀胱结石如表面光滑且无感染者，在膀胱内存在相当长时间，也不至造成膀胱壁明显的病理改变。由于结石的机械性刺激，膀胱黏膜往往呈慢性炎症改变。光滑且无感染者，继发感染时，可出现滤泡样炎性病变、出血和溃疡，膀胱底部和结石表面均可见脓苔。晚期可发生膀胱周围炎，使膀胱和周围组织粘连，甚至发生穿孔。膀胱结石易堵塞于膀胱出口、膀胱颈及后尿道，导致排尿困难。

（三）临床表现

1.症状

（1）疼痛：疼痛可为下腹部和会阴部钝痛，亦可为明显或剧烈疼痛，常因活动和剧烈运动而诱发或加剧。膀胱结石的典型症状为排尿突然中断，疼痛放射至远端尿道及阴茎头部，伴排尿困难和膀胱刺激症状。由结石刺激膀胱底部黏膜而引起，常伴有尿频和尿急，排尿终末时疼痛加剧。

（2）血尿：膀胱壁由于结石的机械性刺激，可出现血尿，并往往表现为终末血尿。尿流中断后再继续排尿亦常伴血尿。

（3）其他：因排尿费劲，腹压增加，可并发脱肛。若结石位于膀胱憩室内，可仅有尿路感染的表现。少数患者,重时发生急性尿潴留。

2.体征

体检时下腹部有压痛。结石较大和腹壁较薄弱时,在膀胱区可触及结石。较大结石也可经直肠腹壁双合诊被触及。

(四)辅助检查

1.实验室检查

实验室检查可发现尿中有红细胞或脓细胞,伴有肾功能损害时可见血肌酐、尿素氮升高。如并发感染可见白细胞,尿培养可有细菌生长。

2.影像学检查

(1)超声:检查能发现膀胱及后尿道,强光团及声影,还可同时发现膀胱憩室良性前列腺增生等。

(2)X线检查:X线平片亦是诊断膀胱结石的重要手段,结合B超检查可了解结石大小、位置、形态和数目,怀疑有尿路结石可能还需做泌尿系统平片及排泄性尿路系平片及排泄性尿路造影。

(3)CT检查:所有膀胱中结石在CT中都为高密度,且CT可明确鉴别肿瘤钙化和结石。

(4)膀胱镜检查:膀胱镜检查是最确切的诊断方法,可直接观察膀胱结石的大小、数目和形状,同时还可了解有无前列腺增生、膀胱颈纤维化、尿道狭窄等病变。但膀胱镜检查属于有创操作,一般不作为常规使用。

(五)诊断原则

膀胱结石的诊断,主要是根据病史、体检、B超、X线检查,必要时做膀胱镜检查。但需要注意引起结石的病因如良性前列腺增生、尿道狭窄等前尿道结石可沿尿道扪及,后尿道结石经直肠指检可触及,较大的膀胱结石可经直肠-腹壁双合诊被扪及。虽然不少病例可根据典型症状,如疼痛的特征,排尿时突然尿流中断和终末血尿,做出初步诊断。但这些症状绝非膀胱结石所独有。

(六)治疗

膀胱结石的治疗应遵循两个原则,一是取出结石,二是去除结石形成的病因。

1.经尿道膀胱镜取石或碎石

大多数结石可应用碎石钳机械碎石,然后将碎石取出,此方法适用于结石小于2 cm者。较大的结石需采用超声、激光或气压弹道碎石。结石过大、过硬或膀胱憩室病变时,应施行耻骨上膀胱切开取石。

2.耻骨上膀胱切开取石术

耻骨上膀胱切开取石术是传统的开放手术方式,当患者合并严重尿路感染时,应在感染控制后再行取石手术。

应根据结石体积大小选择合适的治疗方法:小的结石可经尿道自行排出,较大结石不能自行排出者可行膀胱内碎石术。较大结石且无碎石设备者可行耻骨上膀胱切开取石术,对合并有膀胱感染者,应同时积极治疗炎症。

(七)临床护理

详见本章上尿路结石中肾结石患者的临床护理内容。

四、尿道结石

尿道结石是泌尿外科常见急症之一，但临床比较少见，且多以男性为主。大多数来自肾和膀胱。有尿管狭窄、尿道憩室及异物存在亦可致尿道结石，多数尿道结石位于前尿道。女性只有在有尿道憩室、尿道异物和尿道阴道瘘等特殊情况下才出现。男性尿道结石中，结石多见于前列腺部尿道，球部尿道，会阴尿道的阴茎阴囊交界处后方和舟状窝。女性尿道结石分原发性和继发性两种，传统认为尿道结石常继发于膀胱结石，多见于儿童与老年人。

(一)临床表现

1.症状

(1)疼痛：疼痛一般是钝性的，但也可能是锐利的，并常放射至阴茎龟头。原发性尿道结石常是逐渐长大，或位于尿道憩室内，早期可无疼痛症状。继发性结石多系上尿路排石排入尿道时，突然嵌入尿道内，常常突然感到局部剧烈疼痛及排尿痛。

(2)排尿紊乱：尿道结石的典型症状为排尿困难，点滴状排尿，尿线变细或分叉，射出无力，有时骤然出现尿流中断，并有强烈尿意，阻塞严重时出现残余尿和尿潴留，出现充盈性尿失禁。有时可出现急迫性尿失禁。也可伴尿痛，重者可发生急性尿潴留及会阴部剧痛。

(3)血尿及尿道分泌物：急症病例常有终末血尿或初始血尿，或排尿终末有少许鲜血滴出，伴有剧烈疼痛。慢性病例或伴有尿道憩室者，尿道口可有分泌物溢出，结石对尿道的刺激及尿道壁炎症溃疡，亦可出现脓尿。

2.体征

前尿道结石可在结石部位扪及硬结，并有压痛，后尿道结石应通过直肠指诊扪及后尿道部位的硬结。

(二)辅助检查

1.金属尿道探杆检查

金属尿道探杆检查在结石部位能探知尿道梗阻和结石的粗糙摩擦感。

2.尿道镜检查

尿道镜检查能直接观察到结石，肯定尿道结石的诊断，并可发现尿道并发症。

3.X线检查

X线检查是尿道结石的主要诊断依据，因为绝大部分尿道结石是X线阳性结石，平片检查即可显示结石阴影和结石的部位、大小、形状。应行全尿路平片检查以明确有无上尿路结石。

4.尿道造影

目前由于内镜的发展及普及，尿道造影已很少应用。大多数辅助检查尿路有无他病变。

(三)诊断要点

详细询问病史，尿道结石患者过去多有肾绞痛史及尿道排石史，当患者突然感到排尿困难、尿流中断、排尿时尿道刺痛时应考虑尿道结石的可能。与尿道狭窄、尿道息肉、异物等鉴别。尿道狭窄虽有排尿困难，但其排尿时无疼痛及尿中断现象，X线平片无阳性结石影像。但尿道息肉无肾绞痛及排石史，尿道镜及尿道造影可以区别。尿道异物一般有外伤史及异物塞入史，临床上不难诊断。

(四)治疗原则

治疗原则为尽快取出结石，解除痛苦，改善急性情况后再考虑纠正形成结石的原因。

(五)临床护理

详见上尿路结石中肾结石患者的临床护理内容。

(王　娇)

第三节　泌尿系统梗阻

尿路上任何部位发生梗阻都可导致肾积水、肾功能损害,重则肾衰竭。泌尿系统梗阻最基本的病理变化是尿路扩张,从代偿到失代偿,诱发肾积水、尿潴留、肾脏滤过率和浓缩能力受损,最终导致肾功能障碍。

一、前列腺增生症

良性前列腺增生症主要是前列腺组织及上皮增生,简称前列腺增生。是老年男性常见病,50 岁以后发病,随着年龄增长发病率不断升高。

(一)病因

目前病因不十分清楚,研究认为前列腺增生与体内雄激素及雌激素的平衡失调关系密切,睾酮对细胞的分化、生长产生作用,雌激素对前列腺增生亦有一定影响。

(二)病理

前列腺分两组,外为前列腺组,内为尿道腺组。前列腺增生有两类结节,包括由增生的纤维和平滑肌细胞组成的基质型和由增生的腺组织组成的腺泡型。增生的最初部位多在尿道腺组,增生的结节挤压腺体形成外科包膜,是前列腺摘除术的标志。前列腺增生使尿道弯曲、受压、伸长、狭窄,出现尿道梗阻。

(三)临床表现

1.尿频

尿频是最常见的症状,夜间明显,逐渐加重。早期是由膀胱颈部充血引起。晚期是由增生前列腺引起尿道梗阻,膀胱内残余尿增多,膀胱有效容量减少所致。

2.进行性排尿困难

进行性排尿困难是最重要症状,表现为起尿缓慢,排尿费力,射尿无力,尿线细小,尿流滴沥,分段排尿及排尿不尽等。

3.尿潴留、尿失禁

前列腺增生晚期,膀胱残余尿增加,收缩无力,发生尿潴留,当膀胱内压力增高超过尿道阻力后,发生充盈性尿失禁。前列腺增生常因受凉、劳累、饮酒等诱发急性尿潴留。

4.其他表现

常因局部充血、出血发生血尿。合并感染或结石,可有膀胱刺激症状。

(四)辅助检查

1.尿流动力学检查

尿道梗阻时,最大尿流率小于每秒 15 mL;当尿流率小于每秒 10 mL 时,表示梗阻严重。

2.残余尿测定

膀胱残余尿量反映膀胱代偿衰竭的严重程度,不仅是重要的诊断步骤之一,也是决定手术治疗的因素。

3.膀胱镜检查

膀胱镜检查直接观察前列腺各叶增生情况。

4.B超

B超测定前列腺的大小和结构,测量残余尿量。

(五)诊断要点

1.临床表现

老年男性出现夜尿频、进行性排尿困难表现应考虑前列腺增生,排尿后直肠指检,可触及增大的腺体,光滑、质韧、中央沟变浅或消失。

2.辅助检查

尿动力学、膀胱镜、B超等检查有助于确定前列腺增生程度及膀胱功能。

(六)诊疗要点

1.急性尿潴留的治疗

急性尿潴留是前列腺增生常见急症,需紧急治疗。选用肾上腺素受体阻滞剂、留置导尿管或耻骨上膀胱穿刺造瘘术等,解除潴留。

2.药物治疗

药物治疗适用于尿道梗阻较轻,或年老体弱、心肺功能不全等而不能耐受手术的患者。常用药物有特拉唑嗪、哌唑嗪等。

3.手术治疗

前列腺摘除术是理想的根治方法,手术方式有经尿道、经耻骨上、经耻骨后及经会阴四种,目前临床常用前两种。

4.其他治疗

尿道梗阻严重而不宜手术者,冷冻治疗、微波和射频治疗、激光治疗、体外超声、金属耐压气囊扩张术等都能产生一定疗效。

(七)护理评估

1.健康史

评估患者的年龄、诱因,既往病史。

2.目前的身体状况

(1)症状体征:是否有夜尿频、进行性排尿困难的表现,是否合并尿潴留、尿失禁。

(2)辅助检查:尿流动力学、膀胱镜、B超检查结果。

3.心理、社会状况

评估患者对疾病和手术的心理反应及对并发症的认知程度,患者及家属对术后护理配合及有关康复知识的掌握程度。

(八)常见的护理诊断/问题

(1)恐惧/焦虑:与认识不足、角色改变、对手术和预后的担忧有关。

(2)排尿形态异常:与尿道梗阻、残余尿量增多、留置导管等有关。

(3)有感染的危险:与尿路梗阻、导尿、免疫力低下、伤口引流有关。

(4)潜在并发症:出血。

(九)护理目标

(1)患者的恐惧/焦虑减轻。

(2)患者能够正常排尿。

(3)患者感染危险性下降或未感染。

(4)患者术后未发生出血。

(十)护理措施

1.非手术治疗的护理

(1)饮食护理:为防止尿潴留,不可在短期内大量饮水,忌饮酒、辛辣食物,有尿意勤排尿,适当运动,预防便秘。

(2)观察疗效:药物治疗3个月之后前列腺缩小、排尿功能改善。

(3)适应环境:前列腺增生患者多为老年人,行动不便,对医院环境不熟悉,加之夜尿频,入院后帮助患者适应环境,确保舒适和安全。

2.术前护理

(1)观察生命体征,测量各项生理指标。

(2)做好重要脏器功能检查,了解患者能否耐受手术。

(3)术前已有造瘘管或留置导尿管的患者,保证引流通畅。

3.术后护理

(1)病情观察:观察记录24小时出入量,判断血容量有无不足。观察意识状态和生命体征。

(2)体位:平卧2天后改为半卧位,固定各种导管的肢体不得随意移动。

(3)饮食与输液:术后6小时无不适即可进流质饮食,鼓励多饮水,1天后无腹胀即可恢复饮食,以易消化、营养丰富、富含纤维素的食物为主,必要时静脉补液,但要注意输液速度。

(4)预防感染:早期预防性应用抗生素。保持切口敷料的清洁与干燥。置管引流者常规护理尿道外口。

(5)膀胱冲洗:术后用生理盐水持续冲洗膀胱3～7天。保持引流通畅,必要时高压冲洗抽吸血块。根据尿液颜色控制冲洗速度,色深则快、色浅则慢。

(6)不同手术方式的护理:①经尿道切除术(TUR):观察有无TUR综合征的发生,即术后几小时内出现恶心、呕吐、烦躁、抽搐、昏迷或严重的脑水肿、肺水肿、心力衰竭等。可能是冲洗液被吸收,血容量剧增,稀释性低钠血症所致,护理时应减慢输液速度,遵医嘱应用利尿剂、脱水剂,对症处理。②开放手术:固定各种引流管,观察记录引流液量、颜色,保持引流通畅。及时拔除引流管,如耻骨后引流管,术后3～4天拔除;耻骨上引流管,术后5～7天拔除;膀胱造瘘管多在术后10～14天排尿通畅后拔除,瘘口无菌堵塞或压迫,防止漏尿,一般2～3天愈合。③预防并发症:出血是常见并发症。术后1周,患者可逐渐离床活动,禁止灌肠、肛管排气,同时避免腹压增高的诱因。

(十一)护理评价

(1)患者的恐惧/焦虑是否减轻。

(2)患者能否正常排尿。

(3)患者感染未发生或得到及时治疗。

(4)患者术后是否出血,或出血后是否得到有效处理。

(十二)健康指导

(1)讲解手术、术式及手术前后护理的注意事项。

(2)术后 1～2 个月避免剧烈活动,忌烟酒,防感冒。

(3)指导患者学会提肛肌锻炼,以尽快恢复尿道括约肌的功能。

(4)指导患者定期复查尿流率及残余尿量。

二、肾积水

结石、肿瘤、结核等原因导致尿液排出受阻、肾内压力增高、肾盂肾盏扩张、肾实质萎缩、肾功能减退,称为肾积水。成人积水超过 1 000 mL,小儿超过 24 小时的正常尿量,为巨大肾积水。

(一)临床表现

1.腰痛

腰痛是重要症状。慢性梗阻仅为钝痛;急性梗阻出现明显腰痛或肾绞痛。

2.腰部肿块

慢性梗阻形成肾脏肿大,长期梗阻者在腹部可扪及囊性肿块。

3.多尿和无尿

慢性梗阻致肾功损害表现为多尿,而双侧完全梗阻、孤立肾完全梗阻可发生无尿。

4.其他表现

因结石、肿瘤、结核等继发肾积水时,原发病表现掩盖了肾积水征象。肾积水并发感染或肾积脓时,出现全身中毒症状。

(二)辅助检查

1.实验室检查

血尿常规,必要时做尿细菌检查,化验血生化、电解质等了解肾功能情况。

2.影像学检查

(1)B 超:是鉴别肾积水和腹部肿块的首选方法。

(2)X 线造影:排泄性尿路造影可了解肾积水程度和对侧肾功能。

(3)CT、MRI 检查:明确腰部肿块的性质,对确诊肾积水有重要价值。

(三)诊断要点

根据原发病史、典型症状、腰腹部肿块以及 B 超等辅助检查结果可明确诊断,确定原发病对诊断有重要意义。

(四)诊疗要点

1.病因治疗

最理想的治疗是根除肾积水的病因,保留患肾。

2.肾造瘘术

原发病严重或肾积水病因暂不能去除者,先行肾引流术,病情好转或稳定后行去除病因的手术。

3.肾切除术

肾积水后功能丧失或并发肾积脓,对侧肾功能良好者,可切除患肾。

(五)护理评估

1.健康史

评估患者是否有肾结石、肿瘤、结核等原发病史。

2.目前的身体状况

(1)症状体征:原发病基础上是否出现腰痛、腰腹部肿块,是否有肾功能减退表现。

(2)辅助检查:血、尿常规化验,B超、X线等影像学检查结果。

3.心理、社会状况

评估患者对肾积水及治疗的认知程度,对术后康复知识的掌握程度。家人及社会的心理和经济支持程度。

(六)常见的护理诊断/问题

1.排尿形态异常

排尿形态异常与尿路急慢性梗阻有关。

2.有感染的危险

感染与尿路梗阻、免疫低下、肾造瘘引流有关。

3.潜在并发症

潜在并发症为尿漏。

(七)护理目标

(1)患者排尿形态正常。

(2)患者感染危险性下降或未感染。

(3)患者未发生尿漏。

(八)护理措施

1.饮食

多食含纤维较高的食物,多饮水。

2.活动

鼓励患者加强床上活动,定时按序协助患者变换体位。

3.感染的护理

遵医嘱使用抗生素;用0.1%新苯扎氯铵清洗尿道口,每天2次;每天更换引流袋;及时更换浸湿的切口敷料。

4.引流管的护理

妥善固定,引流通畅,观察记录引流量与颜色,冲洗肾盂引流管,每天2次。若无尿漏,肾周围引流物一般术后3～4天拔除;肾盂输尿管支架引流管一般于术后3周拔除;肾造瘘管在吻合口通畅后拔除。

(九)护理评价

(1)患者排尿形态是否正常。

(2)患者感染是否得到治疗或术后有无感染发生。

(3)患者有无发生尿漏。

(十)健康指导

(1)向患者讲解手术及术后引流的重要性。

(2)指导患者养成良好的排便习惯。

(3)指导患者正确进行摄水、饮食搭配。

三、尿道狭窄

尿道因损伤、炎症使尿道壁形成瘢痕,瘢痕萎缩导致尿道扭曲、狭窄。

(一)病因及分类

1.先天性尿道狭窄

先天性尿道狭窄如尿道外口狭窄,尿道瓣膜狭窄等。

2.炎症性尿道狭窄

炎症性尿道狭窄如淋病性尿道狭窄,留置导尿管引起的尿道狭窄。

3.外伤性尿道狭窄

外伤性尿道狭窄最常见,尿道损伤严重,初期处理不当或不及时所致。

(二)病理生理

其与狭窄的程度、深度及长度有关。淋病性狭窄为多处狭窄,狭窄易继发感染,形成尿道憩室、周围炎、前列腺炎、附睾睾丸炎。尿道梗阻如长期不能解除,导致肾积水。肾功能损害,出现尿毒症。

(三)临床表现

1.排尿异常

最常见的是排尿困难,重者出现尿潴留。

2.继发疾病表现

尿道长期狭窄继发膀胱炎、睾丸附睾炎等,出现膀胱刺激征、血尿症状。

3.并发症表现

由于排尿困难而使腹内压长期增高,并发疝、痔、直肠脱垂等,并出现相应症状。

(四)辅助检查

1.尿道探子检查

尿道探子检查可确定狭窄部位,程度。

2.B 超

B 超明确尿道狭窄长度、程度及周围瘢痕组织的厚度。

3.膀胱尿道造影

膀胱尿道造影确定尿道狭窄的部位、程度、长度。

(五)诊断要点

根据尿道外伤史、感染史及典型的排尿困难,尿潴留表现,结合尿道探子检查、B 超、膀胱尿道造影结果,诊断尿道狭窄一般不难。

(六)诊疗要点

1.尿道扩张术

尿道扩张术是防止和治疗尿道狭窄的有效措施。尿道狭窄的原因不同,扩张时间不同。

2.耻骨上膀胱造瘘术

耻骨上膀胱造瘘术适用于慢性尿潴留或已有肾功能损害的患者。

3.尿道内切开术

尿道内切开术是目前临床治疗的主要术式,术后放置网状合金支架管于狭窄部位扩张,一般放置4～8 周，术后不需尿道扩张。

4.开放手术

切除尿道狭窄部及周围瘢痕后，行尿道端端吻合术。

(七)护理评价

1.健康史

儿童尿道狭窄多为先天性，成人有外伤、感染病史者，多为继发性狭窄。

2.目前的身体状况

(1)症状体征：原发病基础上是否出现排尿困难，尿潴留，是否继发感染、结石。

(2)辅助检查：尿道探子检查、B 超、膀胱尿道造影的检查结果。

3.心理、社会状况

评估患者对尿道狭窄的严重性及手术治疗的认知程度，对术后康复知识的掌握程度。

(八)常见的护理诊断/问题

1.排尿形态异常

排尿形态异常与尿道狭窄、梗阻有关。

2.有感染的危险

感染与尿道梗阻、免疫力低下、膀胱造瘘引流、手术等有关。

3.潜在并发症

潜在并发症为尿失禁。

(九)护理目标

(1)患者排尿形态正常。

(2)患者感染危险性下降或未感染。

(3)患者未发生尿失禁。

(十)护理措施

1.尿道扩张术的护理

尿道扩张术的护理指导患者定时进行尿道扩张。术后观察尿量及颜色，有无尿道出血。患者疼痛明显者给予止痛处理。

2.尿道内切开术的护理

严密观察血尿转清情况。留置导尿管 1 个月左右，保持通畅，遵医嘱尿道冲洗，及时拔出尿管，防止狭窄复发。

3.开放手术的护理

遵医嘱应用抗生素。及时更换切口浸湿的敷料，确保各种引流导管通畅。

4.并发症护理

术后尿失禁常为暂时性，用较细导尿管引流数天后可恢复。如不能恢复，指导患者进行肛门括约肌收缩练习。

(十一)护理评价

(1)患者排尿形态是否正常。

(2)患者是否感染或感染后是否得到控制。

(3)患者是否发生尿失禁。

(十二)健康指导

(1)指导患者定时进行尿道扩张。

(2)讲解尿道扩张的意义及护理配合注意事项。

(3)鼓励患者多饮水。适当运动,进食纤维素高的食物,防止便秘。

(王　娇)

第九章 妇科疾病护理

第一节 痛　　经

痛经是指在行经前、后或月经期出现下腹疼痛、坠胀伴腰酸及其他不适，严重影响生活和工作质量者。痛经分为原发性痛经与继发性痛经两类。前者指生殖器官无器质性病变的痛经，称功能性痛经；后者指盆腔器质性病变引起的痛经，如子宫内膜异位症等。本节仅叙述原发性痛经。

一、护理评估

(一)健康史

原发性痛经常见于青少年，多发生在有排卵的月经周期，精神紧张、恐惧、寒冷刺激及经期剧烈运动可加重疼痛。评估时需了解患者的年龄和月经史、疼痛特点及与月经的关系、伴随症状和缓解疼痛的方法等。

(二)身体状况

1.痛经

痛经是主要症状，多自月经来潮后开始，最早出现在月经来潮前12小时，月经第1天疼痛最剧烈，持续2～3天后逐渐缓解。疼痛呈痉挛性，多位于下腹正中，常放射至腰骶部、外阴与肛门，少数人的疼痛可放射至大脚内侧。可伴面色苍白、出冷汗、恶心、呕吐、腹泻、头晕、乏力等。痛经多于月经初潮后1～2年发病。

2.妇科检查

生殖器官无器质性病变。

(三)心理-社会状况

患者缺乏痛经的相关知识，担心痛经可能影响健康及婚后的生育能力，表现为情绪低落、烦躁、焦虑；伴随着月经的疼痛，常常使患者抱怨自己是女性。

(四)辅助检查

B超检查生殖器官有无器质性病变。

(五)处理要点

以解痉、镇痛等对症治疗为主，并注意对患者的心理治疗。

二、护理问题

(一)急性疼痛

急性疼痛与经期宫缩有关。

(二)焦虑

焦虑与反复疼痛及缺乏相关知识有关。

三、护理措施

(一)一般护理

(1)下腹部局部可用热水袋热敷。

(2)鼓励患者多饮热茶、热汤。

(3)注意休息,避免紧张。

(二)病情观察

(1)观察疼痛的发生时间、性质、程度。

(2)观察疼痛时的伴随症状,如恶心、呕吐、腹泻。

(3)了解引起疼痛的精神因素。

(三)用药护理

遵医嘱给予解痉、镇痛药,常用药物有前列腺素合成酶抑制剂如吲哚美辛(消炎痛)、布洛芬等,亦可选用避孕药或中药治疗。

(四)心理护理

讲解有关痛经的知识及缓解疼痛的方法,使患者了解经期下腹坠胀、腰酸、头痛等轻度不适是生理反应。原发性痛经不影响生育,生育后痛经可缓解或消失,从而消除患者紧张、焦虑的情绪。

(五)健康指导

进行经期保健的教育,包括注意经期清洁卫生,保持精神愉快,加强经期保护,避免剧烈运动及过度劳累,防寒保暖等。疼痛难忍时一般选择非麻醉性镇痛药治疗。

(王　娜)

第二节　闭　　经

闭经是妇科常见症状,分为原发性闭经和继发性闭经两类。原发性闭经指年龄超过16岁,第二性征已发育,或年龄超过14岁,第二性征尚未发育,且无月经来潮者;继发性闭经指正常月经建立后,因病理性原因月经停止6个月,或按自身原来月经周期计算停经3个周期以上者。青春期以前、妊娠期、哺乳期以及绝经后的无月经均属生理现象。

一、护理评估

(一)健康史

原发性闭经较少见,常由于遗传性因素或先天性发育缺陷所致,评估时应注意患者生殖器官和第二性征发育情况及家族史。继发性闭经发病率高，病因复杂，评估时应详细询问患者月经史，已婚者应注意有无产后大出血、不孕及流产史。根据控制正常月经周期的四个环节，按病变部位将闭经分为下丘脑性闭经、垂体性闭经、卵巢性闭经及子宫性闭经。

1.下丘脑性闭经

最常见，以功能性原因为主。

(1)精神因素：精神创伤、紧张忧虑、环境改变、过度劳累、盼子心切或畏惧妊娠等可使内分泌调节功能紊乱而发生闭经。闭经多为一时性，可自行恢复。

(2)剧烈运动、体重下降和神经性厌食：均可诱发闭经。因初潮发生和月经维持有赖于一定比例(17%～20%)的机体脂肪，中枢神经对体重下降极为敏感。

(3)药物：一般在停药后3～6个月月经恢复。

2.垂体性闭经

垂体器质性病变或功能失调可影响卵巢功能而引起闭经。

(1)垂体梗死：常见于产后出血使垂体缺血坏死，出现闭经、性欲减退、毛发脱落、第二性征衰退等希恩综合征。

(2)垂体肿瘤：可引起闭经溢乳综合征。

3.卵巢性闭经

因性激素水平低落，子宫内膜不发生周期性变化而导致闭经。

(1)卵巢功能早衰：40岁前绝经者称卵巢功能早衰，常伴有围绝经期综合征的表现。

(2)卵巢功能性肿瘤、卵巢切除或组织破坏。

(3)多囊卵巢综合征：表现为闭经、不孕、多毛、肥胖、双侧卵巢增大。

4.子宫性闭经

月经调节功能及第二性征发育正常，但子宫内膜受到破坏或对卵巢激素不能产生正常的反应而引起闭经。

(1)先天性子宫发育不良或子宫切除术后者。

(2)子宫内膜损伤：子宫腔放射治疗后、结核性子宫内膜炎、子宫腔粘连综合征，后者因人工流产刮宫过度，使子宫内膜损伤粘连而无月经产生。

5.其他内分泌功能异常

甲状腺功能减退或亢进、肾上腺皮质功能亢进、糖尿病等可引起闭经。

(二)身体状况

了解患者的闭经类型、时间及伴随症状。注意观察患者精神状态、智力发育、营养与健康状况；检查全身发育状况，测量身高、体重、四肢与躯干比例；第二性征如音调、毛发分布、乳房发育状况，挤压乳腺有无乳汁分泌；妇科检查生殖器官有无发育异常和肿瘤等。

(三)心理-社会状况

患者担心闭经对自己的健康、性生活及生育能力有影响，病程过长及治疗效果不佳会加重患者及其家属的心理压力，产生情绪低落、焦虑，反过来又加重闭经。

(四)辅助检查

1.子宫功能检查

(1)诊断性刮宫：适用于已婚女性，必要时可在宫腔镜直视下检查。

(2)子宫输卵管碘油造影：了解子宫腔及输卵管情况。

(3)药物撤退试验:①孕激素试验可评估内源性雌激素水平;②雌、孕激素序贯疗法。

2.卵巢功能检查

通过B超检查、基础体温测定、宫颈黏液结晶检查、阴道脱落细胞检查、血清激素测定、诊断性刮宫,了解排卵情况及体内性激素水平。

3.垂体功能检查

如垂体兴奋试验等。

4.其他检查

B超检查、染色体检查及内分泌检查等。

(五)处理要点

(1)全身治疗:积极治疗全身性疾病,增强体质,加强营养,保持正常体重。

(2)心理治疗:精神因素所致闭经,应行心理疏导。

(3)病因治疗:子宫腔粘连、先天畸形、卵巢及垂体肿瘤等采取相应手术治疗。

(4)性激素替代疗法:根据病变部位及病因,给予相应激素治疗,常用雌激素替代疗法,雌、孕激素序贯疗法和雌、孕激素合并疗法。

(5)诱发排卵:常用氯米芬、HCG。

二、护理问题

(一)焦虑

焦虑与担心闭经对健康、性生活及生育的影响有关。

(二)功能障碍性悲哀

功能障碍性悲哀与长期闭经及治疗效果不佳,担心丧失女性形象有关。

三、护理措施

(一)一般护理

1.鼓励患者增加营养

营养不良引起的闭经者,应供给足够的营养。

2.保证睡眠

工作紧张引起的闭经者,鼓励患者加强锻炼,增强体质,注意劳逸结合。如为肥胖引起的闭经,指导患者进低热量饮食,但需要富有维生素和矿物质,嘱咐患者适当增加运动量。

(二)病情观察

(1)观察患者情绪变化,有无引起闭经的精神因素,如工作、家庭、生活等情况。

(2)对有人工流产、剖宫产史的闭经患者,应监测阴道流血情况及月经变化。

(3)注意患者体重增加或减少的数据和时间,与闭经前、后的关系。

(4)观察患者甲状腺有无肿大、有无糖尿病症状。

(三)用药护理

指导患者合理使用性激素,说明性激素的作用、不良反应、用药方法及注意事项。

(四)心理护理

讲解月经的生理知识,使患者了解闭经与女性特征、生育及健康的关系,减轻心理压力,避免闭经加重。对原发性闭经者,特别是生殖器官畸形者进行心理疏导,保持心情舒畅,正确对待疾病，提高对自我形象的认识。

（五）健康指导

（1）告知患者要耐心坚持规范治疗，在医师的指导下接受全身系统检查。

（2）短期治疗效果可能不明显，要有心理准备，不要放弃治疗，树立战胜疾病的信心。

（王　娜）

第三节　功能失调性子宫出血

功能失调性子宫出血（dysfunctional uterine bleeding，DUB）简称功血，为妇科常见病。它是由于调节生殖系统的神经内分泌机制失常引起的异常子宫出血，而全身及内、外生殖器官无器质性病变存在。常表现为月经周期长短不一、经期延长、经量过多或不规则阴道出血。功血可分为排卵性功血和无排卵性功血两类，约 85％病例属无排卵性功血。功血可发生于月经初潮至绝经期间的任何年龄，约 50％患者发生于绝经前期，育龄期约占 30％，青春期约占 20％。

一、护理评估

（一）健康史

1.无排卵性功血

（1）青春期：与下丘脑-垂体-卵巢轴调节功能未健全有关，过度劳累、精神紧张、恐惧、忧伤、环境及气候改变等应激刺激，及肥胖、营养不良等因素易导致下丘脑-垂体-卵巢轴调节功能紊乱，卵巢不能排卵。

（2）绝经过渡期：因卵巢功能衰退，卵巢对促性腺激素敏感性降低，卵泡在发育过程中因退行性变而不能排卵。

（3）生育期：可因内、外环境改变，如劳累、应激、流产、手术或疾病等引起短暂无排卵。亦可因肥胖、多囊卵巢综合征、高催乳素血症等因素长期存在，引起持续无排卵。

2.排卵性功血

黄体功能不足原因在于神经内分泌调节功能紊乱，导致卵泡期卵泡刺激素（FSH）缺乏，卵泡发育缓慢，雌激素分泌减少，正反馈作用不足，黄体生成素（LH）峰值不高，使黄体发育不全、功能不足。子宫内膜不规则脱落者，由于下丘脑-垂体-卵巢轴调节功能紊乱或黄体机制异常引起萎缩过程延长。

评估时注意了解患者的发病年龄、月经史、婚育史及发病诱因，有无性激素治疗不当及全身性出血性疾病史。

（二）身体状况

1.月经紊乱

（1）无排卵性功血：最常见的症状是子宫不规则性出血，特点是月经周期紊乱，经期长短不一，经量多少不定。可先有数周或数月停经，然后阴道流血，量较多，持续 2～3 周或更长时间，不易自止，无腹痛或其他不适。

（2）排卵性功血：黄体功能不足者月经周期缩短，月经频发（月经周期短于 21 天），不易受孕或怀孕早期易流产；子宫内膜不规则脱落者月经周期正常，但经期延长，长达9～10天，多发生于产后或流产后。

2.贫血

因出血多或时间长，患者出现头晕、乏力、面色苍白等贫血征象。

3.体格检查

体格检查包括全身检查和妇科检查，排除全身性疾病及生殖器官器质性病变。

(三)心理-社会状况

青春期患者常因害羞而影响及时诊治，生育期患者担心影响生育而焦虑，围绝经期患者因治疗效果不佳或怀疑为恶性肿瘤而焦虑、紧张、恐惧。

(四)辅助检查

1.诊断性刮宫

诊断性刮宫可了解子宫内膜反应、子宫内膜病变，达到止血的目的。不规则流血者可随时刮宫，用以止血。确定有无排卵或黄体功能，于月经前一天或者月经来潮6小时内做诊断性刮宫，无排卵性功血的子宫内膜呈增生期改变，黄体功能不足显示子宫内膜分泌不良。子宫内膜不规则脱落，于月经周期第5～6天进行诊断性刮宫，增生期与分泌期子宫内膜共存。

2.B超检查

了解子宫内膜厚度及生殖器官有无器质性改变。

3.血常规及凝血功能检查

了解有无贫血、感染及凝血功能障碍。

4.宫腔镜检查

直接观察子宫内膜，选择病变区进行活组织检查。

5.卵巢功能检查

判断卵巢有无排卵或黄体功能。

(五)处理要点

1.无排卵性功血

青春期和生育期患者以止血、调整周期、促排卵为原则。围绝经期患者以止血、防止子宫内膜癌变为原则。

2.排卵性功血

黄体功能不足的治疗原则是促进卵泡发育，刺激黄体功能及黄体功能替代，分别应用氯米芬、人绒毛膜促性腺激素(HCG)和孕酮；子宫内膜不规则脱落的治疗原则是促使黄体及时萎缩，子宫内膜及时完整脱落，常用药物有孕激素和HCG。

二、护理问题

(一)潜在并发症

贫血。

(二)知识缺乏

缺乏性激素治疗的知识。

(三)有感染的危险

有感染的危险与经期延长、机体抵抗力下降有关。

(四)焦虑

焦虑与性激素使用及药物不良反应有关。

三、护理措施

(一)一般护理

患者体质往往较差,应加强营养,改善全身情况,可补充铁剂、维生素 C 和蛋白质。成人体内大约每 100 mL 血中含 50 mg 铁,行经期女性,每天从食物中吸收铁 0.7～2.0 mg,经量多者应额外补充铁。向患者推荐含铁较多的食物如猪肝、胡萝卜、葡萄干等。按照患者的饮食习惯,为患者制订适合个人的饮食计划,保证患者获得足够的营养。

(二)病情观察

观察并记录患者的生命体征、出量及入量,嘱患者保留出血期间使用的会阴垫及内裤,以便更准确地估计出血量,出血较多者,督促其卧床休息,避免过度疲劳和剧烈活动,贫血严重者,遵医嘱做好配血、输血、止血措施,执行治疗方案,维持患者正常血容量。

(三)对症护理

1.无排卵性功血

(1)止血:对大量出血患者,要求在性激素治疗 8 小时内见效,24～48 小时出血基本停止,若 96 小时以上仍不止血者,应考虑有器质性病变存在。

1)性激素止血。①雌激素:应用大剂量雌激素可迅速提高血内雌激素浓度,促使子宫内膜生长,短期内修复创面而止血,主要用于青春期功血。目前多选用妊马雌酮 2.5 mg 或己烯雌酚1～2 mg。②孕激素:适用于体内已有一定水平雌激素的患者。常用药物如甲羟孕酮或炔诺酮,用药原则同雌激素。③雄激素:拮抗雌激素、增加子宫平滑肌及子宫血管张力而减少出血,主要用于围绝经期功血患者的辅助治疗,可随时停用。④联合用药:止血效果优于单一药物,可用三合激素或口服短效避孕药,血止后逐渐减量。

2)刮宫术:止血及排除子宫内膜癌变,适用于年龄大于 35 岁、药物治疗无效或存在子宫内膜癌高危因素的患者。

3)其他止血药:卡巴洛克和酚磺乙胺可减少微血管的通透性,氨基己酸、氨甲苯酸、氨甲环酸等可抑制纤维蛋白溶酶,有减少出血量的辅助作用,但不能赖以止血。

(2)调整月经周期:一般连续用药 3 个周期。在此过程中务必积极纠正贫血,加强营养,以改善体质。①雌、孕激素序贯疗法:人工周期,通过模拟自然月经周期中卵巢的内分泌变化,将雌、孕激素序贯应用,使子宫内膜发生相应变化,引起周期性脱落。适用于青春期功血或生育期功血者,可诱发卵巢自然排卵。雌激素自月经来潮第 5 天开始用药,妊马雌酮 1.25 mg 或己烯雌酚 1 mg,每晚 1 次,连服 20 天,于服雌激素最后 10 天加用甲羟孕酮每天 10 mg,两药同时用完,停药后3～7 天出血。于出血第 5 天重复用药,一般连续使用 3 个周期。用药 3 个周期后,患者常能自发排卵。②雌、孕激素联合疗法:可周期性口服短效避孕药,适用于生育期功血、内源性雌激素水平较高者或绝经过渡期功血者。③后半周期疗法:于月经周期的后半周期开始(撤药性出血的第 16 天)服用甲羟孕酮,每天10 mg,连服 10 天为 1 个周期,共 3 个周期为 1 个疗程。适用于青春期或绝经过渡期功血者。

(3)促排卵:适用于育龄期功血者。常用药物如氯米芬、人绒毛膜促性腺激素(HCG)等。于月经第5 天开始每天口服氯米芬 50 mg,连续 5 天,以促进卵泡发育。B 超监测卵泡发育接近成熟时，可大剂量肌内注射 HCG 5 000 U 以诱发排卵。青春期不提倡使用。

(4)手术治疗：以刮宫术最常用，既能明确诊断，又能迅速止血。绝经过渡期出血患者激素治疗前宜常规刮宫，最好在子宫镜下行分段诊断性刮宫，以排除子宫内细微器质性病变。对青春期功血刮宫应持慎重态度。必要时行子宫次全切除或子宫切除术。

2.排卵性功血

(1)黄体功能不足：药物治疗如下。①黄体功能替代疗法：自排卵后开始每天肌内注射孕酮 10 mg，共 10～14 天，用以补充黄体分泌孕酮的不足。②黄体功能刺激疗法：通常应用 HCG 以促进及支持黄体功能。于基础体温上升后开始，隔天肌内注射 HCG 1 000～2 000 U，共 5 次，可使血浆孕酮明显上升，随之正常月经周期恢复。③促进卵泡发育：于月经第 5 天开始，每晚口服氯米芬 50 mg，共 5 天。

(2)子宫内膜不规则脱落：药物治疗如下。①孕激素：自排卵后第 1～2 天或下次月经前10～14 天开始，每天口服甲羟孕酮 10 mg，连续 10 天，有生育要求可肌内注射孕酮。②HCG：用法同黄体功能不足。

3.性激素治疗的注意事项

(1)严格遵医嘱正确用药，不得随意停服或漏服，以免使用不当引起子宫出血。

(2)药物减量必须按规定在血止后开始，每 3 天减量 1 次，每次减量不超过原剂量的 1/3，直至维持量，持续用至血止后 20 天停药。

(3)雌激素口服可能引起恶心、呕吐等胃肠道反应，可饭后或睡前服用；对存在血液高凝倾向或血栓性疾病史者禁忌使用。

(4)雄激素用量过大可能出现男性化不良反应。

(四)预防感染

(1)测体温、脉搏。

(2)指导患者保持会阴部清洁，出血期间禁止盆浴及性生活。

(3)注意有无腹痛等生殖器官感染征象。

(4)按医嘱使用抗生素。

(五)心理护理

注意情绪调节，避免过度紧张与精神刺激。特别是青春期少女，父母们不仅要关注女孩的学习状况与膳食状况，还要重视女孩的情绪变化，与其多沟通，了解其内心世界的变化，帮助其释放不良情绪，以使其保持相对稳定的精神-心理状态，避免情绪上的大起大落。

(六)健康指导

(1)宜清淡饮食，多食富含维生素 C 的新鲜瓜果、蔬菜。注意休息，保持心情舒畅。

(2)强调严格掌握雌激素的适应证，并合理使用，对更年期及绝经后女性更应慎用，应用时间不宜过长，量不宜大，并应严密观察反应。

(3)月经期避免剧烈运动，禁止盆浴及性生活，保持会阴部清洁。

(王　娜)

第四节　围绝经期综合征

围绝经期综合征（menopausal syndrome，MPS）以往称为更年期综合征，是指女性在绝经前、后由于卵巢功能衰退、雌激素水平波动或下降所致的以自主神经功能紊乱为主，伴有神经心理症状的一组症候群。多发生于45～55岁，约2/3的女性出现不同程度的低雌激素血症引发的一系列症状。绝经分为自然绝经和人工绝经。自然绝经是指卵巢内卵泡生理性耗竭所致的绝经；人工绝经是指双侧卵巢经手术切除或受放射线损坏导致的绝经，后者更易发生围绝经期综合征。

一、护理评估

（一）健康史

了解患者的发病年龄、职业、文化水平及性格特征，询问月经情况及生育史，有无卵巢切除或盆腔肿瘤放疗，有无心血管疾病及其他疾病病史。

（二）身体状况

1.月经紊乱

半数以上女性出现2～8年无排卵性月经，表现为月经频发、不规则子宫出血、月经稀发（月经周期超过35天）以至绝经，少数女性可突然绝经。

2.雌激素下降相关征象

（1）血管舒缩症状：主要表现为潮热、出汗，是血管舒缩功能不稳定的表现，是围绝经期综合征最突出的特征性症状。潮热起自前胸，涌向头颈部，然后波及全身。在潮红的区域患者感到灼热，皮肤发红，紧接着大量出汗。持续数秒至数分钟不等。此种血管功能不稳定可历时1年，有时长达5年或更长。

（2）精神神经症状：常有焦虑、抑郁、激动、喜怒无常、脾气暴躁、记忆力下降、注意力不集中、失眠多梦等。

（3）泌尿生殖系统症状：出现阴道干燥、性交困难及老年性阴道炎，排尿困难、尿频、尿急、尿失禁及反复发作的尿路感染。

（4）心血管疾病：绝经后女性冠状动脉粥样硬化性心脏病（简称冠心病）、高血压和脑出血的发病率及病死率逐渐增加。

（5）骨质疏松症：绝经后女性约有25%患骨质疏松症、腰酸背痛、腿抽搐、肌肉关节疼痛等。

3.体格检查

全身检查注意血压、精神状态、皮肤、毛发、乳房改变及心脏功能，妇科检查注意生殖器官有无萎缩、炎症及张力性尿失禁。

（三）心理-社会状况

因家庭和社会环境的变化或绝经前曾有精神状态不稳定等，更易引起患者心情不畅、忧虑、多疑、孤独等。

(四)辅助检查

根据患者的具体情况不同,可选择血常规、尿常规、心电图及血脂检查、B 超、宫颈刮片及诊断性刮宫等。

(五)处理要点

1.一般治疗

加强心理治疗及体育锻炼,补充钙剂,必要时选用镇静剂、谷维素。

2.激素替代疗法

补充雌激素是关键,可改善症状、提高生活质量。

二、护理问题

(一)自我形象紊乱

与对疾病不正确认识及精神神经症状有关。

(二)知识缺乏

缺乏性激素治疗相关知识。

三、护理措施

(一)一般护理

改善饮食,摄入高蛋白质、高维生素、高钙饮食,必要时可补充钙剂,能延缓骨质疏松症的发生,达到抗衰老效果。

(二)病情观察

(1)观察月经改变情况,注意经量、周期、经期有无异常。

(2)观察面部潮红时间和程度。

(3)观察血压波动、心悸、胸闷及情绪变化。

(4)观察骨质疏松症的影响,如关节酸痛、行动不便等。

(5)观察情绪变化,如情绪不稳定、易怒、易激动、多言多语、记忆力降低。

(三)用药护理

指导应用性激素。

1.适应证

主要用于治疗雌激素缺乏所致的潮热多汗、精神症状、老年性阴道炎、尿路感染,预防存在高危因素的心血管疾病、骨质疏松症等。

2.药物选择及用法

在医师指导下使用,尽量选用天然性激素,剂量个体化,以最小有效量为佳。

3.禁忌证

原因不明的子宫出血、肝胆疾病、血栓性静脉炎及乳腺癌等。

4.注意事项

(1)雌激素剂量过大可引起乳房胀痛、白带多、头痛、水肿、色素沉着、体重增加等,可酌情减量或改用雌三醇。

(2)用药期间可能发生异常子宫出血,多为突破性出血,但应排除子宫内膜癌。

(3)较长时间的口服用药可能影响肝功能,应定期复查肝功能。

(4)单一雌激素长期应用,可使子宫内膜癌危险性增加,雌、孕激素联合用药能够降低风险。坚持体育锻炼,多参加社会活动;定期健康体检,积极防治围绝经期女性常见病。

(四)心理护理

使患者及其家属了解围绝经期是必然的生理过程,介绍减轻压力的方法,改变患者的认知、情绪和行为,使其正确评价自己。

(五)健康指导

(1)向围绝经期女性及其家属介绍绝经是一个生理过程,绝经发生的原因及绝经前、后身体将发生的变化,帮助患者消除因绝经变化产生的恐惧心理,并对将发生的变化做好心理准备。

(2)介绍绝经前、后减轻症状的方法,适当地摄取钙质和维生素 D;坚持锻炼如散步、骑自行车等。合理安排工作,注意劳逸结合。

(3)定期普查,更年期女性最好半年至一年进行 1 次体格检查,包括妇科检查和防癌检查,有选择地做内分泌检查。

(4)绝经前行双侧卵巢切除术者,宜适时补充雌激素。

(王　娜)

第五节　外阴与阴道创伤

外阴、阴道部位置虽较隐蔽,但创伤并不少见。此处组织薄弱、神经敏感、血管丰富,受伤后损害重,较疼痛。解剖上前为尿道口,后为肛门,易继发感染,使病情复杂化。

一、护理评估

(一)健康史

1.病因评估

(1)分娩:分娩是导致外阴、阴道创伤的主要原因。

(2)外伤:如骑跨在自行车架上或自高处跌落骑跨于硬物上,外阴骤然触于锐器上,创伤有时可伤及阴道,甚至穿过阴道损伤尿道、膀胱或直肠。

(3)幼女受到强暴所致软组织受损。

(4)初次性交可使处女膜破裂:绝大多数可自行愈合,偶可见裂口延至小阴唇、阴道或伤及穹隆,引起大量阴道流血。

2.身心状况

(1)症状:疼痛为主要症状,程度可轻可重,患者常坐卧不安,行走困难,随着局部肿块的逐渐增大,疼痛也越来越严重,甚至出现疼痛性休克;水肿或血肿导致局部肿胀,也是常见症状;少量或大量血液自阴道或外阴创伤处流出。

(2)体征:患者出血多,可出现脉搏快、血压低等出血性休克或贫血的体征。妇科检查外阴肿胀出血,形成外阴血肿时,可见外阴部有紫蓝色肿块突起,有明显压痛。

(3)心理-社会状况:由于是意外事件,且创伤又涉及女性最隐蔽部位,患者及家属常表现出明显的忧虑和担心。

二、辅助检查

出血多者红细胞计数及血红蛋白值下降，合并感染者，可见白细胞计数增高。

三、护理诊断及合作性问题

(一)疼痛

疼痛与外阴、阴道的创伤有关。

(二)恐惧

恐惧与突发创伤事件，担心预后对自身的影响有关。

(三)感染

感染与伤口受到污染，未得到及时治疗有关。

四、护理目标

(1)患者疼痛缓解，舒适感增加。

(2)患者无感染发生或感染被及时发现和控制，体温、血象正常。

五、护理措施

(一)一般护理

患者平卧、给氧。做好血常规检查，建立静脉通道，配血，必要时输血。

(二)心理护理

对患者及家属表示理解，护士应使用亲切温和的语言给予安慰，鼓励他们面对现实，积极配合治疗。

(三)病情监测

密切观察患者生命体征及尿量变化，并准确记录；严密观察患者血肿的大小及其变化，有无活动性出血；术后观察患者阴道及外阴伤口有无出血，有无进行性疼痛加剧或阴道、肛门坠胀等再次血肿的症状。

(四)治疗护理

1.治疗原则

根据不同情况，给予相应处理，原则是止痛、止血、抗休克和抗感染。

2.治疗配合

(1)预防和纠正休克：立即建立静脉通道，做好输血、输液准备，遵医嘱及时给予患者止血药、镇静药、镇痛药；做好手术准备。

(2)配合护理：对损伤程度轻，血肿小于 5 cm 的患者，采取正确的体位，避免血肿受压；及时给予患者止血、止痛药；24 小时内可冷敷，降低局部神经敏感性和血流速度，有利于减轻患者的疼痛和不适；还可以用丁字带、棉垫加压包扎，预防血肿扩散。24 小时后热敷或外阴部烤灯，促进血肿或水肿的吸收。保持外阴清洁，每天外阴冲洗 3 次，大小便后立即擦洗。血肿较大者，需手术切开血肿行血管结扎术后消炎抗感染。

(3)术前准备：需要急诊手术的应进行皮肤、肠道的准备。

(4)术后护理：术后常需外阴加压包扎或阴道填塞纱条，患者疼痛较重，应积极止痛。外阴包扎松解或阴道纱条取出后，注意观察患者阴道及外阴伤口有无再次血肿的症状。保持外阴清洁，遵医嘱给予抗生素预防感染。

(五)健康指导

减少会阴部剧烈活动，避免疼痛；合理膳食；保持心情平静。保持局部清洁、干燥；遵医嘱用药；发现异常，及时就诊。

(六)护理评价

评价护理目标是否达到，护理措施的实施情况，健康指导是否落实到位，有无新的护理问题出现。

(王　娜)

第六节　外　阴　炎

一、非特异性外阴炎

非特异性外阴炎是由物理、化学因素而非病原体所致的外阴皮肤或黏膜的炎症。

(一)临床表现

1.症状

外阴皮肤瘙痒、疼痛、烧灼感，于活动、性交、排尿、排便时加重。

2.体征

妇科检查见局部充血、肿胀、糜烂，常有抓痕，严重者形成溃疡或湿疹。慢性炎症可使皮肤增厚、粗糙、皲裂，甚至苔藓样变。

(二)辅助检查

血糖或尿糖检查：炎症反复发作及年龄较大者应行血糖或尿糖检查，有增高表现。

(三)评估与观察要点

1.健康史

询问患者就诊的原因，评估有无诱发因素，如白带增多、大小便刺激皮肤、经期使用透气性差的卫生巾、穿紧身化纤内裤等；评估患者是否同时罹患其他疾病，如尿瘘、粪瘘、糖尿病等；了解患者有无可能导致尿瘘、粪瘘的外科手术史等。

2.观察要点

观察局部外阴皮肤有无红肿、抓痕、溃疡、粗糙，询问患者有无外阴瘙痒、疼痛或烧灼感。

3.心理-社会状况

了解患者对症状的反应，有无烦躁不安、焦虑等心理。

(四)护理措施

1.心理护理

患者常因外阴瘙痒、疼痛或烧灼感而影响其工作、生活、睡眠，从而常常出现明显的焦虑和烦躁不安，应对患者进行心理疏导，安慰患者，向其解释疾病相关知识及治疗护理方法，鼓励其积极配合治疗并参与护理，增强其战胜疾病的信心。

2.一般护理

(1)积极寻找病因并去除:糖尿病患者应及时治疗糖尿病,有效控制血糖水平;尿瘘和粪瘘患者应及时行修补术,去除局部刺激;保持会阴清洁、干燥,避免性生活,尽量避免搔抓,以防皮肤溃破导致继发感染。

(2)坐浴和止痒:教会患者坐浴的方法和相关知识,包括液体的配制(用 0.1%聚维酮碘液或 1∶5 000 高锰酸钾液)、温度(41~43 ℃)、坐浴时间(每天两次,每次 15~30 分钟)及注意事项(月经期和产后或流产后 7~10 天内禁止坐浴,坐浴时要使会阴部全部浸没于坐浴液中)。坐浴后局部可涂抹止痒药膏止痒。

(3)饮食护理:减少辛辣食物摄入。

(五)健康指导

1.疾病知识指导

外阴溃破者要预防继发感染,使用柔软无菌会阴垫,减少摩擦和混合感染的机会。及时去除诱因,及时治疗阴道炎和糖尿病等。

2.生活指导

指导患者注意性生活卫生和个人卫生,勤换内裤,宜穿纯棉透气内裤,不宜穿化纤内裤和紧身衣。保持外阴清洁、干燥,勿用刺激性药物或擦洗外阴,勿搔抓局部皮肤。做好经期、孕期、分娩期、产褥期卫生,每天清洗外阴,更换内裤。建立健康的饮食习惯,少进辛辣食物,勿饮酒。

3.延续性护理

建立患者健康档案,使患者明确随访的时间、目的及联系方式。

二、前庭大腺炎(前庭大腺脓肿)

前庭大腺炎是指病原体侵入前庭大腺引起的炎症。

(一)临床表现

炎症多发生于一侧。初起时局部肿胀、疼痛、灼热感,行走不便,有时会致大小便困难。检查见局部皮肤红肿、发热、压痛明显,患侧前庭大腺开口处有时可见白色小点。当脓肿形成时,可触及波动感,脓肿直径可达 3~6 cm,患者出现发热等全身症状,腹股沟淋巴结增大。当脓肿内压力增大时,表面皮肤变薄,脓肿自行破溃,若破孔大,可自行引流,炎症较快消退而痊愈,若破孔小,引流不畅,则炎症持续不消退,并可反复急性发作。

(二)辅助检查

1.病原体检查

取前庭大腺开口处分泌物行涂片检查,或行细菌培养和药敏试验。

2.血常规和 C 反应蛋白

白细胞和 C 反应蛋白有无升高。

(三)评估与观察要点

1.健康史

询问有无诱因,有无白带增多、大便刺激皮肤等;询问性伴侣的健康情况。

2.观察要点

观察局部包块大小、是否有波动感、局部有无红肿、溃破,有无腹股沟淋巴结肿大,体温有无升高,观察患者行走步态,有无行走受限,评估局部疼痛情况等。

3.心理-社会状况

了解患者对症状的反应,有无烦躁不安、焦虑等心理。

(四)护理措施

1.心理护理

患者常因外阴局部剧烈疼痛影响其工作、生活、睡眠而常常出现明显的焦虑,应对其进行心理疏导,安慰患者,解释疾病的原因、治疗护理方法及预防措施,鼓励其积极配合治疗并参与护理,增强其战胜疾病的信心。理解患者急切的求医心理,耐心解答患者的疑问。

2.一般护理

(1)急性期应卧床休息,保持局部清洁、干燥,禁止搔抓、热水烫洗及涂刺激性药物。

(2)遵医嘱给予抗生素及止痛药,并观察疗效和有无不良反应。

3.手术护理

(1)术前护理:①告知手术的目的、意义及注意事项。②认真评估患者的心理状态,给予相应的心理护理。③坐浴,清洗外阴,做好手术区皮肤准备。

(2)术后护理:①卧床休息。②密切观察术后伤口有无出血、红肿等,动态评估患者疼痛情况和体温变化。③脓肿切开术后局部放置引流条引流,每天需更换引流条;用碘伏擦洗外阴,每天两次;伤口愈合后,使用1∶8 000呋喃西林液行坐浴,每天两次。

(五)健康指导

1.疾病知识指导

脓肿溃破者要使用柔软无菌会阴垫,减少摩擦和混合感染的机会。

2.生活指导

指导患者注意性生活卫生和个人卫生,经期和产褥期禁止性交,月经期使用消毒、透气好的卫生巾并勤更换。保持外阴清洁、干燥,做好经期、孕期、分娩期、产褥期卫生,每天清洗外阴,更换内裤,不宜穿化纤内裤和紧身衣。

3.延续性护理

建立患者健康档案,使患者明确随访的时间、目的及联系方式。

(王　娜)

第七节　阴　道　炎

一、滴虫阴道炎

滴虫阴道炎是由阴道毛滴虫引起的常见阴道炎症,也是常见的性传播疾病。

(一)临床表现

1.症状

阴道分泌物增多及外阴瘙痒,潜伏期为4～28天。滴虫阴道炎的主要症状是阴道分泌物增多,典型特点:稀薄脓性、黄绿色、泡沫状、有臭味及外阴瘙痒,间或有灼热、疼痛、性交痛等。若有其他细菌混合感染则分泌物呈脓性,可有臭味。瘙痒部位主要为阴道口及外阴,若尿道口有感染，可有尿频、尿痛，有时可见血尿。阴道毛滴虫能吞噬精子，并能阻碍乳酸生成，影响精子在阴道内存活，可致不孕。

2.体征

妇科检查时见阴道黏膜充血，严重者有散在出血斑点，甚至宫颈有出血斑点，形成“草莓宫颈”。后穹隆有多量白带，呈灰黄色、黄白色稀薄液体或黄绿色脓性分泌物。带虫者阴道黏膜常无异常改变。

(二)辅助检查

1.白带悬滴检查

最简便的方法是悬滴法，敏感性为60%～70%，具体方法如下：加温生理盐水一小滴于玻片上，于阴道侧壁取少许典型分泌物混于生理盐水中，立即在低倍光镜下寻找滴虫。若有滴虫，可见其呈波状运动而移动位置及增多的白细胞被推移。

2.培养法

对可疑患者，若多次悬滴法未能发现滴虫时，可送培养，准确性可达98%左右。

(三)评估与观察要点

1.健康史

询问既往阴道炎病史，发作与月经周期的关系，治疗经过，了解个人卫生习惯，分析感染途径，以及性伴侣的健康情况。

2.观察要点

评估患者有无外阴瘙痒、疼痛、灼热感及程度，观察阴道分泌物的量、色和性状，有无尿频、尿急、尿痛等泌尿系统感染的症状，对于病程长者评估有无不孕。

3.心理-社会状况

评估患者是否有治疗效果不佳致反复发作造成烦躁情绪及接受盆腔检查的顾虑，性伴侣是否愿意同时治疗。

(四)护理措施

1.心理护理

患者常因治疗效果不佳致反复发作造成的烦躁情绪及接受盆腔检查的顾虑，担心性伴侣不愿意同时治疗，应对其进行心理护理，安慰患者，解释疾病的原因、治疗护理方法及预防措施，鼓励其和性伴侣积极配合治疗并参与护理，增强其战胜疾病的信心。

2.一般护理

指导患者注意个人卫生，保持外阴清洁、干燥，勿搔抓局部皮肤。治疗期间禁止性交，勤换内裤。内裤和坐浴用物应煮沸5～10分钟消毒，以避免交叉感染和反复感染。指导患者配合检查，取分泌物前24～48小时避免性交、阴道灌洗或局部用药，取分泌物前不做双合诊，窥阴器不涂润滑剂。分泌物取出后应及时送检并注意保暖，否则滴虫活动力减弱，造成辨认困难。

3.病情观察

观察白带异常及外阴瘙痒有无好转。

4.用药护理

(1)全身用药：告知患者全身用药的方法(甲硝唑或替硝唑2 g单次口服或甲硝唑0.4 g，每天两次，连服7天)和各种剂型的阴道用药方法，酸性药液(可用1∶5 000高锰酸钾液或1%乳酸或0.5%醋酸液)冲洗阴道或坐浴后再阴道上药(甲硝唑栓0.2 g放入阴道，每晚一次，10次为

1个疗程)的原则。

(2)用药注意事项:甲硝唑停药24小时内或替硝唑停药72小时内禁止饮酒(因为甲硝唑和替硝唑抑制乙醇在体内氧化而产生有毒的中间代谢物),局部用药前后注意清洁双手,孕20周前或哺乳期女性禁止用药(因为甲硝唑和替硝唑可透过胎盘到达胎儿体内,可从乳汁中排泄),月经期暂停坐浴、阴道冲洗和阴道给药。

(3)观察用药不良反应:口服甲硝唑偶见胃肠道反应(如恶心、呕吐、食欲减退)、头痛、皮疹、白细胞减少等,一旦发生应报告医师并及时处理。

(4)性伴侣治疗:性伴侣应同时治疗,治疗期间禁止性交。

(5)治愈标准和停药指征:治疗后,于月经干净后查白带,连续3次未发现滴虫者为治愈。白带转阴后,再巩固2个疗程后可停药。

5.饮食指导

忌辛辣等刺激性食物,限烟、戒酒。

(五)健康指导

1.做好卫生宣传

积极开展普查普治,消灭传染源,禁止滴虫患者和带虫者进入游泳池,医院做好消毒隔离,以免交叉感染。

2.指导个人卫生

选择棉质且通透性好的内裤,勤换内裤,保持外阴清洁、干燥;勿自行阴道冲洗,便后擦拭应遵循从前到后的顺序,防止粪便污染外阴。提倡淋浴,少用盆浴,清洗个人的内裤用单独的盆具,患者的内裤和毛巾应煮沸消毒。

3.配偶同治

患者性伴侣应排除有无滴虫感染,阳性者应同时积极治疗,治疗期间禁止性交。

4.延续性护理

建立患者健康档案,使患者明确随访的时间、目的及联系方式,强调治愈标准和随访重要性。

二、外阴阴道假丝酵母菌病

外阴阴道假丝酵母菌病(VVC)曾称外阴阴道念珠菌阴道炎,是由假丝酵母菌引起的常见外阴阴道炎症。主要为内源性感染,假丝酵母菌为条件致病菌,除寄生在阴道外,还可寄生于口腔、肠道等部位,这3个部位的假丝酵母菌可相互传染,条件适宜即可引发感染,少数患者可通过性交、衣物等直接或间接传染,国外资料显示,约75%的女性一生中至少患过一次假丝酵母菌外阴阴道炎。

(一)临床表现

1.症状

阴道分泌物增多,典型特征:白色稠厚豆渣样或凝乳状,伴外阴瘙痒、灼痛、性交痛、尿痛。尿痛特点是排尿时尿液刺激水肿的外阴及前庭而导致疼痛。

2.体征

妇科检查可见外阴水肿,有地图样红斑,常伴有抓痕,严重者可见皮肤皲裂,表皮脱落。阴道黏膜充血、水肿,小阴唇内侧及阴道黏膜上富有白色块状物,擦除后黏膜红肿,部分患者可见糜烂或表浅溃疡。

（二）辅助检查

1.湿片检查

取少许凝乳状阴道分泌物放在盛有10% KOH或生理盐水的玻片上，混匀后在显微镜下找到芽孢和假菌丝，生理盐水的阳性检出率为30%～50%，10% KOH的阳性检出率为70%～80%。

2.假丝酵母菌培养

取分泌物前24～48小时避免阴道灌洗、局部用药或性交，取分泌物时窥阴器不涂润滑剂，分泌物取出后立即送检并注意保暖。

3.pH测定

具有重要的鉴别意义，若pH<4.5，可能为单纯假丝酵母菌感染；若pH>4.5，且涂片中有大量白细胞，可能存在混合感染，尤其是细菌性阴道病的混合感染。

（三）评估与观察要点

1.健康史

询问患者末次月经，了解是否妊娠；询问发病的具体经过，过去有无类似情况，发病与月经周期的关系，治疗经过；有无诱发因素如肥胖、穿紧身化纤内裤、妊娠、糖尿病、大量应用免疫抑制剂或长期应用抗生素等。

2.观察要点

评估患者有无外阴瘙痒、灼痛、性交痛、尿痛及程度，观察阴道分泌物的量、色和性状，有无口腔及肠道真菌感染的相关表现，如口腔溃疡、腹泻、腹痛等，对于病程长、反复发作者评估有无不孕。

3.心理-社会状况

患者常因治疗效果不佳致反复发作造成烦躁情绪及接受盆腔检查的顾虑；患病对患者日常生活、工作、家庭的影响，是否存在焦虑等心理问题；患者的文化水平和接受能力，对疾病和治疗方案的了解及接受程度。

（四）护理措施

1.心理护理

鼓励患者积极配合并坚持治疗，做好解释工作，增强其战胜疾病的信心。

2.一般护理

指导患者自我护理，保持外阴清洁、干燥，勿搔抓局部皮肤。勤换内裤，内裤和坐浴用物应煮沸5～10分钟消毒，注意性卫生，以避免交叉感染和反复感染。消除诱因，如治疗糖尿病，停用广谱抗生素及免疫抑制剂等。与患者共同探讨促进睡眠的方法，改善患者的睡眠质量。

3.病情观察

观察治疗后患者的症状有无好转，睡眠有无改善。

4.用药护理

(1)坐浴或阴道冲洗：用2%～4%碳酸氢钠溶液坐浴或阴道冲洗，改善阴道内环境，抑制假丝酵母菌生长，操作时应注意温度、浓度，以防灼伤阴道皮肤。

(2)局部用药：局部用药可选用栓剂，如咪康唑栓剂(每晚200 mg，连用7天，或每晚400 mg，连用3天，或1 200 mg，单次)、克霉唑栓剂(每晚150 mg，连用7天，或每天早、晚各150 mg，连用3天，或500 mg，单次)、制霉菌素栓剂(每晚1×10^5 U，连用10～14天)等，指导患者正确的阴道给药方式，坐浴或阴道冲洗后放置于阴道深处效果更佳。

(3)全身用药：不能耐受局部用药、未婚女性、不愿采用局部治疗者，可选用口服药，指导患者正确用药。常用药物：氟康唑 150 mg，顿服；或伊曲康唑 200 mg 每天一次，共 3～5 天。密切观察有无药物不良反应。

(4)单纯性假丝酵母菌病治疗：可局部用药，也可全身用药。

(5)复杂性假丝酵母菌病治疗：无论局部用药或是全身用药，均应延长治疗时间。

(6)复发性假丝酵母菌病治疗：一年内发作 4 次以上称为复发性假丝酵母菌病，对此类患者应及时去除诱因，并检查是否合并滴虫阴道炎、细菌阴道病、艾滋病等其他感染性疾病。抗真菌治疗分为初始治疗和维持治疗，初始治疗达到真菌学阴性后开始维持治疗。在维持治疗前应做真菌培养确诊，治疗期间定期复查，检测疗效及药物不良反应，出现不良反应后应及时停药。

(7)妊娠期合并感染者：以局部用药为主，可选用克霉唑栓剂、制霉菌素栓剂等阴道给药，禁止口服唑类药物。

(五)健康指导

1.加强健康教育

积极治疗糖尿病，正确合理使用抗生素、雌激素，避免诱发外阴阴道假丝酵母菌病。

2.指导个人卫生

每天清洗外阴、勤换内裤，清洗个人的内裤用单独的盆具，患者的内裤和毛巾应煮沸消毒。

3.性伴侣治疗

无需对性伴侣进行常规治疗，但是患者性伴侣应排除有无假丝酵母菌感染，阳性者应同时积极治疗。性交时应使用避孕套，以防传染。

4.延续性护理

建立患者健康档案，使患者明确随访的时间、目的及联系方式，强调治愈标准和随访重要性。

三、细菌性阴道病

细菌性阴道病(BV)是阴道内正常菌群失调所致的一种混合性感染，但临床及病理特征无炎症改变，多发生在性活跃期的女性。

(一)临床表现

1.症状

10%～40%的患者无临床症状，有症状者主要表现为阴道分泌物增多，有鱼腥臭味，性交后加重，可伴有轻度外阴瘙痒或烧灼感。

2.体征

妇科检查见阴道分泌物呈灰白色，均匀一致，稀薄，常黏附于阴道壁，黏度低，易将分泌物从阴道壁拭去，阴道黏膜无充血等炎症表现。

(二)辅助检查

(1)线索细胞阳性：线索细胞即阴道脱落的表层细胞，取少许阴道分泌物放于玻片上，加一滴生理盐水混合，高倍显微镜下寻找线索细胞，细菌性阴道病患者的线索细胞可达 20%以上。

(2)胺臭味试验阳性：胺遇碱会释放腥臭味的氨气，故取少许阴道分泌物放于玻片上，加入 1～2 滴 10% KOH，会产生烂鱼肉样腥臭味。

(3)阴道分泌物 pH>4.5。

(三)评估与观察要点

1.健康史

询问患者有无诱因,有无白带增多及烂鱼肉样腥臭味等,了解病程及治疗情况。

2.观察要点

评估患者有无外阴瘙痒、烧灼感及程度,观察阴道分泌物的量、色和性状。

3.心理-社会状况

评估患者对疾病的心理反应,患病对其日常生活、工作、家庭的影响,是否存在焦虑等心理问题;患者的文化水平和接受能力,对疾病和治疗方案的了解及接受程度。

(四)护理措施

1.心理护理

做好解释工作,鼓励患者积极配合治疗。

2.一般护理

指导患者自我护理,勤换内裤,保持外阴清洁、干燥,勿搔抓局部皮肤,注意性卫生,治疗期间性交宜使用避孕套,停用碱性女性护理液。

3.病情观察

观察治疗后患者的症状有无好转。

4.用药护理

一般可选择全身用药和局部用药,主要用抗厌氧菌药物。

(1)坐浴或阴道冲洗:用 1∶5 000 高锰酸钾溶液或 1%乳酸或0.5%醋酸等酸性溶液坐浴或阴道冲洗,改善阴道内环境,抑制致病菌生长,操作时应注意温度、浓度,以防损伤。

(2)局部用药:局部用药可选用栓剂,如甲硝唑栓剂(每晚一次,连用 7 天)、克林霉素软膏(每次 5 g,连用 7 天)等,指导患者正确的阴道给药方式,坐浴或阴道冲洗后阴道用药效果更佳。

(3)全身用药:不能耐受局部用药、未婚女性、不愿采用局部治疗者,可选用口服药,指导患者正确用药。常用药物:甲硝唑 400 mg,每天两次,共 7 天;或克林霉素 300 mg,每天两次,共7 天。密切观察有无药物不良反应。

(4)无须对性伴侣进行常规治疗。

(5)妊娠期合并感染者:细菌性阴道病可导致胎膜早破、早产等不良妊娠结局,故有症状的孕妇及无症状的有早产高危的孕妇均需进行细菌性阴道病的筛查及治疗,由于本病在妊娠期有合并上生殖道感染的可能,治疗方案以口服用药为主。

(五)健康指导

1.指导个人卫生

每天清洗外阴、勤换内裤,保持外阴清洁、干燥,不穿化纤内裤和紧身衣,忌用肥皂擦洗外阴,不宜经常使用药液清洗阴道。

2.性伴侣治疗

无须对性伴侣进行常规治疗。

3.注意性卫生

避免不洁的性行为。

4.延续性护理

建立患者健康档案，告知患者治疗后无症状者不需常规随访，但症状持续或症状重复出现时应及时复诊，接受治疗，使患者明确随访的时间、目的及联系方式，强调随访重要性。

（王　娜）

第八节　子宫颈炎

子宫颈炎是妇科最常见的疾病之一，包括宫颈阴道部炎症及宫颈管黏膜炎症，有急性和慢性两种。急性子宫颈炎常与急性子宫内膜炎或急性阴道炎同时发生。临床以慢性子宫颈炎多见，本节仅叙述慢性子宫颈炎。

一、病因

多见于分娩、流产或手术损伤宫颈后，病原体侵入引起感染。卫生不良或雌激素缺乏，局部抗感染能力差，也易引起慢性宫颈炎。病原体主要为葡萄球菌、链球菌、大肠埃希菌及厌氧菌。其次为性传播疾病的病原体，如淋病奈瑟菌、沙眼衣原体。宫颈黏膜皱襞多，病原体侵入在黏膜处隐藏，感染不易彻底清除。

二、临床表现

主要症状是分泌物增多，呈黏液脓性或血性。阴道分泌物刺激可引起外阴瘙痒及灼热感。此外，可出现经间期出血、性交后出血等症状。若合并尿路感染，可出现尿频、尿急、尿痛。当炎症沿宫骶韧带扩散到盆腔时，可有腰骶部疼痛、盆腔部下坠痛等。宫颈黏稠性分泌物不利于精子穿过，可造成不孕。妇科检查可见宫颈有不同程度糜烂、肥大、充血、水肿，有时质地较硬，有时可见息肉、裂伤、外翻及宫颈腺囊肿等。

三、治疗要点

宫颈炎症的治疗原则是排除早期宫颈癌后针对病原体及时采用足量抗生素治疗。治疗前取宫颈管分泌物做培养及药敏试验，同时查找淋病奈瑟菌及沙眼衣原体，根据检测结果采用相应的抗感染药物。对于合并细菌性阴道病者，同时治疗细菌性阴道病，否则将导致宫颈炎症持续存在。

四、护理措施

（一）一般护理

保持外阴清洁干燥，减少局部摩擦；按医嘱及时、足量、规范应用抗生素。

（二）预防措施

指导女性定期做妇科检查。发现宫颈炎症予以积极治疗。治疗前应常规做宫颈刮片行细胞学检查，以除外癌变可能。避免分娩时或器械损伤宫颈；产后发现宫颈裂伤应及时缝合。

（王　娜）

第九节 盆腔炎性疾病

盆腔炎性疾病(PID)是指女性上生殖道及其周围组织的炎症,主要有子宫内膜炎、输卵管炎、输卵管卵巢脓肿、盆腔腹膜炎。最常见的是输卵管炎。引起盆腔炎的病原体有两个来源,来自外界的病原体如淋病奈瑟菌、沙眼衣原体、结核分枝杆菌、铜绿假单胞菌和原寄居于阴道内的菌群包括厌氧菌及需氧菌。初潮前、绝经后或未婚者很少发生盆腔炎。盆腔炎大多发生在性活跃期,有月经的女性。炎症可局限于一个部位,也可以同时累及几个部位,单纯的子宫内膜炎或卵巢炎较少见。盆腔炎有急性和慢性两类。

一、病因

(一)急性盆腔炎

1.宫腔内手术操作后感染

如子宫颈检查、子宫输卵管造影术、刮宫术、输卵管通液术等,由于手术消毒不严格引起的感染或术前适应证选择不当引起炎症发作或扩散。长期放置宫内节育器后也有继发感染形成慢性炎症的可能,以及慢性盆腔炎急性发作。

2.产后或流产后感染

分娩后或流产后产道损伤、组织残留于宫腔内,或手术无菌操作不严格,均可发生急性盆腔炎。

3.其他原因

经期卫生不良,使用不洁的卫生垫、经期性交、不洁性生活史、早年性交、多个性伴侣、性交过频者可导致性传播疾病的病原体入侵,邻近器官炎症蔓延均可导致炎症。

(二)慢性盆腔炎

常为急性盆腔炎未能彻底治疗,或患者体质较差病程迁延所致,但亦可无急性盆腔炎病史。慢性盆腔炎病情较顽固,当机体抵抗力较差时,可有急性发作,严重影响女性健康、生活、工作。

二、病理

(一)子宫内膜炎及子宫肌炎

子宫内膜充血、水肿、有炎性渗出物,严重者内膜坏死、脱落形成溃疡。可发生于产后、流产后或剖宫产后,因胎盘、胎膜残留或子宫复旧不良,极易感染,严重者宫颈管粘连形成宫腔积脓。也见于绝经后雌激素低下的老年女性,由于内膜菲薄,易受细菌感染。

(二)输卵管炎与输卵管积水

输卵管炎多为双侧性,输卵管呈轻度或中度肿大,伞端可部分或完全闭锁,并与周围组织粘连。输卵管炎症较轻时,伞端及峡部粘连闭锁,浆液性渗出物积聚形成输卵管积水。有时输卵管积脓变为慢性,脓液逐渐被吸收,浆液性液体继续自管壁渗出充满管腔,亦可形成输卵管积水。积水输卵管表面光滑,管壁甚薄,形成腊肠或呈曲颈的蒸馏瓶状,可游离或与周围组织有膜样粘连。

(三)输卵管卵巢炎及输卵管卵巢囊肿

输卵管发炎时波及卵巢,输卵管与卵巢相互粘连形成炎性肿块,或输卵管伞端与卵巢粘连并贯通,液体渗出形成输卵管卵巢囊肿,也可由输卵管卵巢脓肿的脓液被吸收后由渗出物替代而形成。

(四)盆腔结缔组织炎

内生殖器急性炎症或阴道、宫颈有创伤时,病原体经淋巴管进入盆腔结缔组织而引起组织充血、水肿及中性粒细胞浸润。开始局部增厚,质地较软,边界不清,以后向两侧盆壁呈扇形浸润,若组织化脓则形成盆腔腹膜外脓肿,可自发破入直肠或阴道。若由宫颈炎症蔓延至宫骶韧带处,会使纤维组织增生、变硬,若蔓延范围广泛,可使子宫固定,宫颈旁组织也增厚,形成"冰冻骨盆"。

(五)盆腔腹膜炎

盆腔内器官发生严重感染时往往蔓延到盆腔腹膜。发炎的腹膜充血、水肿,并有少量含纤维素的渗出液,形成盆腔脏器粘连。当有大量的脓性渗出液积聚于粘连的间隙内,可形成散在小脓肿;积聚于直肠子宫陷凹处则形成盆腔脓肿,较多见。脓肿可破入直肠而使症状突然减轻,也可破入腹腔引起弥漫性腹膜炎。

(六)败血症及脓毒血症

当病原体毒性强、数量多、患者抵抗力降低时常发生败血症。多见于严重的产褥感染、感染性流产及播散性淋病。发生 PID 后若身体其他部位发现多处炎症病灶或脓肿者,应考虑有脓毒血症存在,需经血培养证实。

(七)肝周围炎

肝周围炎(Fitz-hugh-Curtis 综合征)是指肝包膜炎症而无肝实质损害的肝周围炎。淋病奈瑟菌及衣原体感染均可引起。由于肝包膜水肿,吸气时右上腹疼痛。肝包膜上有脓性或纤维渗出物,早期在肝包膜与前腹壁腹膜之间形成松软粘连,晚期形成琴弦样粘连。5%～10%输卵管炎可出现此综合征,临床表现为继下腹痛后出现右上腹痛,或下腹疼痛与右上腹疼痛同时出现。

三、临床表现

(一)急性盆腔炎

1.症状

轻者无症状或症状轻微,常见症状为下腹痛、发热、阴道分泌物增多,重者可有寒战、高热、头痛、食欲缺乏。若有脓肿形成可有下腹部包块及局部压迫刺激症状。

2.体征

患者呈急性面容,体温升高,心率加快,腹胀,小腹伴有压痛、反跳痛及肌紧张,肠鸣音减弱或消失。妇科检查阴道可充血,大量脓性分泌物从宫颈外流;宫颈充血、水肿、举痛明显;宫体增大,有压痛,活动受限;子宫两侧压痛明显,若有脓肿形成则可触及包块且压痛明显。急性盆腔炎发展可引起弥漫性腹膜炎、败血症、感染性休克,严重者可危及生命。

(二)慢性盆腔炎

1.症状

全身症状多不明显,有时出现低热、乏力。由于病程较长,部分患者可有神经衰弱症状。当患者抵抗力下降时,易急性发作。慢性炎症形成的瘢痕粘连以及盆腔充血,常引起腰骶部酸痛、下腹部坠胀、隐痛。常在月经前后、劳累、性交后加重。慢性炎症导致盆腔淤血,患者出现经量增多;输卵管粘连堵塞可致不孕。卵巢功能损害时可致月经失调。

2.体征

子宫后倾、后屈,活动受限或粘连固定。输卵管积水或输卵管卵巢囊肿,盆腔一侧或两侧可触及囊性肿物,活动受限。盆腔结缔组织炎时,子宫一侧或两侧有片状增厚、压痛,宫骶韧带常增粗、变硬,有触痛。输卵管炎症时,子宫一侧或两侧触及呈索条状的增粗输卵管,伴有轻度压痛。

四、治疗要点

盆腔炎性疾病的治疗原则是及时给予足量的抗生素,必要时手术治疗。对慢性盆腔炎可采用支持疗法、物理治疗、药物治疗和手术治疗等措施控制炎症、消除病灶。

五、护理措施

(一)手术护理

为需手术治疗的患者做好术前准备、术中配合和术后护理。患者出现高热时宜采取物理降温;若有腹胀应行胃肠减压;遵医嘱输液并给予足量有效抗生素。注意纠正电解质紊乱和酸碱失衡状况;观察输液反应等。

(二)减轻不适

必要时,按照医嘱给予镇静镇痛药物缓解患者的不适。

(三)指导随访

对于接受抗生素治疗的患者应在72小时内随诊以确定疗效。若此期间症状无改善,则需进一步检查,重新进行评估,必要时行腹腔镜或手术探查。对沙眼衣原体及淋病奈瑟菌感染者,可在治疗后4～6周复查病原体。

(王 娜)

第十节 子宫内膜异位症

子宫内膜异位症是指具有生长功能的子宫内膜生长在子宫腔内壁以外引起的症状和体征。异位的子宫内膜绝大多数局限在盆腔内的生殖器官和邻近器官的腹膜面,故临床上称为盆腔子宫内膜异位症。当子宫内膜生长在子宫肌层内称子宫腺肌病,部分患者两者可合并存在。

子宫内膜异位症的发病率近年来明显增高,是目前常见的妇科病之一。多见于30～40岁的女性。本病为良性病变,但有远距离转移和种植能力。初潮前无发病者,绝经后异位的子宫内膜组织可逐渐萎缩吸收,妊娠或使用性激素抑制卵巢功能可暂时阻止本病的发展,因此,子宫内膜的发病与卵巢的周期性变化有关。也发生周期性出血,引起周围组织纤维化、粘连,病变局部形成紫蓝色硬结或包块。卵巢的子宫内膜异位症最为常见,卵巢内的异位内膜因反复出血而形成多个囊肿,但以单个多见,故又称为卵巢子宫内膜异位囊肿。囊肿内含暗褐色黏稠的陈旧血,状似巧克力液体,故又称为卵巢巧克力囊肿。

一、护理评估

(一)病史

1.月经史

初潮年龄,月经周期、经期、经量是否正常,有无痛经或其他伴随症状。痛经的性质,是否为进行性加重。

2.婚育史

结婚年龄,婚次,夫妻性生活情况,有无经期性交,生育情况,足月产、早产、流产次数,现有子女数等。

3.既往病史

有无先天性生殖道畸形、子宫手术或经期盆腔检查等情况。

(二)身心状态

1.身体状态

(1)痛经:痛经是子宫内膜异位症的典型症状,其特点为继发性和进行性加重。疼痛多位于下腹部和腰骶部,可放射至阴道、会阴、肛门或大腿,常于月经来潮前1~2天开始,经期第一天最为剧烈,以后逐渐减轻,至月经干净时消失。

(2)月经失调:部分患者有经量增多和经期延长,少数出现经前期点滴出血。月经失调可能与卵巢无排卵、黄体功能不足等有关。

(3)性交痛:由于异位的内膜出现在子宫直肠陷凹或病变导致子宫后倾固定,性交时子宫颈受到碰撞及子宫收缩和向上提升,可引起疼痛。

(4)不孕:占40%左右,其不孕的原因可能与盆腔内器官和组织广泛粘连和输卵管的蠕动减弱,影响卵子的排出、摄取和受精卵的运行有关。

2.心理状态

由于疼痛、不孕造成患者顾虑重重,心理压力大,需要手术的患者会有紧张、恐惧等心理问题。

(三)诊断性检查

1.妇科检查

典型者子宫后倾固定,盆腔检查可扪及盆腔内有触痛性结节或子宫旁有不活动的囊性包块。

2.辅助检查

(1)B超检查:可确定卵巢子宫内膜异位囊肿的位置、大小和形状。

(2)腹腔镜检查:可发现盆腔内器官或子宫直肠陷凹、子宫骶骨韧带等处有紫蓝色结节。

二、护理诊断

(一)焦虑

其与不孕和需要手术有关。

(二)知识缺乏

其与缺乏自我照顾及与手术相关的知识有关。

(三)舒适改变

其与痛经及手术后伤口有关。

三、护理目标

(1)患者能正确认识疾病的性质及发生原因,解除紧张、恐惧的心理,坚定治疗信心。

(2)患者自觉疼痛症状缓解。

四、护理措施

(1)心理护理:许多年轻患者因顽固的痛经、不孕等情况而焦虑。护理人员应多关心和理解患者,说明该病只要坚持用药或采取必要的手术便可改善症状,鼓励患者树立信心,积极配合治疗,对尚未生育的患者应给予指导和帮助,促使其尽早受孕。

(2)做好卫生宣传教育工作,防止经血逆流,如有先天性生殖道畸形或后天性炎性阴道狭窄、宫颈粘连等应及时手术。凡进入宫腔内的经腹手术,应保护腹壁切口和子宫切口,防止子宫内膜种植到腹壁切口或子宫切口。经期应避免盆腔检查和性交。

(3)使用激素治疗患者,应介绍服药的注意事项及用后可能出现的反应(恶心、食欲缺乏、闭经、乏力或体重增加等),使其解除思想顾虑,提高治疗效果。

(4)用药期间注意有无卵巢子宫内膜异位囊肿破裂的征象,如出现急性腹痛应及时通知医师,并做好剖腹探查的各项准备。

(5)对需要手术者应按腹部手术做好术前准备和术后护理。

(6)出院健康教育,加强患者对病程及治疗的认识,指导伤口处理和康复教育,术后6周避免盆浴和性生活,6周后来院复查。

五、评价

(1)患者无焦虑的表现并对治疗充满信心。

(2)患者能按时服药并了解药物的反应。

(3)自觉症状缓解和消失。

(王　娜)

第十一节　子宫腺肌病

子宫腺肌病是指当子宫内膜腺体和间质侵入子宫肌层时,形成弥漫或局限性的病变,是妇科常见病。多发生于30～50岁经产妇;约15%患者同时合并子宫内膜异位症;约50%患者合并子宫肌瘤;临床病理切片检查,发现10%～47%子宫肌层中有子宫内膜组织,但35%无临床症状。

多次妊娠及分娩、人工流产、慢性子宫内膜炎等造成子宫内膜基底层损伤,子宫内膜自基底层侵入子宫肌层内生长,可能是主要原因。此外,由于内膜基底层缺乏黏膜下层的保护,在解剖机构上子宫内膜易于侵入肌层。腺肌病常合并子宫肌瘤和子宫内膜增生,提示高水平雌孕激素刺激,也可能是促进内膜向肌层生长的原因之一。

应视患者症状、年龄、生育要求而定。药物治疗,适用于症状较轻,有生育要求和接近绝经期的患者;年轻或希望生育的子宫腺肌瘤患者,可试行病灶挖除术;症状严重、无生育要求或药物治疗无效者，应行全子宫切除术。

一、护理评估

（一）健康史

了解患者年龄、婚姻、月经史、婚育史、生育史、出现典型症状的情况及对患者身心的影响，了解患者既往患病史。子宫腺肌病多发生于生育年龄的经产妇，常合并内异症和子宫肌瘤，有多次妊娠及分娩或过度刮宫史。生殖道阻塞，如单角子宫、宫颈阴道不通畅患者等常同时合并腺肌病。

（二）生理状况

1.症状

询问患者是否有经量过多、经期延长和逐渐加重的进行性痛经。

2.体征

妇科检查时子宫均匀性增大或局限性隆起、质硬且有压痛。

3.辅助检查

阴道B超提示子宫增大，肌层中不规则回声增强；盆腔MRI可协助诊断；宫腔镜下取子宫肌肉活检，可确诊。

（三）高危因素

1.年龄

40岁以上的经产妇。

2.子宫损伤

多次妊娠、人工流产、慢性子宫内膜炎等造成子宫内膜基底层损伤。

3.先天不足

生殖道阻塞，如单角子宫、宫颈阴道不通、有子宫无阴道的先天畸形等。

4.卵巢功能失调

高水平雌孕激素刺激者，如子宫肌瘤、子宫内膜增生患者。

（四）心理-社会因素

了解患者对疾病的认知，是否存在焦虑、恐惧等表现；了解患者家庭关系，是否因不孕或继发不孕影响夫妻、家庭关系；了解患者的经济水平等。

二、护理诊断

（一）焦虑

其与月经改变和痛经有关。

（二）知识缺乏

其与缺乏自我照顾及与手术相关的知识有关。

（三）舒适改变

其与痛经有关。

三、护理目标

（1）患者能正确认识疾病的性质及发生原因，解除紧张、恐惧的心理，坚定治疗信心。

(2)患者自觉疼痛症状缓解。

四、护理措施

(一)症状护理

1.月经改变

经量增多者,指导患者使用透气棉质卫生巾,保留卫生巾称重,以评估月经量;经期延长者,早晚用温开水清洗外阴各1次,以防逆行感染。若合并贫血,需指导患者遵医嘱服用药物,观察贫血的改善情况。

2.痛经

询问患者疼痛部位、性质、疼痛开始时间及持续时间。疼痛轻者,指导患者腹部热敷、卧床休息;疼痛重者,遵医嘱给予前列腺素合成酶抑制剂。

(二)用药护理

1.口服避孕药

其适用于轻度内异症患者,常用低剂量高效孕激素和炔雌醇复合制剂,用法为每天1片,连续用6~9个月,护士需观察药物疗效,观察有无恶心、呕吐等不良反应。

2.促性腺激素释放激素激动剂

常用药物:亮丙瑞林3.75 mg,月经第1天皮下注射后,每隔28天注射1次,共3~6次。需观察有无潮热、阴道干燥、性欲减退和骨质丢失等不良反应,停药后可消失。连续用药3个月以上者,需添加小剂量雌激素和孕激素,以防止骨质丢失。

3.左炔诺孕酮宫内节育器(LNG-ZUS)

治疗初期部分患者会出现淋漓出血、下移甚至脱落等,需加强随访。

(三)手术护理

1.保守手术

如小病灶挖除术或子宫肌壁楔形切除术,可明显减轻症状并增加妊娠概率。指导其术后6个月受孕。

2.子宫切除术

年轻或未绝经的患者可保留卵巢;绝经后或合并严重子宫内膜异位症者,可行双卵巢切除术。

(四)心理护理

(1)痛经、月经改变及贫血者影响生活质量,患者焦虑烦躁,向患者说明月经时轻度疼痛不适是生理反应,给予舒缓的音乐、舒适的环境,保证足够的休息和睡眠,患者及家属、护士共同制订规律而适度的锻炼计划,家属督促患者适度锻炼,可缓解患者的心理压力。

(2)手术患者担心预后和性生活,说明子宫切除术后症状可基本消失,生活质量会得到改善。此外,子宫是月经来潮和孕育胎儿的器官,切除子宫不会男性化,增加对治疗的信心。

(五)健康指导

(1)指导患者随访:手术患者出院后3个月到门诊复查,了解术后康复情况。

(2)保守手术和子宫切除患者,术后休息1~3个月,3个月之内避免性生活及阴道冲洗,避免提举重物,防止正在愈合的腹部肌肉用力,并应逐渐加强腹部肌肉的力量。未经医护人员许可避免从事可增加盆腔充血的活动,如跳舞、久站等。

(3)有生殖道阻塞疾病时,嘱患者积极治疗,实施整形手术。

(4)对实施保守手术治疗的患者,指导其术后6个月受孕。

(5)注意高危因素与妇科疾病的相关性,定期做好妇科病普查。

五、评估

(1)医务人员避免过度刮宫,减少内膜碎片进入肌层的机会。

(2)药物治疗过程中如出现严重的绝经期症状,可酌情反向添加治疗提高雌激素水平,降低相关血管症状和骨质疏松的发生,也可提高患者的顺应性。

(王　娜)

第十二节　子宫脱垂

子宫脱垂是指子宫从正常位置沿阴道下降,子宫颈外口达到坐骨棘水平以下,甚至子宫部分或全部脱出阴道口外,常伴有阴道前后壁膨出。

一、护理评估

(一)健康史

1.病因与发病机制

(1)分娩损伤:分娩损伤是最主要的原因。在分娩过程中,产妇过早屏气,第二产程延长或经阴道手术助产,盆底肌肉、筋膜以及子宫韧带过度伸展,甚至撕裂,分娩后未及时修补或修补不佳。产褥期产妇过早体力劳动,过高的腹压会压迫子宫向下移位发生脱垂。

(2)长期腹压增加:如长期慢性咳嗽、习惯性便秘、久站、久蹲等使腹内压增高,迫使子宫向下移位,导致脱出,产褥期腹压增加更容易导致子宫脱垂。

(3)盆底组织发育不良或退行性变:子宫脱垂偶见于未产女性,主要为先天性盆底组织发育不良所致。老年女性盆底组织萎缩退化或支持组织削弱,也可发生子宫脱垂。

2.病史评估

了解患者分娩史,评估其有无第二产程延长、阴道助产等难产史,产后恢复情况;了解患者有无慢性病病史,如长期慢性咳嗽等;是否存在先天性盆底组织发育不良。

(二)身心状况

1.症状

子宫脱垂轻度时(Ⅰ度)可无自觉症状,加重后(Ⅱ、Ⅲ度)出现以下症状。

(1)下坠感及腰背酸痛:常在久站、走路与重体力劳动时加重,卧床休息后症状减轻。

(2)肿物自阴道脱出:走路、蹲或排便等腹压增加时,阴道口有一肿物脱出。轻者平卧休息后可自行恢复,重者不能自行恢复,需用手还纳,甚至用手也难以还纳,行走不便。

(3)阴道分泌物增多:脱出的子宫及阴道壁由于反复摩擦而发生感染,有脓血性分泌物渗出。

(4)大小便异常:由于膀胱、尿道膨出,患者常伴有尿频、尿急甚至尿潴留或压力性尿失禁。直肠膨出的患者可伴有便秘和排便困难等。

2.体征

患者取膀胱截石位，根据患者向下用力屏气时子宫下降的程度，将子宫脱垂分为三度。

(1)Ⅰ度：轻型为子宫颈外口距处女膜处小于 4 cm，但未达处女膜缘；重型为宫颈外口已达处女膜缘，检查时在阴道口可见子宫颈。

(2)Ⅱ度：轻型为宫颈已脱出阴道口，但宫体仍在阴道内；重型为宫颈或部分宫体脱出阴道口外。

(3)Ⅲ度：子宫颈及宫体全部脱出至阴道口外。脱出的子宫及阴道壁由于长期暴露摩擦，导致宫颈及阴道壁可见溃疡，有少量阴道出血或脓性分泌物。

3.心理-社会状况

由于长期的子宫脱垂使患者行动不便，不能从事体力劳动，使工作和生活受到影响，患者感到烦恼、痛苦；严重会影响性生活，患者常出现烦躁、焦虑、情绪低落等。

二、辅助检查

注意检查血象，注意张力性尿失禁及妇科检查情况。

三、护理诊断及合作性问题

(1)焦虑：与长期的子宫脱出影响日常生活和工作有关。

(2)舒适的改变：与子宫脱出影响行动有关。

(3)组织完整性受损：与外露子宫、阴道前后壁长期摩擦有关。

四、护理目标

(1)患者情绪稳定，能配合治疗、护理活动。

(2)患者病情缓解，舒适感增加。

(3)患者组织完整，无受损。

五、护理措施

(一)一般护理

(1)指导患者保持外阴干燥、清洁，每天用流水冲洗外阴，禁止使用刺激性强的药液。有溃疡者每天用 0.02%高锰酸钾液坐浴 1～2 次，每次 20～30 分钟，勤换内衣裤。

(2)有肿块脱出者及早就医，及时回纳脱出物并教会患者正确的回纳手法，病情重不能回纳者，应卧床休息，减少下地活动次数和时间。

(3)教给患者做盆底肌肉锻炼，如做提肛运动；指导患者避免增加腹压的因素，如咳嗽、久站及久蹲等；保持大便通畅，每天进食蔬菜应保持 500 g。

(4)每天为患者提供酸性果汁，可保持尿液呈酸性，不利于细菌生长；指导患者练习卧床排尿；若有肿块脱出影响排尿，指导患者排尿前先将脱出物还纳；尿潴留留置尿管者，应间歇放尿以训练膀胱功能。排尿功能恢复正常后，鼓励患者每天饮水 2 000 mL 以上。

(5)嘱患者加强营养，进食高蛋白、高维生素食物，增强体质。

(二)心理护理

帮助患者树立战胜疾病的信心，耐心讲解子宫脱垂的知识和预后，鼓励病友间交流沟通，促进积极因素。

(三)病情监护

观察患者有无外阴异物感,子宫脱垂的程度;注意阴道分泌物的颜色、气味、性状。

(四)治疗护理

1.治疗原则

治疗以安全、简单、有效为原则。

(1)非手术治疗:用于Ⅰ度轻型子宫脱垂,年老不能耐受手术或需要生育者。①支持疗法:注意休息,增加营养,保持大便通畅,避免重体力劳动,治疗增加腹压的疾病,加强盆底肌的锻炼。②子宫托:子宫托是一种支持子宫和阴道壁使其维持在阴道内不脱出的工具,适用于各度子宫脱垂及阴道前后壁膨出的患者。重度子宫脱垂伴盆底肌明显萎缩以及宫颈或阴道壁有炎症或有溃疡者均不宜使用,经期和妊娠期停用。

(2)手术治疗:适用于非手术治疗无效或Ⅱ度、Ⅲ度子宫脱垂者。手术方式主要包括:阴道前后壁修补术;阴道前后壁修补加主韧带缩短及宫颈部分切除术,也叫曼彻斯特手术;经阴道子宫全切除及阴道前后壁修补术;阴道纵隔成形术等。

2.治疗配合及特殊专科护理

(1)支持治疗的护理:教会患者做盆底肌肉锻炼增强盆底肌肉张力。做缩肛运动,用力收缩3～10秒,放松5～10秒,每次连续5～10分钟,每天3～4次,持续3个月。

(2)教会患者使用子宫托(图9-1)。①放托:患者排空直肠、膀胱,洗净双手,取半卧位或蹲位,双腿分开,一手持子宫托盘呈倾斜位进入阴道内,将托柄向内、向上旋转,直至托盘达子宫颈,向下屏气,使托盘吸附于宫颈,托柄弯曲度朝前,对正耻骨弓后面。②取托:手指捏住托柄轻轻摇晃,待负压消失后向后外方牵拉取出。③注意事项:放置子宫托之前阴道应有一定水平的雌激素作用,绝经后的女性可用阴道雌激素霜剂,4周后再使用子宫托;经期和妊娠期停用;选择大小合适的子宫托,以放置后不脱出又无不适为宜;每晚取出洗净,次晨放入,切忌久置不取,以免过久压迫导致生殖道糜烂、溃疡甚至瘘;放托后,分别于第1、3、6个月时到医院检查1次,以后每3～6个月到医院复查。

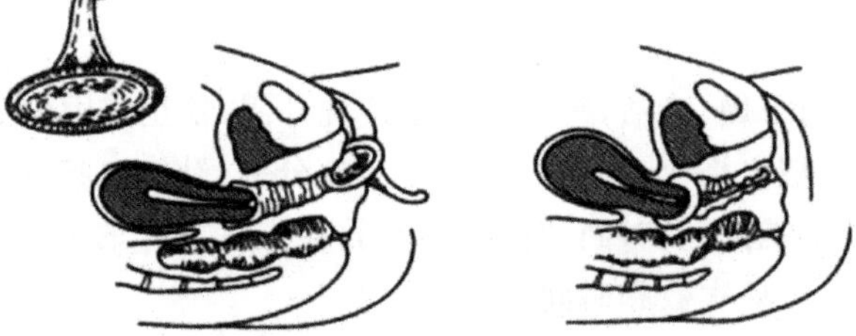

图9-1 喇叭形子宫托及放置

(3)做好术前、术后护理。术前护理同外阴、阴道手术护理。术后除按外阴、阴道手术患者的护理外,应卧床休息7～10天,留尿管10～14天。避免增加腹压,坚持肛提肌锻炼。

六、健康指导

休息3个月,3个月内禁止性生活、盆浴,半年内避免重体力劳动;术后2个月、3个月分别门诊复查;宣传产后护理保健知识,进行产后体操锻炼和盆底肌锻炼,增强体质;积极治疗便秘、慢性咳嗽等长期性疾病；实行计划生育。

七、护理评价

评价护理目标是否达到，护理措施的实施情况，健康指导是否落实到位，有无新的护理问题出现。

（王 娜）

第十三节 葡 萄 胎

葡萄胎是因妊娠后胎盘滋养细胞增生，间质高度水肿，出现大小不一的水泡，水泡间借蒂相连成串，形如葡萄而得名，也称水泡状胎块。葡萄胎分为完全性葡萄胎和部分性葡萄胎两类，其中大多数为完全性葡萄胎。其主要病理变化：完全性葡萄胎表现为水泡状胎块占满整个子宫腔，无胎儿及其附属物。镜下见绒毛体积增大，滋养细胞增生，间质高度水肿和间质内胎源性血管消失。部分性葡萄胎表现为仅部分绒毛变为水泡，常合并胚胎组织，胎儿多已死亡。镜下见部分绒毛水肿，滋养细胞轻度增生，间质内可见有核红细胞的胎源性血管，还可见胚胎和胎膜的组织结构。

一、护理评估

（一）健康史

了解患者有无导致葡萄胎的高危因素，如妊娠年龄、社会经济地位、营养状况等。了解患者及其家族的既往疾病史，包括滋养细胞疾病史、月经史、生育史等。

（二）身体状况

1.症状

（1）停经后阴道流血：最常见症状，多在停经 8 周后出现不规则阴道流血，量多少不定，呈反复性，有时血中可发现水泡状物排出。葡萄胎反复出血如不及时治疗，可导致贫血及继发感染。

（2）妊娠呕吐：较正常妊娠发生早，症状严重而持续时间长。

（3）妊娠期高血压疾病征象：可在妊娠 20 周前出现高血压、水肿和蛋白尿且症状严重。

（4）腹痛：由葡萄胎生长迅速使子宫过度扩张所致，表现为阵发性下腹痛，一般不剧烈，能忍受。若发生黄素化囊肿扭转或破裂，可出现急腹症。

2.体征

（1）子宫异常增大、变软：大多数葡萄胎患者的子宫大于相应的停经月份的妊娠子宫，质地变软，并伴有血清 HCG 水平异常升高。

（2）卵巢黄素化囊肿：由于大量 HCG 刺激卵巢，卵泡内膜细胞发生黄素化而形成囊肿，称为卵巢黄素化囊肿。常为双侧，葡萄胎清除后 2～4 个月可自行消退。

（三）心理-社会状况

患者知情后会出现极大的情绪不安，担心疾病会恶变或对今后生育有影响，并表现出对清宫手术的恐惧和担心。

(四)辅助检查

1.人绒毛膜促性腺激素(HCG)测定

葡萄胎因滋养细胞高度增生,产生大量HCG,患者血清、尿中的HCG均增高,且持续不降。如血清中的β-HCG在100 kU/L以上。

2.B超检查

B超检查可见子宫大于相应孕周大小的子宫,无妊娠囊或胎心搏动,子宫腔内充满不均质密集状或短条状回声,呈“落雪状”,若水泡较大而形成大小不等的回声区,则呈“蜂窝状”。

(五)处理要点

1.清宫术

葡萄胎一经确诊,应及时清除子宫腔内容物。术后选取水泡小、贴近子宫壁的组织送病理检查。子宫大一次刮净有困难时,可于1周后行第二次刮宫。

2.预防性化疗

下列情况可考虑采用预防性化疗:①清宫后HCG持续不降或下降缓慢者;②子宫明显大于相应孕周大小的子宫者;③黄素化囊肿直径大于6 cm者;④年龄大于40岁者;⑤无条件随访者。常选用甲氨蝶呤、氟尿嘧啶或放线菌素-D单一药物化疗1个疗程。

3.子宫切除术

对于年龄大于40岁、无生育要求者,可行全子宫切除术,保留双侧卵巢。但子宫切除不能防止转移,不能替代化疗。手术后仍需定期随访。

二、护理问题

(一)焦虑/恐惧

焦虑/恐惧与担心疾病预后有关。

(二)有感染的危险

有感染的危险与反复阴道流血及清宫术有关。

(三)知识缺乏

知识缺乏与缺乏疾病的信息和随访的有关知识有关。

三、护理措施

(一)一般护理

保持病房内空气清新、安静舒适,告知患者卧床休息。鼓励患者进高热量、高蛋白质、高维生素、易消化的食物,以增强机体的抵抗力。

(二)病情观察

1.严密观察

阴道流血情况排出物中有无水泡样组织,并嘱患者保留会阴垫,以便准确估计出血量。

2.监测生命体征

发现患者阴道大量流血及清宫术中大出血时,应立即报告医师,并严密观察患者面色、血压、脉搏、呼吸等征象。

(三)对症护理

(1)术前应建立静脉通路,补充血容量,吸氧,备好缩宫素、抢救药品及物品。

(2)保持外阴部清洁,每天擦洗。

(3)遵医嘱使用抗生素,复查血常规。

(四)心理护理

引导患者说出心理感受,评估患者对疾病的心理承受能力、接受清宫术的心理准备及目前存在的主要心理问题。多与患者沟通,解答患者疑问,解除不必要的思想顾虑。

(五)健康指导

葡萄胎患者作为高危人群,其随访有重要意义。通过定期随访,可早期发现妊娠滋养细胞肿瘤并及时治疗。随访应包括:①HCG 定量测定,葡萄胎清宫术后每周测定 1 次,直至降低到正常水平。随后 3 个月内仍每周 1 次,此后 3 个月每 2 周 1 次,然后每月检查 1 次持续半年,此后每半年 1 次,共随访 2 年。②在随访 HCG 的同时,应注意月经是否规则,有无异常阴道流血、咳嗽、咯血及其他转移灶症状,定时做妇科检查、盆腔 B 超检查及胸部 X 线检查。

葡萄胎随访期间必须严格避孕 1 年。首选避孕套,一般不选用宫内节育器或药物避孕,以免穿孔或混淆子宫出血的原因。

(王 娜)

第十四节 侵蚀性葡萄胎与绒毛膜癌

侵蚀性葡萄胎是指葡萄胎组织侵入子宫肌层引起组织破坏或转移至子宫以外,是继发于葡萄胎之后,具有恶性肿瘤行为,但恶性程度不高,多发生在葡萄胎清除后 6 个月内。绒毛膜癌(choriocarcinoma,CC)是一种高度恶性肿瘤,可继发于正常或异常妊娠之后,早期即可通过血行转移至全身,破坏组织及器官,引起出血坏死。

侵蚀性葡萄胎病理特点为大体可见子宫肌层内有大小不等、深浅不一的水泡状组织。病灶接近子宫浆膜层时,表面可见紫蓝色结节。镜下可见侵入子宫肌层的水泡状组织的形态和葡萄胎相似,绒毛结构及滋养细胞增生和分化不良。绒毛膜癌原发于子宫,肿瘤常位于子宫肌层内,也可突向子宫腔或穿破浆膜,病灶为单个或多个,与周围组织分界清,质地软而脆,暗红色,伴出血坏死。镜下表现为滋养细胞极度不规则增生,肿瘤中不含间质和自身血管,无绒毛或水泡状结构。

一、护理评估

(一)健康史

详细询问患者月经史、生育史及避孕情况,有无妊娠史;如果是葡萄胎清宫术后患者,应详细了解第一次刮宫情况,包括刮宫时间、水泡大小、刮宫量及病理检查结果;了解葡萄胎排空后的随访情况,流产、足月产、异位妊娠后的恢复情况。

(二)身体状况

1.症状

(1)不规则阴道流血:在葡萄胎清宫术、流产或分娩后,出现持续不规则的阴道流血,量多少不定,可继发贫血。

(2)假孕症状:由于肿瘤分泌的 HCG 及雌、孕激素的作用,表现为乳房增大,乳头及乳晕着色，甚至有初乳样分泌，外阴、阴道、子宫颈着色，生殖道质地变软。

(3)腹痛：一般无腹痛。若病灶穿破子宫浆膜层时，可引起急性腹痛。

(4)转移灶症状：侵蚀性葡萄胎及绒毛膜癌主要转移途径是血行播散，出现肺转移、阴道转移、肝转移、脑转移。

2.体征

子宫增大，质地软，形态不规则，有时可触及两侧或一侧卵巢黄素化囊肿。如肿瘤穿破子宫导致腹腔内出血，可有腹部压痛及反跳痛。

(三)心理-社会状况

患者对疾病的预后产生无助感，恐惧化疗和手术。常因子宫切除造成生育无望而绝望，迫切希望得到其亲人的理解和帮助。

(四)辅助检查

1.血 β-HCG 测定

在葡萄胎排空后 9 周或流产、足月产、异位妊娠后 4 周持续阳性。

2.B 超检查

子宫肌层内可见无包膜的强回声团块等。

3.胸部 X 线检查

最初 X 线征象为肺纹理增粗，典型表现为棉絮状或团块状阴影。

4.MRI 检查

可发现肺、脑、肝等部位的转移病灶。

5.组织病理学检查

观察侵犯范围、有无绒毛结构，可区别葡萄胎、侵蚀性葡萄胎及绒毛膜癌(表 9-1)。

表 9-1　葡萄胎、侵蚀性葡萄胎、绒毛膜癌的鉴别

项目	葡萄胎	侵蚀性葡萄胎	绒毛膜癌
病史	无	多发生在葡萄胎清宫术后 6 个月以内	常发生在各种妊娠后 12 个月以上
绒毛结构	有	有	无
浸润深度	蜕膜层	肌层	肌层
组织坏死	无	有	有
肺转移	无	有	有
肝、脑转移	无	少	较易
HCG 测定	+	+	+

(五)处理要点

以化疗为主，手术和放疗为辅。年轻未生育者尽可能不切除子宫，以保留生育能力。

如不得已切除子宫者仍可保留正常的卵巢。需手术治疗者一般主张先化疗，待病情基本控制后再行手术，对肝、脑有转移的重症患者，除以上治疗外，可加用放疗治疗。

二、护理问题

(一)有感染的危险

有感染的危险与阴道流血、化疗导致机体抵抗力降低，晚期患者长期卧床有关。

(二)预感性悲哀

预感性悲哀与担心疾病预后有关。

(三)潜在并发症

阴道转移、肺转移、脑转移。

三、护理措施

(一)一般护理

保持病室空气清新,温度适宜,定期进行病房消毒。嘱患者卧床休息,鼓励患者进高蛋白质、高维生素、易消化的饮食。

(二)病情观察

除观察患者阴道流血及腹痛情况外,还应注意有无咯血、呼吸困难等肺转移症状,及有无头痛、呕吐、视力障碍、偏瘫等脑转移征象。发现异常情况,立即报告医师并配合抢救工作。

(三)对症护理

1.预防感染

(1)监测体温、血常规的变化,对全血细胞减少或白细胞计数减少的患者遵医嘱少量多次输新鲜血或行成分输血,并进行保护性隔离。

(2)限制探陪人员,嘱患者少去公共场所,以防感染。

(3)遵医嘱应用抗生素。

2.有转移病灶患者的护理

(1)阴道转移患者的护理:①禁止做不必要的阴道检查,密切观察阴道出血情况;②备血并准备好各种抢救器械和物品;③如破溃大出血,应立即通知医师并配合抢救。

(2)肺转移患者的护理:①卧床休息,有呼吸困难者给予半卧位,并吸氧;②对大咯血患者,应严密观察有无窒息及休克,如发现异常应立即通知医师,给予头低侧卧位,轻叩背部,排出积血,保持呼吸道通畅。

(3)脑转移患者的护理:①采取相应的护理措施,预防跌倒、吸入性肺炎、压疮等情况;②积极配合医师治疗,按医嘱补液,给予止血剂、脱水剂、吸氧、化疗等;③配合医师做好 HCG 测定、腰椎穿刺、CT 等检查。

(四)心理护理

主动与患者交谈,鼓励其宣泄内心的痛苦。耐心讲解疾病有关知识、治疗方法与治疗效果,列举治疗成功的病例,帮助患者树立战胜疾病的信心。

(五)健康指导

指导患者严密随访。第 1 年每月随访 1 次,1 年后每 3 个月随访 1 次共 3 年,以后每年 1 次共 5 年。随访内容及避孕指导同葡萄胎的相关内容。

(王　娜)

第十五节　子 宫 肌 瘤

子宫平滑肌瘤简称子宫肌瘤,是女性生殖器官中最常见的一种良性肿瘤。主要由子宫平滑肌组织增生而成，其间还有少量的纤维结缔组织。多见于30～50岁女性。由于肌瘤生长速度慢，对机体影响不大。所以，子宫肌瘤的临床报道发病率远比真实的要低。

一、病因

确切病因仍不清楚。好发于生育年龄女性，而且绝经后肌瘤停止生长，甚至萎缩、消失，发生子宫肌瘤的女性常伴发子宫内膜的增生。所以，绝大多数的学者认为子宫肌瘤的发生与女性激素有关，特别是雌激素。雌激素可以使子宫内膜增生，使子宫肌纤维增生肥大，肌层变厚，子宫增大，而且肌瘤组织经过检验，其中雌激素受体和雌二醇的含量比正常子宫肌组织高。所以，目前认为子宫肌瘤与长期和大量的雌激素刺激有关。

二、病理

(一)巨检

肌瘤为实质性球形结节，表面光滑，与周围肌组织有明显界限。外无包膜，但是肌瘤周围的肌层受压可形成假包膜。肌瘤切开后，切面呈漩涡状结构，颜色和质地与肌瘤成分有关，若含平滑肌较多，则肌瘤质地较软，颜色略红；若纤维结缔组织多，则质地较硬、颜色发白。

(二)镜检

肌瘤由皱纹状排列的平滑肌纤维相互交叉组成，切面呈漩涡状，其间掺有不等量的纤维结缔组织。细胞大小均匀，呈卵圆形或杆状，核染色质较深。

三、分类

(一)按肌瘤生长部位分类

子宫体肌瘤(90%)与子宫颈肌瘤(10%)。

(二)按肌瘤生长方向与子宫肌壁的关系分类

1.肌壁间肌瘤

最多见，占总数的60%～70%。肌瘤全部位于肌层内，四周均被肌层包围。

2.浆膜下肌瘤

占总数的20%。肌瘤向子宫浆膜面生长，突起于子宫表面，外面仅有一层浆膜包裹。这种肌瘤还可以继续向浆膜面生长，仅留一细蒂与子宫相连，成为带蒂的浆膜下肌瘤，活动度大。蒂内有供应肌瘤生长的血管，若因供血不足，肌瘤易变性、坏死；若发生蒂扭转，可出现急腹痛。若因扭转而造成断裂，肌瘤脱落至腹腔或盆腔，可形成游离性肌瘤。有些浆膜下肌瘤生长在宫体侧壁，突入阔韧带，形成阔韧带肌瘤。

3.黏膜下肌瘤

占总数的10%～15%。肌瘤向宫腔内生长，并突出于宫腔，仅由黏膜层覆盖，称黏膜下肌瘤。黏膜下肌瘤使宫腔变形、增大，易形成蒂。在宫腔内就好像长了异物一样，可刺激子宫收缩，在宫缩的作用下，黏膜下肌瘤可被挤压出宫颈口外，或堵于宫颈口处，或脱垂于阴道。

各种类型的肌瘤可发生在同一子宫，称为多发性子宫肌瘤(图9-2)。

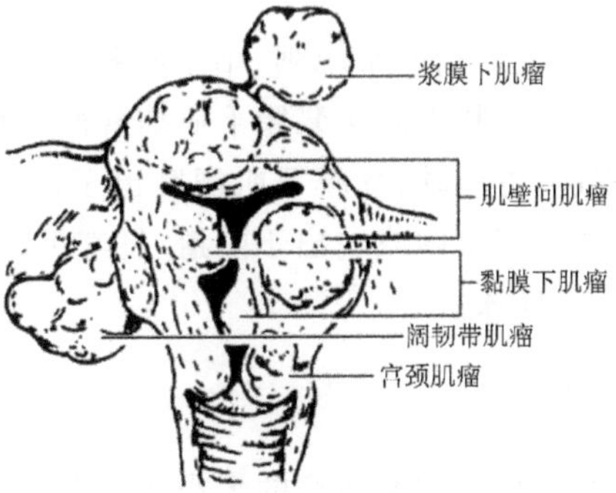

图 9-2 各型子宫肌瘤

四、临床表现

(一)症状

多数患者无明显症状,只是偶尔在进行盆腔检查时发现。肌瘤临床表现的出现与肌瘤的部位、生长速度及是否发生变性有关,而与其数量及大小关系不大。

1.月经改变

最常见的症状。主要表现为月经周期缩短,经期延长,经量过多,不规则阴道出血。其中以黏膜下肌瘤最常见。其次是肌壁间肌瘤。浆膜下肌瘤及小的肌壁间肌瘤对月经影响不明显。若肌瘤发生坏死、溃疡、感染,则可出现持续或不规则阴道流血或脓血性白带。

2.腹部包块

常为患者就诊的主诉。当肌瘤增大超过妊娠 3 个月子宫大小时,可在下腹部扪及肿块,质硬,无压痛,清晨膀胱充盈将子宫推向上方时更加清楚。

3.白带增多

子宫肌瘤使宫腔面积增大,内膜腺体分泌增多,加之盆腔充血,所以患者白带增多。若为黏膜下肌瘤脱垂于阴道,则表面易感染、坏死,产生大量脓血性排液及腐肉样组织排出,伴臭味。

4.腰酸、腹痛、下腹坠胀

常为腰酸或下腹坠胀,经期加重。通常无腹痛,只是在发生一些意外情况时才会出现:如浆膜下肌瘤蒂扭转时,可出现急性腹痛;妊娠期肌瘤发生红色变性时,可出现腹痛剧烈伴发热、恶心,黏膜下肌瘤被挤出宫腔时,可因宫缩引起痉挛性疼痛。

5.压迫症状

大的子宫肌瘤使子宫体积增大,可对周围的组织器官产生一定的压迫症状。如前壁肌瘤压迫膀胱可出现尿频、尿急;宫颈肌瘤可引起排尿困难、尿潴留,后壁肌瘤可压迫直肠引起便秘、里急后重;较大的阔韧带肌瘤压迫输尿管可致肾盂积水。

6.不孕或流产

肌瘤压迫输卵管使其扭曲管腔不通,或使宫腔变形,影响受精或受精卵着床,导致不孕、流产。

7.继发性贫血

长期月经过多、不规则出血,部分患者可出现继发性贫血,严重时全身乏力,面色苍白、气短、心悸。

(二)体征

肌瘤较大时,可在腹部触及质硬。表面不规则,结节状物质。妇科检查时,肌壁间肌瘤子宫增大,表面不规则,有单个或多个结节状突起。浆膜下肌瘤外面仅包裹一层浆膜,所以质地坚硬,呈球形块状物,与子宫有细蒂相连,可活动;黏膜下肌瘤突出于宫腔,像孕卵一样,所以整个子宫均匀增大,有时宫口扩张,肌瘤位于宫口内或脱出于阴道,呈红色、实质、表面光滑,若感染则表面有渗出液覆盖或溃疡形成,排液有臭味。

五、治疗原则

根据患者的年龄、症状、有无生育要求及肌瘤的大小等情况综合考虑。

(一)随访观察

若肌瘤小(子宫<孕 2 月)且无症状,通常不需治疗,尤其近绝经年龄患者,雌激素水平低落,肌瘤可自然萎缩或消失,每 3~6 个月随访 1 次;随访期间若发现肌瘤增大或症状明显时,再考虑进一步治疗。

(二)药物治疗(保守治疗)

肌瘤在 2 个月妊娠子宫大小以内,症状不明显或较轻,近绝经年龄及全身情况不能手术者,均可给予药物对症治疗。

1.雄性激素

常用药物有丙酸睾酮。可对抗雌激素,使子宫内膜萎缩,直接作用于平滑肌,使其收缩而减少出血,并使近绝经期的患者提早绝经。

2.促性腺激素释放激素类似物(GnRH-a)

常用药物有亮丙瑞林或戈舍瑞林。可抑制垂体及卵巢的功能,降低雌激素水平,使肌瘤缩小或消失。适用于肌瘤较小、经量增多或周期缩短、围绝经期患者。不宜长期使用,以免因雌激素缺乏导致骨质疏松。

3.其他药物

常用药物有米非司酮。作为术前用药或提前绝经使用。但不宜长期使用,以防发生拮抗糖皮质激素的不良反应。

(三)手术治疗

手术治疗为子宫肌瘤的主要治疗方法。若肌瘤≥2.5 个月妊娠子宫大小或症状明显出现贫血者,应手术治疗。

1.肌瘤切除术

适用于年轻要求保留生育功能的患者,可经腹或腹腔镜切除肌瘤,突出宫内或脱出于阴道内的带蒂的黏膜下肌瘤也可经阴道或经宫腔镜下摘除。

2.子宫切除术

肌瘤较大,多发,症状明显,年龄较大,无生育要求或已有恶变者可行子宫全切。50 岁以下,卵巢外观正常者,可保留卵巢。

六、护理评估

(一)健康史

了解患者一般情况,评估月经史、婚育史,是否有不孕、流产史;询问有无长期使用雌激素类药物。如果接受过治疗,还应了解治疗的方法及所用药物的名称、剂量、用法及用药后的反应等。

(二)身体状况

1.症状

了解有无月经异常、腹部肿块、白带增多或贫血、腹痛等临床表现,了解出现症状的时间及具体表现。

2.体征

了解妇科检查结果,子宫是否均匀或不规则增大、变硬,阴道有无子宫肌瘤脱出等情况。了解B超检查所示结果中肌瘤的大小、个数及部位等。

(三)心理社会状况

患者及家属对子宫肌瘤缺乏认识,担心肿瘤为恶性,对治疗方案的选择犹豫不决,对需要手术治疗而焦虑不安,担心手术切除子宫可能会影响其女性特征,影响夫妻生活。

七、护理诊断

(1)营养失调:低于机体需要量与月经改变、长期出血导致贫血有关。

(2)知识缺乏:缺乏子宫肌瘤疾病发生、发展、治疗及护理知识。

(3)焦虑:与月经异常,影响正常生活有关。

(4)自我形象紊乱:与手术切除子宫有关。

八、护理目标

(1)患者获得子宫肌瘤及其健康保健知识。

(2)患者贫血得到纠正,营养状况改善。

(3)患者出院时,不适症状缓解。

九、护理措施

(一)心理护理

评估患者对疾病的认知程度,尊重患者,耐心解答患者提出的问题,告知患者和家属子宫肌瘤是妇科最常见的良性肿瘤,手术或药物治疗都不会影响今后日常生活和工作,让患者消除顾虑,纠正错误认识,配合治疗。

(二)缓解症状

对出血多需住院的患者,护士应严密观察并记录其生命体征变化情况,协助医师完成血常规及凝血功能检查、备血、核对血型、交叉配血等。注意收集会阴垫,评估出血量。按医嘱给予止血药和子宫收缩剂,必要时输血、补液、抗感染或刮宫止血。巨大子宫肌瘤者常出现局部压迫症状,如排尿不畅者应予以导尿;便秘者可用缓泻剂缓解不适症状。带蒂的浆膜下肌瘤发生扭转或肌瘤红色变性时应评估腹痛的程度、部位、性质,有无恶心、呕吐、体温升高征象。需剖腹探查时,护士应迅速做好急诊手术前准备和术中术后护理。保持患者的外阴清洁干燥,如黏膜下肌瘤脱出宫颈口者,应保持其局部清洁,预防感染,为经阴道摘取肌瘤者做好术前准备。

(三)手术护理

经腹或腹腔镜下行肌瘤切除或子宫切除术的患者按腹部手术患者的一般护理,并要特别注意观察术后阴道流血情况。经阴道黏膜下肌瘤摘除术常在蒂部留置止血钳24～48小时,取出止血钳后需继续观察阴道流血情况，按阴道手术患者进行护理。

(四)健康教育

1.保守治疗的患者

需定期随访，护士要告知患者随访的目的、意义和随访时间。应3～6个月定期复查，期间监测肌瘤生长状况、了解患者症状的变化，如有异常及时和医师联系，修正治疗方案。对应用激素治疗的患者，护士要向患者讲解用药的相关知识，使患者了解药物的治疗作用、使用剂量、服用时间、方法、不良反应及应对措施，避免擅自停药和服药过量引起撤退性出血和男性化。

2.手术后的患者

出院后1个月门诊复查，了解患者术后康复情况，并给予术后性生活、自我保健、日常工作恢复等健康指导。任何时候出现不适或异常症状，需及时随诊。

十、结果评价

(1)患者能叙述子宫肌瘤保守治疗的注意事项或术后自我护理措施。

(2)患者面色红润，无疲倦感。

(3)患者出院时，能列举康复期随访时间及注意问题。

(王　娜)

第十六节　不　孕　症

不孕症是指婚后或与异性同居，有正常性生活且未加避孕而2年未曾受孕者。不孕症可以分为原发性不孕和继发性不孕。婚后未避孕而从未妊娠者称为原发性不孕，曾有过妊娠而后未避孕连续2年不孕者称为继发性不孕。近年来，我国青年人结婚及生育年龄普遍后延，加之环境污染、压力增大、性传播疾病等诸多因素的不良影响，使不孕症患者明显增加。

一、病因

阻碍受孕的因素包括女方、男方和男女双方。在我国，约10%的已婚女性不能生育，据调查，不孕症跟女性因素有关的约占60%，和男性因素有关的约占30%，和双方有关的约占10%。受孕虽是一个正常的生理过程，但必须具备必要的受孕条件：卵巢必须排出正常的卵子；精液必须达到必要的质量和数量标准；精子和卵子必须能够在输卵管内相遇，结合成为受精卵并被输送到子宫腔；子宫内膜正常发育并适于受精卵着床。在这个过程中，缺失任何一个重要条件都会阻碍受孕的发生。

(一)女性不孕因素

临床常见的导致女性不孕的因素包括输卵管因素、卵巢因素、子宫因素、宫颈因素和阴道因素等。

1.输卵管因素

输卵管因素是不孕症最常见的因素。输卵管具有运送精子、拾卵和输送受精卵到宫腔的作用，同时，输卵管也是精子和卵子结合的场所。任何影响输卵管功能的病变都可导致不孕，如输卵管粘连、感染造成的堵塞，子宫内膜异位症、先天性发育不良(输卵管过长过曲等)、纤毛运动欠佳及管壁僵直蠕动功能丧失等。

2.排卵障碍

多种原因可造成卵巢功能紊乱，包括排卵因素和内分泌因素。无排卵也是常见的一种造成不孕的原因。常见的引起卵巢功能紊乱导致持续不排卵的因素有下面几种。

(1)下丘脑-垂体-卵巢轴功能紊乱，包括下丘脑性无排卵、垂体功能障碍引起无排卵月经或闭经等，精神紧张和各种心理障碍也可引起不排卵。

(2)卵巢病变，如先天性卵巢发育不全、卵巢功能早衰、多巢卵巢综合征、功能性卵巢肿瘤、卵巢子宫内膜异位囊肿等。

(3)全身性因素，如营养不良、过度肥胖、压力过大、甲状腺功能亢进或低下、重症糖尿病、肾上腺功能异常、长期服药造成的毒副作用等因素，影响卵巢功能导致不排卵。

3.子宫因素

子宫先天性畸形、发育不良或子宫黏膜下肌瘤、子宫内膜多发性息肉、宫腔粘连、子宫内膜分泌反应不良、子宫内膜炎等因素均可导致不孕、无法着床或引起不孕。

4.宫颈因素

通常精子只有穿过宫颈管才可能授精成功，如果宫颈狭窄或先天性宫颈发育异常或存在宫颈息肉和宫颈肌瘤，就会影响精子进入宫腔。宫颈炎症也可以改变宫颈黏液量和性状，影响精子活力和进入宫腔的数量。慢性宫颈炎时，宫颈黏液变稠，含有大量白细胞，不利于精子的活动和穿透，可降低受孕的可能。

5.阴道因素

先天性无阴道，处女膜闭锁，阴道横隔严重。阴道损伤都可影响性交并阻碍精子进入。严重阴道炎时，阴道 pH 发生改变，降低了精子的活力，缩短其存活时间而影响受孕。

6.免疫因素

也有些女性自身免疫存在问题，如血清中存在透明带自身抗体。其与透明带反应后阻止精子进入卵子，阻碍了受孕发生。

(二)男性不育因素

生精障碍和输精障碍是导致男性不育的主要因素。

1.精液异常

常指无精子或精子数量过少、活力不足、形态异常等。许多因素可以影响精子的数量、结构和功能，常见可能导致男性不育的精液异常的诱因如下。

(1)先天性发育异常：如先天性睾丸发育不全不能产生精子；双侧隐睾导致曲细精管萎缩等妨碍精子产生。

(2)急性或慢性疾病：如腮腺炎并发睾丸炎导致睾丸萎缩、睾丸结核破坏睾丸组织、精索静脉曲张有时影响精子质量。

(3)过多接触化学物质：如生活或工作中常接触过多杀虫剂、铅、砷等。

(4)治疗性因素：如化疗药物和放射治疗导致不孕。

(5)不良生活习惯：不良生活习惯包括长期吸烟、酗酒，或性生活过度。

(6)吸毒：包括大麻和可卡因。

(7)局部阴囊温度过高：如长期进行桑拿浴或穿紧身裤子等。

(8)其他:如精神过度紧张等精神心理障碍。

2.勃起异常

勃起异常使精子不能进入女性阴道。男性勃起受其生理和心理因素的影响。常见生理因素有先天性外生殖器畸形、生殖器炎症、内分泌疾病、慢性肾衰竭等;心理因素常见有精神情绪异常和工作压力或家庭关系紧张造成的心理压力过大等。

3.输精管道阻塞或精子运送受阻

生殖管道感染和生殖道创伤是造成输精管道阻塞或精子运送受阻的主要原因。常见的导致生殖道感染的病原体有淋病、梅毒、结核病菌、滴虫和白假丝酵母菌等,输精管感染、上尿道感染、前列腺感染都有可能导致管道粘连,降低精液活力造成不孕。外伤或手术损伤造成尿道狭窄和梗阻或手术误伤输精管或精索也会导致输精管阻塞;尿道畸形(如尿道下裂、尿道上裂)也可不利于精子进入宫颈口。

4.免疫因素

有些男性体内产生对抗自身精子的抗体可伤害精子细胞,或射出的精子因发生自身凝集无法穿透女性宫颈黏液造成不孕。

5.内分泌因素

男性内分泌也同样受下丘脑-垂体-睾丸轴调节,如果此轴调节功能紊乱,或甲状腺与肾上腺功能障碍也可影响精子的产生而致不孕。

(三)男女双方共同因素

1.缺乏性生活的基本知识

夫妇双方因为不了解生殖系统的解剖和生理的基本知识而采取非正确性生活方式。

2.精神因素

男女双方过分期盼怀孕,造成对性生活的过分紧张和心理压力;或者由于工作压力过大、身体过度疲乏、经济负担过重、家中有人患病等都可导致心理障碍而致不孕。

3.免疫因素

精液中含有多种蛋白,作为抗原,在女性生殖道内尤其在宫颈上皮吸收后产生免疫反应,继而在女性血液中或生殖道局部产生抗体,破坏精子并影响受精。

二、临床表现

不孕症共同的临床表现为夫妻规律性生活1年,未避孕未孕。不同病因导致的不孕症可能伴有相应病因的临床症状。

三、处理原则

针对不孕症的病因进行处理:掌握相关性知识;增强体质;加强营养;戒烟、不酗酒;积极治疗器质性疾病;药物促排卵或补充黄体酮;根据具体情况选择辅助生殖技术等。

四、护理评估

对不孕不育夫妇的检查和判定,应该对不孕不育夫妇一起进行护理评估,评估方法包括详细询问病史、全面身体评估、诊断性检查等手段。

(一)病史

病史应从患者多方面进行全面评估。男方病史中询问其既往有无影响生育的疾病、外伤及手术史。影响生育的生殖器官感染史,包括睾丸炎、前列腺炎和腮腺炎等,手术史包括疝修补术、输精管切除术等病史。并对男方个人生活习惯、工作环境及不良嗜好进行了解,包括其性生活情况。女方病史包括询问其年龄、生长发育史、性生活史、其他病史及既往史。重点了解其月经史(初潮时间、周期、经期、经量、有无痛经等信息)、生殖器官及妇科炎症史(阴道炎、宫颈炎、盆腔炎等)和慢性疾病史。对继发不孕者,应了解以往流产或分娩情况。有无感染史等。

病史还包括夫妻双方结婚年龄、婚育史、性生活情况(是否两地分居、采用过的避孕措施、性交频率及质量等)等。

(二)身体评估

1.全身检查

夫妇双方应进行包括第二性征发育情况在内的全身检查以排除全身性疾病,并重点检查外生殖器官有无畸形或病变。妇科检查应包括有无阴道横隔、纵隔、瘢痕或狭窄,宫颈有无异常,子宫附件有无肿块或压痛感等。男性检查包括阴茎、阴囊、前列腺等。

2.辅助检查

(1)男性检查:除全身检查外,精液常规检查必不可少。正常精液量为2～6 mL,pH为7.0～7.8,在室温中放置5～30分钟内完全液化,精子总数$>8\times10^7$/mL,活动数$>50\%$。异常精子$<20\%$。当精液量<1.5 mL或精子总量$<2\times10^7$/mL或精子活动数$<50\%$或异常精子数$>50\%$者为异常。

(2)女性检查:除妇科检查内外生殖器官的发育和病变情况外,还需进行以下检查。①卵巢功能检查:为了解卵巢有无排卵及黄体功能状态,可进行一些检查,包括基础体温测定、女性激素测定、宫颈黏液结晶检查、阴道脱落细胞涂片检查、B型超声监测卵泡发育、月经来潮前子宫内膜活组织检查等。②输卵管功能检查:通过输卵管通液术、B型超声下输卵管过氧化氢通液术及子宫输卵管碘油造影,来了解输卵管通畅情况。③宫腔镜检查:能发现子宫内膜异常情况,包括子宫畸形、宫腔粘连、黏膜下肌瘤、内膜息肉等。④性交后精子穿透力试验:根据基础体温表选择在预测的排卵期进行。在试验前3天禁止性交,并避免阴道用药或冲洗。在性交后2～8小时就诊检查。取宫颈管内黏膜涂片在显微镜下检查,每高倍视野见20个活动精子为正常。⑤腹腔镜检查:可以直接观察子宫、输卵管、卵巢有无病变或粘连,并可结合输卵管通液术,直视下确定输卵管是否通畅,必要时在病变处取活检。⑥免疫检查:判断免疫性不孕的因素是男方的自身抗体因素还是女方的抗精子抗体因素。

(三)心理-社会评估

中国曾有古训“不孝有三,无后为大”。这种文化长期对家庭和社会造成很大的负面影响,尤其是对不孕女性造成了深深的心理压力和伤害。不孕女性常常表现出没有自信、孤独和失落感,有的甚至产生罪恶感,严重影响了正常的人际交往和社会工作。男性也常被标签为性无能者,自尊心受到伤害。在接受检查和治疗中,不孕不育夫妇心理上容易产生受挫感。

护理评估要仔细评估不孕不育夫妇双方的心理反应,有时候需要夫妇在一起完成评估。有时候则根据情况单独对不孕不育夫妇进行评估。

五、护理诊断

(1)知识缺乏:缺乏性生殖解剖与生理及不孕的相关知识。

(2)长期自尊低下：与不孕症诊治过程中繁杂的检查、无效的治疗效果有关。

(3)社交孤立：与缺乏家人的支持、不愿与其他人沟通有关。

(4)慢性疼痛：与慢性盆腔炎或子宫内膜异位症引起的粘连和盆腔充血有关。

六、护理目标

(1)患者能陈述不孕的主要原因，并能积极配合各项检查和治疗。

(2)患者能够面对现实，坦然乐观并积极配合治疗。

(3)患者能够向家人及朋友诉说痛苦并寻求精神支持。

(4)患者疼痛度减轻或消失。

七、护理措施

(一)一般护理

护士应协助完成各项检查，并对其进行身心健康指导，指导患者保持健康的生活习惯，戒除不良嗜好如吸烟、酗酒或纵欲等，锻炼身体，增强体质，提高营养，保持健康状态，积极配合治疗。向女性解释诊断性检查可能引起的不适和检查所需准备。

(二)心理护理

护理人员应提供对夫妇双方的护理，尽可能单独进行以保护隐私，也可以夫妇双方同时进行。同时要认识到男性和女性对不孕症的表达方式的差异，女性可以公开谈论她们的挫折，而男性往往把情感隐藏起来。可以使用一些沟通交流的技巧如倾听、鼓励等方法帮助女性表达自己的心理感受，不要随意评判其情感的对错。指导不孕不育夫妇如何保持乐观的情绪和平稳的心态，帮助他们尽快度过悲伤期，树立治疗信心，积极配合治疗。护理人员必须教会女性进行放松，如瑜伽、认知调整、表达情绪的方式方法、锻炼等。当多种治疗措施的效果不佳时，护理人员帮助夫妇正视治疗结果，与不孕不育夫妇探讨人工辅助生殖技术。对于确实生育无望者，可建议其调整生活结构、重塑生活目标。

(三)病情观察

对接受药物促排卵者，注意有无潮热、头晕、乏力、恶心、呕吐、体重增加等症状；输卵管造影者有无腹部痉挛或腹痛发生；手术治疗者，术后要注意监测生命体征，观察有无阴道出血和感染。

(四)医护配合

1.药物指导

若患者服用氯米芬类促排卵药物，护理人员应告之此类药物的不良反应。较多见的不良反应如月经间期下腹一侧疼痛、卵巢囊肿、血管收缩征兆(如潮热)等。护士还需告之正确服药时间，提醒女性及时报告药物的不良反应如潮热、恶心、呕吐、头疼；指导女性在发生妊娠后立即停药。

2.术后护理

需要行手术者，如输卵管成形术和造影术等，遵医嘱做好术前准备和术后护理。

(五)健康教育

根据患者的文化程度，借助讲座、视频、提问、患者互相交流等方法，开展合适的生育相关知识教育，并提供免费科普知识手册以指导患者，纠正错误观念，并教会女性提高妊娠率的技巧：不要把性生活单纯看作是为了妊娠而进行；预测排卵期，选择适当日期性交，性交频率恰当，当周可适当增加；在性交前、中、后勿使用阴道润滑剂或进行阴道灌洗；不要在性交后立即如厕，而应该卧床、抬高臀部，持续20～30分钟，以使精子进入宫颈。

八、护理评价

(1)患者表示获得了正确的有关性生殖及不孕的知识。

(2)患者表现出良性应对不孕症的态度。

(3)患者能表达出自己对不孕的感受并得到别人的支持。

(4)患者未表现出疼痛面容，且申明痛感明显减轻。

（王　娜）

第十章　产科疾病护理

第一节　早　　产

早产是指妊娠满 28 周至不足 37 周(196～258 天)间分娩者。此时娩出的新生儿称为早产儿,体重为 1 000～2 499 g。各器官发育尚不够健全,出生孕周越小,体重越轻,预后越差。国内早产占分娩总数的 5%～15%。约 15%早产儿于新生儿期死亡。近年由于早产儿治疗学及监护手段的进步,其生存率明显提高,伤残率下降,国外学者建议将早产定义时间上限提前到妊娠 20 周。

一、病因

诱发早产的常见原因:①胎膜早破、绒毛膜羊膜炎最常见,30%～40%早产与此有关;②下生殖道及泌尿道感染,如 B 族溶血性链球菌、沙眼衣原体、支原体感染、急性肾盂肾炎等;③妊娠合并症与并发症,如妊娠期高血压疾病、妊娠期肝内胆汁淤积症,妊娠合并心脏病、慢性肾炎、病毒性肝炎、急性肾盂肾炎、急性阑尾炎、严重贫血、重度营养不良等;④子宫过度膨胀及胎盘因素,如羊水过多、多胎妊娠、前置胎盘、胎盘早剥、胎盘功能减退等;⑤子宫畸形,如纵隔子宫、双角子宫等;⑥宫颈内口松弛;⑦每天吸烟>10 支,酗酒。

二、临床表现

早产的主要临床表现是子宫收缩,最初为不规律宫缩,常伴有少许阴道流血或血性分泌物,以后可发展为规则宫缩,其过程与足月临产相似,胎膜早破较足月临产多见。宫颈管先逐渐消退,然后扩张。妊娠满 28 周至不足 37 周出现至少 10 分钟一次的规则宫缩,伴宫颈管缩短,可诊断先兆早产。妊娠满 28 周至不足 37 周出现规则宫缩(20 分钟≥4 次,或 60 分钟≥8 次,持续>30 秒),伴宫颈缩短≥80%,宫颈扩张1 cm以上。诊断为早产临产。部分患者可伴有少量阴道流血或阴道流液。以往有晚期流产、早产史及产伤史的孕妇容易发生早产。诊断早产一般并不困难,但应与妊娠晚期出现的生理性子宫收缩相区别。生理性子宫收缩一般不规则、无痛感,且不伴有宫颈管消退和宫口扩张等改变。

三、处理原则

若胎膜未破,胎儿存活、无胎儿窘迫,无严重妊娠并发症及并发症时,应设法抑制宫缩,尽可能延长孕周；若胎膜已破，早产不可避免时，应设法提高早产儿存活率。

四、护理

（一）护理评估

1.病史

详细评估可致早产的高危因素，如孕妇以往有流产、早产史或本次妊娠期有阴道流血史，则发生早产的可能性大，应详细询问并记录患者既往出现的症状及接受治疗的情况。

2.身心诊断

妊娠晚期者子宫收缩规律（20 分钟≥4 次），伴以宫颈管消退≥75%，以及进行性宫颈扩张 2 cm以上时，可诊断为早产者临产。

早产已不可避免时，孕妇常会不自觉地把一些相关的事情与早产联系起来而产生自责感；由于孕妇对结果的不可预知，恐惧、焦虑、猜测也是早产孕妇常见的情绪反应。

3.辅助检查

通过全身检查及产科检查，结合阴道分泌物的生化指标检测，核实孕周，评估胎儿成熟度、胎方位等；观察产程进展，确定早产的进程。

（二）可能的护理诊断

1.有新生儿受伤的危险

有新生儿受伤的危险与早产儿发育不成熟有关。

2.焦虑

焦虑与担心早产儿预后有关。

（三）预期目标

（1）新生儿不存在因护理不当而产生的并发症。

（2）患者能平静地面对事实，接受治疗及护理。

（四）护理措施

1.预防早产

孕妇良好的身心状况可减少早产的发生，突发的精神创伤亦可诱发早产。因此，应做好孕期保健工作，指导孕妇加强营养，保持平静心情。避免诱发宫缩的活动，如抬举重物、性生活等。高危孕妇必须多卧床休息，以左侧卧位为宜，以增加子宫血循环，改善胎儿供氧，慎做肛查和引导检查等，积极治疗合并症。宫颈内口松弛者应于孕 14～18 周或更早些时间做预防性宫颈环扎术，防止早产的产生。

2.药物治疗的护理

先兆早产的主要治疗为抑制宫缩，与此同时，还要积极控制感染治疗合并症和并发症。护理人员应能明确具体药物的作用和用法，并能识别药物的不良反应，以避免毒性作用的发生，同时，应对患者做相应的健康教育。常用抑制宫缩的药物有以下几类。

（1）β 肾上腺素受体激动素：其作用为激动子宫平滑肌 β 受体，从而抑制宫缩。此类药物的不良反应为心跳加快、血压下降、血糖增高、血钾降低、恶心、出汗、头痛等。常用药物有利托君、沙丁胺醇等。

（2）硫酸镁：镁离子直接作用于肌细胞，使平滑肌松弛，抑制子宫收缩。一般采用 25%硫酸镁 20 mL 加入 5%葡萄糖液 100～250 mL 中，在 30～60 分钟缓慢静脉滴注，然后用 25%硫酸镁

20～10 mL 加入 5%葡萄糖液 100～250 mL 中，以每小时 1～2 g 的速度缓慢静脉滴注，直至宫缩停止。

(3)钙通道阻滞剂：阻滞钙离子进入细胞而抑制宫缩。常用硝苯地平 5～10 mg，舌下含服，每天 3 次。用药时必须密切注意孕妇及血压的变化，若合并使用硫酸镁时更应慎重。

(4)前列腺素合成酶抑制剂：前列腺素有刺激子宫收缩和软化宫颈的作用，其抑制剂则有减少前列腺素合成的作用，从而抑制宫缩。常用药物有吲哚美辛及阿司匹林等。但此类药物可抑制胎儿前列腺素的合成和释放，使胎儿体内前列腺素减少，而前列腺素有药物可通过胎盘抑制胎儿前列腺素的合成和释放，使胎儿体内前列腺素减少，而前列腺素有维持胎儿动脉导管开放的作用，缺乏时导管可能过早关闭而致胎儿血液循环障碍。因此，临床已较少应用，必要时仅能短期(不超过 1 周)服用。

3.预防新生儿并发症的发生

在保胎过程中，应每天行胎心监护，教会患者自数胎动，有异常时及时采用应对措施。在分娩前按医嘱给孕妇糖皮质激素如地塞米松、倍他米松等，可促胎肺成熟，是避免发生新生儿呼吸窘迫综合征的有效步骤。

4.为分娩做准备

如早产已不可避免，应尽早决定合理分娩的方式，如臀位、横位，估计胎儿成熟度低，而产程又需较长时间者，可选用剖宫产术结束分娩；经阴道分娩者，应考虑使用产钳和会阴切开术以缩短产程，从而减少分娩过程中对胎头的压迫。同时，充分做好早产儿保暖和复苏的准备，临产后慎用镇静剂，避免发生新生儿呼吸抑制的情况；产程中应给孕妇吸氧；新生儿出生后，立即结扎脐带，防止过多母血进入胎儿循环，造成循环系统负荷过载。

5.为孕妇提供心理支持

安排时间与孕妇进行开放式的讨论，让患者了解早产的发生并非她的过错，有时甚至是无缘由的。也要避免为减轻孕妇的负疚感而给予过于乐观的保证。由于早产是出乎意料的，孕妇多没有精神和物质准备，对产程的孤独无助感尤为敏感，因此，丈夫、家人和护士在身旁提供支持较足月分娩更显重要，并能帮助孕妇重建自尊，以良好的心态承担早产儿母亲的角色。

(五)护理评价

(1)患者能积极配合医护措施。

(2)母婴顺利经历全过程。

(杨宝媛)

第二节 流　　产

流产是指妊娠不足 28 孕周，胎儿体重不足 1 000 g 即终止者。流产分人工流产与自然流产。人工流产指应用人工方法使妊娠终止者。自然流产是发生于妊娠 12 周以前者为早期流产，发生于妊娠 12 周至 27 孕周末者为晚期流产。

一、病因

(一)胚胎因素

由于卵子和精子本身的缺陷,胚胎染色体结构或数目异常,引起受精卵和胚胎发育异常或绒毛变性,是早期自然流产的最常见原因。

(二)母体因素

1.内分泌失调

妊娠早期卵巢黄体功能不全,致孕激素产生不足;此外,甲状腺功能异常、糖尿病等均可影响胚胎的正常发育,导致流产。

2.全身性疾病

急性传染病、高热;孕早期病毒感染;慢性疾病,如严重贫血、心力衰竭。

3.子宫病变

子宫畸形、子宫发育不良、子宫肌瘤等可影响胚胎、胎盘生长发育导致流产;宫颈重度裂伤或宫颈内口松弛易致晚期流产。

4.创伤及其他

外伤、妊娠早期腹部手术等易刺激子宫收缩而引起流产,免疫因素如母儿血型不合也可导致流产。

二、临床表现及各类型流产的鉴别诊断

流产的主要症状是停经后阴道流血和下腹痛。按流产发展过程分下列几种类型(图 10-1)。

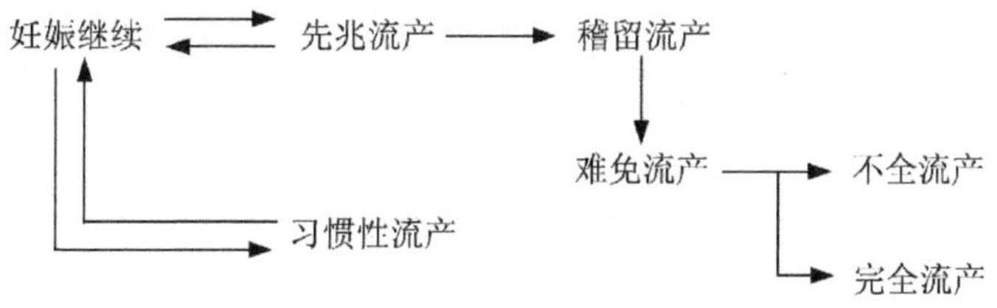

图 10-1 流产类型

(一)先兆流产

停经后有少量阴道流血,伴轻微下腹胀痛、腰酸。妇科检查宫口未开,子宫大小与停经周数相符;尿妊娠试验阳性;B 型超声见胚囊大小、胎心、胎动情况与孕周相符。经保胎治疗后部分可继续妊娠。

(二)难免流产

其由先兆流产发展而来,流产已不可避免。阴道流血量增多,常超过月经量,下腹痛呈阵发性加剧。妇科检查宫口已开大,有时可见胎膜或胚胎组织堵塞;子宫大小与妊娠周数相符或略小;尿妊娠试验阳性或阴性。

(三)不全流产

不全流产指妊娠产物已部分排出体外,尚有部分残留在宫腔内。多发生于妊娠 8～12 周间。残留组织影响宫缩血窦不能关闭,可致持续性流血,甚至休克,若不及时处理可危及生命。妇科检查宫口开大或有胎盘组织堵塞;子宫较停经月份小;尿妊娠试验阴性;反复出血易发生感染。

（四）完全流产

其指妊娠产物已全部排出。多发生于孕 8 周之前或孕 12 周以后。阴道流血逐渐停止，腹痛逐渐消失，妇科检查宫口已关闭，子宫接近正常大小。

（五）稽留流产

这指胚胎或胎儿在子宫内已死亡，尚未自然排出者。多数患者有过先兆流产症状，此后子宫不再增大反而缩小，可有少量咖啡色分泌物；妊娠试验阴性；妇科检查宫口闭，子宫明显小于停经周数；B 型超声提示无胎心。若胚胎死亡日久，胎盘组织机化与子宫粘连不易剥离，易感染；同时胎盘在自溶退变过程中，释放凝血活酶，消耗大量纤维蛋白原致凝血功能障碍，导致弥散性血管内凝血（DIC）的发生。

（六）习惯性流产

其指自然流产连续发生 3 次或 3 次以上者。常发生在妊娠的同一时期，发展过程与一般流产相同。习惯性流产的诊断并不困难，难的是明确病因，才能防治。

几种流产的鉴别诊断要点见表 10-1。

表 10-1　各种类型流产的鉴别诊断要点

流产类型	病史			妇科检查		辅助检查	
	出血量	下腹痛	组织物排出	子宫颈口	子宫大小	妊娠试验	超声检查
先兆流产	少量	轻或无	无	闭	与孕周相符	阳性	有妊娠囊或胎心
难免流产	增多	加剧	无	扩张	与孕周相符或略小	阳性或阴性	有或无妊娠征象
不全流产	少量持续或大量，甚至休克	减轻	部分排出	有扩张或有组织堵塞	小于孕周	阴性	无胎心
完全流产	少量或已停止	消失	全部排出	闭	正常或略大于孕周	阴性	无胎心
稽留流产	少量色暗	轻或无	无	闭	明显小于孕周	阴性	无胎心

三、处理

（一）先兆流产

先兆流产宜保胎治疗。若经 2 周治疗症状未见改善，或辅助检查提示胚胎已死亡，应及时终止妊娠。保胎期间应卧床休息，禁性生活，保持会阴清洁，避免不必要的阴道检查。黄体功能不全者黄体酮 20 mg 肌内注射，每天 1 次，至阴道流血停止，再减半量继续用药 1～2 周停药。维生素 E 30～50 mg，每天 3 次，促进胚胎发育。甲状腺功能低下者每天口服甲状腺粉 0.03～0.06 g。解除孕妇思想负担，给予精神安慰，加强营养等。

（二）难免流产

难免流产应尽快清除宫腔内容物。早期流产时应行吸宫术，失血多时应输血，并肌内注射缩宫素5～10 U；晚期流产时缩宫素 5 U 每半小时肌内注射 1 次，共 6 次，或缩宫素 5～10 U 加入5%葡萄糖液500 mL内静脉滴注。

（三）不全流产

其确诊后立即清宫。必要时补液、输血，术后给抗生素预防感染。刮出物送病检。

(四)完全流产

完全流产如无感染征象,一般不需特殊处理。

(五)稽留流产

稽留流产确诊后尽早排空子宫,同时警惕可能发生的凝血功能障碍。子宫小于妊娠 12 周者,行吸宫或钳刮术,术前应先做凝血功能检查,无异常时,可口服己烯雌酚 5~10 mg,每天 3 次,共 5 天,以提高子宫对缩宫素的敏感性,术时配血备用,并肌内注射缩宫素。子宫大于妊娠 12 周者,可用缩宫素 10~20 U 加于 5%葡萄糖液 500 mL 静脉滴注引产,逐渐增加缩宫素剂量,直至出现宫缩。也可用前列腺素或用乳酸依沙吖啶(利凡诺)等引产。

(六)习惯性流产

其应针对病因进行治疗。

四、护理评估

(一)健康史

有无停经史、早孕反应、阴道流血、阴道的排出物、腹痛,既往有无流产史等,以此来判断是否流产以及识别流产的类型。

(二)身心状况

1.躯体状况

(1)阴道流血:先兆流产出血量少,血液可呈鲜红色,粉红色或深褐色;难免流产出血量多,超过月经量,色鲜红;不全流产阴道流血伴有胚胎组织的排出;完全流产阴道流血伴有胚胎组织的全部排出。

(2)腹痛:先兆流产轻微下腹痛,伴有腰酸及下坠感;难免流产或不全流产时腹痛加剧;完全流产时腹痛减轻或消失。

(3)体检:观察全身情况,检测有无贫血,出血多时可表现为血压下降,脉率加速等休克症状,有感染可能时体温升高。

2.心理状况

被诊断为先兆流产的患者可能会为妊娠能否继续而焦虑、恐惧;妊娠无法进行者,可因阴道出血、腹痛等症状及失去胎儿的现实而愤怒、沮丧、悲伤。评估家属对事件的看法、心理感受以及情绪反应,评估家庭成员对孕妇的心理支持是否有利。

3.实验室及其他检查

妇科检查重点检查宫口有无扩张、有无组织物堵塞,子宫大小是否与停经月份相符,有无压痛,双侧附件有无块状物。

(1)人绒毛膜促性腺激素(HCG):测定若 HCG 低于正常值,提示将要流产。

(2)B 超检测:可显示有无胎囊、胎动、胎心,从而可诊断并鉴别流产及其类型。

五、护理诊断

(一)预感性悲哀

其与即将失去胎儿有关。

(二)舒适改变

其与腹胀痛、腰酸、下坠感有关。

(三)有组织灌注量不足的危险

其与阴道流血造成失血性休克有关。

(四)潜在并发症

并发症有感染。

六、预期目标

(1)患者能维持稳定的心态,配合治疗。

(2)缓解不适症状。

(3)出血得到控制,生命体征能维持正常。

(4)出院时患者无感染症状发生。

七、护理措施

(一)心理疏导

引导患者说出焦虑和心理感受,鼓励患者提出有关疾病及胎儿安危问题。让患者情绪稳定,告知其治愈可能性,应以良好的心态面对下一次妊娠,并建议患者做相关的检查,尽可能查明流产的原因,以便在下次妊娠前或妊娠时及时采取处理、护理措施。

(二)严密观察出血量和休克的早期征象

(1)对难免流产、不全流产的患者应积极采取措施,及时做好终止妊娠的术前准备,术中的积极配合,促使胚胎组织及早完全排出,同时开放静脉,做好输液、输血的准备。

(2)对稽留流产者应重视和协助做好有关凝血功能的检查,遵医嘱按时按量地应用己烯雌酚,以增加子宫对缩宫素的敏感性,并做好手术前的一切准备工作。

(三)缓解不适,做好保胎的护理

先兆流产与习惯性流产患者,应绝对卧床休息,保持足够的营养。按医嘱给予适量对胎儿无害的镇静剂和黄体酮等。保持粪便通畅,防止腹胀与便秘的产生。严密观察病情,尤应注意腹痛、阴道流血及有无妊娠物的排出。协助做好辅助检查的测定,对于习惯性流产者,保胎时间应持续到超过每次流产的妊娠周数之后。

(四)预防感染

手术时应严格执行无菌操作规程,指导患者保持外阴清洁,并用消毒溶液擦洗外阴每天2次,使用消毒的卫生垫,对出血时间长者,按医嘱给予抗生素。对流产合并感染者,先给予足量的抗生素,感染控制后再行手术“刮宫”。并嘱半卧位,严密观察患者体温、血象及阴道分泌物。

八、健康教育

(1)先兆流产患者主要是卧床休息,减少对妊娠子宫的刺激,禁止性生活,注意营养。

(2)手术后患者如有阴道流血,腹痛应及时到医院就诊。

(3)有习惯性流产者,应在早期采取积极措施进行干预。

(4)保持外阴清洁,禁止盆浴2周,禁止性生活1个月,以防感染。

(5)指导避孕方法的实施,应告知,若需再次妊娠者至少在流产6个月以后。

(杨宝媛)

第三节 异位妊娠

凡受精卵在子宫腔以外着床发育称异位妊娠，习惯称为宫外孕，包括输卵管妊娠、卵巢妊娠、腹腔妊娠及宫颈妊娠等。输卵管妊娠最多见，占95%～98%，是妇产科常见急腹症，起病急、病情重、引起腹腔内严重出血，如诊断抢救不及时，可危及生命。

一、病因和病理

(一)病因

慢性输卵管炎是输卵管妊娠最常见的原因，淋菌性输卵管炎更易引起输卵管妊娠，结核性输卵管炎也较常见；其次输卵管发育或功能异常，如过长、黏膜纤毛缺如、蠕动减慢等；输卵管手术后，如结扎、粘堵等；盆腔子宫内膜异位输卵管粘连；肿瘤压迫；内分泌失调等。

(二)病理

受精卵在输卵管内着床后，由于输卵管腔狭窄，管壁肌肉薄，不能适应胚胎的生长发育，当输卵管膨大到一定程度，可能发生的后果如下。

1.输卵管妊娠流产

这多发生在壶腹部或伞部。若胚囊与管壁完全分离落入管腔，经输卵管逆蠕动排至腹腔，形成输卵管完全流产，腹腔内出血不多；若胚囊剥离不完整，则为输卵管不全流产，反复出血，可形成盆腔血肿。

2.输卵管妊娠破裂

其是胚囊生长时绒毛向输卵管壁侵蚀，最终将肌层、浆膜层穿破，由于肌层血管丰富，常发生大出血，严重者发生休克，若抢救不及时危及生命。

3.继发性腹腔妊娠

其是极少数输卵管妊娠破裂或流产后，胚囊进入腹腔，绒毛组织仍附着于原来着床处或重新种植于附近脏器(如肠系膜、大网膜等)继续发育，形成继发性腹腔妊娠。

4.陈旧性宫外孕

胚胎已死亡，内出血渐停止，盆腔积血由于时间长形成机化变硬的包块与周围器官粘连，称陈旧性宫外孕。

此外，子宫受内分泌激素的影响，内膜呈蜕膜样变，若子宫内膜呈现过度分泌反应，称A-S反应，对诊断有一定意义。当胚胎死亡时，子宫蜕膜发生退行性变，有时于碎片状剥脱，而致阴道流血；有时整块剥离排出，形似三角形蜕膜管型。如将排出的蜕膜置于清水中，肉眼见不到漂浮的绒毛，镜检也无滋养细胞，可与流产鉴别。

二、临床表现

输卵管妊娠流产或破裂前，症状和体征均不明显，除短期停经及妊娠表现外，有时可出现下腹胀痛。当输卵管妊娠破裂或流产时，可出现下列临床表现。

(一)停经

一般停经6～8周,少数可无明显停经史。间质部妊娠停经时间较长。

(二)不规则阴道流血

胚胎死亡后,常有不规则阴道流血,色深褐,量少,可淋漓不断,可随阴道流血排出蜕膜管型或碎片,需待病灶清除后,流血方能完全停止。

(三)腹痛

腹痛为患者就诊时最主要的症状。腹痛系因输卵管膨大、破裂及血液刺激腹膜等多因素所致。破裂时患者突然下腹一侧撕裂样疼痛,常伴恶心、呕吐,出血多时刺激腹膜可致全腹剧痛,血液积聚直肠子宫陷凹,出现肛门坠胀感。

(四)晕厥与休克

其主要由于腹腔急性内出血,血容量减少及剧烈腹痛,患者出现面色苍白、出冷汗、四肢冰冷、血压下降等。其严重程度与腹腔内出血速度及出血量呈正比。

(五)腹部检查

下腹部有明显压痛、反跳痛,尤以患侧为甚。出血多时叩诊有移动性浊音。若病程较长形成血凝块,下腹部可触及软性包块并有触痛。

(六)妇科检查

阴道后穹隆饱满、触痛;宫颈呈紫蓝色,抬举痛明显;子宫稍大而软,内出血多时,子宫有漂浮感,患侧附件压痛明显,有时可在子宫一侧或后方触及边界不清的肿块。

三、诊断与鉴别诊断

(一)诊断

典型病例根据病史、临床表现,诊断并不困难,但未破裂前或症状不典型者不易确诊,应做下列辅助检查。

1.阴道后穹隆穿刺

这适用于疑有腹腔内出血患者。抽出暗红色不凝固血液,便可确诊为腹腔内出血。若穿刺时误入静脉,则血色鲜红,滴在纱布上有一圈红晕,放置10分钟凝结。出血多时,也可行腹腔穿刺。

2.妊娠试验

由于HCG测定技术的改进,目前已成为早期诊断异位妊娠的重要方法。选择血β-HCG放射免疫法测定,灵敏度高,阳性率达99%,故可用以早期诊断宫外孕,若β-HCG阴性可排除异位妊娠。

3.超声检查

早期输卵管妊娠时,B型超声显像可见子宫增大,但宫腔空虚,宫旁有一低回声区。若妊娠囊和胎心搏动位于宫外,则可确诊宫外妊娠,但需到停经7周时B型超声方能显示胎心搏动。

4.腹腔镜检查

其适用于未破裂病例或诊断有困难者。

5.子宫内膜病理检查

诊断性刮宫仅适用于阴道流血较多的患者,目的是排除宫内妊娠流产。

(二)鉴别诊断

输卵管妊娠需与流产、黄体破裂、急性阑尾炎、急性盆腔及卵巢囊肿蒂扭转鉴别(表 10-2)。

表 10-2 输卵管妊娠的鉴别诊断表

	输卵管妊娠	流产	黄体破裂	急性阑尾炎	急性盆腔炎	卵巢囊肿蒂扭转
停经史	多有	有	多无	无	无	无
腹痛	突然撕裂样剧痛,下腹一侧至全腹	下腹阵发性坠痛	下腹一侧突发性疼痛	持续痛,转移性左下腹痛	两下腹持续性钝痛	突然一侧下腹绞痛
阴道流血	量少,暗红色,可见蜕膜管型	量由少到多,鲜红,有血块或绒毛	无或少量	无	无	无
休克	程度与外出血量不成正比	程度与外出血量呈正比	无或有轻度休克	无	无	无
体温	正常,有时稍高	正常	正常	升高	升高	升高
腹部检查	轻度腹肌紧张,深压痛及反跳痛	无异常	一侧压痛	腹肌紧张,麦氏点压痛及反跳痛	腹肌紧张,下腹两侧压痛、反跳痛	患侧触及包块、压痛
妇科检查	后穹隆饱满触痛、宫颈举痛,宫旁包块压痛	宫口稍开,子宫增大变软	一侧附件压痛,无肿块	子宫及附件正常,右侧压痛部位较高	双侧附件增厚、压痛	宫旁角及包块蒂部触痛明显
阴道后穹隆穿刺	可抽出陈旧不凝血液	无	可抽出血液	无	可抽出渗液或脓液	无
妊娠试验	多阳性	阳性或阴性	阴性	阴性	阴性	阴性
血象	红细胞和血红蛋白进行性下降	正常	正常	白细胞增多	白细胞增多	白细胞增多

四、治疗

输卵管妊娠的治疗原则是以手术为主,酌情应用保守治疗。

(一)手术治疗

如有休克,应在积极抢救休克的同时进行急症手术。休克患者,应取平卧位,及时输液、输血、吸氧、保暖等急救措施,做好手术前准备工作。开腹后迅速夹住出血部位止血,行患侧输卵管切除术。若腹腔内出血多、破裂不超过 24 小时、停经少于 12 周、胎膜未破且无感染者,可行自体输血。方法:每回收 100 mL 血液加 3.8%枸橼酸钠 10 mL 抗凝,最好经 6～8 层纱布过滤,立即输回体内。若为间质部妊娠可行患侧子宫角切除术或子宫次全切除术。腹腔镜治疗输卵管妊娠,适用于输卵管壶腹部妊娠尚未破裂者。

(二)药物治疗

药物治疗适用于年轻患者要求保留生育能力、无内出血、输卵管妊娠直径小于 3 cm,血 β-HCG<3 000 U/L。常用甲氨蝶呤 20 mg,连用 5 天,肌内注射。

五、护理

(一)护理诊断

1.潜在并发症

潜在并发症如出血性休克、切口感染等。

2.恐惧

其与担心生命安危有关。

3.疼痛

疼痛与疾病本身或手术创伤有关。

4.自尊紊乱

其与担心未来受孕能力有关。

(二)护理措施

(1)做好心理护理及入院宣教。主动热情服务于患者,允许家属陪伴,提供心理安慰。

(2)对尚未确诊的患者,应配合做阴道后穹隆穿刺、尿妊娠试验及 B 超检查,以协助诊断。

(3)保守治疗:①嘱患者绝对卧床休息,避免腹部压力增大,从而减少异位妊娠破裂的机会。协助患者完成日常生活护理,减少其活动。②密切观察患者的生命体征和一般情况,并重视患者的主诉,若腹痛突然加重,或出现面色苍白、脉搏加快等变化应立即通知医师,做好抢救准备。③指导患者摄取足够的营养物质,尤其是富含铁蛋白的食物,如动物肝脏、豆类、绿色蔬菜等,增强患者的抵抗力。④协助医师正确留取血标本,以监测治疗效果。

(4)急性内出血患者的护理:①严密观察生命体征,每 10～15 分钟测量 1 次血压、脉搏、呼吸并记录。②配血,做好输血准备。③保持静脉通畅,按医嘱输液、输血、补充血容量。④吸氧。⑤按医嘱准确及时给药。⑥注意记录尿量,以协助判断组织灌注量。⑦复查血常规,观察血红蛋白及红细胞计数,判断贫血有无改善。⑧一旦决定手术,应在短时间内完成常规术前准备工作,如备皮、皮试、合血、留置尿管、更换病员服等。

(5)手术后护理。①体位:患者返回病室后,硬膜外麻醉者应去枕平卧 6～8 小时,头偏向一侧,防止唾液及呕吐物吸入气管造成吸入性肺炎或窒息,术后第 2 天可采取半卧位。②生命体征的观察:手术后24 小时内病情变化快,也极易出现紧急情况,护理人员要密切观察生命体征的变化,及时测量生命体征并准确记录。若 24 小时内血压持续下降、脉搏快、患者躁动等情况出现,考虑为有内出血的可能,及时通知医师处理。每天测体温 4 次,直至正常后 3 天。③尿管的观察:保持尿管通畅,勿折、勿压,注意观察尿色及尿量。④饮食护理:未排气前禁食奶制品及甜食,排气后进半流食,排便后进普食(增加蛋白质和维生素的摄入)。⑤伤口敷料的观察:保持伤口敷料干燥、整洁,有渗血、渗液及时更换。⑥疼痛:术后 24 小时内疼痛最为明显,48 小时后疼痛逐渐缓解,根据具体情况遵医嘱适当应用止痛药,间隔 4～6 小时可重复使用。

(三)应急措施

急性大量内出血及剧烈腹痛可引起患者晕厥和休克,患者表现为面色苍白、痛苦面容、出汗、脉细数、血压降低或测不到,伴恶心、呕吐和肛门坠胀。护士应立即将患者取去枕平卧位,保暖、吸氧；迅速建立有效的静脉通道（快速静脉滴注乳酸林格液），补充血容量，纠正休克；交叉配血，做好输血准备；快速做好术前准备、心理护理，严密观察病情，做到“迅速、准确、及时、严密、严格”，这是取得成功抢救的关键所在。

（四）健康教育

（1）注意休息，可从事日常活动，注意劳逸结合，适当锻炼。

（2）加强营养，尤其是富含铁蛋白的食物，如动物肝脏、豆类、绿色蔬菜、木耳等，积极纠正贫血，提高机体抵抗力。忌食辛辣煎炸之品。

（3）注意保持外阴清洁，勤换清洁内衣裤，注意个人卫生。术后禁止性生活1个月，以免引起盆腔炎。

（4）生育过的患者，应采取避孕措施，防止再次发生宫外孕。

（5）未生育过的患者，避孕6个月，同时保持乐观情绪，不背思想包袱，有利于再次受孕。

（6）再次妊娠后，孕早期及时到医院检查，判断妊娠正常与否。

（杨宝媛）

第四节 多胎妊娠

一次妊娠宫腔内同时有两个或两个以上胎儿时称为多胎妊娠。一般双胎妊娠多见。Hellin根据大量资料推算出自然状态下，多胎妊娠发生公式为1∶80^{n-1}（n代表一次妊娠的胎儿数）。近年辅助生殖技术广泛开展，多胎妊娠发生率明显增高。多胎妊娠易引起妊娠期高血压疾病等并发症，属高危妊娠范畴。本节主要讨论双胎妊娠。

一、病因与分类

（一）双卵双胎

两个卵子分别受精形成的双胎妊娠，称为双卵双胎。双卵双胎约占双胎妊娠的70%，与应用促排卵药物、多胚胎宫腔内移植及遗传因素有关。两个卵子分别受精形成两个受精卵，各自的遗传基因不完全相同，故形成的两个胎儿有区别，如血型、性别不同或相同，但指纹、外貌、精神类型等多种表型不同。胎盘多为两个，也可融合成一个，但血液循环各自独立。胎盘胎儿面有两个羊膜腔，中间隔有两层羊膜、两层绒毛膜（图10-2）。

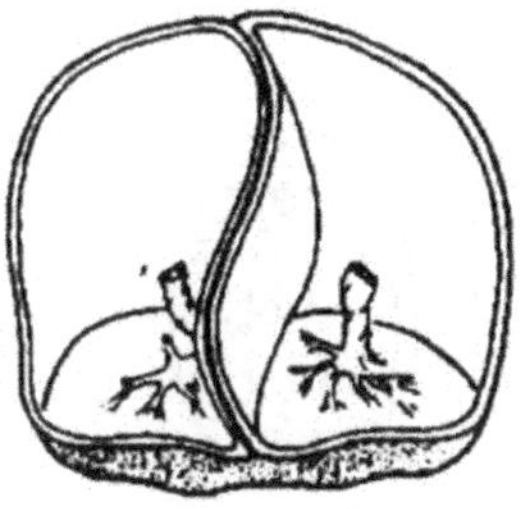

图10-2 双卵双胎的胎盘及胎膜示意

(二)单卵双胎

由一个受精卵分裂形成的双胎妊娠,称为单卵双胎。单卵双胎约占双胎妊娠 30%。形成原因不明,不受种族、遗传、年龄、胎次、医源的影响。一个受精卵分裂形成两个胎儿,具有相同的遗传基因,故两个胎儿性别、血型及外貌等相同。由于受精卵在早期发育阶段发生分裂的时间不同,形成下述 4 种类型。

1.双羊膜囊双绒毛膜单卵双胎

分裂发生在桑葚期(早期胚泡),相当于受精后 3 天内,形成两个独立的受精卵、两个羊膜囊。两个羊膜囊之间,隔有两层绒毛膜、两层羊膜,胎盘为两个。此种类型约占单卵双胎的 30%。

2.双羊膜囊单绒毛膜单卵双胎

分裂发生在受精后第 4～8 天,胚胎发育处于胚泡期,即已分化出滋养细胞,羊膜囊尚未形成。胎盘为一个,两个羊膜囊之间仅隔有两层羊膜,此种类型约占单卵双胎的 68%。

3.单羊膜囊单绒毛膜单卵双胎

受精卵在受精后第 9～13 天分裂,此时羊膜囊已形成,两个胎儿共存于一个羊膜腔内。共有一个胎盘。此类型占单卵双胎的 1%～2%。

4.联体双胎受精卵

在受精第 13 天后分裂,此时原始胚盘已形成,机体不能完全分裂成两个,形成不同形式的联体儿,极罕见。

二、临床表现

(一)症状

双卵双胎多有家族史,孕前曾用促排卵药或体外受精多个胚胎移植,早孕反应重。中期妊娠后体重增加迅速,腹部增大明显,下肢水肿、静脉曲张等压迫症状出现早且明显,妊娠晚期常有呼吸困难,活动不便。

(二)体征

子宫大于停经周数,妊娠中晚期腹部可触及多个小肢体或 3 个以上胎极;胎头较小,与子宫大小不成比例;不同部位可听到两个胎心,其间有无音区,或同时听诊 1 分钟,两个胎心率相差 10 次以上。双胎妊娠时胎位多为纵产式。以两个头位或一头一臀常见(图 10-3)。

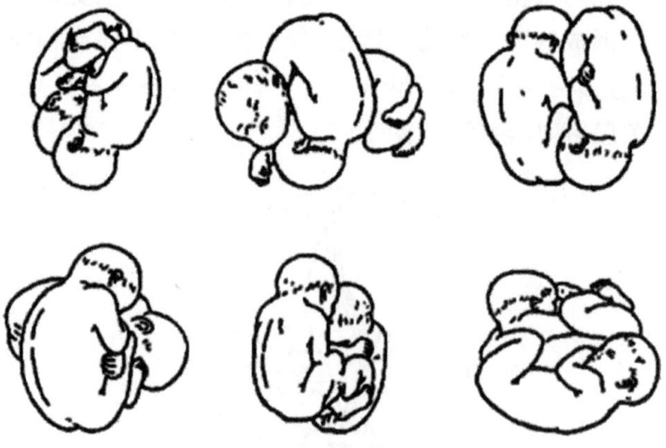

图 10-3　双胎胎位

三、处理原则

无论阴道分娩还是剖宫产，均需积极防治产后出血：①临产时应备血；②胎儿娩出前需建立静脉通道；③第二胎儿娩出后立即使用宫缩剂，并使其作用维持到产后 2 小时以上。

（一）妊娠期

及早诊断出双胎妊娠者，增加其产前检查次数，注意休息。加强营养，补充足够营养；进食含高蛋白质、高维生素以及必需脂肪酸的食物，注意补充铁、叶酸及钙剂，预防贫血及妊娠期高血压疾病。防止早产、羊水过多、产前出血等。双胎妊娠有下列情况之一，应考虑剖宫产：①第一胎儿为肩先露、臀先露；②宫缩乏力致产程延长，经保守治疗效果不佳；③胎儿窘迫，短时间内不能经阴道结束分娩；④联体双胎孕周＞26周；⑤严重妊娠并发症需尽快终止妊娠，如重度子痫前期、胎盘早剥等。

（二）分娩期

观察产程和胎心变化，如发现有宫缩乏力或产程较长，应及时处理。第一个胎儿娩出后，应立即断脐，助手扶正第二个胎儿的胎位，使保持纵产式，等待 15 分钟后，第二个胎儿自然娩出。如等待 15 分钟仍无宫缩，则可人工破膜或静脉滴注缩宫素促进宫缩。如发现脐带脱垂或怀疑胎盘早剥时，即手术助产。如第一个胎儿为臀位，第二个胎儿为头位，应注意防止胎头交锁导致难产。

（三）产褥期

第二个胎儿娩出后立即肌内注射或静脉滴注缩宫素，腹部放置沙袋，防止腹压骤降而引起休克，同时预防发生产后出血。

四、护理

（一）护理评估

1.病史

询问家族中有无多胎史，孕妇的年龄、胎次，孕前是否使用促排卵药。

2.身体评估

评估孕妇的早孕反应程度，食欲、呼吸情况，以及下肢水肿、静脉曲张程度。孕妇经常主诉感到多处胎动而非某一固定部位。

多胎妊娠的孕妇在孕期必须适应两次角色的转变，首先是接受妊娠，其次当被告知是双胎妊娠时，必须适应第二次角色转变，即成为两个孩子的母亲。双胎妊娠属于高危妊娠，孕妇既兴奋又常常担心母儿的安危，尤其是担心胎儿的存活率。

3.诊断检查

（1）产前检查：有下列情况应考虑双胎妊娠。①子宫比孕周大，羊水量也较多；②孕晚期触及多个小肢体和两胎头；③胎头较小，与子宫大小不成比例；④在不同部位听到两个频率不同的胎心，同时计数 1 分钟，胎心率相差 10 次以上，或两胎心音之间隔有无音区；⑤孕中晚期体重增加过快，不能用水肿及肥胖进行解释者。

（2）B 超检查：可以早期诊断双胎、畸胎，能提高双胎妊娠的孕期监护质量。B 超检查在孕期 7～8 周时见到两个妊娠囊，孕 13 周后清楚显示两个胎头光环及各自拥有的脊柱、躯干、肢体等，B 超检查对中晚期的双胎诊断率几乎达 100％。

（二）护理诊断

1.有受伤的危险

有受伤的危险与双胎妊娠引起早产有关。

2.潜在并发症

早产、脐带脱垂或胎盘早剥。

（三）预期目标

（1）孕妇摄入足够营养，保证母婴需要。

（2）孕妇及胎儿、婴儿的并发症被及时发现，保证了母婴的安全。

（四）护理措施

1.一般护理

（1）增加产前检查的次数。每次检测宫高、腹围和体重。

（2）注意多休息，尤其是妊娠最后2～3个月，要求卧床休息，防止跌伤意外。卧床时最好取左侧卧位，增加子宫、胎盘的血供，减少早产的机会。

（3）加强营养，尤其是注意补充铁、钙、叶酸等，以满足妊娠的需要。

2.心理护理

帮助双胎妊娠的孕妇完成两次角色的转变，接受成为两个孩子母亲的事实。告知双胎妊娠虽属于高危妊娠，但孕妇不必过分担心母儿的安危，随时保持心情愉快，积极配合治疗的重要性。指导家属准备双份新生儿用物。

3.病情观察

双胎妊娠孕妇易伴发妊娠期高血压疾病、羊水过多、前置胎盘、贫血等并发症，因此，应加强病情观察，及时发现并处理。

4.症状护理

双胎妊娠孕妇胃区受压致胃食欲缺乏、食欲减退，因此应鼓励孕妇减少多餐，满足孕妇需要，必要时给予饮食指导，如增加铁、叶酸、维生素的供给。因双胎妊娠的孕妇腰背部疼痛症状较明显，应增加休息，可指导其做盆骨倾斜的运动，局部热敷也可缓解症状。采取措施预防静脉曲张的发生。

5.治疗配合

（1）严密观察产程和胎心率的变化。如发现有宫缩乏力或产程延长，及时处理。

（2）第一个胎儿娩出后，立即断脐，协助扶正第二个胎儿的胎位，以保持纵产式，通常再等待20分钟左右，第二个胎儿自然娩出。如等待15分钟仍无宫缩，则可协助人工破膜或遵医嘱静脉滴注缩宫素促进宫缩。产程过程中应严密观察，及时发现脐带脱垂或胎盘早剥等并发症。

（3）为预防产后出血的发生，第二个胎儿娩出后应立即肌内注射或静脉滴注缩宫素，腹部放置沙袋。并以腹带紧裹腹部，防止腹压骤降而引起休克。

（4）双胎妊娠者如系早产，产后应加强对早产儿的观察和护理。

6.健康教育

护士应指导孕妇注意休息，加强营养。注意阴道流血量和子宫复旧情况。防止产后出血。并指导产妇正确进行母乳喂养，选择有效的避孕措施。

(五)护理评价

(1)孕妇能主动与他人讨论两个孩子的将来,并做好分娩的准备。

(2)孕产妇、胎儿或新生儿安全。

(杨宝媛)

第五节 妊娠剧吐

少数孕妇早孕反应严重,频繁恶心呕吐,不能进食,以致发生体液失衡及新陈代谢障碍,甚至危及孕妇生命,称为妊娠剧吐。发生率0.35%~0.47%。

一、临床表现

恶心呕吐,头晕,厌食,甚则食入即吐,或恶闻食气,不食也吐。体格检查见精神萎靡消瘦,严重者可见血压下降,体温升高,黄疸,嗜睡和昏迷。

二、治疗

对妊娠剧吐者,应给予安慰,注意其精神状态,了解其思想情绪,解除顾虑。通常应住院治疗。应先禁食2~3天,每天静脉滴注葡萄糖液及葡萄糖盐水共3 000 mL。输液中加入氯化钾、维生素C及维生素B_6,同时肌内注射维生素B_1。合并有代谢性酸中毒者,应根据血二氧化碳结合力值或血气分析结果,静脉滴注碳酸氢钠溶液。每天尿量至少应达到1 000 mL。一般经上述治疗2~3天后,病情多迅速好转。呕吐停止后,可以试进饮食。若进食量不足,应适当补液,经上述治疗,若病情不见好转,体温增高达38 ℃以上,心率每分钟超过120次或出现黄疸时,应考虑终止妊娠。

三、护理

(一)护理措施

1.心理护理

了解患者的心理状态,充分调动患者的主动性,帮患者分析病情,使患者了解妊娠剧吐是一种常见的生理现象,经过治疗和护理是可以预防和治愈的,消除不必要的思想顾虑,克服妊娠剧吐带来的不适,树立妊娠的信心,提高心理舒适度。

2.输液护理

考虑患者的感受,输液前做好解释工作,操作时做到沉着、稳健、熟练、一针见血,尽可能减少穿刺中的疼痛,经常巡视输液情况,观察输液是否通畅,针头是否脱出,输液管有无扭曲、受压,注射部位有无液体外溢、疼痛等。

3.饮食护理

妊娠剧吐往往与孕妇自主神经系统稳定性、精神状态、生活环境有密切关系,患者在精神紧张下,呕吐更加频繁,引起水及电解质紊乱,由于呕吐后怕进食,长期饥饿热量摄入不足,故在治疗同时应注意患者的心理因素,予以解释安慰,妊娠剧吐患者见到食物往往有种恐惧心理,食欲缺乏，因此，呕吐时禁食，使胃肠得到休息。但呕吐停止后应适当进食，饮食以清淡、易消化为主，还应含丰富蛋白质和碳水化合物，可少量多餐，对患者进行营养与胎儿发育指导，把进餐当成轻松愉快的享受而不是负担，使胎儿有足够的营养，顺利度过早孕反应期。

4.家庭护理

(1)少吃多餐，选择能被孕妇接受的食物，以流质为主，避免油腻、异味。吐后应继续再吃，若食后仍吐，多次进食补充，仍可保持身体营养的需要，同时避免过冷过热的食物。必要时饮口服补液盐。

(2)卧床休息，环境安静，通风，减少在视线范围内引起不愉快的情景和异味。呕吐时做深呼吸和吞咽动作即大口喘气，呕吐后要及时漱口，注意口腔卫生。另外要保持外阴的清洁，床铺的整洁。

(3)关心、体贴孕妇，解除不必要的顾虑，孕妇保持心情愉快，避免急躁和情绪激动。

(4)若呕吐导致体温上升，脉搏增快，眼眶凹陷，皮肤无弹性，精神异常，要立即送医院。

5.健康教育

(1)保持情绪的安定与舒畅。呕吐严重者，须卧床休息。

(2)居室尽量布置得清洁、安静、舒适。避免异味的刺激。呕吐后应立即清除呕吐物，以避免恶性刺激，并用温开水漱口，保持口腔清洁。呕吐较剧者，可在食前口中含生姜 1 片，以达到暂时止呕的目的。

(3)注意饮食卫生，饮食宜营养价值稍高且易消化为主。可采取少吃多餐的方法。为防止脱水，应保持每天的液体摄入量，平时宜多吃一些西瓜、生梨、甘蔗等水果。

(4)保持大便的通畅。

(二)护理效果评估

(1)患者呕吐减轻，水电解质平衡。

(2)患者情绪稳定。

(杨宝媛)

第六节　羊水栓塞

羊水栓塞(amniotic fluid embolism，AFE)是指在分娩过程中，羊水突然进入母体血循环而引起的急性肺栓塞、休克和弥散性血管内凝血(DIC)、肾衰竭和猝死的严重分娩并发症。其起病急、病情凶险，是造成孕产妇死亡的重要原因之一，发生于足月分娩者死亡率高达 70%～80%。也可发生在妊娠早、中期的流产，但病情较轻，死亡率较低。

一、病因

羊水栓塞是由污染羊水中的有形物质(胎儿毳毛、角化上皮、胎脂、胎粪)进入母体血循环引起。通常有以下几个原因。

(1)羊膜腔内压力增高(子宫收缩过强)，胎膜与宫颈壁分离或宫颈口扩张引起宫颈黏膜损伤时，静脉血窦开放，羊水进入母体血循环。

(2)宫颈裂伤、子宫破裂、前置胎盘、胎盘早剥或剖宫产术中羊水通过病理性开放的子宫血窦进入母体血循环。

(3)羊膜腔穿刺或钳刮术时子宫壁损伤处静脉窦也可以成为羊水进入母体通道。

二、病理生理

近年来研究认为,羊水栓塞主要是变态反应。羊水进入母体循环后,通过阻塞肺小血管,引起变态反应而导致凝血机制异常,使机体发生一系列的病理生理变化。

(一)肺动脉高压

羊水内的有形物质如胎儿毳毛、胎脂、胎粪、角化上皮细胞等直接形成栓子。一方面,羊水的有形物质激活凝血系统,使小血管内形成广泛的血栓而阻塞肺小血管,反射性引起迷走神经兴奋,使肺小血管痉挛加重。另一方面,羊水内有形物质经肺动脉进入肺循环,阻塞小血管,引起肺内小支气管痉挛,支气管内分泌物增加,使肺通气、换气量减少,反射性地引起肺小血管痉挛,肺小管阻塞而引起肺动脉压增高,导致急性右心衰竭,继而发生呼吸和循环衰竭、休克,甚至死亡。

(二)过敏性休克

羊水中有形物质成为致敏原,作用于母体,引起变态反应所导致的过敏性休克,多在羊水栓塞后立即出现血压骤降甚至消失,甚至心、肺衰竭的表现。

(三)弥散性血管内凝血(DIC)

妊娠时母体血液呈高凝状态。羊水中含有大量促凝物质可激活母体凝血系统,进入母血循环后,在血管内产生大量的微血栓,消耗大量的凝血因子和纤维蛋白原,从而导致 DIC。同时纤维蛋白原下降时,可激活纤溶系统,由于大量凝血物质的消耗和纤溶系统的激活,产妇血液系统由高凝状态转变为纤溶亢进,血液不凝固,极易发生严重的产后出血及失血性休克。

(四)急性肾衰竭

由于休克和 DIC,导致肾脏急剧缺血,进一步发生肾衰竭。

三、临床表现

(一)症状

羊水栓塞起病急骤、来势凶险,多发生于分娩过程中,尤其发生在胎儿娩出前后的短时间内。临床经过可分为以下 3 个阶段。

1.急性休克期

在分娩过程中。尤其是刚破膜不久,产妇突感寒战、烦躁不安、气急、恶心、呕吐等先兆症状,继而出现呛咳、呼吸困难、发绀、抽搐、昏迷,迅速出现循环衰竭,进入休克或昏迷状态。病情严重者仅在数分钟内死亡。

2.出血期

患者度过呼吸、循环衰竭和休克而进入凝血功能障碍阶段,表现为难以控制的大量出血,血液不凝,身体其他部位出血如切口渗血、全身皮肤黏膜出血、血尿、消化道大出血或肾脏出血,产妇可死于出血性休克。

3.急性肾衰竭

后期存活的患者出现少尿、无尿和尿毒症的症状。主要为循环功能衰竭引起的肾脏缺血,DIC 早期形成的血栓堵塞肾内小血管,引起肾脏缺血、缺氧,导致肾脏器质性损害。

(二)体征

心率增快,血压骤降,肺部听诊可闻及湿啰音。全身皮肤黏膜有出血点及瘀斑,阴道流血不止,切口渗血不凝。

四、处理原则

及时处理,立即抢救,抗过敏,纠正呼吸、循环系统衰竭和改善低氧血症,抗休克,防止 DIC 和肾衰竭的发生。

五、护理

(一)护理评估

1.病史

评估发生羊水栓塞临床表现的各种诱因,有无胎膜早破或人工破膜,前置胎盘或胎盘早剥,宫缩过强或强直性宫缩,中期妊娠引产或钳刮术,羊膜腔穿刺术等病史。

2.身心状况

胎膜破裂后,胎儿娩出后或手术中产妇突然出现寒战、呛咳、气急、烦躁不安、尖叫、呼吸困难、发绀、抽搐、出血不凝、不明原因休克等症状和体征,血压下降或消失,应考虑为羊水栓塞,立即进行抢救。

3.辅助检查

(1)血涂片查找羊水有形物质:采集下腔静脉血,镜检见到羊水有形成分可确诊。

(2)床旁胸部 X 线片:可见肺部双侧弥散性点状、片状浸润影,沿肺门分布,伴轻度肺不张和右心扩大。

(3)床旁心电图或心脏彩色多普勒超声检查:提示有心房、有心室扩大,ST 段下降。

(4)若患者死亡,行尸检时,可见肺水肿、肺泡出血。心内血液查到有羊水有形物质,肺小动脉或毛细血管有羊水有形成分栓塞,子宫或阔韧带血管内查到羊水有形物质。

(二)护理诊断

(1)气体交换受损:与肺血管阻力增加、肺动脉高压、肺水肿有关。

(2)组织灌注无效:与弥散性血管内凝血及失血有关。

(3)有胎儿窘迫的危险:与羊水栓塞、母体血循环受阻有关。

(三)护理目标

(1)实施抢救后,患者胸闷、气急、呼吸困难等症状有所改善。

(2)患者心率、血压恢复正常,出血量减少,肾功能恢复正常。

(3)新生儿无生命危险。

(四)护理措施

1.羊水栓塞的预防

加强产前检查,及时注意有无诱发因素,及时发现前置胎盘、胎盘早剥等并发症并予以积极处理。严密观察产程进展情况,正确掌握缩宫素的使用方法,防止宫缩过强。严格掌握人工破膜的指征和时间,宜在宫缩间歇期行人工破膜术,破口要小,并注意控制羊水流出的速度。

2.配合医师,并积极抢救患者

(1)吸氧:最初阶段是纠正缺氧。给予患者半卧位,加压给氧,必要时给予气管插管或者气管切开，减轻肺水肿，改善脑缺氧。

(2)抗过敏：根据医嘱，尽快给予大剂量肾上腺糖皮质激素抗过敏、解除痉挛，保护细胞。可予地塞米松 20～40 mg 静脉推注，以后根据病情可静脉滴注维持。氢化可的松 100～200 mg 加入 5%～10%葡萄糖注射液 50～100 mL 快速静脉滴注，后予 300～800 mg 加入 5%葡萄糖注射液 250～500 mL 静脉滴注，日用上限可达 500～1 000 mg。

(3)缓解肺动脉高压：解痉药物能改善肺血流灌注，预防心力衰竭所致的呼吸循环衰竭。首选盐酸罂粟碱，30～90 mg 加入 25%葡萄糖注射液 20 mL 缓慢推注，能松弛平滑肌，扩张冠状动脉、肺和脑动脉，降低小血管阻力。与阿托品合用扩张小动脉效果更佳。其次使用阿托品，阿托品能阻断迷走神经反射所导致的肺血管和支气管痉挛。1 mg 阿托品加入 10%～25%葡萄糖注射液 10 mL，每 15～30 分钟静脉推注1 次。直至症状缓解，微循环改善为止。再次使用氨茶碱。氨茶碱具有松弛支气管平滑肌、解除肺血管痉挛的作用，250 mg 氨茶碱加入 25%葡萄糖注射液 20 mL 缓慢推注。最后，酚妥拉明为 α 肾上腺素能抑制剂，能解除肺血管痉挛，降低肺动脉阻力，消除肺动脉高压。可用 5～10 mg 加入 10%葡萄糖注射液100 mL静脉滴注。

(4)抗休克。①补充血容量、使用升压药物：扩容常使用右旋糖酐-40 静脉滴注，并且补充新鲜的血液和血浆。在抢救过程中，监测中心静脉压，了解心脏负荷情况，并据此调节输液量和输液速度。升压药物可用多巴胺 20 mg 加入 5%葡萄糖溶液 250 mL 静脉滴注，随时根据血压调节滴速。②纠正酸中毒：根据血氧分析和血清电解质结果，判断是否存在酸中毒。一旦发现，5%碳酸氢钠 250 mL 静脉滴注。及时应用可纠正休克和代谢失调，并根据血清电解质，及时纠正电解质紊乱。③纠正心力衰竭消除肺水肿：使用毛花苷 C 或毒毛花苷 K 静脉滴注。同时使用呋塞米静脉推注，有利于消除肺水肿，防止急性肾衰竭。

(5)防治 DIC：DIC 阶段应早期抗凝，补充凝血因子，及时输注新鲜血液和血浆、纤维蛋白原等；应用肝素，尤其在羊水栓塞其血液呈高凝状态时短期内使用。用药过程中监测出凝血时间，如使用肝素过量(凝血时间＞30 分钟)，则出现出血倾向，如伤口渗血、血肿、阴道流血不止等，可用鱼精蛋白对抗。

DIC 晚期纤溶时期，抗纤溶可使用氨基己酸、氨甲苯酸、氨甲环酸抑制纤溶激活酶，使纤溶酶原不被激活，从而抑制纤维蛋白溶解。抗纤溶的同时补充纤维蛋白原和凝血因子，防止大出血。

(6)预防肾衰竭：抢救的同时注意尿量，如补足血容量后仍然少尿或无尿，需要及时使用呋塞米等利尿剂，预防与治疗肾衰竭。

(7)预防感染：使用肾毒性较小的抗生素防止感染。

(8)产科处理：第一产程发病的产妇应立即考虑行剖宫产终止妊娠，去除病因。第二产程发病者，及时行阴道助产结束分娩，并且密切观察出血量、出凝血时间等，如果发生产后出血不止，应及时配合医师，做好子宫切除术的准备。

3.提供心理支持

如果在发病抢救过程中，产妇神志清醒，应给予产妇鼓励，安抚其紧张和恐惧的心理，使其配合医师抢救；对于家属要表示理解和抚慰，向家属解释产妇的病情，争取家属的支持和配合。在产妇病情稳定的情况下，可允许家属探视并且陪伴产妇，同时，病情稳定的康复期，可与产妇和家属一起制订康复计划，适时地给予相应的健康教育。

(杨宝媛)

第七节 前置胎盘

妊娠 28 周后，胎盘附着于子宫下段，甚至胎盘下缘达到或覆盖宫颈内口，其位置低于胎先露部，称为前置胎盘。前置胎盘是妊娠晚期严重并发症，也是妊娠晚期阴道流血最常见的原因。其发病率国外报道 0.5%，国内报道 0.24%～1.57%。

一、病因

目前尚不清楚，高龄初产妇(年龄>35 岁)、经产妇及多产妇、吸烟或吸毒女性为高危人群。其病因可能与下述因素有关。

(一)子宫内膜病变或损伤

多次刮宫、分娩、子宫手术史等是前置胎盘的高危因素。上述情况可损伤子宫内膜，引起子宫内膜炎或萎缩性病变，再次受孕时子宫蜕膜血管形成不良、胎盘血供不足，刺激胎盘面积增大延伸到子宫下段。前次剖宫产手术瘢痕可妨碍胎盘在妊娠晚期向上迁移。增加前置胎盘的可能性。据统计，发生前置胎盘的孕妇，85%～95%为经产妇。

(二)胎盘异常

双胎妊娠时胎盘面积过大，前置胎盘发生率较单胎妊娠高 1 倍；胎盘位置正常而副胎盘位于子宫下段接近宫颈内口；膜状胎盘大而薄，扩展到子宫下段，均可发生前置胎盘。

(三)受精卵滋养层发育迟缓

受精卵到达子宫腔后，滋养层尚未发育到可以着床的阶段，继续向下游走到达子宫下段，并在该处着床而发育成前置胎盘。

二、分类

根据胎盘下缘与宫颈内口的关系，将前置胎盘分为 3 类(图 10-4)。

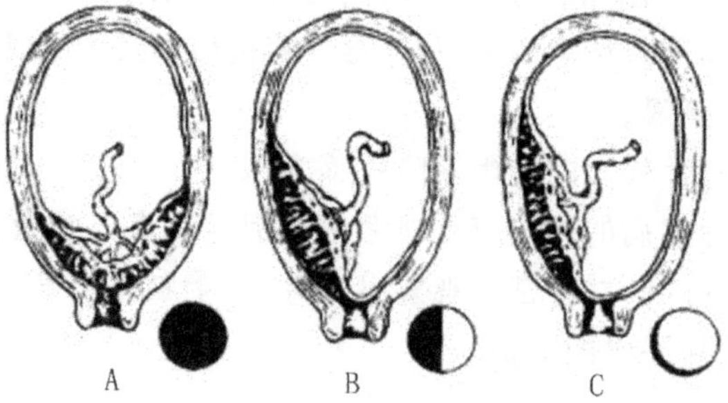

图 10-4 前置胎盘的类型

A.完全性前置胎盘；B.部分性前置胎盘；C.边缘性前置胎盘

(1)完全性前置胎盘：又称中央性前置胎盘，胎盘组织完全覆盖宫颈内口。

(2)部分性前置胎盘：宫颈内口部分为胎盘组织所覆盖。

(3)边缘性前置胎盘：胎盘附着于子宫下段，胎盘边缘到达宫颈内口，未覆盖宫颈内口。

胎盘位于子宫下段，与胎盘边缘极为接近，但未达到宫颈内口，称为低置胎盘。胎盘下缘与宫颈内口的关系可因宫颈管消失、宫口扩张而改变。前置胎盘类型可因诊断时期不同而改变，如临产前为完全性前置胎盘，临产后因口扩张而成为部分性前置胎盘。目前临床上均依据处理前最后一次检查结果来决定其分类。

三、临床表现

(一)症状

前置胎盘的典型症状是妊娠晚期或临产时，发生无诱因、无痛性反复阴道流血。妊娠晚期子宫下段逐渐伸展，牵拉宫颈内口，宫颈管缩短；临产后规律宫缩使宫颈管消失成为软产道的一部分。宫颈外口扩张，附着于子宫下段及宫颈内口的胎盘前置部分不能相应伸展而与其附着处分离，血窦破裂出血。前置胎盘出血前无明显诱因，初次出血量一般不多，剥离处血液凝固后，出血自然停止；也有初次即发生致命性大出血而导致休克的。由于子宫下段不断伸展，前置胎盘出血常反复发生，出血量也越来越多。阴道流血发生的迟早、反复发生次数、出血量多少与前置胎盘类型有关。完全性前置胎盘初次出血时间早，多在妊娠28 周左右，称为“警戒性出血”。边缘性前置胎盘出血多发生于妊娠晚期或临产后，出血量较少。部分性前置胎盘的初次出血时间、出血量及反复出血次数，介于两者之间。

(二)体征

患者一般情况与出血量有关，大量出血呈现面色苍白、脉搏增快微弱、血压下降等休克表现。腹部检查：子宫软，无压痛，大小与妊娠周数相符。由于子宫下段有胎盘占据，影响胎先露部入盆，故胎先露高浮，易并发胎位异常。反复出血或一次出血量过多，使胎儿宫内缺氧，严重者胎死宫内。当前置胎盘附着于子宫前壁时，可在耻骨联合上方听到胎盘杂音。临产时检查见宫缩为阵发性，间歇期子宫完全松弛。

四、处理原则

处理原则是抑制宫缩、止血、纠正贫血和预防感染。根据阴道流血量、有无休克、妊娠周数、胎位、胎儿是否存活、是否临产及前置胎盘类型等综合做出决定。

(一)期待疗法

应在保证孕妇安全的前提下尽可能延长孕周，以提高围生儿存活率。适用于妊娠＜34 周、胎儿体重＜2 000 g、胎儿存活、阴道流血量不多、一般情况良好的孕妇。

尽管国外有资料证明，前置胎盘孕妇的妊娠结局住院与门诊治疗并无明显差异，但我国仍应强调住院治疗。住院期间密切观察病情变化，为孕妇提供全面优质护理是期待疗法的关键措施。

(二)终止妊娠

1.终止妊娠指征

孕妇反复发生多量出血甚至休克者，无论胎儿成熟与否，为了母亲安全应终止妊娠；期待疗法中发生大出血或出血量虽少，但胎龄达孕 36 周以上，胎儿成熟度检查提示胎儿肺成熟者；胎龄未达孕 36 周，出现胎儿窘迫征象，或胎儿电子监护发现胎心异常者；出血量多。危及胎儿；胎儿已死亡或出现难以存活的畸形，如无脑儿。

2.剖宫产

剖宫产可在短时间内娩出胎儿，迅速结束分娩，对母儿相对安全，是处理前置胎盘的主要手段。剖宫产指征应包括：完全性前置胎盘，持续大量阴道流血；部分性和边缘性前置胎盘出血量较多，先露高浮，短时间内不能结束分娩；胎心异常。术前应积极纠正贫血、预防感染等，备血，做好处理产后出血和抢救新生的准备。

3.阴道分娩

边缘性前置胎盘、枕先露、阴道流血不多、无头盆不称和胎位异常，估计在短时间内能结束分娩者，可予试产。

五、护理

（一）护理评估

1.病史

除个人健康史外，在孕产史中尤其注意识别有无剖宫产术、人工流产术及子宫内膜炎等前置胎盘的易发因素。此外，妊娠中特别是孕28周后，是否出现无痛性、无诱因、反复阴道流血症状，并详细记录具体经过及医疗处理情况。

2.身心状况

患者的一般情况与出血量的多少密切相关。大量出血时可见面色苍白、脉搏细速、血压下降等休克症状。孕妇及其家属可因突然阴道流血而感到恐惧或焦虑，既担心孕妇的健康，更担心胎儿的安危，可能显得恐慌、紧张、手足无措。

3.诊断检查

（1）产科检查：子宫大小与停经月份一致，胎儿方位清楚，先露高浮，胎心可以正常，也可因孕妇失血过多致胎心异常或消失。前置胎盘位于子宫下段前壁时，可于耻骨联合上方听见胎盘山管杂音。临产后检查，宫缩为阵发性，间歇期子宫肌肉可以完全放松。

（2）超声检查：B超断层相可清楚看到子宫壁、胎头、宫颈和胎盘的位置，胎盘定位准确率达95%以上，可反复检查，是目前最安全、有效的首选检查方法。

（3）阴道检查：目前一般不主张应用。只有在近临产期出血不多时，终止妊娠前为除外其他出血原因或明确诊断决定分娩方式前考虑采用。要求阴道检查操作必须在输血、输液和做好手术准备的情况下方可进行。怀疑前置胎盘的个案，切忌肛查。

（4）术后检查胎盘及胎膜：胎盘的前置部分可见陈旧血块附着呈黑紫色或暗红色，如这些改变位于胎盘的边缘，而且胎膜破口处距胎盘边缘＜7 cm，则为部分性前置胎盘。如行剖宫产术，术中可直接了解胎盘附着的部分并确立诊断。

（二）护理诊断

1.潜在并发症

出血性休克。

2.有感染的危险

与前置胎盘剥离面靠近子宫颈口、细菌易经阴道上行感染有关。

（三）预期目标

（1）接受期待疗法的孕妇血红蛋白不再继续下降，胎龄可达或更接近足月。

（2）产妇产后未发生产后出血或产后感染。

（四）护理措施

根据病情须立即接受终止妊娠的孕妇，立即安排孕妇去枕侧卧位，开放静脉，配血，做好输血准备。在抢救休克的同时，按腹部手术患者的护理进行术前准备，并做好母儿生命体征监护及抢救准备工作。接受期待疗法的孕妇的护理措施如下。

1.保证休息

减少刺激孕妇需住院观察，绝对卧床休息，尤以左侧卧位为佳，并定时间断吸氧，每天 3 次，每次 1 小时，以提高胎儿血氧供应。此外，还需避免各种刺激，以减少出血可能。医护人员进行腹部检查时动作要轻柔，禁做阴道检查和肛查。

2.纠正贫血

除采取口服硫酸亚铁、输血等措施外，还应加强饮食营养指导，建议孕妇多食高蛋白及含铁丰富的食物，如动物肝脏、绿叶蔬菜和豆类等，一方面有助于纠正贫血，另一方面还可以增强机体抵抗力，同时也促进胎儿发育。

3.监测生命体征

及时发现病情变化严密观察并记录孕妇生命体征，阴道流血的量、色，流血事件及一般状况，检测胎儿宫内状态。按医嘱及时完成实验室检查项目，并交叉配血备用。发现异常及时报告医师并配合处理。

4.预防产后出血和感染

(1)产妇回病房休息时严密观察产妇的生命体征及阴道流血情况，发现异常及时报告医师处理，以防止或减少产后出血。

(2)及时更换会阴垫，以保持会阴部清洁、干燥。

(3)胎儿分娩后，及早使用宫缩剂，以预防产后大出血；对新生儿严格按照高危儿处理。

5.健康教育

护士应加强对孕妇的管理和宣教。指导围孕期女性避免吸烟、酗酒等不良行为，避免多次刮宫、引产或宫内感染，防止多产，减少子宫内膜损伤或子宫内膜炎。对妊娠期出血，无论量多少均应就医，做到及时诊断、正确处理。

(五)护理评价

(1)接受期待疗法的孕妇胎龄接近(或达到)足月时终止妊娠。

(2)产妇产后未出现产后出血和感染。

(杨宝媛)

第八节 胎膜早破

胎膜早破(premature rupture of membranes，PROM)是指在临产前胎膜自然破裂。它是常见的分娩期并发症，妊娠满 37 周的发生率为 10%，妊娠不满 37 周的发生率为 2%～3.5%。胎膜早破可引起早产及围生儿死亡率增加，亦可导致孕产妇宫内感染率和产褥期感染率增加。

一、病因

一般认为胎膜早破与以下因素有关，常为多因素所致。

(一)上行感染

可由生殖道病原微生物上行感染,引起胎膜炎,使胎膜局部张力下降而破裂。

(二)羊膜腔压力增高

常见于多胎妊娠、羊水过多等。

(三)胎膜受力不均

胎先露高浮、头盆不称、胎位异常可使胎膜受压不均导致破裂。

(四)营养因素

缺乏维生素 C、锌及铜,可使胎膜张力下降而破裂。

(五)宫颈内口松弛

常因手术创伤或先天性宫颈组织薄弱,宫颈内口松弛,胎膜进入扩张的宫颈或阴道内,导致感染或受力不均,而使胎膜破裂。

(六)细胞因子

IL-1、IL-6、IL-8、TNF-α 升高,可激活溶酶体酶,破坏羊膜组织,导致胎膜早破。

(七)机械性刺激

创伤或妊娠后期性交也可导致胎膜早破。

二、临床表现

(一)症状

孕妇突感有较多液体自阴道流出,有时可混有胎脂及胎粪,无腹痛等其他产兆,当咳嗽、打喷嚏等腹压增加时,羊水可少量间断性排出。

(二)体征

肛诊或阴检时,触不到羊膜囊,上推胎儿先露部可见到羊水流出。如伴羊膜腔感染时,可有臭味,并伴有发热、母儿心率增快、子宫压痛,以及白细胞计数增多、C 反应蛋白升高。

三、对母儿的影响

(一)对母亲的影响

胎膜早破后,生殖道病原微生物易上行感染,通常感染程度与破膜时间有关。羊膜腔感染易发生产后出血。

(二)对胎儿的影响

胎膜早破经常诱发早产,早产儿易发生呼吸窘迫综合征。羊膜腔感染时,可引起新生儿吸入性肺炎,严重者发生败血症、颅内感染等。脐带受压、脐带脱垂时可致胎儿窘迫。胎膜早破发生的孕周越小,胎肺发育不良发生率越高,围生儿死亡率越高。

四、处理原则

预防感染和脐带脱垂,如有感染、胎窘征象,及时行剖宫产终止妊娠。

五、护理

(一)护理评估

1.病史

询问病史,了解是否有发生胎膜早破的病因,确定具体的胎膜早破的时间、妊娠周数,是否有宫缩、见红等产兆，是否出现感染征象，是否出现胎窘现象。

2.身心状况

观察孕妇阴道流液的色、质、量，是否有气味。孕妇常可能因为不了解胎膜早破的原因，而对不可自控的阴道流液形成恐慌，可能担心自身与胎儿的安危。

3.辅助检查

(1)阴道流液的 pH 测定：正常阴道液 pH 为 4.5～5.5，羊水 pH 为 7.0～7.5。若 pH＞6.5，提示胎膜早破，准确率为 90%。

(2)肛查或阴道窥阴器检查：肛查时未触到羊膜囊，上推胎儿先露部，有羊水流出。阴道窥阴器检查时见液体自宫口流出或可见阴道后穹隆有较多混有胎脂和胎粪的液体。

(3)阴道液涂片检查：阴道液置于载玻片上，干燥后镜检可见羊齿植物叶状结晶为羊水，准确率为 95%。

(4)羊膜镜检查：可直视胎先露部，看不到前羊膜囊，即可诊断。

(5)胎儿纤维结合蛋白(fetal fibronectin，fFN)测定：fFN 是胎膜分泌的细胞外基质蛋白。当宫颈及阴道分泌物内 fFN 含量＞0.05 mg/L 时，胎膜抗张能力下降，易发生胎膜早破。

(6)超声检查：羊水量减少可协助诊断，但不可确诊。

(二)护理诊断

(1)有感染的危险：与胎膜破裂后，生殖道病原微生物上行感染有关。

(2)知识缺乏：缺乏预防和处理胎膜早破的知识。

(3)有胎儿受伤的危险：与脐带脱垂、早产儿肺部发育不成熟有关。

(三)护理目标

(1)孕妇无感染征象发生。

(2)孕妇了解胎膜早破的知识如突然发生胎膜早破，能够及时进行初步应对。

(3)胎儿无并发症发生。

(四)护理措施

1.预防脐带脱垂的护理

胎膜早破并胎先露未衔接的孕妇绝对卧床休息，多采用左侧卧位，注意抬高臀部防止脐带脱垂造成胎儿宫内窘迫。注意监测胎心变化，进行肛查或阴检时，确定有无隐性脐带脱垂，一旦发生，立即通知医师，并于数分钟内结束分娩。

2.预防感染

保持床单位清洁。使用无菌的会阴垫于外阴处，勤于更换，保持清洁干燥，防止上行感染。更换会阴垫时观察羊水的色、质、量、气味等。嘱孕妇保持外阴清洁，每天对其会阴擦洗 2 次。同时观察产妇的生命体征，血生化指标，了解是否存在感染征象。按医嘱一般破膜，大于 12 小时给了抗生素防止感染。

3.监测胎儿宫内情况

密切观察胎心率的变化，嘱孕妇自测胎动。如有混有胎粪的羊水流出，即为胎儿宫内缺氧的表现，应及时予以吸氧，左侧卧位，并根据医嘱做好相应的护理。

若胎膜早破孕周小于 35 周者。根据医嘱予地塞米松促进胎肺成熟。若孕周小于 37 周并已临产，或孕周大于 37 周。胎膜早破大于 18 小时后仍未临产者，可根据医嘱尽快结束分娩。

4.健康教育

孕期时为孕妇讲解胎膜早破的定义与原因，并强调孕期卫生保健的重要性。指导孕妇，如出现胎膜早破现象，无须恐慌，应立即平卧，及时就诊。孕晚期禁止性交，避免腹部碰撞或增加腹压。指导孕期补充足量的维生素和锌、铜等微量元素。如宫颈内口松弛者，应多卧床休息，并遵医嘱根据需要于孕 14～16 周时行宫颈环扎术。

（杨宝媛）

第九节 胎盘早剥

妊娠 20 周后或分娩期，正常位置的胎盘在胎儿娩出前部分或全部从子宫壁剥离，称为胎盘早剥。胎盘早剥是妊娠晚期的一种严重并发症，往往起病急，进展快，如处理不及时，可威胁母儿生命。

一、类型

胎盘早剥的主要病理变化是宫底蜕膜出血，形成胎盘后血肿，致胎盘由附着处剥离，有 3 种类型。

（一）显性出血

胎盘剥离后形成血肿，血液冲开胎盘边缘，沿胎膜与子宫壁之间向子宫颈口外流出，即显性出血或外出血。

（二）隐性出血

胎盘边缘与子宫壁未因血肿而分离，使血流积聚于胎盘与子宫壁之间，形成胎盘后血肿，即隐性出血或内出血。内出血逐渐增多，压力也逐渐增大，而使血液浸入子宫肌层，引起肌纤维分离、断裂、变性，血液浸入子宫浆肌层时，子宫表面呈紫蓝色，称为子宫胎盘卒中。有时出血穿破羊膜溢入羊水中，形成血性羊水。

（三）混合性出血

隐性出血的血液冲破胎盘边缘，部分流向子宫颈口外，即隐性出血与显性出血同时存在，称混合性出血。

二、临床表现、诊断及鉴别诊断

（一）临床表现

典型症状是妊娠晚期突然发生的持续性腹痛和阴道流血。由于胎盘剥离面积的大小和出血情况的不同，患者的临床表现亦有轻重差异。

1.轻型

以外出血为主，胎盘剥离面积一般不超过 1/3 多见于分娩期。主要症状为阴道流血，量较多，色暗红，贫血程度与外出血量呈正比，可伴有轻度腹痛。腹部检查：子宫软，压痛不明显或轻，子宫大小与妊娠月份相符，胎位、胎心清楚，出血多时胎心率可有改变。产后检查胎盘，可见母体面有凝血块及压迹。

2.重型

以内出血为主,胎盘剥离面积超过 1/3,多发生于妊娠晚期。主要症状为突然发生的持续性腹痛,阴道无流血或少量流血,贫血程度与外出血量不成比例。严重时出现休克。腹部检查:子宫触诊硬如板状,有压痛,尤以胎盘附着处最明显,子宫底较前升高,胎位、胎心不清,胎儿多因严重宫内窘迫而死亡。

(二)诊断

重型胎盘早剥根据病史及临床表现即可确诊。对临床表现不典型患者,可作 B 型超声检查以助诊断。

(三)鉴别诊断

重型胎盘早剥应与先兆子宫破裂鉴别(表 10-3),轻型胎盘早剥应与前置胎盘鉴别。

表 10-3　重型胎盘早剥与先兆子宫破裂的鉴别诊断表

	重型胎盘早剥	先兆子宫破裂
发病情况	常较急,常有诱因如妊高征或外伤史等	有梗阻性难产或剖宫产史
腹痛	剧烈	剧烈、烦躁不安
阴道流血	有内、外出血,以内出血为主,外出血量与失血征不成正比	外出血量少,可出现血尿
子宫	宫底升高,硬如板状,有压痛	可见病理缩复环,子宫下段有压痛
胎位胎心	查不清	胎位尚清楚,胎儿宫内窘迫
B 型超声	示胎盘后液性暗区	无特殊
胎盘检查	有血块及压迹	无特殊发现

三、处理

(一)纠正休克

迅速补充血容量是纠正休克的关键。尽量输新鲜血液,同时注意保暖、吸氧、平卧位、改善患者状况。

(二)及时终止妊娠

一旦确诊,应尽快终止妊娠。因胎儿娩出前,子宫不能充分收缩,胎盘继续剥离,出血难以控制,时间越久,并发症越多。终止妊娠方式有以下几种。

1.经阴道分娩

适用于轻型患者,一般情况好,宫口已开大,估计在短期内能经阴道分娩者。先行人工破膜,后用腹带包裹腹部,严密观察阴道流血量、血压、脉搏、宫底高度、宫体压痛及胎心率的变化,必要时可静脉滴注缩宫素加强宫缩。待宫口开全,阴道手术助产;若胎儿已死亡行毁胎术。

2.剖宫产

适用于重型患者,出血多,尤其是初产妇,不能在短期内分娩者,破膜后产程无进展,病情恶化,不管胎儿存亡,均应及时行剖宫产术。

(三)并发症的防治

分娩后及时用缩宫素,以防止产后出血;严密观察病情,及早发现弥散性血管内凝血以便及时处理;缩短休克时间,补充血容量,防止急性肾衰竭;纠正贫血,应用抗生素,预防产褥感染。

四、评估要点

(一)一般情况

询问孕妇有无外伤史,有无妊娠期高血压疾病、慢性高血压、慢性肾脏病及血管性疾病等病史。

(二)专科情况

(1)评估孕妇阴道流血的量、颜色;是否伴有腹痛,腹痛的性质、持续时间、严重程度;是否伴有恶心、呕吐。

(2)评估孕妇贫血的程度,与外出血是否相符。腹部检查:子宫的质地,有无压痛,压痛的部位、程度,子宫大小与妊娠周数是否相符,胎心音是否正常,胎位情况等。观察是否有面色苍白、出冷汗、血压下降等休克体征。

(三)实验室及其他检查

(1)B超检查胎盘与子宫之间有无液性暗区。

(2)血常规检查了解孕妇的贫血程度。血小板计数、凝血时间、凝血酶原时间、纤维蛋白原测定和3P试验等,了解孕妇的凝血功能。

(四)心理社会评估

评估时应了解孕妇及家属的心理状态,对大出血的情绪反应,有无恐惧心理,支持系统是否有力。

五、护理诊断

(一)潜在并发症

出血、凝血功能障碍,肾衰竭等。

(二)胎儿有受伤的危险

胎儿受伤与大出血有关。

(三)恐惧

恐惧与大出血、担心胎儿及自身安危有关。

六、护理措施

(一)绝对卧床休息

建议左侧卧位,定时间断吸氧,加强会阴护理。

(二)心理护理

允许孕产妇及家属表达心理感受,并给予心理方面的支持,讲解有关疾病的知识,解除由于出血引起的恐惧,以期配合治疗。

(三)病情观察

(1)严密监测生命体征并及时记录。

(2)观察阴道流血量、腹痛情况及伴随症状,重点注意宫底高度、子宫压痛、子宫壁的紧张度及在宫缩间歇期能否松弛。

(3)监测胎心、胎动,观察产程进展。

(4)疑有胎盘早剥,或破膜时见有血性羊水,应密切观察胎心、胎动情况,观察宫底高度,密切注意生命体征。

(5)在积极抗休克治疗的同时,配合做必要的辅助检查。

(四)手术准备

一经确诊为胎盘早剥,立即配合做好阴道分娩或即刻手术的准备工作,积极准备新生儿抢救器材。

(五)治疗配合

确诊胎盘早剥后,应密切观察凝血功能,以防DIC的发生。及时足量输入新鲜血,补充血容量和凝血因子,根据医嘱给予纤维蛋白原、肝素或抗纤溶剂等药物治疗。

(六)尿量观察

重症胎盘早剥应观察尿量,防止肾衰竭,注意尿色,警惕DIC的发生。若出现少尿或无尿症状时,应考虑肾衰竭的可能。

(七)术后护理

分娩过程中及胎盘娩出后立即给予子宫收缩药物,防止产后出血。产后仍应注意观察生命体征和阴道流血量,若流出的血液不凝固,应考虑DIC。

七、急救措施

(1)重型胎盘早剥患者可突然出现持续性腹痛、腰酸或腰背痛,以及面色苍白、四肢湿冷、脉细数、血压下降等休克症状,并伴恶心、呕吐。腹部检查见:子宫硬如板状,宫缩间歇不松弛,胎位扪不清,胎心消失。此时应积极开放静脉通道,迅速补充血容量,改善血液循环。最好输新鲜血,既可补充血容量又能补充凝血因子。并及时给孕妇吸氧。

(2)一旦确诊重型胎盘早剥应及时终止妊娠,根据孕妇病情及胎儿状况决定终止妊娠的方式。①阴道分娩:适于以外出血为主,Ⅰ度胎盘早剥,患者一般情况良好,宫口已扩张,估计短时间内能结束分娩者。护士应立即备好接产用物,密切观察胎心及产程进展情况。②剖宫产:适于Ⅱ度胎盘早剥,特别是初产妇,不能在短时间内结束分娩者;Ⅰ度胎盘早剥,出现胎儿窘迫征象,需抢救胎儿者;Ⅲ度胎盘早剥,产妇病情恶化,胎儿已死,不能立即分娩者;破膜后产程无进展者。要求护士在输血、输液的同时,迅速做好术前准备,配血备用。

(3)并发症的处理。①如患者阴道出血不止,且为不凝血,考虑为凝血功能障碍,遵医嘱补充凝血因子,应用肝素及抗纤溶药物。②肾衰竭:若尿量<30 mL/h,应及时补充血容量,若血容量已补足而尿量<17 mL/h,可给予甘露醇或呋塞米。出现尿毒症时,应及时行透析治疗挽救孕妇生命。③产后出血:胎儿娩出后立即给予子宫收缩药物,如缩宫素、麦角新碱等;胎儿娩出后行人工剥离胎盘、持续子宫按摩等。若仍有不能控制的子宫出血,或血不凝、凝血块较软,应快速输入新鲜血,同时行子宫次全切除术。

八、健康教育

(1)妊娠期定期产前检查,积极防治妊娠期高血压疾病、慢性高血压、慢性肾脏疾病等。

(2)妊娠晚期或分娩期,应鼓励孕妇适量活动,睡眠时取左侧卧位,避免长时间仰卧,避免腹部外伤。

(3)指导产妇出院后注意休息,加强营养,多进食富含铁的食物如瘦肉、动物内脏、豆类等,纠正贫血,增强抵抗力。

(4)死产者及时给予退乳措施,遵医嘱给予大剂量雌激素口服,嘱患者少进汤汁等。

(杨宝媛)

第十节 产道异常

产道是胎儿经阴道娩出时必经的通道,包括骨产道及软产道。产道异常可使胎儿娩出受阻,临床上以骨产道异常多见。

一、骨产道异常

(一)疾病概要

骨盆是产道的主要构成部分,其大小和形状与分娩的难易有直接关系,骨盆结构形态异常,或径线较正常为短,称为骨盆狭窄。

1.骨盆入口平面狭窄

我国女性状况常见有单纯性扁平骨盆和佝偻病性扁平骨盆两种类型,狭窄分级见表10-4。

表10-4 骨盆入口狭窄分级

分级	狭窄程度	分娩方式选择
1级临界性狭窄(临床常见)	入口前后径10 cm 骶耻外径18 cm	绝大多数可经阴道分娩
2级相对狭窄(临床常见)	入口前后径8.5~9.5 cm 骶耻外径16.5~17.5 cm	需经试产后才能决定可否阴道分娩
3级绝对狭窄	入口前后径≤8.0 cm 骶耻外径≤16.0 cm	必须剖宫产结束分娩

2.中骨盆及出口平面狭窄

我国女性状况常见有漏斗骨盆和横径狭窄骨盆两种类型,狭窄分级见表10-5。

表10-5 骨盆中骨盆及出口狭窄分级

分级	狭窄程度	分娩方式选择
1级临界性狭窄	坐骨棘间径10 cm 坐骨结节间径7.5 cm	根据头盆适应情况考虑可否经阴道分娩。不宜试产,考虑助产或剖宫产结束分娩
2级相对狭窄	坐骨棘间径8.5~9.5 cm 坐骨结节间径6.0~7.0 cm	
3级绝对狭窄	坐骨棘间径≤8.0 cm 坐骨结节间径≤5.5 cm	

3.骨盆三个平面狭窄

骨盆三个平面狭窄称为均小骨盆。骨盆形状正常，但骨盆入口、中骨盆及出口平面均狭窄，各径线均小于正常值 2 cm 或以上，多见于身材矮小、体型匀称女性。

4.畸形骨盆

畸形骨盆见于小儿麻痹后遗症、先天性畸形、长期缺钙、外伤以及脊柱与骨盆关节结核病等。骨盆变形，左右不对称，骨盆失去正常形态称畸形骨盆。

(二)护理评估

1.病史

询问孕妇幼年有无佝偻病、脊髓灰质炎、脊柱和髋关节结核以及外伤史。应了解经产妇既往有无难产史及其发生原因，新生儿有无产伤等。

2.身心状态

(1)骨盆入口平面狭窄的临床表现：①若入口狭窄时，即使已经临产而胎头仍未入盆，经检查胎头跨耻征阳性。胎位异常如臀先露，颜面位或肩先露的发生率是正常骨盆的 3 倍。②若已临产，根据骨盆狭窄程度，产力强弱，胎儿大小及胎位情况不同，临床表现也不尽相同。

(2)中骨盆平面狭窄的临床表现。①潜伏期及活跃期早期进展顺利。当胎头下降达中骨盆时，由于内旋转受阻，胎头双顶径被阻于中骨盆狭窄部位之上，常出现持续性枕横位或枕后位。同时出现继发性宫缩乏力，活跃期后期及第二产程延长甚至第二产程停滞。②当胎头受阻于中骨盆时，有一定可塑性的胎头开始变形，颅骨重叠，胎头受压，使软组织水肿，产瘤较大，严重时可发生脑组织损伤，颅内出血及胎儿宫内窘迫。若中骨盆狭窄程度严重，宫缩又较强，可发生先兆子宫破裂及子宫破裂，强行阴道助产，可导致严重软产道裂伤及新生儿产伤。

(3)骨盆出口平面狭窄的临床表现：骨盆出口平面狭窄与中骨盆平面狭窄常同时存在。若单纯骨盆出口平面狭窄者，第一产程进展顺利，胎头达盆底受阻，胎头双顶径不能通过出口横径。强行阴道助产，可导致软产道，骨盆底肌肉及会阴严重损伤。

3.检查

(1)一般检查：测量身高，孕妇身高 145 cm 应警惕均小骨盆。观察孕妇体型，步态有无跛足，有无脊柱及髋关节畸形，米氏菱形窝是否对称，有无尖腹及悬垂腹等。

(2)腹部检查。①腹部形态：观察腹型，尺测子宫长度及腹围，预测胎儿体重，判断能否通过骨产道。②胎位异常：骨盆入口狭窄往往因头盆不称，胎头不易入盆导致胎位异常，如臀先露、肩先露。③估计头盆关系：正常情况下，部分初孕妇在预产期前 2 周，经产妇于临产后，胎头应入盆。如已临产，胎头仍未入盆，则应充分估计头盆关系。检查头盆是否相称的具体方法：孕妇排空膀胱，仰卧，两腿伸直。检查者将手放在耻骨联合上方，将浮动的胎头向骨盆腔方向推压。若胎头低于耻骨联合前表面，表示胎头可以入盆，头盆相称，称胎头跨耻征阴性；若胎头与耻骨联合前表面在同一平面，表示可疑头盆不称，称胎头跨耻征可疑阳性；若胎头高于耻骨联合前表面，表示头盆明显不称，称胎头跨耻征阳性。图 10-5 为头盆关系检查。

(3)骨盆测量。①骨盆外测量：骨盆外测量各径线＜正常值 2 cm 或以上为均小骨盆。骶耻外径＜18 cm为扁平骨盆。坐骨结节间径＜8 cm，耻骨弓角度＜90°，为漏斗骨盆。骨盆两侧径(以一侧髂前上棘至对侧髂后上棘间的距离)及同侧(从髂前上棘至同侧髂后上棘间的距离)直径相差大于 1 cm 为偏斜骨盆。②骨盆内测量：骨盆外测量发现异常，应进行骨盆内测量。对角径＜11.5 cm，骶岬突出为骨盆入口平面狭窄，属扁平骨盆。中骨盆平面狭窄及骨盆出口平面狭窄往往同时存在，应测量骶骨前面弯度，坐骨棘间径，坐骨切迹宽度。若坐骨棘间径＜10 cm，坐骨切迹宽度＜2 横指，为中骨盆平面狭窄。若坐骨结节间径＜8 cm，应测量出口后矢状径及检查骶尾关节活动度，估计骨盆出口平面的狭窄程度。若坐骨结节间径与出口后矢状径之和＜15 cm，为骨盆出口狭窄。图 10-6 为“对角径”测量法。

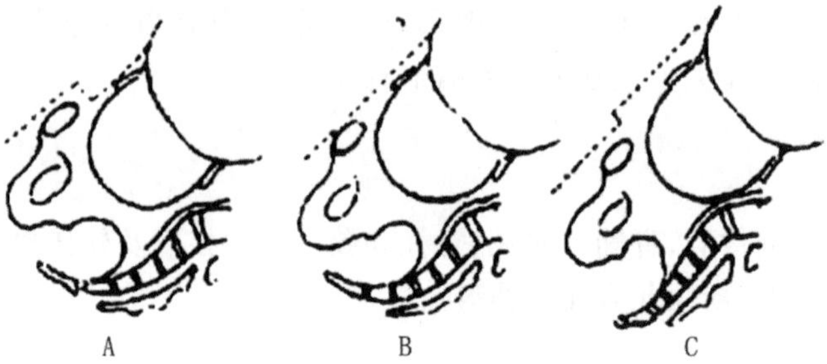

图 10-5　头盆关系检查

A.头盆相称；B.头盆可能不称；C.头盆不称

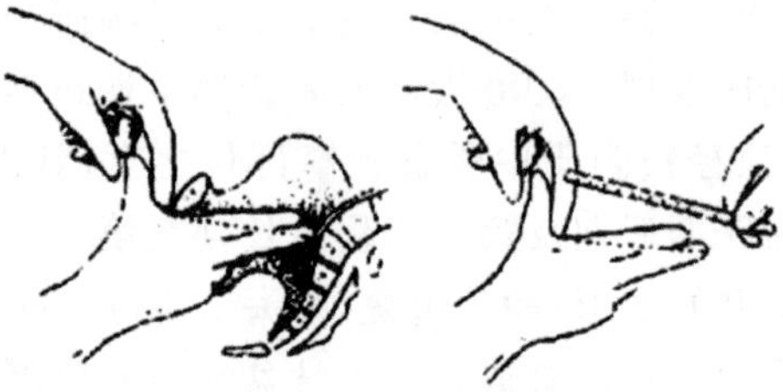

图 10-6　“对角径”测量法

(三)护理诊断

1.恐惧

恐惧与分娩结果未知及手术有关。

2.有新生儿受伤的危险

有新生儿受伤与手术产有关。

3.有感染的危险

有感染的危险与胎膜早破有关。

4.潜在并发症

失血性休克。

(四)护理目标

(1)产妇恐惧感减轻。

(2)孕产妇及新生儿未出现因护理不当引起并发症。

(五)护理措施

1.心理支持及一般护理

在分娩过程中，应安慰产妇，使其精神舒畅，信心倍增，保证营养及水分的摄入，必要时补液。还需注意产妇休息，要监测宫缩强弱，应勤听胎心，检查胎先露部下降及宫口扩张程度。

2.执行医嘱

(1)明确狭窄骨盆类别和程度，了解胎位、胎儿大小、胎心率、宫缩强弱、宫口扩张程度、破膜与否，结合年龄、产次、既往分娩史进行综合判断，决定分娩方式。

(2)骨盆入口平面狭窄在临产前或在分娩发动时有下列情况时实施剖宫产术。①明显头盆不称(绝对性骨盆狭窄):骶耻外径≤16.0 cm,骨盆入口前后径≤8.0 cm,胎头跨耻征阳性者。若胎儿死亡,如骨盆入口前后径<6.5 cm时,虽碎胎也不能娩出,必须剖宫。②轻度狭窄,同时具有下列情况者:胎儿大、胎位异常、高龄初产妇、重度妊高征及胎儿珍贵患者。③屡有难产史且无一胎儿存活者。

(3)试产:骨盆入口平面狭窄属轻度头盆不称(相对性骨盆狭窄),骶耻外径16.5~17.5 cm,骨盆入口前后径8.5~9.5 cm,胎头跨耻征可疑阳性。足月活胎体重<3 000 g,胎心率和产力正常,可在严密监护下进行试产。试产时应密切观察宫缩、胎心音及胎头下降情况,并注意产妇的营养和休息。如宫口渐开大,儿头渐下降入盆,即为试产成功,多能自产,必要时可用负压吸引或产钳助产。若宫缩良好,经2~4小时(视头盆不称的程度而定)胎头仍不下降、宫口扩张迟缓或停止扩张者,表明试产失败,应及时行剖宫产术结束分娩。若试产时出现子宫破裂先兆或胎心音有改变,应从速剖宫,并发宫缩乏力、胎膜早破及持续性枕后位者,也以剖宫为宜。如胎儿已死,则以穿颅为宜。

(4)中骨盆及骨盆出口平面狭窄的处理:中骨盆狭窄者,若宫口已开全,胎头双顶径下降至坐骨棘水平以下时,可采用手法或胎头吸引器将胎头位置转正,再行胎头吸引术或产钳术助产;若胎头双顶径阻滞在坐骨棘水平以上时,应行剖宫产术。

出口狭窄多伴有中骨盆狭窄。出口是骨产道最低部位,应慎重选择分娩方式。出口横径<7 cm时,应测后矢状径,即自出口横径的中心点至尾骨尖的距离。如横径与后矢状径之和>15 cm,儿头可通过,大都须做较大的会阴切开,以免发生深度会阴撕裂。如二者之和<15 cm,则胎头不能通过,需剖宫或穿颅。

(5)骨盆三个平面狭窄的处理:若估计胎儿不大,胎位正常,头盆相称,宫缩好,可以试产,通常可通过胎头变形和极度俯屈,以胎头最小径线通过骨盆腔,可能经阴道分娩。若胎儿较大,有明显头盆不称,胎儿不能通过产道,应尽早行剖宫产术。

(6)畸形骨盆的处理:根据畸形骨盆种类,狭窄程度,胎儿大小,产力等情况具体分析。若畸形严重,明显头盆不称者,应及时行剖宫产术。

二、软产道异常

软产道异常亦可引起难产,软产道包括子宫下段、宫颈、阴道及外阴。软产道异常所致的难产少见,容易被忽视。应于妊娠早期常规行双合诊检查,以了解外阴、阴道及宫颈情况,以及有无盆腔其他异常等,具有一定临床意义。

(一)外阴异常

有会阴坚韧、外阴水肿、外阴瘢痕等。

(二)阴道异常

有阴道横隔、阴道纵隔、阴道狭窄、阴道尖锐湿疣、阴道囊肿和肿瘤等。

(三)宫颈异常

有宫颈外口黏合、宫颈水肿、宫颈坚韧常见于高龄初产妇、宫颈瘢痕、宫颈癌、宫颈肌瘤、子宫畸形等。

(四)盆腔肿瘤

有子宫肌瘤或卵巢肿瘤等。

(杨宝媛)

第十一节　产后出血

产后出血是指胎儿娩出后24小时内失血量超过500 mL，是分娩期的严重并发症。居我国产妇死亡原因首位。其发病率占分娩总数2%～3%，其中80%以上在产后2小时内发生产后出血。

一、病因

临床上产后出血的主要原因有子宫收缩乏力、胎盘因素、软产道裂伤及凝血功能障碍等，这些病因可单一存在，也可互相影响，共同并存。

(一)子宫收缩乏力

子宫收缩乏力是产后出血的最主要、最常见的病因，占产后出血总数的70%～80%。

1.全身因素

产妇对分娩有恐惧心理，精神高度紧张；产程过长，造成产妇体力衰竭；产妇合并慢性全身性疾病；临产后过多地使用镇静剂、麻醉剂或子宫收缩抑制剂。

2.局部因素

(1)子宫过度膨胀，肌纤维过度伸展：多胎妊娠、巨大儿、羊水过多等。

(2)子宫肌肉水肿或渗血：前置胎盘、胎盘早剥、妊娠期高血压、宫腔感染等。

(3)宫肌壁损伤：剖宫产史、子宫肌瘤剔除术后、急产等。

(4)子宫病变：子宫肌瘤、子宫畸形等。

(二)胎盘因素

(1)胎盘滞留：胎盘大多在胎儿娩出后15分钟内娩出，如30分钟后胎盘仍不娩出，胎盘剥离面血窦不能关闭而导致产后出血。常见于膀胱充盈，使已剥离的胎盘滞留宫腔；宫缩剂使用不当，使剥离后的胎盘嵌顿于宫腔内；第三产程时过早牵拉脐带或挤压宫底，影响胎盘正常剥离。胎盘剥离不全部位血窦开放而出血。

(2)胎盘粘连或胎盘植入：胎盘绒毛仅穿入子宫壁表层为胎盘粘连。胎盘绒毛穿入子宫壁肌层为胎盘植入。部分性胎盘粘连或植入表现为胎盘部分剥离，部分未剥离，导致子宫收缩不良，已剥离面的血窦开放而致出血。完全性胎盘粘连或植入因胎盘未剥离而无出血。

(3)胎盘部分残留：当部分胎盘小叶、胎膜或副胎盘残留于宫腔时，影响子宫收缩而出血。

(三)软产道裂伤

常因为急产、子宫收缩过强、产程进展过快、软产道未经充分扩张、软产道组织弹性差、巨大儿分娩、会阴助产不当、未做会阴侧切或会阴侧切切口过小等，在胎儿娩出时可致软产道撕裂。

(四)凝血功能障碍

任何原因引起的凝血功能异常均可导致产后出血。

(1)妊娠合并凝血功能障碍性疾病：如血小板减少症、白血病、再生障碍性贫血、重症肝炎等。

(2)妊娠并发症导致凝血功能障碍：如重度妊娠期高血压疾病、胎盘早剥、死胎、羊水栓塞等均可影响凝血功能，从而发生弥散性血管内凝血(DIC)，导致子宫大量出血。

二、临床表现

产后出血主要表现为阴道大量流血及失血性休克导致的相关症状和体征。

(一)症状

产后出血产妇会出现休克症状,面色苍白、冷汗淋漓、口渴、心慌、头晕、烦躁、畏寒、寒战,甚至表情淡漠、呼吸急促,很快会陷入昏迷状态。

胎儿娩出后立即出现鲜红色的阴道流血,应为软产道裂伤;胎儿娩出数分钟后出现暗红色阴道流血,可能是胎盘因素引起;胎盘娩出后见阴道流血较多,可能为子宫收缩乏力或胎盘、胎膜残留;胎儿娩出后阴道持续流血并且有出血不凝的现象,可能发生凝血功能障碍;如果产妇休克症状明显,但阴道流血量不多,可能发生软产道裂伤而造成阴道壁血肿,此类产妇会有尿频或明显的肛门坠胀感。

(二)体征

产妇会出现脉压缩小、血压下降、脉搏细速,子宫收缩乏力和胎盘因素所致产后出血的产妇,子宫轮廓不清、触不到宫底,按摩后子宫可收缩变硬,停止按摩子宫又变软,按摩子宫时会有大量出血。如有宫腔积血或胎盘滞留,宫底可升高,按摩子宫并挤压宫底部等刺激宫缩时,可使胎盘或者积血排出。若腹部检查宫缩较好、子宫轮廓清晰,但阴道流血不止,可考虑为软产道裂伤或凝血功能障碍所致。

三、处理原则

针对出血原因,迅速止血,补充血容量,纠正失血性休克,同时防止感染。

四、护理

(一)护理评估

1.病史

评估产妇有无与产后出血相关的病史。如孕前有无出血性疾病,有无重症肝炎,有无子宫肌壁损伤史,有无多次人流史,有无产后出血史。孕期产妇有无妊娠合并妊娠期高血压疾病、前置胎盘、胎盘早剥、多胎妊娠,产妇有无合并内科疾病。分娩期产妇有无过多使用镇静剂,情绪是否稳定,是否产程过长或者急产,有无产妇衰竭、有无软产道裂伤等情况。

2.身心状况

评估产妇产后出血所导致症状和体征的严重程度。产后出血发生初期,产妇有代偿功能,症状、体征可能不明显,待机体出现失代偿情况,可能很快进入休克期,并且容易发生感染。当产妇合并有内科疾病时,可能出血不多,也会很快进入休克状态。

3.辅助检查

(1)评估产后出血量:注意阴道流血是否凝固,同时估计出血量。通常有以下 3 种方法:①称重法,失血量(mL)=[胎儿娩出后所有使用纱布、敷料总重(g)-使用前纱布、敷料总重(g)]÷1.05(血液比重g/mL)。②容积法,用产后接血容器收集血液后,放入量杯测量失血量。③面积法,可按接血纱布血湿面积粗略估计失血量。

(2)测量生命体征和中心静脉压:观察血压下降的情况;呼吸短促,脉搏细速,体温开始低于正常后升高,通过观察体温情况来判断有无感染征象。中心静脉压测定结果若低于 1.96×10^{-2} kPa

提示右心房充盈压力不足，即血容量不足。

（3）实验室检查：抽取产妇血进行生化指标化验，如血常规、出凝血时间、凝血酶原时间、纤维蛋白原测定等。

（二）护理诊断

（1）潜在并发症：出血性休克。

（2）有感染的危险：与出血过多、机体抵抗力下降有关。

（3）恐惧：与出血过多、产妇担心自身预后有关。

（三）护理目标

（1）及时补充血容量，产妇生命体征尽快恢复平稳。

（2）产妇无感染症状发生，体温、血常规指标等正常。

（3）产妇能理解病情，并且预后无异常。

（四）护理措施

1.预防产后出血

（1）妊娠期：加强孕前及孕期保健，如有凝血功能障碍等相关疾病的产妇，应积极治疗后再孕，定期接受产检，及时治疗高危妊娠。对有产后出血危险的高危妊娠者，应提早入院，住院待产。

（2）分娩期：①第一产程严密观察产妇的产程进展，鼓励产妇进食和休息，防止疲劳和产妇衰竭，同时合理使用宫缩剂，防止产程延长或急产，适当使用镇静剂以保证产妇休息。②第二产程严格执行无菌技术，指导产妇正确使用腹压；严格掌握会阴切开的时机，保护会阴，避免胎儿娩出过快，胎儿娩出后立即使用宫缩剂，以加强子宫收缩，减少出血。③第三产程时，不可过早牵拉脐带，挤压子宫，待胎盘剥离征象出现后及时协助胎盘娩出，并仔细检查胎盘、胎膜，软产道有无裂伤或血肿。若阴道出血量多，应查明原因，及时处理。

（3）产后观察：产后 2 小时产妇仍于产房观察，80％的产后出血发生在这一期间。注意观察产妇子宫收缩，恶露的色、质、量，会阴切口处有无血肿，定时测量产妇的生命体征，发现异常，及时处理。督促产妇及时排空膀胱，以免因膀胱充盈影响宫缩致产后出血。尽可能进行早接触、早吸吮，可刺激子宫收缩，减少阴道出血量。重视产妇主诉，同时对有高危因素的产妇，保持静脉通畅。做好随时急救的准备。

2.针对出血原因治疗

（1）子宫收缩乏力所致产后出血可加强子宫收缩，通过使用宫缩剂、按摩子宫、宫腔填塞或结扎血管等方法止血。①使用宫缩剂：胎儿、胎盘娩出后即刻使用宫缩剂促进子宫收缩。可用缩宫素肌内注射或静脉滴注，卡前列甲酯栓纳肛、地诺前列酮肌内注射等均可促进子宫收缩，用药前注意产妇有无禁忌证。②按摩子宫：胎盘娩出后，一手置于产妇腹部。触摸子宫底部，拇指在前，其余四指在后，均匀而有节律地按摩子宫，促使子宫收缩，直至子宫收缩正常为止（图 10-7）。如效果不佳，可采用腹部-阴道双手压迫子宫方法。一手在子宫体部按摩子宫体后壁。另一手戴无菌手套伸入阴道握拳置于阴道前穹隆处，顶住子宫前壁，两手相对紧压子宫，均匀而有节律地按摩，不仅可以刺激子宫收缩且可压迫子宫内血窦，减少出血（图 10-8）。③宫腔填塞：一种是宫腔纱条填塞法，即应用无菌纱布条填塞宫腔，有明显的局部止血作用，适用于子宫全部松弛无力，以及经过子宫按摩、应用宫缩剂仍然无效者。术者用卵圆钳将无菌纱布条送入宫腔内，自宫底由内向外填紧宫腔。压迫止血，助手在腹部固定子宫。一般于 24 小时后取出纱条，填塞纱条后要严密观察子宫收缩情况，观察生命体征，警惕填塞不紧，若留有空隙，可造成隐匿性出血，以及宫腔内继续出血、积血而阴道不流血的假象。24 小时后取出纱条，取出前应先使用宫缩剂。另一种是宫腔填塞气囊(图 10-9)。宫腔纱布条填塞可能会造成填塞不均匀、填塞不紧等情况而造成隐性出血，纱条填塞无效时或可直接使用宫腔气囊填塞。在气泵的作用下向气球囊充气配合止血辅料对子宫腔进行迅速止血，它对宫腔加压均匀，并且止血效果较好，操作简单，便于抢救时能及时使用。④结扎盆腔血管：如遇子宫收缩乏力、前置胎盘等严重产后出血的产妇，上述处理无效时，可经阴道结扎子宫动脉上行支或结扎髂内动脉。⑤动脉栓塞：在超声提示下，行股动脉穿刺插入导管至髂内动脉或子宫动脉，注入吸收性明胶海绵栓塞动脉。栓塞剂可于 2～3 周自行吸收，血管恢复畅通，但需要在产妇生命体征平稳时进行。⑥子宫切除：如经积极抢救无效者，危及产妇生命，根据医嘱做好全子宫切除术的术前准备。

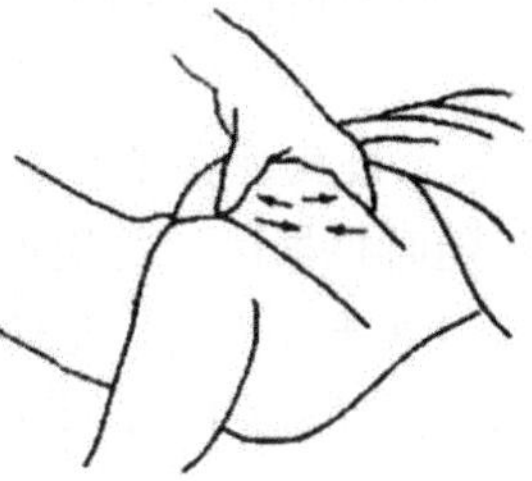

图 10-7　按摩子宫

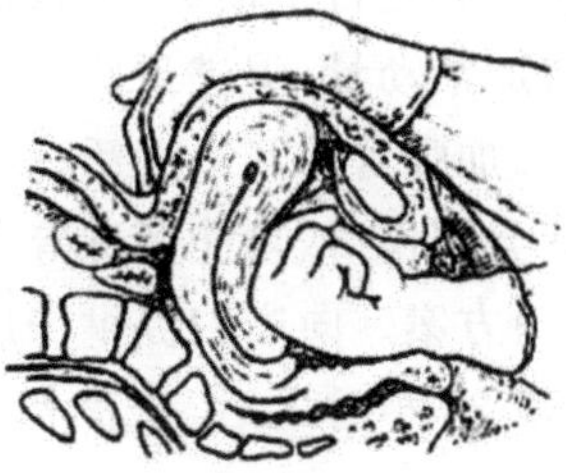

图 10-8　腹部-阴道双手压迫子宫

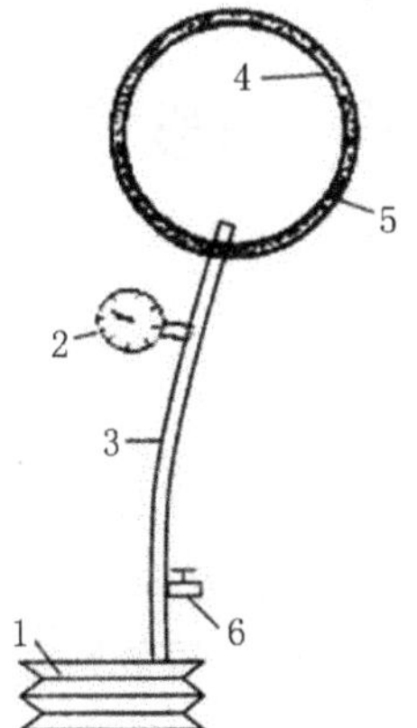

气囊球 4 外球面上设置有止血敷料 5，硅胶管 3 一端固定连接气球囊 4，
另一端连接气泵 1，硅胶管 3 上设置有压力显示表 2 和放气开关 6

图 10-9　宫腔填塞气囊

(2)胎盘因素：怀疑有胎盘滞留时应立即做阴道检查或宫腔探查，做好必要的刮宫准备。胎盘已剥离者，可协助产妇排空膀胱，牵拉脐带，按压宫底，协助胎盘娩出。若胎盘部分剥离、部分粘连时，可徒手进入宫腔，协助剥离胎盘后取出。若胎盘部分残留者。徒手不能取出胎盘，使用大刮匙刮取残留胎盘；胎盘植入者，不可强行剥离，做好子宫切除的准备。

(3)软产道裂伤：应及时准确地进行修复缝合。如果出现血肿，则需要切开血肿、清除积血、缝合止血，同时补充血容量，必要时可置橡皮引流。

(4)凝血功能障碍:排除以上各种因素后,根据血生化报告,针对不同病因治疗,及时补充新鲜全血,补充血小板、纤维蛋白原,或凝血酶原复合物、凝血因子等。如果发生弥散性血管内凝血应进行抗凝与抗纤溶治疗,积极抢救。

(5)失血性休克:对失血量多的产妇,其休克程度与出血量、出血速度和产妇自身状况有关。在抢救的同时,尽可能正确地判断出血量,判断出血程度,并补充相同的血量为原则,止血治疗的同时进行休克抢救。建立有效的静脉通路,测量中心静脉压,根据医嘱补充晶体和胶体,纠正低血压。给予产妇安静的环境,平卧,吸氧并保暖,纠正酸中毒,同时观察产妇的意识状态、皮肤颜色、生命体征和尿量。根据医嘱使用广谱抗生素防止感染。

3.健康指导

产后出血后,产妇抵抗力下降、活动无耐力,医护人员应主动给予产妇关心,使其增加安全感,并且帮助产妇进行生活护理,鼓励产妇说出内心感受,针对产妇的情况,逐步改善饮食,纠正贫血,逐步增加活动量,促进预后。

指导产妇加强营养和适度活动等自我保健知识,同时宣教关于自我观察子宫复旧和恶露情况,自我护理会阴伤口、功能锻炼等方法,指导其定时产后检查,随时根据医师的检查结果调节产后自我恢复的方案。向产妇提供产后避孕指导,产褥期禁止盆浴,禁止性生活。晚期产后出血可能发生于分娩24小时之后,于产褥期发生大量出血,也可能发生于产后1～2周,应予以高度警惕。

(杨宝媛)

第十二节 妊娠合并心脏病

一、概述

妊娠合并心脏病是严重的妊娠合并症,在我国孕产妇死因中居第二位。妊娠期、分娩期及产褥期均可使心脏病者的心脏负担加重而诱发心力衰竭,是造成孕产妇死亡的主要原因之一,因此产科工作者必须高度重视。目前,先天性心脏病居妊娠合并心脏病原因的首位,其次是风湿性心脏病。

(一)妊娠期、分娩期及产褥期对心脏病的影响

1.妊娠期

妊娠期孕妇血容量自孕6～8周逐渐增加,至孕32～34周达高峰,比非孕期增加30%～45%,随着血容量增加,心排血量增加,心率加快,心脏负担加重。妊娠晚期,子宫增大,膈肌上升,使心脏向左上方移位,致大血管扭曲,心脏负担进一步加重。

2.分娩期

此期心脏负担最重。

(1)第一产程:宫缩一次,有250～500 mL血液被挤至体循环,回心血量增加,心脏负担增加。

(2)第二产程:宫缩强度进一步加强,加之产妇屏气用力,腹肌及骨骼肌收缩,使肺循环压力

及腹压增加，内脏血液大量涌向心脏，此期心脏负担最重。

(3)第三产程：胎儿娩出后，腹压骤减，大量血液向内脏血管灌注，回心血量骤减；胎儿、胎盘娩出后，子宫迅速缩小，胎盘循环停止，子宫血窦内大量的血液进入体循环，回心血量骤增，造成血流动力学急剧改变，使心脏负担加重，诱发心脏病孕妇出现心力衰竭。

3.产褥期

产后 3 天内仍是心脏负担较重时期，除宫缩使部分血液进入体循环外，妊娠期产妇组织内潴留的液体也回到体循环，使血容量再度增加，诱发心力衰竭。

由此可知，妊娠 32～34 周、分娩期及产褥期的最初 3 天内，心脏负担加重，是心脏病孕妇最易发生心力衰竭的危险时期，应加强监护。

(二)心脏病对妊娠的影响

心脏病不影响受孕，但较重的心脏病患者妊娠后心功能恶化，易致流产、早产、死胎、胎儿生长受限、胎儿宫内窘迫及新生儿窒息发生率明显增高，围生儿死亡率是正常妊娠的 2～3 倍。

二、护理评估

(一)健康史

(1)妊娠前有无心脏病和风湿热的病史，既往心脏病的治疗经过及心功能状态等。

(2)有无劳力性呼吸困难、夜间端坐呼吸、咯血、胸闷、胸痛等心功能异常的症状。

(3)了解有无妊娠期高血压疾病、重度贫血、上呼吸道感染等诱发心力衰竭的因素。

(二)身体状况

1.症状评估

心脏病孕妇心功能分级如下。

(1)Ⅰ级：一般体力活动不受限制。

(2)Ⅱ级：一般体力活动稍受限制，活动后心悸、轻度气短，休息时无症状。

(3)Ⅲ级：一般体力活动显著受限制，休息时无不适，轻微日常工作即感不适、心悸、呼吸困难或既往有心力衰竭史者。

(4)Ⅳ级：一般体力活动严重受限制，不能进行任何活动，休息时仍有心悸、呼吸困难等心力衰竭表现。早期心力衰竭表现如下：①轻微活动后出现胸闷、心悸、气短；②休息时心率每分钟超过110 次，呼吸每分钟超过 20 次；③夜间常因胸闷而坐起呼吸或到窗口呼吸新鲜空气；④肺底部出现少量持续性湿啰音，咳嗽后不消失。

2.护理检查

可有以下体征：①Ⅱ级或Ⅲ级以上收缩期杂音；②舒张期杂音；③严重心律失常；④心脏扩大。

3.辅助检查

(1)心电图：心电图提示心律失常或心肌损害。

(2)X 线检查：显示心脏扩大，个别心腔扩大。

(3)超声心动图检查：显示心肌肥厚、瓣膜运动异常、心内结构畸形。

(4)产科 B 超检查：了解胎儿的大体情况及生物物理评分。

(5)胎儿电子监护仪：预测子宫内胎儿储备能力，评估胎儿健康。

(三)心理-社会状况

患者常因担心妊娠期间病情加重影响胎儿发育,而感到紧张、恐惧不安,也担心自己无法承受妊娠和分娩带来的风险而出现生命危险。分娩时,恐惧、害怕、宫缩痛及缺氧,使患者烦躁不安,不易与医护合作。

(四)处理要点

根据心功能分级确定是否能妊娠,不宜妊娠者应及时终止妊娠;可妊娠者需加强妊娠期检查及监测。妊娠晚期提前选择适宜的分娩方式,心功能较好、胎位正常、子宫颈条件良好者可行阴道分娩;而心功能分级Ⅲ~Ⅳ级、胎儿偏大、产道异常或有其他并发症者应选择剖宫产。产褥期注意休息及预防感染,心功能Ⅲ级以上者不宜哺乳。

三、护理问题

(一)焦虑

焦虑与担心母儿安危有关。

(二)自理能力缺陷

自理能力缺陷与心功能不全需卧床休息有关。

(三)活动无耐力

活动无耐力与心排血量下降有关。

(四)潜在并发症

心力衰竭、感染或洋地黄中毒。

四、护理措施

(一)一般护理

(1)列入高危妊娠门诊,加强产前检查,及时了解心脏功能及胎儿情况,发现心力衰竭立即入院治疗。

(2)休息:每天保证至少10小时睡眠时间,采取左侧卧位或半卧位。

(3)饮食:高蛋白质、高维生素、低盐、低脂饮食,多吃水果和蔬菜,预防便秘,每周体重增长不超过0.5 kg。

(4)预防心力衰竭:除加强上述各项护理外,还要预防和及时治疗感染、贫血、妊娠期高血压疾病等影响心功能的因素。

(二)病情观察

监测心率、呼吸、液体出入量及胎动计数,如有发热、心悸、气促、咳嗽、水肿等不适及时报告医师。

(三)对症护理

1.妊娠期

(1)终止妊娠:心功能Ⅲ~Ⅳ级不宜妊娠者,应于孕12周前行人工流产;妊娠12周以上者在控制心力衰竭的基础上行引产术;妊娠已达28周以上者,引产风险太大,应在内科生配合下严密监护,积极防治心力衰竭,使之度过妊娠期与分娩期。

(2)心力衰竭防治:注意休息,营养科学合理。妊娠早期不主张预防性使用洋地黄,早期心力衰竭者可给予地高辛治疗以减少药物的毒性反应;而妊娠晚期治疗原则是待心力衰竭控制后及早剖宫产结束妊娠，挽救生命。

2.分娩期

(1)分娩方式的选择：心功能Ⅲ～Ⅳ级且有产科指征者，宜选择剖宫产，术时上半身抬高30°，以防出现仰卧位低血压综合征；不宜再妊娠者，同时行输卵管结扎术。而心功能Ⅰ～Ⅱ级且胎儿不大且胎位正常、子宫颈条件好者，可在严密监护下经阴道试产。

(2)第一产程：专人护理，积极与产妇沟通，消除紧张情绪；指导患者深呼吸或按摩腹部以减轻因宫缩引起的腹部不适；充分休息，保存体力，适当镇静；注意控制输液速度，避免增加心脏负担；监测母儿情况及产程进展，做好剖宫产术前准备。

(3)第二产程：避免屏气用力，会阴侧切下行阴道助产，缩短第二产程。

(4)第三产程：胎儿娩出后，产妇腹部用沙袋加压，防止腹压骤降，诱发心力衰竭。应用缩宫素防止产后出血，但禁用麦角新碱，因其可升高静脉压诱发心力衰竭。必要时输血、输液。

3.产褥期

产后3天仍是发生心力衰竭的危险期，要求产妇充分卧床休息1～2周；心功能Ⅲ～Ⅳ级者不宜哺乳，及时回乳并指导家属人工喂养；常规应用抗生素至产后1周。

(四)心理护理

加强心理安慰，避免孕妇情绪紧张和过度激动，保持平稳豁达心情。

(五)健康指导

(1)心功能达Ⅲ级或Ⅲ级以上、有心力衰竭史者不宜妊娠，指导选择有效避孕方法或绝育。

(2)按产妇心功能情况的不同，帮助制订家庭康复计划，指导婴儿的喂养及护理。教会产妇心功能自我监护方法。

(3)出院后注意休息，保持情绪稳定，避免过度劳累。

(杨宝媛)

第十三节　妊娠糖尿病

一、概述

妊娠糖尿病是一组以血糖升高为特征的全身性代谢病，主要包含两种：一种是妊娠前已有糖尿病，之后再妊娠，称为糖尿病合并妊娠；另一种为妊娠前糖代谢正常或潜在糖耐量异常，妊娠期出现或发现糖尿病，称为妊娠期糖尿病，妊娠合并糖尿病中以后者为主，占80%以上。

二、妊娠对糖尿病的影响

妊娠后，母体糖代谢的主要变化是葡萄糖需要量增加、胰岛素抵抗和分泌相对不足。

(一)葡萄糖需要量增加

胎儿能量的主要来源是通过胎盘从母体获取葡萄糖；妊娠时母体适应性改变，如雌、孕激素增加母体对葡萄糖的利用、肾血流量及肾小球滤过率增加，而肾小管对糖的再吸收率不能相应增加，都可使孕妇空腹血糖比非孕时偏低。

(二)胰岛素抵抗和分泌相对不足

胎盘合成的胎盘生乳素、雌激素、孕激素、胎盘胰岛素酶及母体肾上腺皮质激素都具有拮抗胰岛素的功能,使孕妇体内组织对胰岛素的敏感性下降。应用胰岛素治疗的孕妇如果未及时调整胰岛素用量,部分患者可能会出现血糖异常。产后胎盘排出体外,胎盘所分泌的抗胰岛素物质迅速消失,胰岛素用量应立即减少。

三、糖尿病对妊娠的影响

糖尿病对妊娠的影响取决于血糖量、血糖控制情况、糖尿病的严重程度及有无并发症。

(一)糖尿病对孕妇的影响

1.孕早期自然流产发生率增加

高血糖可使胚胎发育异常甚至死亡,所以患有糖尿病的女性宜在血糖控制正常后再怀孕。

2.易并发妊娠期高血压疾病

糖尿病患者可导致血管广泛病变,使小血管内皮细胞增厚及管腔变窄,组织供血不足。

3.糖尿病患者抵抗力下降

易合并感染,以泌尿系统感染最常见。

4.羊水过多

发生率较非糖尿病孕妇多10倍。

5.危险系数增高

因巨大儿发生率明显增高,难产、产道损伤、手术产的概率高。产程长易发生产后出血。

6.易发生糖尿病酮症酸中毒

糖尿病酮症酸中毒对母儿危害较大,不仅是糖尿病产妇死亡的主要原因,酮症酸中毒发生在孕早期还有致畸作用,发生在妊娠中晚期易导致胎儿窘迫及胎死宫内。

(二)糖尿病对胎儿的影响

1.巨大儿

巨大儿的发生率达25%～40%。胎儿长期处于高血糖状态,刺激胎儿胰岛素β细胞增生,产生大量胰岛素,活化氨基酸转移系统,促进蛋白、脂肪合成和抑制脂解作用,使胎儿巨大。

2.胎儿宫内生长受限

胎儿宫内生长受限的发生率为21%。见于严重糖尿病伴有血管病变时,如肾脏、视网膜血管病变。

3.早产儿

早产儿的发生率为10%～25%。早产的原因有羊水过多、妊娠期高血压疾病、胎儿窘迫以及其他严重并发症,常需提前终止妊娠。

4.胎儿畸形

胎儿畸形的发生率为6%～8%,高于非糖尿病孕妇。主要原因是孕妇代谢紊乱,尤其是高血糖与胎儿畸形有关。

四、对新生儿的影响

(一)新生儿呼吸窘迫综合征发生率增加

孕妇高血糖持续经胎盘到达胎儿体内,刺激胎儿胰岛素分泌增加,形成高胰岛素血症。后者具有拮抗糖皮质激素促进肺泡Ⅱ型细胞表面活性物质合成及释放的作用，使胎儿表面活性物质产生及分娩减少，胎儿肺成熟延迟。

(二)新生儿低血糖

新生儿脱离母体高血糖环境后，高胰岛素血症仍存在，若不及时补充糖，易发生低血糖，严重时危及新生儿生命。

(三)低钙血症和低镁血症

正常新生儿血钙为2～2.5 mmol/L，生后72小时血钙＜1.75 mmol/L为低钙血症。出生后24～72小时血钙水平最低。糖尿病母亲的新生儿低钙血症的发生率为10%～15%。一部分新生儿同时合并低镁血症。

(四)其他

高胆红素血症、红细胞增多症等的发生率均较正常妊娠的新生儿高。

五、临床表现

凡有糖尿病家族史(尤其是直系亲属)、孕前体重≥90 kg，胎儿出生体重≥4 000 g、孕妇曾有多囊卵巢综合征、不明原因流产、死胎、巨大儿或畸形儿分娩史本次妊娠胎儿偏大或羊水过多者应警惕患糖尿病。妊娠前糖尿病有典型的糖尿病三多一少症状。

六、孕期监测

(一)孕妇血糖监测

1.血糖监测方法

用微量血糖仪测定毛细血管全血血糖水平。每天4次(包括空腹及三餐后2小时)末梢血糖监测；血糖控制不良或不稳定者以及孕期应用胰岛素治疗者，每天7次血糖监测(三餐前、三餐后2小时，夜间血糖)；血糖控制稳定至少应每周行血糖轮廓试验监测1次，根据血糖监测结果及时调整胰岛素的用量。不主张使用连续血糖检测仪作为临床常规监测血糖的手段。

2.孕期血糖控制目标

(1)妊娠合并糖尿病的孕妇：餐前血糖≤5.3 mmol/L；餐后1小时血糖≤7.8 mmol/L；餐后2小时血糖≤6.7 mmol/L；夜间血糖不低于3.3 mmol/L，孕期糖化血红蛋白最好＜5.5%。

(2)孕前糖尿病患者：早孕期间血糖控制勿过于严格，以防止低血糖的发生。孕期血糖控制目标：餐前、夜间及空腹血糖3.3～5.4 mmol/L，糖化血红蛋白＜6.0%。

3.糖化血红蛋白测定

反映取血前2～3个月的平均血糖水平，可作为糖尿病长期控制的良好指标，用于妊娠合并糖尿病的初次评估时，在胰岛素治疗期间推荐每2个月检查1次。

4.尿糖、尿酮检查

妊娠期间尿糖阳性并不能真正反映患者的血糖水平，不建议孕期常规检测。检测尿酮体有助于及时发现孕妇摄取碳水化合物或热量不足，也是早期糖尿病酮症酸中毒的一个敏感指标，血糖控制不理想是应及时监测。

(二)孕妇并发症的监测

1.妊娠期高血压的监测

每次孕期检查时应监测血压及尿蛋白，一旦发现子痫前期，按子痫前期处理原则。

2.羊水过多及其并发症的监测

注意患者的宫高曲线及子宫张力，如宫高增长过快或子宫张力增大，及时行B超检查，了解羊水量。

3.糖尿病酮症酸中毒症状的监测

孕期出现不明原因恶心、呕吐、乏力、头痛甚至昏迷者，注意检查患者的血糖，尿酮体，必要时行血气分析，明确诊断。

4.感染的监测

注意有无白带增多、外阴瘙痒、尿急、尿频、尿痛及腰痛等表现，定期行尿常规检测。

5.甲状腺功能监测

必要时行甲状腺功能检测，了解患者的甲状腺功能。

6.肾功能、眼底检查和血脂测定

糖尿病伴有微血管病变合并妊娠者，应在妊娠早、中、晚三个阶段进行肾功能、眼底检查和血脂测定。

(三)胎儿监测

1.胎儿发育异常的检查

在孕中期应用彩色多普勒超声对胎儿进行产前筛查，尤其要注意检查中枢神经系统和心脏的发育(有条件者推荐做胎儿超声心动图检查)。

2.胎儿生长速度的监测

28周后应每4～6周1次超声波检查，监测胎儿发育、了解羊水量以及胎儿血流情况等。

3.胎儿宫内发育状况的评价

需要应用胰岛素或口服降糖药物的糖尿病者，孕32周起，注意胎动，每周1次营养支持；必要时，超声多普勒检查了解脐动脉血流情况。

4.促胎儿肺成熟

孕期血糖控制不满意记忆需要提前终止妊娠者，应在计划终止妊娠前48小时，促胎儿肺成熟。有条件者行羊膜腔穿刺术抽取羊水了解胎儿肺成熟度，同时羊膜腔内注射地塞米松10 mg。

七、诊断标准

(一)糖尿病合并妊娠的诊断

(1)糖化血红蛋白≥6.5%。

(2)空腹血糖≥7.0 mmol/L。

(3)口服葡萄糖耐量试验2小时血糖水平≥11.1 mmol/L。

(4)伴有典型的高血糖或高血糖危象症状，同时任意血糖≥11.1 mmol/L。

如果没有明确的高血糖症状，(1)～(3)需在另一天进行复测核实。

(二)妊娠合并糖尿病的诊断标准

(1)有条件的医疗机构，妊娠24～28周，应对所有尚未被诊断为糖尿病的孕妇进行75 g口服葡萄糖耐量试验试验。

(2)75 g口服葡萄糖耐量试验诊断标准：空腹及服葡萄糖后1小时、2小时的血糖值分别为5.1 mmol/L、10.0 mmol/L、8.5 mmol/L，任何一点血糖值达到或超过上述标准即诊断为妊娠合并糖尿病。

八、护理

(一)护理评估

1.健康史

(1)了解有无糖尿病家族史、患病史,诊疗情况。

(2)既往孕产史,有无死胎、死产、巨大胎儿、畸形儿、新生儿低血糖史。

2.身体状况

(1)症状评估:①了解妊娠期间有无多饮、多食、多尿等糖尿病症状,孕妇有无过度肥胖。②是否出现过面色苍白、出冷汗、头晕、心慌等低血糖反应及恶心、呕吐、视力模糊、呼吸带烂苹果味等酮症酸中毒症状。③了解有无高血压、蛋白尿、巨大胎儿、羊水过多、外阴瘙痒、乳腺炎等合并症的情况。

(2)护理检查:重点检查眼睛、全身皮肤、乳房乳头及外阴、阴道、尿道有无感染及改变。

(3)辅助检查:①尿糖、尿酮体监测,阳性者进一步做糖筛查及空腹血糖。②空腹血糖检测,两次或两次以上≥5.8 mmol/L 者诊断为糖尿病。③糖筛查试验,一般在妊娠 24～48 周进行,将 50 g 葡萄糖粉溶于 200 mL 温水中,5 分钟内喝完,测 1 小时后血糖。阳性者需检查空腹血糖,空腹血糖异常诊断为糖尿病,正常者加做口服葡萄糖耐量试验。④口服葡萄糖耐量试验要求空腹 12 小时,口服葡萄糖粉 75 g,测空腹血糖及服糖后 1 小时、2 小时、3 小时 4 次血糖,其正常上限为空腹 5.6 mmol/L、1 小时 10.3mmol/L、2 小时 8.6mmol/L、3 小时 6.7 mmol/L。两项或两项以上达到或超过正常值者,可诊断为妊娠合并糖尿病,仅一项高于正常值,诊断为糖耐量异常。⑤眼底检查、糖化血红蛋白、产科 B 超及胎儿成熟度等检查。

3.心理-社会状况

很多孕妇在未发现糖尿病前心态良好,诊断后常因饮食的控制、血糖的监测及胰岛素的使用等出现厌烦情绪,再加之担心胎儿安危及畸形发生可能,常有焦虑不安感。

4.处理要点

严格控制血糖,防止营养失调;防止低血糖休克和酮症酸中毒;加强胎儿监护,防止围生儿受伤。

(二)护理问题

1.知识缺乏

缺乏饮食控制的相关知识。

2.营养失调

低于或高于机体需要量与血糖代谢异常有关。

3.有胎儿受伤的危险

有胎儿受伤的危险与糖尿病引起巨大胎儿、畸形儿、新生儿呼吸窘迫综合征有关。

4.潜在并发症

酮症酸中毒等。

(三)护理措施

1.一般护理

(1)加强产前检查,妊娠前 10 周,每周 1 次;妊娠 11～35 周,每 2 周 1 次,36 周后,每周 1 次。

(2)因血糖高降低机体的抵抗力,孕产妇易出现上呼吸道、泌尿系统、生殖系统及皮肤的感染。指导孕妇要注意卫生清洁，护理过程中要加强口腔、皮肤、会阴部、乳房的清洁，防止外阴阴道假丝酵母菌病、急性肾盂肾炎、尿道炎、产褥感染、乳腺炎的发生。

2.病情观察

(1)重点监测尿糖、尿酮体、血糖及胎儿子宫内发育情况，及早发现胎儿畸形及巨大胎儿。

(2)了解有无妊娠期高血压疾病、低血糖反应、酮症酸中毒症状的出现。

(3)产后注意观察体温、子宫复旧、恶露及乳房情况，预防产后出血，若有异常及时处理和报告医师。

3.对症护理

(1)饮食控制：糖尿病的主要治疗方法，适当增加蔬菜、豆制品、维生素、钙、铁等的摄入，保证血糖维持在6.11～7.77 mmol/L水平而孕妇又无饥饿感为理想。

(2)胰岛素治疗：因口服降糖药可通过胎盘影响胎儿发育，不宜使用。当控制饮食后血糖控制不理想时，主张胰岛素治疗，常采用皮下注射，如果出现酮症酸中毒可在监测条件下静脉用药。使用胰岛素期间务必仔细观察用药反应，避免出现低血糖反应。

(3)分娩期处理：分娩时间如胎儿和孕妇一般情况良好，尽量选择在妊娠38～39周进行；选择剖宫产者术前3小时要停用胰岛素，以防新生儿发生低血糖；选择阴道分娩，要注意防止产程过长，应在12小时内结束分娩。

(4)产褥期处理：胎盘娩出后，体内抗胰岛素物质急剧减少，大部分妊娠合并糖尿病患者不需要胰岛素治疗，大多产妇可在产后1～2周血糖恢复正常。

(5)新生儿处理：按高危新生儿护理，给予保暖和吸氧，及早开奶，定时喂服葡萄糖水。

4.心理护理

向孕妇及家人介绍妊娠合并糖尿病的相关知识，了解只要配合治疗，血糖控制在正常水平，不会对母儿造成太大危害，减轻孕妇焦虑不安心理。

5.健康指导

(1)介绍有关糖尿病的知识，指导患者积极预防糖尿病的危险因素，改变不健康的生活方式，合理膳食，积极参加运动锻炼，减少肥胖。

(2)运动指导选择一些有氧运动，每天1次，一次持续20～40分钟，餐后1小时进行，避免过度劳累而致低血糖反应。

(3)妊娠合并糖尿病患者应于产后6～12周行口服葡萄糖耐量试验检查，以排除糖尿病合并妊娠。

(4)妊娠合并糖尿病患者有17%～63%以后会发展为2型糖尿病，指导患者定期进行尿糖和血糖测定。

(杨宝媛)

第十一章 体检中心护理

第一节 健康体检诊查科目与项目

一、体检基本项目

(一)体格检查

1.一般检查

身高、体重、腰围、臀围、血压、脉搏。

2.物理检查

(1)内科:心脏、肝脏、脾脏、肺脏、肾脏。

(2)外科:浅表淋巴结、甲状腺、乳腺、脊柱、四肢关节、肛门、外生殖器(男性)。

(3)眼科:视力、辨色力、内眼、外眼、眼压。

(4)耳鼻咽喉科:外耳道、鼓膜、听力、鼻腔、鼻窦、咽喉。

(5)口腔科:口腔黏膜、牙齿、牙龈、颞下颌关节、腮腺。

(6)妇科:外阴、内诊。

(二)实验室检查

1.常规检查

血常规、尿常规、便常规和潜血试验。

2.生化检查

(1)肝功能:谷草转氨酶、谷丙转氨酶、总胆红素。

(2)肾功能:血尿素氮、血肌酐、血尿酸、空腹血糖。

(3)血脂:总胆固醇、甘油三酯、低密度脂蛋白胆固醇、高密度脂蛋白胆固醇。

3.细胞学检查

妇科病理学检查。

(三)辅助检查

1.心电图检查

心率及心电图异常结论。

2.X 线检查

胸片：肺部、心脏、胸廓、纵隔、膈肌。

3.超声检查

腹部超声：肝、胆、胰、脾、肾。

（四）健康体检自测问卷

健康史、躯体症状、生活方式和环境、心理健康与精神压力、睡眠健康、健康素养等。

二、备选检查项目（突出慢性病早期筛查）

（1）心脑血管疾病风险筛查：高血压、冠心病、脑卒中、外周血管病。

（2）2 型糖尿病风险筛查：空腹血糖受损、糖耐量异常、糖调节受损。

（3）慢性阻塞性肺疾病风险筛查。

（4）慢性肾脏疾病风险筛查。

（5）恶性肿瘤风险筛查：食管癌、胃癌、直结肠癌、肺癌、乳腺癌、宫颈癌、前列腺癌等。

（6）其他：身体适应能力检测、骨密度检测、心理测评、中医体质辨识、功能医学检测等。

（李伟伟）

第二节　健康体检环境与设施要求

一、体检机构的布局设置

根据体检流程及工作性质的不同，体检机构要将体检场所划分为不同的区域：办公区、体格检查区、特检区、影像区、化验区、餐饮服务区、候诊区等，既要达到功能齐全，又要使常规检查和专项检查等各个区域相对分开，避免体检次序混乱，流程不畅。部分体检机构开展有口腔、康复、心理等医疗服务，但要将检查与医疗相对分开，特别是医院的体检机构，要将检查与医疗分开，避免交叉感染。各个区域根据体检设备数量和所能接受的体检人数通过量，进行区域划分，保证体检流程顺畅合理。男女检查要划分不同的体检区域，既要注重保护体检人员隐私，也要保证方便快捷。同时，每个区域可根据自己的业务特点设置不同的环境气氛，努力做到布局合理、体现人文关怀。

二、影响体检质量的相关因素

（1）温馨舒适的体检环境。温馨舒适的环境对工作人员和受检人员保持良好的心态具有积极作用。

（2）科学规范的业务设置。业务设置首先要符合体检流程；其次要体现每个体检区的业务特点，并符合体检操作规范。

（3）素质过硬的专业队伍。主要指体检工作人员，包括政治素质和业务素质两个方面，既要具有良好的职业道德，又要具有较强的技术水平和丰富的临床诊治经验。

（4）先进齐全的硬件设施。科学先进和齐全配套的医疗设备及信息管理系统是确保体检质量的基础条件。

(5)高效顺畅的体检流程。根据体检规模和体检项目的多少,科学合理地组织体检是提高体检效率的必要条件。

(6)合理完善的体检项目。根据体检者个人情况、自觉症状、年龄结构、职业特点提供合理完善的检查项目。

实现规范化、标准化体检流程的基本条件是体检场地、体检设备和体检人员必须按照体检要求配置并符合群体体检的特点。

(一)体检场地要求

体检场地的要求是:①具有独立的体检空间和受检者的专用通道,且通风采光良好;②体检场所建筑总面积不少于1 000 m^2,每个独立的检查室使用面积不小于8 m^2,特殊科室要符合相关规定,检查区通道宽度不小于2 m;③至少设有候检区、体检区和就餐区;④污水、污物及医疗垃圾处理设施要符合有关规定;⑤体检环境应温馨、舒适,空气湿度和温度四季应保持适宜,并可做适当的健康知识宣传。

(二)体检仪器设备

1.专科体检

(1)内、外科及一般检查:检查床、血压计(表)、听诊器、叩诊锤、身高计、体重计、测量尺等。

(2)口腔科:牙科治疗椅、口腔器械盘、口镜、探针、镊子、牙髓电活力测试仪、牙科X线机、曲面体层X线机等。

(3)眼科:远视力表、近视力表、色觉图谱、检眼镜、非接触眼压计、视野计、裂隙灯、隐斜仪、暗适应仪、立体视觉检查仪等。

(4)耳鼻咽喉科:冷光灯(或蛇皮灯)、额镜、耳镜、鼓气耳镜、鼻镜、鼻咽镜、鼻内窥镜、间接喉镜、纤维喉镜、枪状镊、耵聍钩、嗅觉检查用品、音叉、电测听仪、中耳分析仪等。

(5)妇科检查:妇科检查床、电子阴道镜、窥阴器、红外乳腺检查仪等。

2.辅诊科室

(1)放射科:500毫安以上X光机、数字X线成像系统、乳腺钼靶X线摄像仪等。

(2)特诊科:彩色多普勒超声仪、全自动心电图机、动态心电图记录仪、运动平板、脑电图仪、脑地形图仪、颈颅多普勒检查仪等。

3.实验室检查

显微镜、全自动血液分析仪、尿分析仪、血液流变分析仪、全自动生化分析仪、酶标分析仪、血凝分析仪、离子分析仪、化学发光仪等。

4.其他检查设备

如肛肠镜、胃镜、骨密度检测仪、肺功能仪、动脉硬化程度检测仪、人体成分分析仪、鹰演全身健康扫描系统、摩拉变应原检测仪等。

体检机构仪器和设备应符合所面对的体检人群特点进行配备,同时应结合实际工作需要以及每天接受体检人数和工作量,如超声诊断仪的配备,以每台每天做腹部超声检查不超过35人为宜。特殊职业体检应配备相应的检查设备,如飞行人员耳鼻喉科体检常用的脑干诱发电位、耳声发射、眼视震电图,电动转椅等,作为某些疾病的特殊体检项目,可以根据实际需要配备。随着医学技术和医疗设备的快速发展,体检设备在不断地更新换代,体检项目也应随之充实完善。

(三)体检人员配置

体检机构医师、护士及相关人员的配置要求:①体检医师要具备与所在体检科室专业相对应的执业医师资格,经当地卫生行政部门的登记注册,并具有3年以上综合医院临床工作经验;②体检中心至少有2名以上总检医师,要由具备内、外科工作经历的副主任医师以上职称人员担任;③体检中心工作人员每天工作量应做限定,临床科室单科体检医师与受检者之比应在1∶80之内,采血组与受检者的比例以不超过1∶30为宜;④体检中心护理人员要具备执业护士资格并经当地卫生行政部门的登记注册,应具有2年以上护理工作经验;⑤体检中心护理人员至少有8名具有护士以上职称,并至少有2名主管护师;⑥医技类医师,技师应具有从事相关学科3年以上的工作经历(从事大型医疗仪器操作者,应具有操作大型仪器上岗证);⑦按科室设置比例配备接待、导检、行政管理及后勤保障人员,并严格执行岗前培训制度。

三、体检软件系统的使用

随着信息化技术的飞速发展,各类体检机构也开始实行信息化管理。在增强硬件建设的同时加强了计算机及各类体检软件的应用,建立了体检信息化管理系统,减轻了烦琐的人工劳动,降低了管理成本,提高了工作效率,体检业务快捷高效,并且实现了规范化、无纸化。

(一)在体检信息系统中引入条形码技术

体检者登记时打印的指引单带有体检号,还有体检者姓名、性别、年龄等信息和体检项目及条码。同时使用条码打印机将化验及检查项目按类别打印成一系列条码,这些条码分别贴在试管和检查单据上。体检医师只需扫描指引单上的条码,即完成对体检者的身份确认。化验标本送到相关科室后,工作人员用扫描枪扫描容器上的条码,完成对标本的确认。检查科室工作人员通过扫描申请单上的条码,获得体检者的信息。条形码技术的引入,改变了由手工填写单据的模式,避免了由于书写潦草带来的识别困难,减少了重复劳动,提高了工作效率。

(二)受检人员数据的实时采集和自动处理

医师在诊室接待每一位体检者时,边为其检查,边将各项检查结果登记并录入到工作站上,系统自动生成各项体检数据和体检建议,实现数据的实时采集和自动处理。

(三)实现与多系统跨平台的数据交换

随着社会需求的增大和体检人数的增多,各级体检机构工作量越来越大,以往手工操作费时费力且烦琐复杂,已经不能适应健康检查的快速发展。为此,目前很多体检机构都安装了各类健康体检软件,如深圳天方达公司的杏林七贤系列体检软件、北京天健科技集团的天健体检信息系统、北京东方健管科技有限公司的东方健管系列体检管理软件等。在健康体检中应用体检管理信息系统,体检者的化验、放射、超声检查结果可以通过对实验室信息管理系统、影像归档和通信系统访问获得,减少了大量数据的重复书写和人工操作,避免了总检医师资料汇总时各种数据的重复录入,不仅提高了工作效率和减轻了工作强度,也提升了体检服务的层次。

(四)为体检单位提供统计分析报告

对于团队体检,体检信息系统可根据单位体检数据,提取阳性体征,用统计学方法进行分析,为体检单位提供汇总分析报告,并将全部体检人员的体检结果汇集反馈给所在单位,这对于单位掌握所属人员的健康状况、评估健康水平、有针对性地搞好健康管理和疾病预防具有非常重要的意义。

(李伟伟)

第三节 健康体检流程的设计与要求

一、健康体检流程的概念与组成要素

(一)流程的概念和组成要素

所谓流程，是指一系列连续有规律的活动以某种确定的方式进行，并导致特定结果的程序。流程的两大标志是环节和时序。一个完整的流程包含了以下6个要素：输入资源、活动、活动的相互作用(即结构)、输出结果、顾客和价值。输入资源是指流程运作必须投入人力、物力、财力、技术及信息等资源；活动是指流程运作的各个环节；活动的相互关系是指把流程从头至尾串起来的各个环节之间的相互关系；输出结果是指承载着流程价值的流程运作结果；顾客是流程服务的对象；价值即是通过流程运作为顾客带来的益处。

(二)健康体检流程的概念

通俗地说，健康体检流程是为了完成预定的体检任务所设置的一系列与体检相关活动的组合。根据时间顺序和流程内容的不同，可以将健康体检流程划分为体检之前(简称检前)流程、体检之中(简称检中)流程和体检之后(简称检后)流程三个部分，各部分既相对独立，又互相关联，都是完成体检任务不可分割的重要组成部分。

(三)健康体检流程的组成要素

在健康体检流程中，输入资源是指为了完成体检任务所投入的人力、物力、财力、技术及信息等资源，如为体检中心配备各类管理人员和技术人员，添置各种基础设施和医疗设备，引进各项适宜技术和诊断项目，搭建不同数字化平台等都是资源投入的实际举措。活动是指围绕体检流程所设置的各个工作环节，如预约、咨询、导检、检查、随访等均是活动的具体内容。活动的相互关系是指每一个工作环节之间的相互作用，各环节按一定的时间顺序和内在规律彼此关联，既互相承接、互相依赖又互相制约，如采血和就餐的关系，决定了必须先采血后就餐。输出结果是指体检流程运作的实际结果，如形成体检报告、揭示健康风险、明确疾病诊断、出具健康风险评估报告等都是体检流程运作的最终结果。顾客就是所有来体检中心接受体检的客人。价值是体检流程给体检客人带来的所有益处，如温馨的服务、优雅的环境、对自身健康的了解、知晓如何矫正不健康的生活方式等都是体检流程给客人带来价值的具体体现。

二、健康体检与门诊就医的区别

健康体检中心大多是从门诊逐渐发展起来的，因而其流程与门诊流程有许多相似之处，但由于健康体检在服务对象、服务时间、服务内容及服务模式上有别于门诊就诊，因而健康体检流程与门诊就诊流程相比具有其自身的特点，主要表现在以下几个方面。

(一)就诊人群与受检人群的区别

首先，两者需求不同。就诊人群的需求侧重于明确疾病诊断、追求疾病治愈，而受检人群的需求主要侧重于对自身健康有一个全面和准确的了解，对发现的疾病或疾病风险因素寻求相应的对策和办法。其次，两者的心态不同。就诊人群是处在患病中的人群，由于长期以来形成的习惯和疾病折磨，就诊人群在医务人员面前总是处于被动和服从的位置，因而在服务层面上要求相对较低；而受检人群大部分是健康或亚健康人群，即使已患某些疾病，该疾病也是处于相对的稳定阶段，因而在服务层面上要求较高，且在接受服务的过程中有强烈的维权意识和参与意识。第三，两者的关注点不同。就诊人群主要关注医务人员技术水平、疾病诊断的准确性以及最终的治疗效果，受检人群则不仅要了解自己的健康状况，而且要求在不影响工作和生活质量的前提下，更关注如何维护自己的健康。

(二)患者就诊与受检人群体检时间分布的区别

患者就诊的时间分布没有任何规律可循且无法随意控制和自由调整，基本上是处于被动状态。受检者在安排体检的时间上既具有极大的主动性、计划性和灵活性，又受到所在单位和体检机构的制约。就一个年度而言，个人体检可以根据自己的时间自由确定，团队体检则需要由单位与体检机构根据参检人员职业特点、职业要求和人均费用等因素，共同协商确定每年在相对固定的时间段进行。就一天而言，无论是个人体检还是团队体检，受检人群必须按照体检机构的要求在早晨或上午进行体检，绝大部分检查项目上午都能完成。

(三)患者就诊专科检查与受检者体检的区别

专科检查的主要目的是确定检查部位是否具有与患者当前症状相关的疾病或异常发现，以便进一步明确诊断，而受检者体检的主要目的是确定检查部位是否存在阳性发现，并找出与该检查部位相关的危险因素。目的不同，检查的侧重点也就不一样。

三、体检流程设计要求

(一)检前流程设计要求

检前流程设计需要考虑的相关因素很多，除了诸如人力、物力、财力、信息等各类资源的必要配置外，重点应该把握以下几个环节。

1.对受检者体检需求的了解

受检者体检需求是检前流程设计时最重要的影响因素之一，必须充分了解，准确把握。影响需求的因素很多，主要与受检者性别、年龄、职业特征、生活方式、近期健康状况、既往史、遗传史、经济承受能力等有关。

2.受检者对体检中心的了解

受检者对体检中心的了解越全面深入，就越容易交流沟通，就越能够最大限度地配合体检中心流程要求，能够显著地提高效率。这就要求体检中心在设计检前流程时与受检者充分交流和沟通，最大限度地使受检者了解体检中心的人员、技术、项目、设备、服务、环境、特色、优势甚至不足等，让受检者对体检中心有一个全面的了解。

3.检前注意事项的告知

检前注意事项的告知是检前流程中不可或缺的重要组成部分，是确保体检质量，减少体检失误必不可少的环节，应给予高度重视。告知的注意事项林林总总，但主要不外乎告知是否空腹、是否憋尿、是否按时服用药物、是否做胃肠道准备，告知受检者颈胸不要有影响 X 线检查的饰物、女性经期及妊娠期不能做妇科常规检查、自采自带标本(尿便)的注意事项等。对有严重疾病的受检者，可要求受检者或陪检人在告知书上签字，表示理解和认可告知书中的所有内容。

(二)检中流程设计要求

检中流程是健康体检流程的核心组成部分，各个环节的设置和时序的安排都应该体现提升质量、提高效率和确保效果的总体要求。

1.空腹与餐后项目的设计

由于进餐可以对部分检查项目的结果造成一定的干扰，故在检中流程设计时将所有检查项目分为空腹项目和餐后项目两大类。主要的空腹项目有绝大部分血液检查、腹部超声、消化道X线检查、胃肠镜检查和^{13}C尿素呼气试验等。其他项目为餐后项目，部分餐后项目可以在空腹状态下检查。空腹是指禁食8小时以上，PET-CT检查、胃肠镜检查和^{13}C尿素呼气试验均要求空腹，以减少进食对检查的干扰和影响。有些检查又必须在餐后进行，如经颅多普勒检查、平板运动试验等。

2.常规项目与特殊项目的关系

鉴于部分常规项目与特殊项目之间有一定的关联，因此应合理设计检查流程，确保互不干扰。如腹部超声检查时应尽可能减少胃肠道气体，而胃肠镜检查时会导致胃肠道大量气体充盈，不宜将胃肠镜检查安排在腹部超声之前进行。糖耐量试验和PET-CT检查均需要受检者相对安静，以减少对糖的消耗，因而不宜交叉安排其他活动量大的检查项目。

3.检中风险防范

在体检过程中，有几类人群属于风险人群，对他们应给予重点关注。如老年人容易发生摔倒，心脑血管疾病患者容易发生心脑血管事件，糖尿病患者容易发生低血糖反应，个别人采血时容易发生晕血晕针等。因此，在流程设计时，应该设置应急预案，明确启动条件、救治场所、救治设施、施救人员、救治程序、后送渠道等。

4.有序快速完成检查

如何确保有序快速完成检查是检中流程设计最基本的要求，必须在流程设计时充分考虑各环节设置和时序安排的科学性、实效性和便捷性，如分时段进入体检区，餐前项目和餐后项目的合理设置。

5.重大阳性发现的后续医疗

体检中心对受检者出现严重异常情况的，应该协助安排后续医疗，帮助其专家会诊、深度检查等，为疾病的诊治赢得时间。

（三）检后流程设计要求

检后流程看似简单，但如果检后流程设计不到位，受检者对体检中心的心理体验将会大打折扣，满意度自然也会受到影响。因此，体检中心在设计检后流程时一定要充分考虑受检者在此阶段的各种需求，重点把握以下几个方面。

1.需要尽快知晓自己的健康状况

体检中心能否在短时间内出具体检报告是受检者的期待。由于出具体检报告的速度受体检中心的规模、工作量、信息化程度以及内部管理等多种因素的影响，因而不同的体检中心规定出具报告的时间不同，但一般不应该超过一周。目前，部分体检中心，将检后随访时间，从报告解读、生活方式矫正督导、复查提醒，向检后报告尚未完成时扩展，及时向受检者通报重要的阳性发现。

2.需要注重体检报告解读

体检中心应对体检报告的内容进行综合解读，以便受检者了解自己在健康方面存在的问题、原因、危害以及应采取的措施，为健康评估、健康教育、健康干预等后续服务的实施奠定基础。综合分析体检数据，阐述生活方式与中间风险因素及慢性病的关系，有针对性地制定干预措施，告知注意事项及复查时间。总之，综合解读报告、剖析因果关系，力求形象生动、易于理解执行，争取同伴教育、获得群体动力。

(1)所有的分析、判断和建议都应建立在综合分析的基础上，特别是将问卷内容与本次体检所获取的其他数据相结合，切忌针对单一阳性数据或指标作出结论。

(2)应尽可能让受检者了解健康问题产生的原因、危害、风险因素及其与生活方式的关系，以提高受检者对健康干预的依从性。

(3)解读报告应尽可能采取通俗易懂的语言，结合挂图、检查结果图片报告、临床实例和生活实例，使受检者容易理解和接受。

(4)对于个别受检者，也可以借助同事、家属、身边工作人员等参加解读，为受检者建立社会支持系统，提高健康干预效果。

3.需要检后医疗协助

检后医疗协助是健康体检后，对被发现患有某种疾病且需要进一步检查或住院诊治的受检者所提供的一种后续服务。体检中心的健康管理师需要根据自己的专业知识，及时识别受检者的就医需求，并指导受检者在那家医院、什么专科，甚至哪位专家能最有效地实现诊疗过程。

（李伟伟）

第四节　健康体检服务流程对体检质量的影响

一、检前流程设计对体检数据质量的影响

受检者体检前的生活状态对体检数据质量影响很大。当受检者处在常态生活状态时，其饮食起居、工作负荷、精神压力和身体内环境等均处于相对稳定的状态，这种状态下的体检结果比较符合受检者的真实情况。反之，会使其检查结果被恶化或优化，掩盖了原有不健康生活方式对身体的不利影响，给受检者以假象。

对于患高血压病、冠心病、慢性肺气肿等慢性病的患者，应嘱咐其按时用药，避免体检时发生高血压危象等风险。检前用 100 mL 温水送服药物，对血液检测指标影响极其微小；体检不是确定上述疾病是否存在，而是对上述疾病的治疗效果作出评价。

二、检中流程设计对体检质量的影响

检中流程设计对体检质量的影响因素较多，影响程度也较大，特别是场地设置是否合理、医务人员技术是否过硬、医疗仪器设备是否先进、数据采集是否准确等均可从不同侧面影响体检质量，这些都是检中流程最重要的环节，也是影响体检质量关键的要素，因此在设计检中流程时必须予以重点把握。此外，还有一些影响体检质量的因素虽容易被忽略，但仍应该在检中流程设计中予以明确。

(一)体检流程对问卷完成质量的影响

问卷调查是了解受检者健康状况和风险因素的重要手段，其质量的高低直接影响对受检者健康状况和风险因素的评估，因此在检中流程设计时应有效地控制影响问卷质量的相关因素。

首先，问卷的问题设计不但要全面简洁涵盖调查所需要的全部信息，同时也要通俗易懂，清晰明了，便于受检者准确选择。其次，应该让受检者充分认识到问卷调查的意义和价值，并为受检者提供足够的时间填写问卷，防止由于重视不够或急于进行体检而草率填写问卷。再次，实施问卷调查前应对相关工作人员进行必要的培训，要求问卷调查员不但要掌握问卷中所有问题的确切含义，而且也要掌握向受检者提问的正确方法和基本技巧，引导受检者作出正确选择。

(二)进餐及憋尿对体检数据质量的影响

诸如血压、体重、化验以及心电图等项目检查，其餐前与餐后结果对比、憋尿前与憋尿后结果对比都有显著差异。

有研究表明，进餐后与进餐前比较，男女受检者收缩压平均下降 0.5～0.8 kPa(4～6 mmHg)，舒张压平均下降 0.3～0.4 kPa(2～3 mmHg)；BMI 平均增加 0.2～0.3；腰围平均增加 1.2～1.6 cm。年龄在 39 岁以下的受检者进餐后血压变化不大，40 岁以上者餐后血压下降明显，随着年龄的增长，血压下降幅度加大。

经腹进行前列腺/子宫附件超声检查时，需受检者膀胱充盈。憋尿对男性受检者影响很小，但对女性受检者影响明显。经憋尿的女性受检者，排尿前与排尿后比较，收缩压和舒张压平均增加 0.3 kPa(2 mmHg)，腰围增加 1.1 cm，BMI 增加 0.45。憋尿可引起血压升高，是由于随着膀胱的充盈，回心血量增加；同时，为满足经腹子宫附件超声条件，女性受检者膀胱尿量平均达到 410 mL，需大量饮水、长时间等待，焦虑紧张使交感神经兴奋性增强。在体检憋尿的过程中，40 岁以上女性受检者紧张、焦虑更突出，因此血压升高幅度较大。而男性为观察前列腺的形态结构，无须大量憋尿，膀胱尿量平均 67 mL 就可满足检查条件，故血压变化不大。排尿后，由于紧张的情绪得以缓解，交感神经张力下降，外周血管扩张，使血压下降。

餐后或排尿后引起的血压下降，使部分高血压者的血压，在餐后或排尿后变为正常或正常高值，使高血压检出率下降 2%。进餐、憋尿均使体重、腰围增加，超重、肥胖、中心性肥胖的检出率分别上升 1.35、0.97和 1.93 个百分点。

目前，体检中心的管理者和受检者大都忽视这些影响，没有对这些项目的检查流程作出明确的规定。这种状况对于以辨病为主要目的的传统体检也许影响不大，但在当前，健康体检不仅要发现受检者的疾病，更重要的是发现其健康风险，为健康评估等其他健康管理环节奠定基础，因此需要所采集的数据准确并具有可比性，如对这些项目的检查流程不加以统一规范，不但影响体检结果的正确判断，而且也会影响健康干预效果的正确评价，更影响不同体检机构间的数据汇总。因此，体检测量血压、身高、体重、腰围时，应在空腹、排空膀胱状态下进行。

(三)体检流程与受检者情绪对体检数据的影响

体检流程与受检者情绪均可对体检数据产生直接的影响。受检者焦虑紧张可使交感神经兴奋性增强，肾上腺皮质激素分泌增加，从而引起心率加快，血压升高，血糖升高等一系列生理反应，此时体检所获得的血压、血糖、心电图数据都会产生偏差。

(四)标本的采集保存和运送对检验数据质量的影响

检验数据是体检中心了解受检者健康状况和风险因素极为重要的参考资料，其全程质量控制包括实验前、实验中和实验后三个阶段，而标本的采集、保存及运送是实验前质量控制的重要环节。

三、检后流程设计对体检质量的影响

检后流程设计看似简单易行，但一旦发生差错，形成体检报告，对体检质量的影响却是决定性的，因而切不可马虎草率。

(一)体检数据分析

体检数据分析对于确保体检质量至关重要，体检后所获得的数据非常多，既有问卷调查所获得的历史数据，也有体检所采集的实时数据，在处理这些相对孤立的数据时，如果不善于将相关数据归类分析，找出数据之间的内在联系，必然会对体检的最终结果产生严重影响。

(二)体检报告编制

体检报告是体检数据分析结果的最终体现，体检报告的编制从形式到内容都要符合规定的要求。体检报告的编制一定要包含与受检者健康相关的全部信息，对个人而言，体检报告要包括问卷调查结果、受检者生理信息、体检阳性发现、疾病诊断、体检建议等要素，对团体而言，体检报告应包括体检计划的实施情况、群体主要健康问题、健康问题与职业特征的关系、健康教育与健康干预的重点内容、下年度健康体检的注意事项等内容。

(李伟伟)

第五节　健康体检超声波检查相关知识

一、发展现状

近半个世纪以来，随着超声医学迅速发展及超声新技术的不断出现，超声医学作为影像医学的重要组成部分在临床应用中发挥着重要作用。回顾超声诊断发展历程，从20世纪50年代的A超、M超发展到如今的二维(B超)、三维超声；从静态的灰阶超声成像发展到实时二维、实时三维超声成像；由黑白超声显像发展到彩色多普勒血流显像；随着超声造影技术的应用，超声诊断开始从解剖成像向功能成像迈进；超声技术与其他技术结合应用，相得益彰，开辟了超声检查的新途径，如内镜超声、腹腔镜超声、术中超声、介入超声等。超声显像技术已经与X线、CT、MR、放射性核素并驾齐驱，成为诊断信息丰富、临床使用最多、最方便、无创和安全的医学影像诊断方法之一。

二、基本特性

超声波是指超过人耳听力范围的高频率的声波(＞20 000 Hz)。诊断常用的超声频率为2～10 MHz。超声具有不同于X线的重要物理特性，其中与临床检测和诊断密切相关的特性如下。

(一)方向性

超声在介质(如人体软组织和水)中可以类似光线一样成束发射(声束)，直线传播，方向性很强。

(二)声阻抗

超声在介质传播过程中会遇到声阻抗。超声垂直通过两个不同介质构成的交界面上，产生最大的界面反射——回声。

(三)声衰减

超声在人体组织中传播，能量逐渐减低，这种现象称作声衰减。

(四)频移

超声遇到运动中的物体,如血管内流动的大量红细胞,反射回来的声波频率发生改变即频移,称为多普勒效应。

三、超声诊断的优点和不足

(一)优点

(1)无创伤、无放射性。

(2)分辨力强,取得的信息丰富。

(3)可以实时、动态观察组织及器官。

(4)可以观察血流方向及流速。

(5)能多方位、多切面地进行扫查。

(6)检查浅表器官及组织不需空腹、憋尿及排便,随时可以检查。

(7)可在床旁、急症及手术中进行检查,不受条件限制。

(8)可以追踪、随访观察,并比较前后两次治疗的效果等。

(二)不足

(1)超声检查切面的随意性较大,对切面的认识和理解还没有形成完全统一的规范标准。

(2)现有的探头构造技术限制了一个切面的扫查范围,不能保证一幅图像具有如 CT、MRI 图像一样的完整性。

(3)图像质量受呼吸、心搏等生理活动,以及气体、骨骼等解剖因素的影响或干扰等。

四、临床应用

随着影像医学的飞速发展,超声影像学已经成为一门具有临床特色的独立学科,其临床应用的领域得到了不断的拓展。超声波属纵波,即机械振动波。它在不同的介质中,传播速度不相同,反射的声波亦不相同。超声对人体软组织、脏器(如膀胱、胆囊)内液体有良好的分辨力,有利于诊断及鉴别微小病变。

(一)检查内容

(1)形态学检查:体积大小、形态改变、有无占位等。

(2)功能检查:心脏功能、血流动力学、胆囊收缩功能等。

(3)介入性诊断和治疗:在超声引导下,将穿刺针刺入病灶,进行细胞学及组织学的诊断,同时也可以对某些部位的积液、积脓、囊肿等进行抽液并注入药物治疗。

(二)应用范围

(1)腹腔脏器:腹部疾病种类繁多,病情复杂,高敏感度彩色多普勒血流显像技术在腹部疾病的应用研究进展迅速,显示了极为重要的临床应用价值,更拓宽了超声在腹部领域的诊断范围,使超声诊断为腹部外科临床解决了大量的难题,在临床医学中占有举足轻重的地位,已成为各级医疗机构不可缺少的重要诊断手段之一。在肝脏、胆囊、胰腺、脾脏、肾脏、输尿管、膀胱、肾上腺、前列腺、胃肠道等领域可为临床提供丰富且有价值的影像诊断信息。

(2)盆腔脏器:妇产科是超声应用的一个非常广阔的领域。自 20 世纪 70 年代超声诊断应用于妇产科临床后,使妇产科疾病的诊断水平有了大幅度的提高。

(3)心血管:作为重要的心血管影像学技术,超声心动图的最大优势是能够为临床医师提供心血管系统结构、心内血流和压力以及心脏功能等重要信息。超声心动图对一些心血管疾病起着决定性的诊断作用，例如结构性心脏病、心肌疾病、心腔内肿瘤、心包积液、主动脉夹层、急性心肌梗死后机械并发症等。

(4)浅表器官：随着高频探头(10～20 MHz)的出现，使皮肤及皮下等浅表组织的超声探测，不仅成为可能，而且有了迅速发展。应用范围包括眼部、甲状腺、甲状旁腺、颌面与颈部、乳腺、浅表淋巴结、肌肉与肌腱、骨与关节等。

(5)颅脑与外周血管：20 世纪 90 年代随着超声血流成像多普勒技术的使用，使超声诊断颅脑与外周血管疾病从形态学与血流动力学结合，得到客观图像特征及血流动力学的参数表达。应用范围包括脑血管、颈部血管、腹腔血管、上肢血管、下肢血管等。

(6)介入性超声：采用超声影像引导经皮穿刺抽吸、活检和引流等介入技术，实现对病灶的诊断和治疗目的。主要优点是实时监护，无放射损伤，操作重复性强。对人体内微量积液、微小肿物和微细管腔的穿刺准确率高。经体腔超声显像技术如经食管、经膀胱、经血管和术中超声检查等也归纳于介入超声的范畴。

(7)超声造影：随着超声成像技术的不断发展，新型声学造影技术成功地运用于临床诊断。超声造影剂是一类能够显著增强超声检测信号的诊断用药，在人体微循环和组织灌注检验与成像方面用超声造影剂进行超声检测，简便、实时、无创、无辐射，具有其他影像学检查方法如 CT、MRI 等无法比拟的优点。应用新型造影增强超声成像技术，可清楚显示微细血管和组织血流灌注，增加图像的对比分辨率，显著提高病变组织在微循环灌注水平的检测水平，进一步开拓了临床应用范围，是超声医学发展历程中新的里程碑。

五、超声诊断在体检预防医学中的重要价值

(一)脂肪性肝病

1.临床病理

体检中脂肪性肝病发生率高居榜首。脂肪在组织细胞内贮积量超过肝重量的 5%，或在组织学上有 30%肝细胞出现脂肪变性时，称为脂肪肝。脂肪肝是一种常见的肝脏异常现象，而不是一个独立的疾病。常见的原因有过量饮酒、肥胖、糖尿病、妊娠和药物毒性作用等引起的肝细胞内脂肪堆积。与脂肪性肝病肝脏不同程度的脂肪浸润及肝细胞变性有关。肝外组织的甘油三酯主要由高密度脂蛋白携带通过高密度脂蛋白(HDL)受体途径进入肝脏代谢。当高血脂导致肝组织被脂肪堆积、浸润变性时，会使血脂代谢和脂蛋白合成障碍，尤其是 HDL 合成减少。肝细胞被浸润变性，同样使肝脏生成极低密度脂蛋白障碍，导致肝内的脂类不能以脂蛋白形式运出肝脏，造成甘油三酯在肝内堆积，形成和加重脂肪肝。由于腹部周围的脂肪细胞对刺激敏感，脂肪易沉积于腹部内脏，将大量脂肪酸输送到肝脏导致脂肪肝。按肝细胞脂肪贮积量的多少，分为轻、中、重度：轻度时脂肪量超过肝重 5%～10%；中度在 10%～25%；重度者25%～50%。根据脂肪在肝内的分布情况，分为均匀性和非均匀性脂肪肝两大类，前者居多。

2.超声诊断标准

(1)肝脏呈弥漫性肿大，轮廓较整齐，表面平滑，肝边缘膨胀变钝。

(2)肝实质回声增强，呈点状高回声 (肝回声强度＞脾、肾回声)。

(3)肝深部回声衰减，＋～＋＋。

(4)肝内血管显示不清。

(5)不规则脂肪肝可表现为节段型(地图型)、局灶型(图 11-1)。

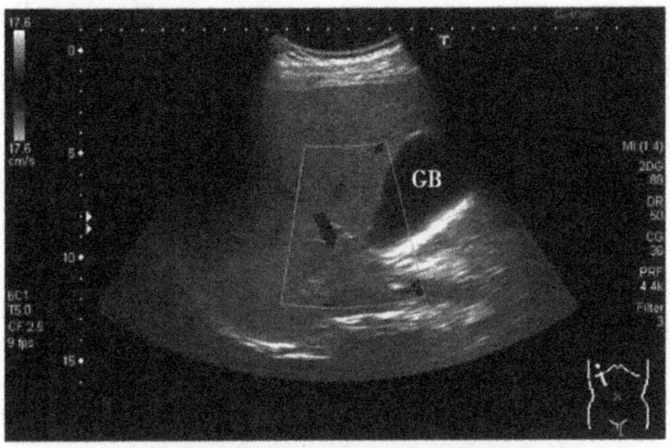

图 11-1 脂肪性肝病超声诊断

(二)肝硬化

1.临床病理

肝硬化由多种原因引起肝细胞变性、坏死、继而出现纤维组织增生和肝细胞的结节状再生。这三种改变反复交替进行,结果导致肝脏的小叶结构和血液循环系统逐渐改变,形成假小叶,随之肝脏质地变硬。肝硬化是一种常见的慢性疾病,根据病因、病变和临床表现的不同有多种临床分型。常见的有门脉性肝硬化、坏死性肝硬化、胆汁性肝硬化、淤血性肝硬化和寄生虫性肝硬化,其致病因素有肝炎病毒、饮酒、胆道闭锁、淤血等。

2.超声诊断标准

(1)肝脏改变:①形态:右叶萎缩,左叶肿大;②表面:不光滑,凹凸不平或波浪状;③边缘:边缘显著变钝;④回声:增粗、增强;⑤肝静脉:管腔狭窄,粗细不等。

(2)门脉改变:门静脉、脾静脉扩张、脾大、侧支循环。

(3)其他改变:胆囊壁水肿、腹水(图 11-2)。

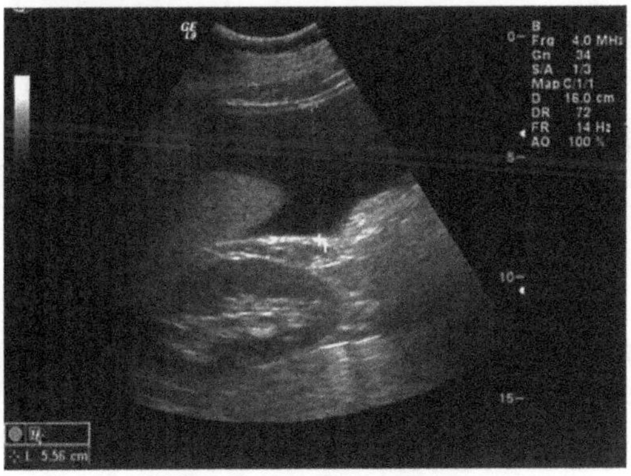

图 11-2 肝硬化超声诊断

(三)肝囊肿

1.临床病理

肝囊肿病因不明确,有先天性和后天性之分。先天性肝囊肿多认为起源于肝内迷走的胆管,或因肝内胆管和淋巴管在胚胎期的发育障碍所致,或胎儿时期患胆管炎导致肝内小胆管闭塞,引起近端胆管呈囊性扩张。部分患者出生时可能已存在类似的囊肿基础,所以年轻人群中也有很小一部分肝囊肿发现。而后天性肝囊肿则由于肝内胆管退化而逐渐形成,为生理性退行性变,与年龄关系密切。因此肝囊肿检出率随年龄增长而增加，但囊肿的大小与数目发展与年龄的增长无相关。超声检查肝囊肿具有敏感性高、无创伤、简便易行等优点，而且能肯定囊肿的性质、部位、大小、数目和累及肝脏的范围，也易与其他囊性病变鉴别。超声为本病的首选检查方法。

2.超声诊断标准

(1)囊肿形态呈类圆形或椭圆形，大小不一。

(2)囊壁薄，轮廓平滑、整齐。

(3)内部回声呈无回声区。

(4)两侧壁处可出现声影。

(5)后方回声明显增强(图 11-3)。

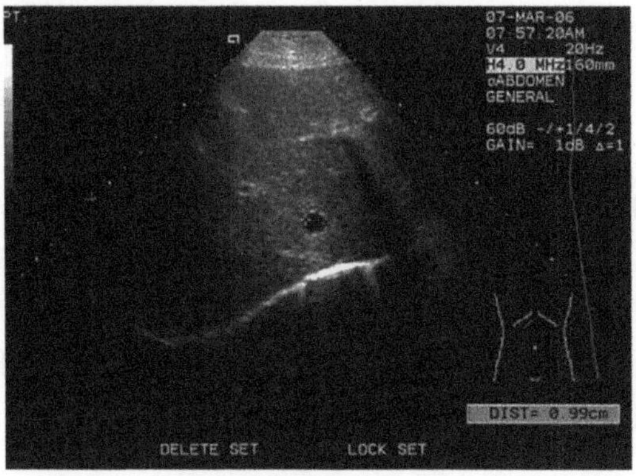

图 11-3　肝囊肿超声诊断

(四)肝血管瘤

1.临床病理

肝脏血管瘤属先天性发育异常，是肝脏最常见的良性肿瘤，分为海绵状血管瘤和毛细血管瘤。切面为蜂窝状的血窦腔，由纤维组织分隔，大的纤维隔内有小血管，血窦壁有内皮细胞覆盖。一般质地柔软有弹性，边界清晰，可呈分叶状或较平整，有纤维性包膜。血窦腔内可有血栓形成，血栓及间隔可发生钙化。肝脏血管瘤一般生长缓慢，较小者无症状，常由体检中发现，多为单发，多发的可并发身体其他部位(如皮肤)血管瘤。

2.超声诊断标准

(1)呈类圆形或不规则形。

(2)常为单个，亦可多发，大小不一。

(3)典型呈高回声，不典型呈混合回声或低回声。

(4)与周围肝组织境界清晰或无明显境界(图 11-4)。

(五)胆囊结石

1.临床病理

胆囊结石是最常见的胆囊疾病。女性胆囊结石发病率明显高于男性与两方面因素相关：①女性妊娠、多孕、产次可引起胆囊排空功能降低，致使胆汁淤积形成胆结石；②雌酮是绝经期女性体内的主要雌激素，可提高胆汁中胆固醇的饱和度，促使胆石的形成。并且绝经期前的中年女性因为内分泌改变的关系，常影响胆汁的分泌和调节。研究发现，年轻女性易患胆囊结石，与饮食不规律有关，不吃早餐、喜吃甜食等。其原因是空腹时间延长，控制饮食减轻体重等导致胆酸的分泌下降，胆固醇过饱和，从而成石指数升高。年龄增长，胆囊收缩能力呈下降趋势，胆囊中胆汁排泄不畅易造成结石的形成；另外生活水平提高，高蛋白、高胆固醇、高热量类饮食摄入导致胆汁成分和理化性质发生了改变，胆汁中的胆固醇处于过饱和状态，易于形成结石。超声对胆囊结石的诊断有很高的敏感性和特异性，准确率在95%以上。使用高分辨力超声仪在胆汁充盈状态下可发现直径小至1 mm的结石，被公认为是诊断胆囊结石的最好方法，是影像诊断的首选方法。

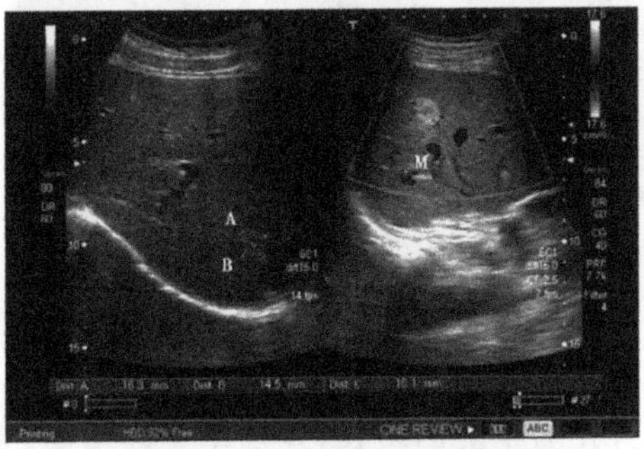

图 11-4 **肝血管瘤超声诊断**

2.超声诊断标准

国内常用Crade分类。①典型结石：胆囊形态完整，有一个或多个结石强回声光团，其后方有清晰声影。②充满型结石：胆囊轮廓前半部呈半圆形或弧形强回声带，其后方有较宽的声影，胆囊后半部和胆囊后壁不显示，呈“WES”征。③泥沙型结石：胆囊内有多个小的强回声光团，呈细砂样随体位移动，其后有或无声影（图11-5）。

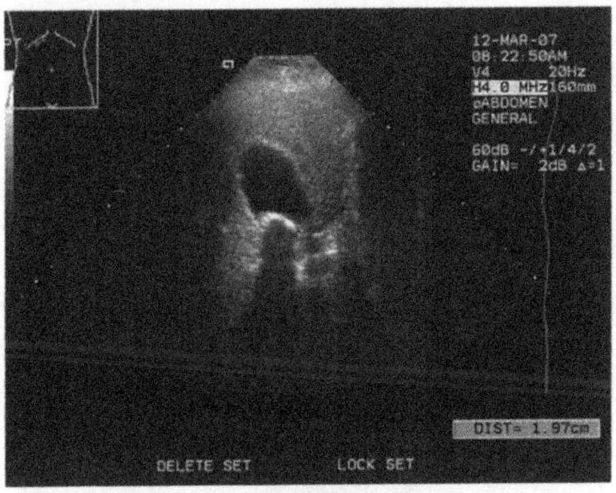

图 11-5 **胆囊结石超声诊断**

（六）胆囊息肉

1.临床病理

胆囊息肉为一种非炎症性慢性胆囊疾病。因胆囊黏膜固有层的巨噬细胞吞噬胆固醇，逐渐形成向黏膜表面突出的黄色小突起，有弥漫型和局限型，以后者多见，呈息肉样，故又称胆固醇息肉。随着高分辨力实时超声仪的广泛应用，发病率逐年增加。发病率男女均等，原因不明，似与肥胖、血脂升高、胆固醇结石、胆汁中胆固醇过多积聚等有关。

2.超声诊断标准

（1）形态多呈颗粒状或乳头状，有蒂或基底较窄。

（2）内部呈强回声或中等回声，后方无声影。

（3）体积小，最大直径多小于10 mm。

(4)一般为多发性,以胆囊体部较多见(图 11-6)。

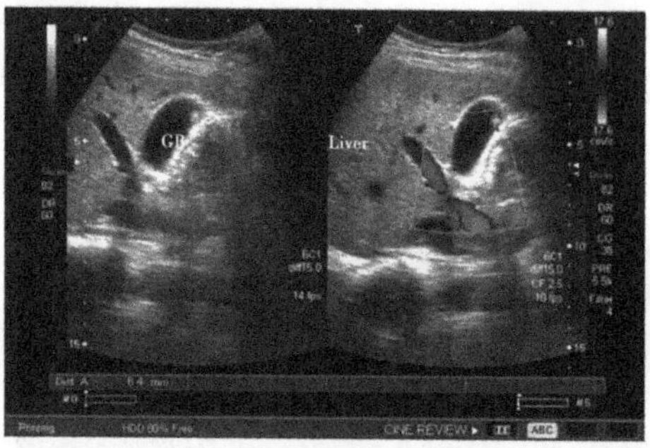

图 11-6　胆囊息肉超声诊断

(七)前列腺增生

1.临床病理

发病年龄多在 50 岁以上,并随年龄的增长,发病率逐渐增高,是老年人最常见的前列腺疾病。发病原因尚不清楚,可能与人体雄性激素-雌性激素的平衡失调有关。增生常发生于前列腺移行带和尿道周围腺,即内腺。增生的前列腺由腺体、平滑肌和间质组成,形成纤维细胞性、肌纤维性、肌性、腺体增生性和肌腺性等不同的病理类型,较多见的是肌腺增生,向各个方向发展,呈分叶状或结节状增大,形成体积较大的肌腺瘤。

2.超声诊断标准

(1)前列腺形态异常:各径线不同程度增大,通常左右对称,外形规整;少数局限性增生者,外形可不规则。

(2)内腺结节状增大:多数呈分叶状或结节状（结节型),少数为非结节状(弥散型)、内部回声多数呈均匀低回声,少数呈等回声或高回声、外腺被挤压萎缩。

(3)包膜回声平滑、连续、无中断现象。

(4)常有钙质沉着或结石:沿交界处形成弧形排列的散在强回声点或强回声团。

(5)精囊可能受压变形,但无浸润破坏征象(图 11-7)。

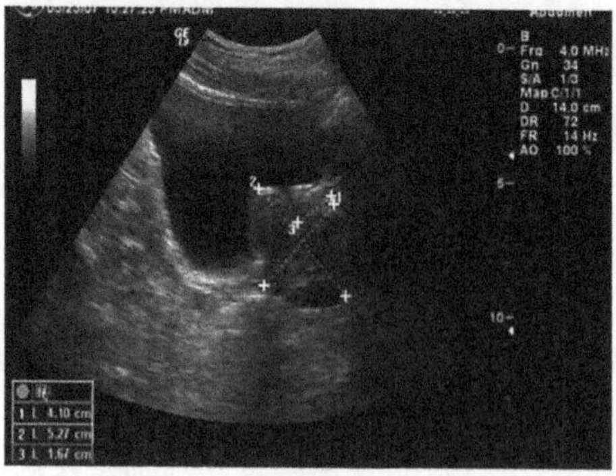

图 11-7　前列腺增生超声诊断

(八)子宫肌瘤

1.临床病理

子宫肌瘤为女性生殖系统最常见的良性肿瘤,受多种因素的影响。雌激素是子宫肌瘤发生与发展的重要促进因素。研究显示 40 岁组发病率最高,低于或高于此年龄段发病率逐渐下降。

此年龄段女性生殖功能旺盛，体内雌激素水平较高，同时社会压力、琐碎家庭事务导致中年女性机体内分泌紊乱。摄取含有激素的食物、药物等，促进子宫肌瘤发生发展。肌瘤增长速度与年龄增加无相关性，肌瘤好发于生育年龄，绝经后肌瘤停止生长，甚至萎缩，受女性激素水平调节。

2.超声诊断标准

(1)壁间肌瘤：最多见，子宫正常或增大；肌壁可见结节状低回声或旋涡状混合回声，伴后壁回声衰减；如肌瘤压迫子宫腔，可见宫腔线状反射偏移或消失。

(2)浆膜下肌瘤：宫体表面有低回声或中等回声的结节状凸起；子宫形体不规则；常与壁间肌瘤同时存在。

(3)黏膜下肌瘤：宫腔分离征，其间有中等或低回声团块(图 11-8)。

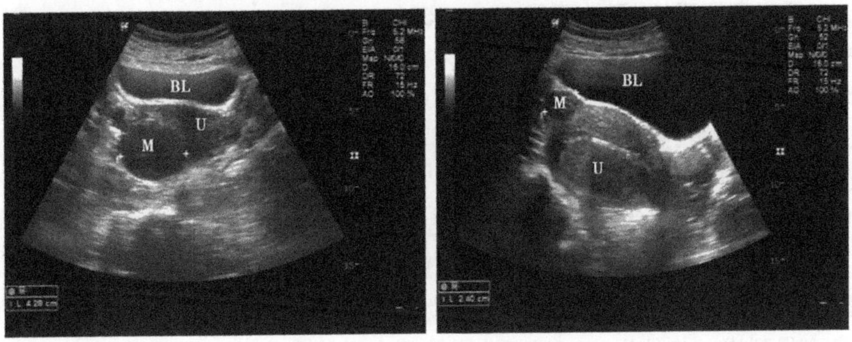

图 11-8 子宫肌瘤超声诊断

(九)卵巢囊肿

1.临床病理

卵巢囊性肿瘤分为非赘生性囊肿和赘生性囊肿两大类。非赘生性囊肿包括滤泡囊肿、黄体囊肿、黄素囊肿、多囊卵巢；赘生性囊肿包括浆液性囊腺瘤(癌)、黏液性囊腺瘤(癌)、皮样囊肿。

2.超声诊断标准

(1)形态呈圆形或椭圆形无回声区，可单个或多个，可伴线状或粗细不均的分隔光带。

(2)无回声区内可有细小或粗大光点，壁上可有局限性光团突向囊内或囊外。

(3)无回声区内可有规则或不规则的实性回声(图 11-9)。

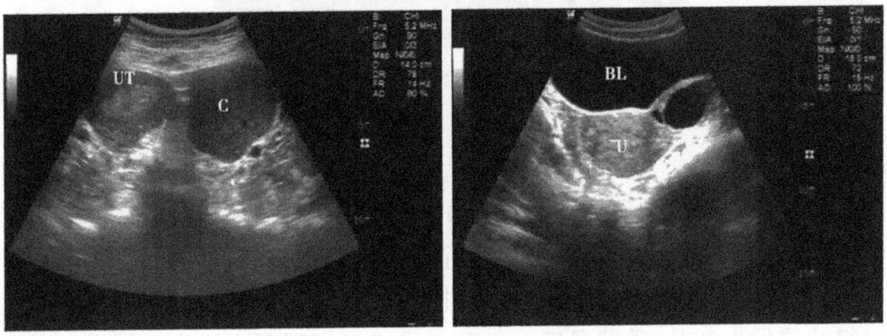

图 11-9 卵巢囊肿超声诊断

(十)甲状腺结节

1.临床病理

为代谢障碍引起甲状腺组织增生或腺体增大，过去认为是由于腺垂体分泌促甲状腺素过多所致，现在认为是与原发性免疫疾病有关。年轻女性多见，与精神因素有关。随着高频超声技术的普及，超声体检时可发现越来越多的甲状腺结节，超声不仅对鉴别甲状腺良恶性结节有重要价值，还可以发现有无局部及远处转移，高频超声检查已经成为甲状腺疾病的首选影像学检查方法。

2.甲状腺影像报告和数据系统分级(TI-RADS)

(1)0 级影像学评估不完全，需要进一步评估。

(2)1 级阴性发现。

(3)2 级阳性发现。

(4)3 级可能良性发现(恶性可能<5%)。

(5)4 级 4a 低度可疑恶性(恶性可能 5%～45%)。

(6)4b 中度可疑恶性(恶性可能 45%～75%)；

(7)4c 高度可疑恶性(恶性可能 75%～95%)。

(8)5 级典型恶性征象(恶性可能≥95%)。

(9)6 级已行活检证实的恶性肿瘤。

目前在国内许多医院已应用甲状腺影像报告和数据系统分级。超声科医师应在甲状腺影像报告和数据系统分级方面统一认识(改良甲状腺影像报告和数据系统分级，同时为进一步明确诊断，可采取超声引导下细针穿刺活检，必要时辅助分子标志物检测，可使甲状腺微小乳头状癌术前诊断的准确率得到进一步的提高。超声造影及超声弹性成像对于高分辨率超声影像检查诊断困难的患者，可作为补充手段，但不建议常规使用(图 11-10)。

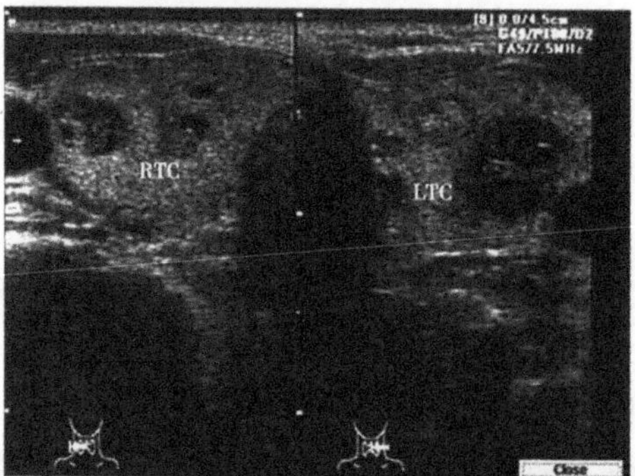

图 11-10　甲状腺结节超声诊断

(十一)乳腺增生

1.临床病理

乳腺增生好发于育龄女性。研究发现 30～40 岁乳腺增生发病率高，余各年龄段呈逐渐下降趋势，20～30 岁之间发病率上升较快。调查分析显示人们工作、生活条件、人际关系、压力所致精神紧张，内分泌紊乱导致体内性激素失衡，使乳腺导管、腺泡和间质增生和复旧变化同时存在，导致乳腺的组织结构发生紊乱，乳腺导管上皮和纤维组织不同程度增生。国内外学者研究证实，口服避孕药增加年轻女性乳腺增生症的患病风险。50 岁以上乳腺增生的发病率逐渐降低，该年龄段绝经期卵巢功能逐渐衰退，雌激素水平相对下降，降低了乳腺增生的发病风险。大量流行病学、病理研究也证实，部分乳腺良性疾病癌变是乳腺癌发生的重要原因。因此，定期检查乳腺非常必要，对降低乳腺癌发病率具有重要意义。

2.超声诊断标准

(1)两侧乳房增大,但边界光滑、完整。

(2)内部质地及结构紊乱,回声分布不均,呈粗大强回声点及强回声斑。

(3)如有囊性扩张,乳房内可见大小不等的无回声区,其后壁回声稍强(图 11-11)。

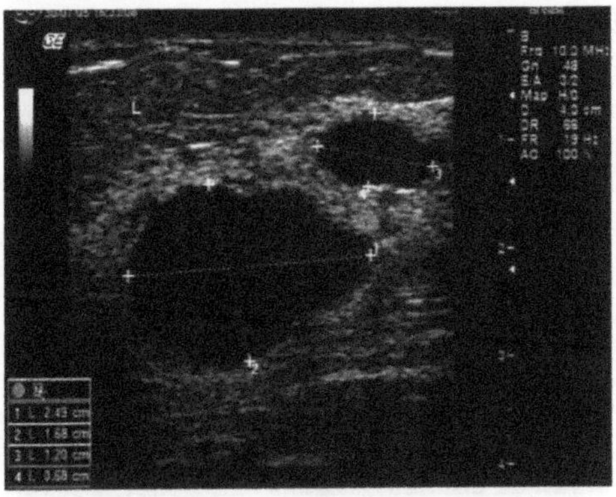

图 11-11 乳腺增生超声诊断

(十二)恶性肿瘤

恶性肿瘤是威胁人类生命的一大杀手,恶性肿瘤筛查是肿瘤早发现、早诊断、早治疗,获得较好的预后和生活质量的先决条件。体检中以肝癌、肾癌、卵巢肿瘤、甲状腺癌、乳腺癌、胰腺癌、膀胱癌、前列腺癌居多,往往都无明显症状和临床体征。因此超声诊断在肿瘤早期筛查中具有重要意义,早期发现,早期治疗,降低恶化风险(图 11-12)。

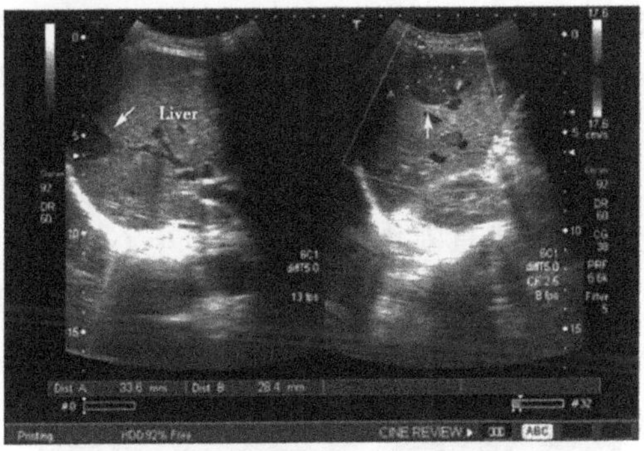

图 11-12 肝脏恶性肿瘤超声诊断

(十三)颈动脉硬化

1.临床病理

动脉粥样硬化为脑卒中最重要的原因,是散在分布于动脉血管壁的一种慢性发展的一系列病理变化,包括脂质沉积、平滑肌增殖、纤维增殖、斑块形成。动脉粥样硬化斑块又可以发生钙化、坏死、出血、溃疡、附壁血栓形成等,使血管狭窄、闭塞或破裂,以及斑块脱落堵塞远端血管,导致脑血管病的发生。

2.超声诊断标准

(1)颈动脉内膜增厚:颈动脉 IMT≥1.0 mm,颈动脉分叉处≥1.2 mm 作为内-中膜增厚的标准,是动脉粥样硬化的早期改变。

(2)颈动脉粥样硬化斑块:IMT 局限性增厚≥1.5 mm 时,称为斑块,斑块的大小、质地、形态变化，可造成不同程度的血管狭窄和血流动力学的改变。

(3)颈动脉狭窄：颈动脉狭窄在60%以上，就应积极采取有效的治疗手段。颈内动脉狭窄>70%，可引起缺血性脑血管病的发生，外科治疗效果明显高于药物治疗。

(4)颈动脉闭塞：是在颈动脉狭窄的基础上发生的，颈内动脉或颈总动脉闭塞可造成一侧脑供血中断，产生一系列病理变化和临床改变(图11-13)。

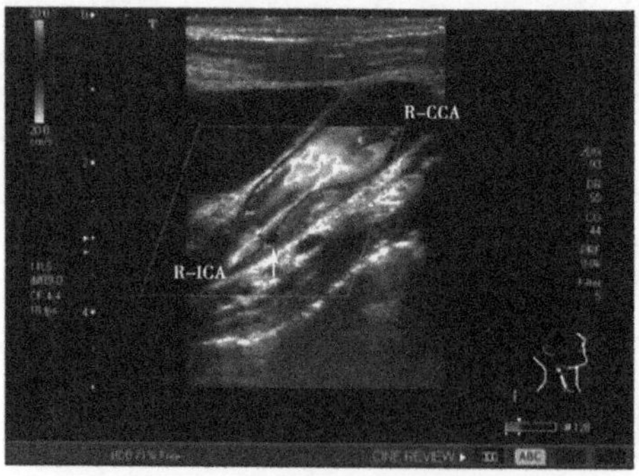

图11-13　颈动脉硬化超声诊断

(十四)冠心病

1.临床病理

冠心病全称为冠状动脉粥样硬化性心脏病，又称缺血性心脏病，是指冠状动脉粥样硬化或功能性痉挛使血管腔阻塞导致心肌缺血、缺氧而引起的心脏病。

2.超声诊断标准

(1)内膜增厚：左冠状动脉主干及右冠状动脉近端管腔内径为3～6 mm，当管腔内径<3 mm或>6 mm者均为异常，而内膜增厚、回声增强且不均匀是冠状动脉粥样硬化的证据。

(2)节段性室壁运动异常：伴随着冠状动脉缺血的心肌缺血常导致左心室壁某个部位发生局限性的运动异常，它是切面超声心动图诊断冠心病的较特异性指标。

(3)心肌梗死：是指冠状动脉血供急剧减少或中断，发生心肌严重而持久的缺血、坏死，表现为室壁运动减弱、消失或矛盾运动；室壁变薄、室壁瘤形成、心功能不全等(图11-14)。

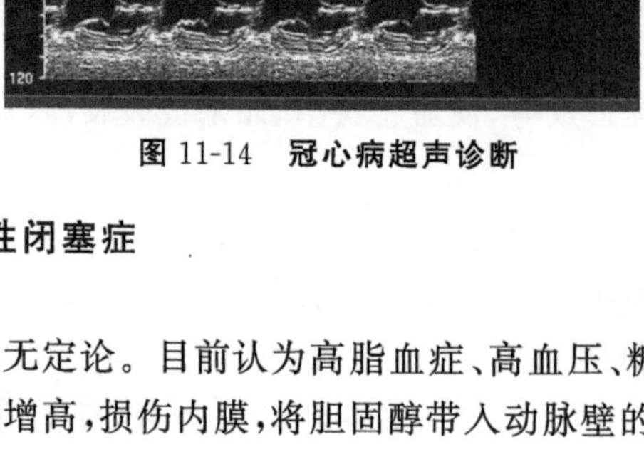

图11-14　冠心病超声诊断

(十五)下肢动脉硬化性闭塞症

1.临床病理

动脉硬化的病因至今仍无定论。目前认为高脂血症、高血压、糖尿病、吸烟及肥胖等通过引起血液中低密度脂蛋白水平增高，损伤内膜，将胆固醇带入动脉壁的平滑肌细胞内，使细胞增殖，形成泡沫细胞和斑块。同时，高血压使内膜对低密度脂蛋白的通透性增加、糖尿病引起高脂血症并伴有不明刺激使动脉中膜细胞增殖、吸烟主要使血液中一氧化碳增加，血小板聚集损伤动脉壁的细胞使动脉壁中脂质增加、肥胖为产生胰岛素抵抗的重要因素，在 2 型糖尿病，肥胖参与胰岛素抵抗机制，或独立地引起，或与糖尿病协同加重 2 型糖尿病的胰岛素抵抗。

2.超声诊断标准

(1)病变部位的动脉内中膜增厚，回声增强，局部亦可弥漫性增厚；有斑块者可呈低回声或强回声团块伴声影，部位可局部亦可多处；如动脉闭塞，则灰阶超声显示管腔消失，腔内被中等不均匀回声所占据。

(2)如引起管腔变窄，则彩色多普勒显示彩色流道变细，流道边界不平整；如严重狭窄，则明显变细，迂曲，或呈断续状，血流颜色呈多彩镶嵌状；如动脉闭塞，彩色多普勒不能显示血流流道，而狭窄远段血流颜色变暗。

(3)管腔轻度狭窄，收缩峰值流速(PSV)可不同程度增加，脉冲多普勒频谱形态仍呈三相波，曲线增宽；严重狭窄，可导致血流动力学明显改变，频谱形态呈单峰，反向血流消失，频窗减小或消失；动脉近乎闭塞，频谱形态显示单相低速波形，即收缩峰值流速减低，加速时间延长，反向血流消失(图 11-15、图 11-16)。

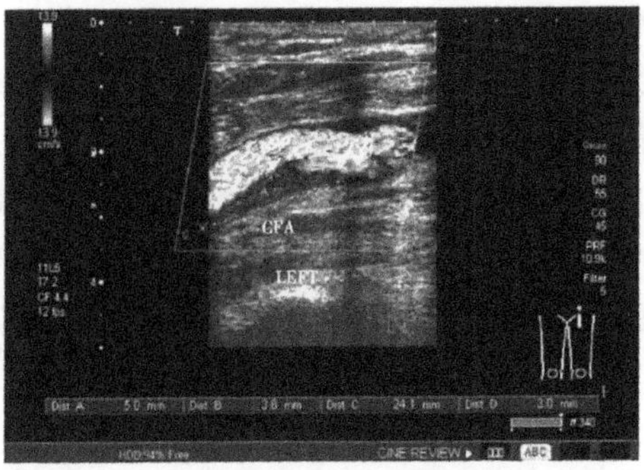

图 11-15 下肢动脉硬化性闭塞症超声诊断

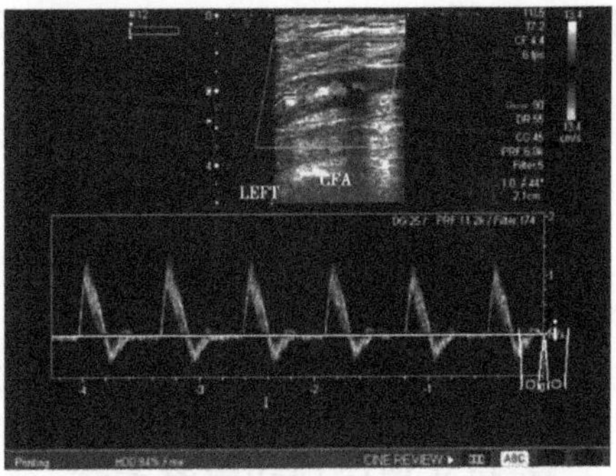

图 11-16 下肢动脉硬化性闭塞症超声诊断

(李伟伟)

第六节 健康体检的人性化护理

21 世纪以人为本，人则是以健康为本。健康是人生的第一财富，随着我国经济的快速发展、国民生活水平的提高和社会的整体健康意识的增强，人们对预防保健的需求愈加强烈，健康体检中心应运而生，服务模式从过去单一的健康体检发展为健康管理、健康咨询、健康教育等综合的服务模式。以人的健康为中心的护理观念使护理对象从患者扩展到健康者的预防保健，因而对体检中心护理工作提出了更高的要求，实行医院人性化服务是坚持以人为本理念的必然要求。也是医学模式转变的必然要求，更是医院提高核心竞争力的必然要求。

到医院进行健康体检者心理不尽相同，他们希望能够用相对少的时间和精力高质量地完成体检活动并获取准确的有针对性的健康信息。人性化服务的核心就是要了解和重视体检者的健康需求，如人格尊严和个人隐私的需求、体检环境舒适和体检结论准确无误的需求、受到医务人员重视的需求、体检过程温馨方便的需求、体检费用项目知情同意的需求、体检中尊重体贴关心的需求、体检时提前沟通的需求、体检后获得健康指导的需求、对医院工作制度人性化的需求、护士职业形象的需求。因此，这就要求医务人员应该牢记以体检者为中心，以质量为核心，以体检者满意作为我们的工作目标。服务应从细微之处人手，贴近生活，贴近社会。积极主动地用亲情和爱心全程全方位地为体检者提供满意的人性化服务。要尊重体检者的健康需求、人格尊严和个人隐私，营造优美温馨舒适的体检环境，创建方便快捷的工作流程，完善护理服务内容，提供精湛的操作技术，才能使体检者得到满意服务，提高护理工作价值。使其在体检过程中感受到人性的温暖，享受到符合体检者的个性化、专业化、人性化的服务。

一、实施人性化护理工作的具体措施

(1)医务人员要强化服务更新理念，树立以人为本的服务意识，护士要具备良好的职业素质和丰富的人文知识还要掌握心理学、社会学等方面的知识。不断提高沟通技巧，另外，还应具备一定的健康教育水平，熟练掌握各个医技检查项目方法、目的和注意事项。

(2)在体检中心，虽然面对的都是一些健康人群和亚健康人群，但是医院对于护士的礼仪要求、服务要求更加严格。这是为了体现体检中心的特色，减轻体检者对医院的恐惧感。

(3)要形成良好护理行为规范，重视外部形象，做到工作制服合体整洁，头发不过肩，不佩戴首饰，整体感觉清新利落，淡妆上岗，微笑服务。让人们看着轻松、舒服，缩短相互之间的距离。

(4)要规范服务礼仪，礼仪服务不仅体现于站姿、微笑，还包括护士的仪表、仪容、风度、气质等。所以要用规范的动作和语言向大家展示标准的仪表、站姿、坐姿、行姿和礼貌用语，做到来有迎声，问有答声，走有送声等“三声”服务。见面先问您好，导检先用请，操作失误先道歉，操作完毕说谢谢，体检结束不忘嘱咐今后按时体检。

二、要建立便民预约服务系统

体检者可通过上网查询体检项目套餐，电话预约和制定体检项目。根据专家的意见针对不同年龄层次、不同生活方式和不同单位，以及具体要求、经济基础等特点，设计制定相应的体检项目，如有特殊情况可临时增减体检项目；做到不乱收、多收费用，让体检者明明白白的消费，让受检者放心，充分体现以人为本的思想。并保存和传真体检者体检结果的信息资料，实现体检系统网络自动化管理，方便快捷，准确无误。

三、营造一种充满人情味的、尽可能体现温馨和舒适的体检环境

由于等待往往令人焦急、烦躁不安，对体检本来持迟疑态度的人会因此而动摇，所以休闲厅应该设置舒适的座椅、配备饮水机、一次性水杯、微波炉等供体检者使用。摆放各种健康保健宣传资料、创办健康教育专栏、利用电视等多媒体传播医学保健知识，使体检者在等待中获取相关的保健知识，同时也减轻了体检者在等待体检过程中的焦躁情绪。

四、实施全面详细健康教育，提高体检者保健意识

(一)体检前健康教育

介绍体检环境，体检流程，向体检者讲解体检前需注意的事项。其内容是体检前饮食注意的

事项，以保证体检结果的真实性、准确性，减少误诊。交代体检项目，让患者了解体检过程中的禁忌，如忌采血时间太晚、忌体检前贸然停药、忌随意舍弃检查项目、忌忽略重要病史陈述、忌轻视体检结果。

(二)体检中的健康教育

体检中医务人员应主动向体检者讲解一些相关的检查知识和保健知识，包括各项检查的目的和意义，针对存在的健康问题讲解一些相关的疾病知识及注意事项等。

(三)体检后的健康教育

医务人员在发放体检报告时应向体检者详细讲解其目前的健康状况，以使体检者对自己的健康状况有一个全面而客观的认识，并进行相关的防病知识的宣传，包括健康的生活方式，合理的饮食指导及用药注意事项等。

五、建立导诊巡诊岗位

挑选知识全面工作能力强，有亲和力的护士担任导检，结合体检业务特征和功能要求，充分考虑体检者的年龄、职业、文化背景等因素。做到热情接待语言文明，语气柔和。妥善安排体检者排队次序及诊室分流。并及时做好与体检者沟通交流工作，合理调整各科室待检人数既保障体检工作顺利进行又保证每位体检者都享受到了全时服务。从而使体检流程紧密衔接，缩短体检者排队和等待的时间。对受检者提出的疑问，及时耐心地解答，对情绪急躁、有误解的受检者，应及时做好解释和安抚工作。合理安排体检顺序最大限度地减少人员流动，工作人员要自觉做到“四轻”：说话轻、走路轻、操作轻、开关门轻，加强宣传使体检者自我约束避免大声喧哗，以减少噪声污染，共同创造一个安静舒适的体检环境，全心全意为体检者提供优质、高效、安全、舒适的体检服务。

六、体检各诊室应色彩宜人，空气清新，温度适宜

每天体检完毕应彻底打扫各诊室卫生。每天空气紫外线消毒。家具陈设消毒液擦拭。注意常开窗通风。

七、创建方便快捷的人性化一站式体检服务流程

使体检者相对集中在一层楼内完成检验、B 超、心电图、内外科、五官科、放射科、妇科、皮肤科、口腔科的检查。以减少来回奔波之苦。

八、建立绿色通道

为年老体弱行动不方便者安排专人全程陪护，优先检查，缩短检查时间，让体检者感到受尊重、爱护。对特殊检查者应提前预约并专人陪同以保障查体活动高质量高效率完成。

九、提供熟练的操作技术，体检中心护士对受检者应文明用语

微笑服务，如在操作前要说“请”；抽血后要说“请屈肘按压 5 分钟”；操作完毕后要说“下一步请做某某检查”。严格执行“一人一巾一带消毒制度”，穿刺采用无痛技术，操作熟练轻巧，要求做到“稳、准、快、一针见血”，同时也要运用沟通技巧与体检者交流以分散其注意力消除紧张恐惧心理，而达到减轻疼痛的目的。晕针者采取平卧抽血，专人监护，保障安全，并配备热牛奶及糖水

等，以免发生意外。测血压体位舒适正确，测量值准确无误。

十、提供免费的早餐

就诊者检查完毕后，他们的体能消耗较多，感觉饥饿时能吃到医院提供的品种丰富、花样齐全的免费早餐，心情舒畅，能体会到浓浓的人情味，对医院的信任度、满意度也提高了。

十一、后续服务

(1)建立健康档案：将体检结果保存在电脑中以方便体检者查询与对比，方便两次体检结果之间的分析，从而制定出更适合体检者的保健治疗方案。体检结论根据体检者需要，可邮寄、送达或自取。需进一步了解健康状况可电话或上门咨询。实行重大疾病全程负责制，对一些检查出重大疾病的体检者，争取在最短的时间内通知患者单位及本人来院就诊治疗，帮助患者联系相关科室的专家为其诊治并负责联系住院床位，使其尽快接受治疗，争取早日康复。

(2)建立同访制度：满意度调查，对每一个体检单位负责人进行同访，并发放满意度调查表，了解本单位职工对体检工作的满意度，对存在的问题及时分析原因，提出整改措施，以不断改进工作。

(3)电话回访：对存在健康问题的体检者，定时电话了解健康情况，提醒其做必要的复查，并送去温馨的祝福。

(4)对体检者出现的异常指标进行归纳整理，根据情况请专家进行会诊，以明确诊断。应一些单位的特殊要求，派专家到体检单位对体检结果进行详细讲解，并制定出合理的治疗方案。

总之，在健康体检中进行人性化护理是一种整体的、创造性的、个性化的、有效的护理模式。同时补充了“以人为本，以患者为中心”整体护理内涵，充分展现了护士的多种角色功能，扩大了护理范畴。随着人性化护理服务措施的不断完善，注重体检者人性关爱，使体检者感受到了方便、舒适、温馨、满意，赢得了体检者的信任与尊重；使他们获得了满足感和安全感，而放心地接受体检。并且都能在体检后保持良好的心态，把握自己的健康状况，调整自己的生活方式正确合理用药，不断提高自己的生活质量，使健康者继续更好的保持健康，使亚健康状态逐渐转化为健康状态，达到早诊断、及时治疗、早日康复的目的。此外，人性化护理管理工作运用到体检服务中，医务人员责任感增加了，工作质量和效率不断提高，通过群体的健康筛查还为医院各科室提供了一定数量的门诊及住院患者。使医院的社会效益和经济效益不断得到了提高。

（李伟伟）

参考文献

[1] 肖芳,程汝梅,黄海霞,等.护理学理论与护理技能[M].哈尔滨:黑龙江科学技术出版社,2022.
[2] 戴波,薛礼.康复护理[M].武汉:华中科技大学出版社,2020.
[3] 吴宣,朱力,李尊柱.临床用药护理指南[M].北京:中国协和医科大学出版社,2022.
[4] 杨青,王国蓉.护理临床推理与决策[M].成都:电子科学技术大学出版社,2022.
[5] 张晓艳.临床护理技术与实践[M].成都:四川科学技术出版社,2022.
[6] 崔杰.现代常见病护理必读[M].哈尔滨:黑龙江科学技术出版社,2021.
[7] 任丽,孙守艳,薛丽.常见疾病护理技术与实践研究[M].陕西:陕西科学技术出版社,2022.
[8] 潘红丽,胡培磊,巩选芹,等.临床常见病护理评估与实践[M].哈尔滨:黑龙江科学技术出版社,2022.
[9] 李艳.临床常见病护理精要[M].西安:陕西科学技术出版社,2022.
[10] 李素霞.心内科临床护理与护理技术[M].沈阳:辽宁科学技术出版社,2020.
[11] 王芳,白志仙,赵蓉.肿瘤患者放疗护理指导手册[M].昆明:云南科技出版社,2022.
[12] 李庆印,张辰.心血管病护理手册[M].北京:人民卫生出版社,2022.
[13] 邓雄伟,程明,曹富江,等.骨科疾病诊疗与护理[M].北京:华龄出版社,2022.
[14] 张翠华,张婷,王静,等.现代常见疾病护理精要[M].青岛:中国海洋大学出版社,2021.
[15] 王泠.护理管理学[M].北京:国家开放大学出版社,2022.
[16] 华苓.产前产后护理百科[M].成都:四川科学技术出版社,2022.
[17] 刘巍,王爱芬,吕海霞.临床妇产疾病诊治与护理[M].汕头:汕头大学出版社,2021.
[18] 王玉春,王焕云,吴江,等.临床专科护理与护理管理[M].哈尔滨:黑龙江科学技术出版社,2022.
[19] 赵衍玲,梁敏,刘艳娜,等.临床护理常规与护理管理[M].哈尔滨:黑龙江科学技术出版社,2022.
[20] 王静.老年健康护理与管理[M].北京:中国纺织出版社,2021.
[21] 刘爱杰,张芙蓉,景莉,等.实用常见疾病护理[M].青岛:中国海洋大学出版社,2021.
[22] 张红芹,石礼梅,解辉,等.临床护理技能与护理研究[M].哈尔滨:黑龙江科学技术出版社,2022.
[23] 陈荣珠,朱荣荣.妇产科手术护理常规[M].合肥:中国科学技术大学出版社,2020.

[24] 李和军.急诊护理实用手册[M].哈尔滨:黑龙江科学技术出版社,2020.
[25] 纪欢欢,孟萌,侯涛.神经外科疾病护理常规[M].北京:化学工业出版社,2022.
[26] 王林霞.临床常见病的防治与护理[M].北京:中国纺织出版社,2020.
[27] 宋鑫,孙利锋,王倩,等.常见疾病护理技术与护理规范[M].哈尔滨:黑龙江科学技术出版社,2021.
[28] 张俊英,王建华,宫素红,等.精编临床常见疾病护理[M].青岛:中国海洋大学出版社,2021.
[29] 窦超.临床护理规范与护理管理[M].北京:科学技术文献出版社,2020.
[30] 秦寒枝.临床医用管道护理手册[M].安徽:中国科学技术大学出版社,2022.
[31] 王伟,梁津喜,杨明福.骨科临床诊断与护理[M].长春:吉林科学技术出版社,2020.
[32] 万霞.现代专科护理及护理实践[M].开封:河南大学出版社,2020.
[33] 于翠翠.实用护理学基础与各科护理实践[M].北京:中国纺织出版社,2022.
[34] 张振香,许梦雅,陈素艳,等.失能老人生活重建康复护理指导[M].郑州:河南科学技术出版社,2022.
[35] 王雪菲,彭淑华,邹永光.临床危重患者护理常规及应急抢救流程[M].武汉:华中科技大学出版社,2022.
[36] 杨莉,叶红芳,孙倩倩.临床护士循证护理能力现状及影响因素分析[J].护士进修杂志,2023,38(2):108-113.
[37] 姜安丽.我国护理科研发展现状与分析[J].解放军护理杂志,2021,38(10):1-3.
[38] 赵昱.循证护理在急性心肌梗死并发心律失常患者中的应用价值分析[J].基层医学论坛,2023,27(3):54-56.
[39] 蔡晓芳,胡斌春,戴丽琳,等.心内科疾病诊断相关组权重与护理工作量的相关性研究[J].护理学杂志,2021,36(11):56-59.
[40] 肖丹,熊晓云,刘佳文,等.序贯式循证护理教学方案制订及应用效果评价[J].护理研究,2021,35(23):4270-4273.